国家出版基金项目
NATIONAL PUBLICATION FOUNDATION

中国彝族
医药研究

主 编 张 毅

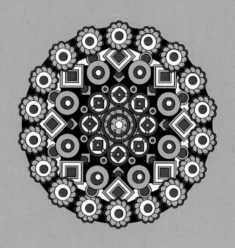

四川科学技术出版社

图书在版编目（CIP）数据

中国彝族医药研究/张毅主编. —— 成都：四川科
学技术出版社，2023.1
ISBN 978-7-5727-0868-8

Ⅰ.①中… Ⅱ.①张… Ⅲ.①彝族—民族医学—研究
—中国 Ⅳ.①R291.7

中国国家版本馆CIP数据核字(2023)第022403号

中国彝族医药研究

主　编　张　毅

出 品 人　程佳月
组稿编辑　杜　宇
责任编辑　胡小华　肖　伊
封面设计　郑　楠
责任出版　欧晓春
出版发行　四川科学技术出版社
　　　　　成都市锦江区三色路238号　邮政编码 610023
　　　　　官方微博 http://weibo.com/sckjcbs
　　　　　官方微信公众号 sckjcbs
　　　　　传真 028-86361756
成品尺寸　210 mm×285 mm
印　　张　42.5　字数850千　插页2
印　　刷　成都市金雅迪彩色印刷有限公司
版　　次　2023年1月第1版
印　　次　2023年1月第1次印刷
定　　价　468.00元
ISBN 978-7-5727-0868-8

邮　　购：成都市锦江区三色路238号新华之星A座25层　邮政编码：610023
电　　话：028-86361770

内容简介

　　《中国彝族医药研究》由 2018 年国家出版基金资助出版，是全面介绍目前我国彝族医药研究现状的专著。本书秉承传承、创新、发展的理念，汇集彝族医药医疗、教学、科研的最新成果，分为中国彝族医药发展概况、彝医临床适宜技术研究、方剂理论及处方研究、彝医特色药物研究四章，共 80 多万字，配有操作和药物彩图 70 多张，全面详述了近年研究比较成熟的彝族医药器械和拔吸术、水膏药技术、火疗术等适宜技术，以及彝族特色动植物药材和近年收集的 550 多首彝族使用的单验方。本书坚持医药的科学性，重视医学的实用性，保持彝族文化的民族性，可作为彝族医药临床、教学、科研工作的重要参考资料。

编写说明

1. 根据《中华人民共和国中医药法》，除非特指，中医药包括了汉族和少数民族医药在内的我国各民族医药。因本书主要介绍彝族医药，所以，在涉及相关内容时，将彝族医药、中医医药分别论述，以区别不同民族医学体系。

2. 为坚持科学性，本书药物名称尽量使用物种学名。由于彝族民间医生语音翻译的不规范性，有些药物目前还不能确定物种学名，而采集辨别又还有一个过程，故本书暂且以汉文书写方法表述或者使用彝族音译。

3. 由于历史的原因，彝族对于现代疾病没有对应的术语，疾病发音也模仿普通话，所以本书疾病尽量使用彝族病名，也使用西医名称。

4. 本书药物剂量使用法定计量单位，配方中的药物计量单位一律使用"克"。彝族医药估计用量的药物，经过现场测定，使用测定后法定计量单位计量。

5. 本书首次按照彝医初始的方剂学理论，按"以法统方"原则，将方剂分为"排毒法""解毒法""扶正解毒法""五脏调理法"四类；每类又按彝医方剂特色，归类为"单方""小方""大方"。

6. 本书汇总了"十二五"以来国家中医药管理局资助的彝

族医药适宜技术研究成果，这些技术已经在彝族地区推广使用，并经过国家中医药管理局组织的民族医药适宜技术验收，本次根据临床应用情况，进行了修订。

7. 为尊重劳动成果，保护知识产权，本书中直接撰写文字的编写人员采用文后直接署名方式，本书图片采用图下署名方式。

8. 编写本书时，方剂编写组在四川的彝族地区收集彝族验方。为避免概念的混乱和歧义，本书收集的民间单方、验方，均统一为"民间方"；个别彝族药物尚没有准确考证，在书籍中予以存疑，方便今后的研究。

9. 由于彝族常用药没有全国统一的彝族音译，所以本书药物全部使用规范的汉文名或者学名，在书后附"常用中药、穴位汉彝发音对照"，方便查阅。

10. 十分感谢凉山彝族自治州（简称凉山州）药品检验所陈尚兴先生将自己编写、珍藏的《凉山彝族民间中草药验方选》（未出版）、《凉山彝医秘验方五十则简介》贡献出来，充实了本书的内容。

11. 本书有幸获国家出版基金立项及经费支持，四川省中医药管理局、四川省凉山州人民政府对本书的整理也给予了大力支持，特此致谢。

12. 本书使用了国家社会科学基金重大项目"西南少数民族医药文献数据库建设及相关专题研究"（16ZDA238）部分成果，特此说明。

目　录

第二章　彝医临床适宜技术研究

第三章　方剂理论及处方研究

第四章 彝医特色药物研究

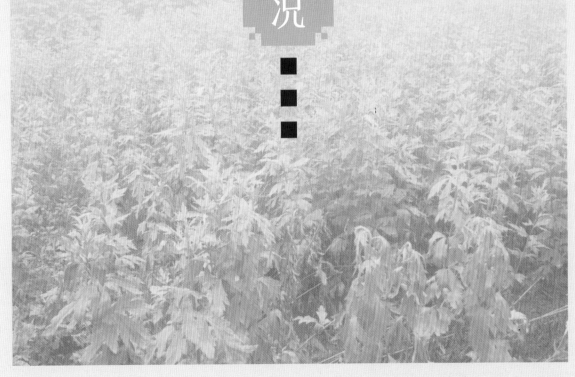

第一章

中国彝族医药发展概况

第一节　彝族社会发展简况

　　彝族是我国具有悠久历史和古老文化的民族之一，目前主要有诺苏、土苏、阿哲、撒尼、阿细等一些大的支系。主要分布在云南、四川、贵州三省和广西壮族自治区的西北部。主要聚集区有四川省凉山州、云南省楚雄彝族自治州（简称楚雄州）、红河哈尼族彝族自治州、贵州毕节地区和六盘水地区。

　　彝族历史上的一个重要特征是民族内长期保持奴隶制度。西汉（前 2 世纪）及其以前，彝族先民社会已出现游牧部落与定居农业部落的分化。东汉至魏晋时期，各彝族先民地区继续分化出一批叟帅、夷王，昆明部落已基本完成从原始部落向奴隶制度的过渡。蒙舍部落首领皮罗阁于开元二十六年（738 年）建立南诏国，在唐王朝的支持下，先后征服了西洱河地区诸部，灭了其他五诏，统一了洱海地区，统治中心在今云南大理白族自治州一带，统治范围达到云南东部、贵州西部与四川南部，基本控制了彝族先民的主要分布地区。唐天复二年（902 年），南诏奴隶制王朝覆灭。后晋天福二年（937 年），后晋通海节度使段思平联合洱海地区贵族高方、董伽罗灭大义宁国，定都今云南大理，国号"大理"，史称"前理"，疆域覆盖今云南、贵州、四川西南部，以及缅甸、老挝、越南北部部分地区。1094 年，宰相高升泰篡位，改国号"大中"，翌年薨逝归政段正淳，史称"后理"。1253 年，大理国被蒙古国所灭，蒙古贵族为了加强对各地彝族兹莫（即土司）的管理，发展部分边疆民族地区，分封各族首领世袭官职，以维护当地的土司制度，1263—1287 年，相继在今越西、西昌、屏山、大方、昭通、威宁等地设立彝族土司。康熙、雍正年间，清王朝在彝族地区推行"改土归流"，给奴隶主势力以沉重打击。随着社会生产力的发展，部分地区较迅速地由奴隶制度向封建制度过渡。

　　中华人民共和国成立后，中国共产党领导彝族地区各族人民进行了轰轰烈烈的土地改革，废除了封建土地所有制和奴隶制度，彝族地区发生了翻天覆地的变化。

第二节　彝族对医药的原始认识

一、哎哺时代的医药现象

据《西南彝志》（原名为《哎哺啥额》）、《爨文丛刻》等彝文古籍记载：哎哺之世，清浊二气混杂蒸腾于朦胧的宇宙中，经过不断交融、变异、升华，"清气浮为天，浊气凝成地"，混沌初开。在日月、寒暑、风云、雨露等大自然的作用下，天地间产生了"会动有生命，有血又有气"的万物，包括最初的人类。彝族称这一原始时期为"哎哺时代"。这一时期彝族的先民们居住在原始森林中，在与自然界和疾病做斗争的过程中，积累了一些医药知识，出现了一些医药现象，但还未形成系统的医药体系，从现有的文献考究，主要具有以下一些特点。

（一）"神""医"不分

《爱佐与爱莎》载："世间出懒人，世间出恶人，世间出贪人。养虎吃太阳，养狗吃月亮，养蜂啃星星，用缸收彩云。太阳没有了，月亮没有了，星星没有了，云彩没有了。天地一片黑，一片黑漆漆。人类没办法，取回松明子，拴在羊角上，点火来照明。羊角被烧弯，白虫被烧亡。从此病神出，从此死神审。人类会生病，开始生病亡。""……天神散播病种，世上人会病。天神撒瘟种，人间遇瘟疫。天神撒亡种，人间会死亡。""人类和动物，上天去告状，天神定寿命。"从这些描述中可以看到，彝族先民对疾病的认识，是从"神"开始的。而"徐俄阿梅她，父母样样教。树木果实类，草根植物类，花鸟石头类"的记载，说明彝族先民已经开始认识动物、植物、矿石类，这些都是根据他们的实践经验而来的。书本中描述的彝族正处于母系社会时期，说明彝族医药在彝族母系社会时期或之前就已经萌芽，而这种萌芽与彝族人民和疾病的斗争、对大自然的观察和社会实践息息相关。

出现"神""医"不分的根本原因，是因为当时的社会发展阶段还没有出现医疗，人们生病后没有办法，只好根据自然现象，祈求"神"的护佑。

（二）母系社会对药物的初步认识

根据《西南彝志》记载的彝族古代先祖谱系显示，彝族先民进入母系社会是从"图模"开始，直到第四十一世"杓亚脉"，才因为"天地的津梁断了，找不到母系氏族的女儿了"，从而进入彝族六祖父系各兄弟氏族内部通婚的时代。这段母系氏族社会所经历的历史，在这里简称为"图模时期"。关于彝族母系社会，最具代表性的是支格阿龙，他是母系氏族社会中、末期被彝族先民塑造出的神化英雄人物。他是彝族史书中记载的一位古代彝族先祖，也是彝族先民同大自然斗争的典型代表。这段历史一直延续到石尔俄特找到妻子，成为彝族历史上第一个父亲为止。

进入母系社会后，生产力和生产关系有了相应的提高和改进，产生了按性别和年龄区分的原始分工。彝族先民由于长期采集野生植物，发现可用植物的变化来划分季节。许多部落也用植物命名，在对植物的认识中开创了农业、种植业。比较稳定的农业生活使原始彝族先民开始了相对的定居生活，而定居生活又促进了畜牧业、家禽饲养的发展。

相传一位叫哺额克的人发明了畜牧和耕种（《西南彝志》），在云南则传说第一个种粮食的人叫卡叶莫。这时，不仅能区分春夏秋冬，还发明了农业工具犁和耙，在平坝和山地上种植了五谷，并且从"收养家畜容易，收养野兽很难"（《西南彝志》）可以看出，驯养野生动物使之变为家畜的畜牧养殖业已经出现。在这种生产工具和生产力都空前发展的前提下，彝族的原始医药也得到了进一步的发展。其标志是：对植物有了更进一步的认知，对动物也有了更多的知识，并且医药活动开始出现。

1. 用植物生长划分季节

彝族先民居住的环境有着繁茂丰富的植物，有助于彝族先民积累植物方面的感性知识。植物，与彝族当时的生活和劳动有着密切的联系，很大程度地影响着彝族先民对周围客观世界的认识。从彝族最初划分季节的特殊方法里，我们可以看到这种影响。

在种植业和畜牧业发明之前，彝族先民完全用植物的花开花谢、果熟叶落来判断季节。在长期的观察中，他们发现：到了一定的时候，树木就会开花；随着时间的推移，树上的花朵凋谢；再过一些时候，果实成熟了，该采摘野果了；最后，树叶枯黄，被风吹落到地上。这些特殊的现象随着时间有规律地变化着、重复着。彝族先民观察出了植物变化与季节交替的联系，把四个不同的季节称为"春三月、夏三月、秋三月、冬三月"，也就是对应着"花开季、花谢季、果熟季、叶落季"这四种植物性的季节。

从这种以植物盛衰来划分的季节中，还可以看到，彝族先民当时已对植物的各个部分有了认识，能够区分植物的花、果、叶等。这些知识，为后来彝族认识和使用药用植物的根、叶、果、籽打下了基础。

2. 用植物来命名

在凉山彝族母系社会时代，往往以一种植物或一类植物来作为某个部落、山脉等的代称，并且母系氏族社会的这种习惯一直延续到今天。如支格阿龙的谱系中，记载着母系氏族的妇女与其他部族的群婚史迹。其中叙述的"蒲"家、"姬"家、"达"家，就是灯草部落（或地方）、漆树部落、蕨草部落。这些部落（或地方）以某种植物命名，一方面可能表示这些部落（或地方）盛产某种植物，另一方面也可能是该种植物是某个部落的图腾标记。但不管哪一方面的可能性，都说明了那个部落（地方）与该种植物的密切关系。许多山岭彝族也以植物命名。如"达罗波"是黑色蕨草山，"达日波"是蕨草山，"舒祖波"是生长杉树的山。至今凉山地区仍不乏以植物甚至草药命名的地方，如勒乌（大黄）、尔吾（土香薷）等地名便是证据。甚至"神"的名称，也有以植物命名的，例如彝族开天辟地的四位"神"中，有两位以植物作为其姓氏，"儒惹古达"以铁杉树为名，"署惹尔达"以柏杉为名。

3. 对动物的进一步认识

彝族医药中有不少的药物是与动物有关的。对动物知识的积累，是产生和发展动物药的先决条件。在母系社会中，由于相对的定居，促进了畜牧业的产生和发展，因此对动物的认识和利用也提高了。根据彝族史传，此时饲养的家畜至少有牛、羊、马、鸡、狗、猪六种。在当时纪年用的十二纪年树上，刻画着十二年的年形。这些年形，就是这六种家畜再加上鼠、虎、兔、龙、蛇、猴六种野兽。这些动物的形象，不仅用来纪年，也用来纪月、纪日。该"动物历"的彝族纪岁习惯，一直保留到今天的彝族民间。

在支格阿龙的成长过程中，陆续出现了"牧猪人""牧人"等称谓。支格阿龙幼年时被塑造为一个半人半兽的与大自然搏斗的英雄。从他"喝龙乳，吃龙饭，伴龙睡，穿龙衣"的生活，可以知道当时人与动物的接触之密切，关系之深厚。

在此期间，狩猎活动非常活跃。史载支格阿龙曾与虎、豹、毒蛇等动物作战，并且也开始使用弓箭。这些狩猎活动，为彝族先民提供了丰富的动物药。

在畜牧兽医方面，这时出现了骟牛、骟鸡的名称，可见骟牛、骟鸡的兽医技术已经发明。彝族先民懂得了去除公牛、公鸡等的性腺，使其增加体重，从而提高食用价值的方法。

动物的名称，也同植物一样，多被用来命名部落、山川等。如"谷""紫兹"是以大雁、鸟为图腾的部落，而地名"谷戳戳洪""硕洛阿觉波"，则分别为"大雁越冬处""狐狸山"。

4. 支格阿龙与雷神蒙直阿普的医药对话

在彝族英雄支格阿龙与雷神蒙直阿普的搏斗中，支格阿龙获胜了，他向雷神索取治病的药方。于是双方进行了一场关于医药的对话，这和岐伯与黄帝关于古代中医的对话相似，只不过内容和方式都简短得多。

支格阿龙问："人类有了疾病用什么治？"

雷神蒙直阿普说："人类有了疾病，吃了药就会好的。"

支格阿龙问："治蛇咬伤的药是什么？"

雷神蒙直阿普说："蛇咬伤就用麝香治。"

支格阿龙问："人被蜂蜇了用什么治？"

雷神蒙直阿普说："用尔吾草治。"

支格阿龙问："脚裂口了用什么治？"

雷神蒙直阿普说："脚裂口了用白艾治。好了，你该放我走了吧。"

支格阿龙向雷神蒙直阿普索药寻医的目的，是因为当时山里的人们，也就是母系氏族社会的彝族先民，"常常患有许多奇怪的病，难找到药方医治"。这说明彝族先民除了与恶劣的自然环境和凶残的野兽作斗争外，也处于疾病的折磨之中，当时迫切需要医药知识。

支格阿龙询问雷神蒙直阿普的病种，有腹痛、腹泻、咳嗽、打摆子（疟疾）、麻风、眼睛红肿疼痛、癞痢头（秃疮）、牙疼、脚冻伤等彝族聚居区的常见病、多发病。同时，雷神蒙直阿普回答的治疗药物有羊油、猪蹄、蟒蛇等动物药，也有花椒根、瓦尔阿吉、瓦都、楚切、拨此、南瓜根、米斯等植物药。其中，瓦都即中药黄连，瓦都本意是指鸡距，形容黄连根上的拐节像鸡距一样（今天的鸡爪黄连）。米斯为草药蓝布裙，拨此、楚切等亦为各种草药。

雷神蒙直阿普介绍的药物加工方法有火烧、热烙、捣烂、舂烂等简单方法。介绍的治疗方法有熬水内服法 [包括用瓦都（黄连）熬水内饮治腹泻；用楚切（一种灌木）熬水或猪蹄煮南瓜根内服治疗咳嗽]，以及嗅法（将药物用火烧焦，再让患腹痛的病人嗅闻其味）、熏法（在泉水边，用火将石板烧红，然后将羊油、头发、花椒根置于烧红的石板上，再让患眼病的人用披毡蒙头，进行熏治）、敷法（将瓦尔阿吉草捣烂后，敷于秃疮上）、填充法（冬天当脚底开裂、流血时，把舂烂的米斯草根填进裂口之中）等外治法。根据这段医药对话，总结出了彝族最早记载的病种、药物与治法，见表1-1。

表1-1 支格阿龙与雷神蒙直阿普的医药对话内容简略表

病　症	药　物	治　法
眼睛红肿	羊油、头发、花椒根	熏治
牙疼	猪蹄、南瓜根	炖服
秃疮	瓦尔阿吉草	敷治
脚冻伤（冻疮）	米斯草根（蓝布裙）	填充、捣敷
腹痛	头发	嗅治
腹泻	瓦都（黄连）	煎服
咳嗽	楚切（一种灌木）	煎服
疟疾	拨此	煎服
麻风	蟒蛇	不明确

我们不敢说这些知识完全都是支格阿龙时代的产物。但从这些简单、朴素的医疗知识中，我们至少可以认为：医药在母系氏族社会的彝族先民中已经出现，他们已经开始利用动物药和植物药来治疗疾病。

二、父系社会时期彝族医药的发展

母系氏族社会逐渐向父系氏族社会过渡，父系和母系氏族曾经交叉共存了相当长一段时期。彝族先民的散居、迁徙等造成了各地区社会发展的不平衡。

据《西南彝志》中关于父系社会的记载，父系氏族的第一代是由"希慕遮"建立的。关于这段事实，《罗鬼夷书》有记载："一世孟赾（慕遮的谐音）自牦牛徼外入居于邛之卤……卅一世祝明（笃慕吾）居于泸阴之山。"

"牦牛徼外"即今四川凉山的部分地区。《西南彝志》中的希慕遮时代，在彝文史书《勒俄特衣》中是石尔俄特时代。石尔俄特是母系氏族吾哲施南的第八代子。石尔俄特与什色结合，开始了彝族的父系时代。彝族流行的父子连名制是父系时代父名与子名相连的命名制度，这种制度产生于母系氏族解体、父系氏族确立之后。直到彝族原始社会结束，在东汉初年开始进入奴隶社会，父子连名制仍然流行。

父系社会的发展，使彝族先民的医药知识得到了进一步的积累：出现了治蛇伤和蜂蜇伤的动、植物药；知道了在迁徙中要躲避疟疾和毒草；发明了酒，并能酿制有毒的药酒。原始社会末期，随着阶级的分化、等级的产生，巫开始出现并活跃起来，原始医药开始带上了巫术迷信的唯心色彩。

1. 对生命产生的认识

古彝文著作《指路书》中，已经认识到父亲对生命形成的作用。对于胎儿是怎么来的，书中说："你还没出生，先存爹身上。"这种"父精母血"的生理认识，显然比远古彝族先民"生命源于桐树、雪"等的认识要进步得多，也比《西南彝志》认为"人形始于气、影、形变为精细而发展"的学说更具体了。

对于从怀孕到生产的时间，《指路书》中指出"来到阿妈怀，又存九月整"。怀胎九月，胎儿在母亲腹中是怎样发育的呢？从另外一段古彝文资料中可以找到："古时候，人和兽就有区别。一月像秋雨，二月像草叶，三月像青蛙，四月像四脚蛇，五月是壁虎，六月像人形，七月是母亲的变形，八月联结母亲的精神，九月在母亲的怀中。"这些描述通过形象的比喻从生理的角度来阐明胎儿的生长和发育，是彝族先民生理医学的萌芽，也是对"神造人"唯心观点的挑战和驳斥。

这一段关于胎儿发育的言论，由于比喻形象而变得十分生动、逼真，更重要的是表达了彝族先民的一种生理认识水平。

"生命之火从父亲那里点燃，又在母体中燃烧。"开始是像秋雨一样朦朦胧胧的，后来像草叶一样有形了，然后发生了四肢的分化（像青蛙）。这对于前三个月胎儿的生长发育，的确是很合理的。再往后，胎儿的发育愈接近完整的人，在这期间又与母亲的身体和精神相联系，显示出彝族先民的遗传学观念。最后胎儿足月分娩，新的生命就这样诞生了。

2. 阿金树和刺梨

《勒俄特衣》中显示，石尔俄特在寻父娶妻的过程中，走过了许多地方。这实际是彝族先民迁徙游牧的过程，在经常变换环境的游牧生活中，他们认识了不少植物和动物。当石尔俄特走到"瓦格克及"时发现"树梢红彤彤，以为是珍珠，左手抓一把，才是阿金树，右手抓一把，才是刺梨儿"。"瓦格"是山岩的名称，"克及"指其下。"阿金树"，后称"救兵果""救军粮"，这种树的树干上有刺，结的果子是红色或黄色的。刺梨彝音叫作"斯匹"。这两种植物都成为以后的彝族草药。此外，《勒俄特衣》还描述了动物（如蜜蜂、乌鸦、云雀、水獭、野鸡、野猪）及矿物等。这些动物或矿物，后来也大多成为彝族习用的药物。

3. 疟疾

《勒俄特衣》记载，居木武午生三子，老二"武午格自"为彝族，过着居无定所的游牧生活。他走遍了大小凉山的每个角落，最后落脚在滋滋蒲武（云南昭通）。这个时期，汉史中认为是"名为嶲、昆明，皆编发，随畜牧徙。毋常处，毋君长，地方可数千里"（《史记·西南夷列传》）的迁徙时代。这个时代，也是彝族原始社会走向末期并开始向奴隶社会转化的过渡时期，相当于公元之初到西汉中叶。

在"地方可数千里"的长途迁徙中，彝族先民走过了许多地方。对不同的自然环境及其常见的疾病积累了一定的认识，其中明确见于彝史记载的有疟疾。

当武午格自经过大凉山以东的马边地方时，认为："马边这地方，上面有山山太高，下方有沟沟太深，下有马边贼，摆子疟疾流行处，不是兹敏的住地，我不愿住此。"由此可见，彝族先民已认识了疟疾，认为它是一种"很狡猾的病"，让人"冷了又热，热了又冷"。"摆子疟疾流行处"一句的原文读作"黑勒契什字德果"，其中"契什字"则是表示一种因发冷而四肢颤抖的病症。合起来就指"低山地方是使人又热又冷，颤抖不已的病流行的所在"之意。

疟疾俗称打摆子，彝称"娶"（pie），这个字又有"突然出现"之意。在老年彝族人中至今还流传着这样的说法：凡是种谷子的地方，就有打摆子的病；不长谷子的高山，就没有这种病。因为怕染上这种病，高山彝族人往往要等到雁叫过之后，也就是九、十月间收完谷子后，才敢下到低山和坝子来。

4.毒草

据古代彝族医史记载，在父系社会后期第五时期就有动物药和植物药之分，同时也出现了毒草的记载。如古彝文经书《毒的起源经》中，彝族先民就已经在使用川乌、草乌这类毒草。

武午格自在迁徙中经过黄茅埂时，发现"黄茅埂这地方，长草长的是毒草。彝人摸了也中毒，汉人摸了也中毒，总有一天被毒死。不是兹敏的住地，我不愿住此"，其中，"摸"又含"拿、取"的意义。故可译为"彝人拿去也中毒，汉人拿去也中毒"。

关于毒草和中毒，彝族先民可能最早在阿略居子时代的"吃草籽树果"的生活中已有认识。但明确记录下来，则首见于这里。这种认识由于发生在迁徙中，所以有可能是牲畜吃过毒草后发生死亡而得出的结论。既然彝族、汉族都被毒草危害过，可知当时彝汉人民已经共同生活在一块土地上了。

原文中的毒草，译音为"都吉"。都吉为乌头属植物雪上一枝蒿。彝汉杂居区的民间（冕宁、西昌）称其为蒿乌或三转半，为剧毒植物。"都"为"毒"之意，而"吉"为苦胆，在这里作形容词，形容这种植物味苦如胆。这也说明"都吉"的毒性的确是经过彝族先民亲口尝试，甚或付出过生命的代价才认识到的。

彝族谚语"都波吉衣硕洛波"意为"毒草出在黄茅埂"。"都波"是毒草的泛称。对于乌头属的毒草，彝族统称为"哈都"或"列都"。"哈"为"舌"，意为"毒首先作用在舌头上"，即乌头属植物中毒后出现的麻舌感。"都格"是指比较粗壮的草乌，"都什"是指藤像蛇一样的藤乌。《勒俄特衣》中的毒草同彝族谚语中说的毒草生境一致。"吉衣硕洛勒，日竹都吉竹"，是说"黄茅埂地方，长草长都吉"，这就是味苦如胆的雪上一枝蒿了。

由于毒草之毒，可以杀人，所以彝族对毒草很是下了一番功夫来辨认。彝族谚语常说"毒藏在根上，花开在头上"，对乌头属植物的毒性部位作了描述。至于"总有一天被毒死，我不愿住此"，则更是说明彝族先民对毒草的印象之深刻，达到了口耳相传，录之于书，指明其生长的地方和毒性部位，以告诫子孙后代的程度。

5. 火葬

火葬，是一种比较科学的埋葬方法，彝族自古以来就实行火葬。汉族书籍对彝族火葬有诸多记录。

火葬彝语叫"木比"，或"契""契底"等。最早的记载可见于《勒俄特衣》，说明在公元初年之前，彝族先民就有火葬的习俗。火葬不仅用于人，也用于牲畜，特别是病死的牛、羊、马等牲畜，实际上这也是消灭传染源的一种有效手段。

6. 对毒物的认识

彝族先民对毒物的认识，最早的史料记载可以追溯到南诏时期，随着民族战争及狩猎活动的发展，毒药的研制应运而生。《后汉书·西域传》记载，与于阗相隔不远的西夜国，出产一种有大毒的"白草"。"地生白草，有毒，国人煎以为药，傅箭镞，所中即死"。这是早期彝族使用毒药的罕见记载，这种"白草"即为后世所称的"独白草"，是著名毒药乌头的别称。唐代陈藏器《本草拾遗》记载，"独白草，有大毒。煎以为药，傅箭镞，人中之立死。生西南夷，独茎生"。《续汉书》曰："出西夜国，人中之辄死，今西夷僚中，犹用此药傅箭镞。"当时毒箭成为战争及狩猎的利器，彝族先民对毒物的认识大抵从这儿开始。"弩箭多为剧毒，其毒药有两种。一种为毒藤，产澜沧江崖畔，叶如橡藤，加断肠草，即可凝血；又一种用雪上一枝蒿、断肠草，取浆露干，外加青核桃皮点之，加马蜂尿即成。可见血封喉，亦曰七步倒"（《三迤随笔》，三迤指云南）。直至中华人民共和国成立前，云南省楚雄彝族自治州武定县境内彝族人民仍采集"马蜂尿、风茄花、射罔（乌头类）、雪上一枝蒿"等炼制毒箭，用于狩猎。以之射杀猎物，据说有见血封喉、百步即倒之效。可以说，对毒物的认识是彝族人民在与大自然的斗争中为了生存而逐步发展的。

除了用毒物狩猎，彝族先民也用毒物来治病，如"毒药"草乌，《都波都（火巴）》中就有专门记载，称可用它治疗疮疡、肿毒、风湿及疼痛等病症。

在彝族医药中，彝医对"毒"的应用是一朵奇葩，从病因、病症到治疗，都能窥探出其应用领域，体现了彝族医药的特点。

今天的彝医认为"毒"的含义有狭义和广义之分。狭义之"毒"是指能够引起机体病变的一类物质，有动物毒、植物毒、矿物毒之分。动物毒有虫毒、蛇毒等；植物毒有毒菌、毒药等；矿物毒有汞等。这些"毒"物轻者可以使人体脏腑功能损伤，重者致人死亡。广义的"毒"是指一切致病因素，既有因自然气候变化而引起的，如五气化毒之说中的风毒、燥毒等；也有因脏腑病变而形成的病理产物，如水湿毒、瘀毒等；还有因意外事件而致的，如虫蛇伤毒、创伤毒等。

7. 大理国时代——犀角与麝香

大理国时代，犀角、麝香已被当作药物使用，并成为皇宫贡品。传说中彝族的古代毕摩那则曾在达日波（今四川西昌泸山）追赶一只独角野兽。这只野兽的独角就是后来被汉族收录于《名医别录》中的彝药"犀角"。东晋《华阳国志》记载：永昌郡（今云南保山地区）产"琥珀、犀角"。唐朝《酉阳杂俎》记载："犀出跃赕（今云南腾冲）、丽水（今云南丽江），夷人以陷阱取之。"13世纪末，意大利人马可·波罗亦言彝区"境内有产麝之兽甚众，所以出产麝香甚多"。

8.《勒俄特依》

《勒俄特依》是用古彝语传承下来的一部长篇创世史诗，所述内容均为彝族从原始社会到奴隶社会初期的故事，彝族对药物分类最早的记载始于《勒俄特依》中的"雪衍十二族"。本书记载了原始群居时期彝族先民对药物的认识，记载有蜜蜂、獐、虎、蛤蟆、猴、鹿、蜢、岩蜂、苍蝇、猫、松鼠、蚂蚁、岩燕、蛙、鹰、蛇、熊等多种动物及蕨基草、基斯树（马桑）、阿金树（刺梨）、松、杉、竹、帕切曲（牛耳大黄）等多种植物，讲述了阿略居子时代，彝族先民在"吃草籽树果""野果当饭吃"的过程中认识了植物的味道，逐渐学会了对各种植物进行分类和命名。《勒俄特依》认为动物和植物都是由冰雪化生的，可用"有血"和"无血"来划分动物药和植物药，可分为"有血的六种，无血的六种"。其中有血的六种是蛙、蛇、鹰、熊、猴和人；无血的六种是蒿草、白杨、水筋草、铁灯草、针叶草、藤蔓。古代彝族称呼的"有血类药材"是源于动物的药材，即现在称作动物药的药材。彝族这种对动植物药作原始分类的层次和思路与现代生物学上的动植物分类思想是相似的，这种分类方法对远古时期的彝族先民来讲是十分难得的。

9. 蛇伤与麝香

在彝族父系社会的进程中，有一段时期洪水泛滥，这段时期被称为洪水时代。关于这段时期，云南、贵州、四川流传的彝文经史中都有记载，汉史中也有记载。这一时期彝族的代表人物，在《勒俄特衣》等史料中被称为"居木武午"，在贵州的《西南彝志》中被称为"笃慕吾"，云南称其为"笃木西"，《元史·地理志》称其为"仲牟由"。

相传作为彝族先祖的居木武午是洪水泛滥后剩下的最后一人，或者说是一个部族。为了延续后代，居木武午要同天帝恩体谷兹联姻。遭到拒绝后，居木武午从洪水中救起的朋友乌鸦、蛇、鼠、蜜蜂、蛤蟆等，为他打抱不平，于是发生了"毒蛇咬伤恩体谷兹的脚，蜜蜂蜇伤女儿尼托的额头"的伤病事件。蛇咬伤和蜂蜇伤，两者均为外伤，实际上反映了原始社会中毒蛇、毒虫等对彝族先民的伤害，以及因此而产生的外伤性疾病。

所谓的"天神"恩体谷兹，其实是人格化的神，或者是神化了的人。他也一样会被蛇、蜂所伤，并且他的"神力"还不能解决这些外科疾病。这说明原始社会中，彝族先民并不相信"鬼神"可以治愈疾病。据说，恩体谷兹为了治好自己的伤病，不是去请巫师念经诅咒，请神送鬼，而是请作为劳动者的居木武午来医治。他认为，"知识最广者，要数地上的武午。若能治好我的伤，可将女儿尼托配"。"治伤"这个概念就是这样从与疾病的斗争中创造出来的。它以彝族先民在与疾病做斗争中获得的医药知识为基础，而不是依靠神力。这种源于实践的医药知识，是彝族先民创造医药和掌握医药的有力证据。

居木武午派遣了蛤蟆医生阿莫去为恩体谷兹治病。阿莫在彝语中为老大之意，又含最聪明、最有知识之意。蛤蟆属蛙类，蛙是万物化生时雪衍十二族中有血的六种药材中的老大。按照古代先民的图腾观念，人格化的蛤蟆医生也有可能是某个部落族人的代称。这位医生使用的药，彝族人民沿用至今。他的治疗方法是："毒蛇咬伤的，麝香拿来敷；蜂子蜇伤的，尔吾拿来敷。"

由于大量动、植物知识的长期积累，药草是必然要被发现的，治疗疾病的方法也必定要出现。在那时，最容易发生的疾病，是外伤；而最容易取得的药物，是动物和植物。

从当时的医疗水平看，彝族先民已认识到药物的"有效验"和"作用相反"，并且具有一定的控制疾病（当然是最简单的外伤）发展的能力。阿莫医生为防天神的反悔，治疗时采取"去时敷良药，回时敷烂药"的方法。

"良药"原文读"卡此"，意为有效验的药；"烂药"原文读"苏此"，意为起反作用的或起副作用的药。这种"有效"和"反效"的经验，无疑同汉族"神农尝百草，一日而遇七十毒"一样，是从长期的实践中总结出来的。彝族先民由于分食猎物和采食植物，逐步地接触并了解到某些特殊的动、植物对人体可能产生的影响，于是逐渐对所寻觅的动物或植物有所辨别和选择。在同疾病的斗争中，他们又注意到了动、植物药的治疗作用和副作用。经过长期反复实践，不断总结经验，终于形成了早期的药物和疗法。

值得注意的是，这些彝文史料记载的治疗过程中，丝毫没有念经送鬼、杀牲打鸡等充满巫术色彩的活动，这有力地驳斥了彝族医药"源于巫"或"与巫同时发生"的论点。可见，彝族医药在最原始的医药活动中，是先于巫术，并且与巫术毫无联系的。从所使用的动物药和植物药来看，彝族医药亦是从狩猎动物、采集野生植物这些最基本的劳动中发源起来的。

此期的共性是：对疾病病因、发展变化、治疗方法的认识不足；发现了动、植物的某些治疗疾病的功效，但没有深入认识；还没有医学、药学的理论出现。

第三节 独立于神之外的医药保健认识

一、夜郎国对彝族医药的贡献

古人云"夜郎自大"，从这句成语中，今人知道有一个夜郎国。夜郎国是当时在我国西南地区由少数民族先民建立的一个国家，根据《史记·西南夷列传》记载，"西南夷君长以什数，夜郎最大"，这表明夜郎国还是当时该区域最大的国家。夜郎国与彝族医药的关系，由于年代久远且文献记载太少，如今想要考证是难上加难。根据相关史料记载，夜郎国的都城具体范围大体应该是在如今的贵州境内，从目前贵州彝族聚居地毕节地区和六盘水地区来看，与《夜郎史传》中描述的古城中心地区大致相同，因此从地理位置来说，夜郎国与彝族医药的发展应该有不可分割的联系。从夜郎国的存在时间来看，有史料记载的是战国时期，但其存在时间应该往前推移，不过没有文献能考证具体开始时间，而灭亡时期在西汉成帝和平年间。

陈毓芳在《五华文化史话·云南医药文化溯源》一文中说"云南医药最早的记载，还是反映在前 11 世纪起西周时代史实的《逸周书》"，已有云南百濮人向周王朝进献丹的记载，且所献物必是"因其地势所有献之，必易得而不贵"，意思是说百濮所献的叫作"丹"的药物是百濮人居住地域所产之物，而非其他地方得来的药物。丹，是提炼过的药物，是药物的剂型——丸、散、膏、丹、汤之一。百濮，亦称"濮人""卜人"，最早见于《尚书·牧誓》，为商周时的 8 个少数民族之一，分布在江汉之南或楚国之南，即所说的江汉之濮，散居楚西南及夜郎一带。《西南彝志》中有"武濮所"的记载。彝族与古濮人颇有渊源，彝族自称中的"濮""泼""拨"是古濮人之"濮"在彝族文化中的延续，史志中亦有"哀牢夷"即永昌濮人的记载。以上史实说明，在夜郎时期，彝药就已经有一定的基础，不然不会有"丹"的出现。

《后汉书·南蛮西南夷列传》记载秦汉之际，贵州境内有夜郎王。汉武帝元光五年（前130年），以唐蒙为郎中将，率军队数千人从巴属符关（今四川合江县境）沿今川黔边境，渡过赤水河，进入今贵州的黔西北境内会见夜郎侯多同。多同归汉，设置夜郎县，多同使其子为夜郎县令。夜郎国设县之后，大大促进了彝汉文化及医药的交流。

二、南诏国对彝族医药的贡献

7世纪末，彝族先民乌蛮贵族建立六诏，不久，六诏统一，南诏成为以乌蛮为主体，包括白蛮等族在内的奴隶制政权，全盛时期管辖云南、四川南部和贵州西部等地。南诏国738—902年，主要对应的时期是中原的唐朝，唐朝是封建社会的一个鼎盛时期，而且南诏国与唐朝交好，经济的发展必然会推动医药的进步。

中外扬名的大理三月街就起于南诏时期，极大地促进了彝药的交流。据传，南诏时期因瘟疫流行，南诏王命子民于深山老林中采集各种药材用以防疫，于是四面八方采集的药材汇集于大理点苍山下，时值农历三月十五，故称"三月街"，又称"药（月）街"。

在此时期，彝医与中医不断融合，在很多汉族著作中，都可以看到彝族医药的影子。晋代和唐代，犀角、琥珀已当作彝药应用，并成为皇室贡品。唐朝《酉阳杂俎》："犀出跃赕（今云南腾冲）、丽水（今云南丽江），夷人以陷阱取之。"唐开元年间有一味制作箭毒的彝药叫作独白草，被陈藏器收入《本草拾遗》，言其"有大毒，敷箭镞，人中之立死"。

这一时期南诏名医不断涌现，明朝《三迤随笔》云，南诏高僧龙鉴，大理人，幼出家竹峰寺，精通医术。"求医皆愈，为南诏第一神医。救人上万，寺若赶会，人称小药王菩萨。九十四，无疾坐化。留世有《百药论性》，中载南诏诸药三百余等及药性，遗方六卷。"龙氏的医书可惜焚于兵火，未留传后世。南诏名医罗赞，

"善医蛇伤，药到立愈……瓜州地多麻风，患者脱肢，罗赞以双首乌蛇令服，多愈。赞曰：毒以攻毒，以消其毒"（《叶榆稗史》，叶榆为现在的大理）。"洱泽多疠，染者若枯槁，腹若箕。罗赞以蓼、苦楝熬水煎服，多奇效"（《叶榆稗史》）。《云南卫生志》记载，唐昭宗天复三年（903年），名医溪智治愈大长和国公主重疾。此外段府名医杨广和、南诏医官杨法律和杨正保的事迹和医案在《大理古佚书钞》上也有记载。

《彝族医药史》认为：在晋唐时期，矿石类药物如朴硝、芒硝、火硝、硫黄、曾青、空青、青盐等，植物药如干姜、乌头、附子、菖蒲、金星草、木香、升麻、常山、蔓荆、茯苓、合欢、榧子、蛇含等，动物药如牛黄、露蜂房、熊胆、土蜂、蜂蜜、麝香等上百种药物，盛产于滇、川、黔、桂四省区，那时就在彝区临床上广泛运用，这些药自古就属于彝药。

南诏时期医药发达，名医成群的原因可以从两个方面探索：一是749年和754年，唐王朝分别命何履光、鲜于仲通率大军，"征天下兵十余万"，抵达南诏，均全军覆没，仲通仅以身免。李密阵亡，被俘的士兵全落籍南诏，其中不少人原是工匠，习医者亦不在少数，这些人成为南诏医药发展的主要力量。二是南诏至大理时期，由于与中原王朝交好，上至国主贵族，下至普通百姓，通过官方及民间渠道学习中原文化，大理国主还派遣使臣高泰运到宋朝廷求书，"求经籍六十九家，药书六十二部"，这些书籍对于彝医特别是医药理论的发展起到了重要作用。

三、凉山州对彝族医药的贡献

凉山州位于四川省西南部，面积6.04万平方公里，2018年末，全州常住人口529.94万，其中彝族284.13万人，约占全州人口的53.62%，遍布凉山州17个县市，是全国最大的彝族聚居区。凉山州独特的地理气候条件，丰富的生物及植物种群，为彝族医药的发展提供了良好的先决条件。已发现药用植物2 448种，药用动物91种，彝族人民利用这些资源形成了彝族医药及许多的单方和验方。凉山州在彝族医药方面主要做出了以下贡献。

（一）毕摩医药

"毕摩"的起源较早。在彝族原始社会末期的氏族社会时已产生了"毕"的等级。毕摩是凉山彝族的男性巫师，有严格的世袭制度，一般经过家传师承学习才能担任，最早的毕摩是由凉山彝族的最高统治者"兹莫"或"诺伙"的家族成员来担任的。"毕摩"一词，在彝语中又有"教师"的含义，因为他们是掌握文化知识并传授经典的人。毕摩掌握的古彝文经典，多至数百种，以祭祀经（做斋经、百解经、除崇经）为主，另外也有关于天文、历法、系谱、伦理、史诗、传说、神话、医药等方面的内容。

凉山州因为相对封闭的民族文化特征，使得本地区的民族医药活动受外来文化的影响较少，反而保持了相对原生而朴素的医疗特色。凉山州是全国最大的彝族聚居区，是毕摩最多、最集中的地区，是毕摩传统医学文化的发源地与传承地。美姑县是凉山州的腹心地带，是凉山地区毕摩最多、最集中的一个地区，毕摩文化知识水平也最高，是毕摩文化之乡；也是以著名文化英雄阿苏拉则、阿格说主、阿克我火三人为代表的三大毕摩流派之子孙后代的集中地。彝族医药知识主要掌握在毕摩的手中。毕摩对彝族传统文化（包括彝族医药）的继承与发展起到了极为重要的作用。

（二）彝族医药书籍的发掘及整理

彝族医药知识一般在家族内部有选择性地进行口授，世代相传，已成的书籍并不多，已有的医药知识流散民间，处于一种自生自灭的情形，家支林立、互相封锁的传统习俗使许多宝贵的医药经验濒于失传。中华人民共和国成立后，在凉山州政府的组织下，发掘了《此母都齐》（《造药治病书》）、《寻药找药经》《勒俄特依》《斯色毕特依》（《风湿病书》）、《俅底特依》（《麻风病书》）、《比果特依》（《取件经》）、《医算书》等彝族医药古籍。1983年以后，《彝族医药史》《彝医动物药》《彝医植物药》《彝医植物药（续集）》《彝族医经》（原名《凉山彝医》）、《彝汉针灸学》《彝医药经》《彝药通鉴》《四川省凉山州医药志》等陆续著成出版；同时《中国民族民间秘方大全》《中国民族药食大全》《中国医学通史》等多部著作也有收录彝族医药知识。

《造药治病书》发掘于四川省凉山州甘洛县。原名《此母都齐》，意为"造药治病解毒"，译为《造药治病书》。全书共 19 页，用彝文书写，自右向左横书，约 6 000 个彝文字，译成汉文约 1 万字，共收载疾病名称 142 个，药物 201 种，其中动物药 60 种，植物药 127 种，矿物药和其他药物 14 种，收载病名多为凉山彝族当时的常见病和多发病，收载药物大多产于当地。书中出现的病名，有些比较明确，可在中医中找到对应的症名；有些却是一组症候群，只能在中医或当地民间汉族草药医生中找到近似或相似的俗称症名；有的有待于进一步考察，一时无法找到能用汉语表达和描述的恰当的名称，仅作相应的诠释。在纯医学的病种之外，书中还描述了不少迷信色彩较浓的疾病，多与鬼神魂灵有关，反映了彝族原始宗教时期自然崇拜和万物有灵的思想对医学的影响。

《医算书》成书于晚清，是在四川省凉山州发现的一部记述凉山州古彝族医学知识的彝族医学相关文献。该书涉及动物药 9 种，植物药 1 种，矿物药 2 种。主要阐述针刺与放血，此书也论及针刺禁忌日，还附有一些药物治疗方法，这些药物几乎全为动物药，是作为万一在禁日因施行针刺损伤了身体以后的应急治疗药物使用的。

《彝族医药史》由李耕冬、贺廷超编著，四川人民出版社出版。将彝族医药从远古到中华人民共和国成立前所经历的曲折道路做了一次概括性的总结，详细论述和探讨了彝族医药的发生、起源和发展，是对彝族医药史较为系统的一次全面研究。这部著作的问世，彻底否定了"彝族无医无药"的观点，为进一步发掘和研究彝族医药奠定了基础，可以说是彝族医药史研究中的第二次重大发展。

《彝医动物药》是凉山州 1979 年开始有计划地开展对彝族动物药的考察研究，经过 5 年努力而编著出来的，本书共 20 余万字，收载彝族历史上和民间使用的传统动物药材 224 种，其中含药用动物 133 种。

《彝医植物药》收集凉山彝族医生传统使用的植物药 106 味，每味药物项下有彝族药名、原植物名、彝医用药经验和按语四部分，并附有116幅药用植物图谱。

《彝汉针灸学》是原四川泸州医学院教授深入彝族聚居区，调查收集彝族民间针灸知识和传统针灸疗法，如刺血、点刺、熏疗法、拔罐法等，结合汉族针灸理论知识和彝医的针灸实践，通过深入对比研究编译而成，全书分为理、法、方、穴四大体系，对经络穴位等基础理论及针法、灸法、拔罐疗法、现代针灸疗法等26种方法做了系统介绍，并对彝族地区72种常见病证和多种行之有效的针灸治疗方法做了重点论述。彝汉对照，图文并茂。

（三）彝族药资源及研究

彝族地区有许多名贵的药材，远在宋代即有史料记载的犀角、麝香。雷波小凉山的黄连、附子、贝母是当地三宝，其境内之山因盛产这三种药材而号称"三宝山"。《雷波厅志》载："三宝山，在凉山界，产黄连、附子、贝母，故名。"另外，雷波也有许多名贵药材如天麻、虫草之类，1947年出版的《大小凉山开发概论》载："其见于今人之考查者，雷波大、小凉山之中山坪、烂坪子、大谷堆及罗鼓拉达等地出天麻，三棱岗、马颈子、拉米等处出党参，滥池子、野猪荡等地出黄芩，马边出玄参、薏苡仁、黄连，峨边出大黄、虫草、独活、黄连，雷马峨屏大小凉山各地出当归、黄檗皮、牛膝、吴萸、柴胡、玉竹、秦艽及瓜蒌等药物。"木里县一直是凉山药材出产最丰富、采售最多的县，常年出售黄芩、续断、黄精、黄芪、茯苓、天麻、大黄、乌梅、天冬、云木香、羌活、重楼、川贝母、冬虫夏草、党参、泡参、黄草乌、七叶一枝花等。

凉山州药材之富，从1942年的《西昌县志·产业志》中可见一斑。当时仅西昌附近的药材就有数万千克的记录。由于盛产药材，在凉山形成了专门经营药材的商业。

凉山地区不仅有丰富的植物药材资源，也有丰富的动物药。《大小凉山开发概论》中对彝区动物药亦有叙述："雷马屏峨小凉山盛产各项药材，除植物项下已略有陈述外，兹查动物项下更有名贵之鹿茸、麝香及熊胆与穿山甲等数种。雷马屏峨小凉山各地皆产鹿。雷波山中坪附近且有以野鹿名坝者。鹿角为制鹿胶之原料。茸之名贵，也亦周知。麝香产小凉山高山中，闻清代夷患平息时，颇多出产。熊胆与鹿茸同，出产颇多。穿山甲亦产高山，其甲为重要药品，亦名贵药材之一。此外尚有各类毒蛇数十种，闻其毒液亦为药物之良品。"从客观上反映了凉山丰富的动物药资源。

1952年凉山州成立后，凉山彝族医药的研究发展也逐渐深入，药物资源的研究开发出现了崭新局面，不仅在发掘整理方面向广度发展，而且在实验和临床应用方面向深度发展。一些效果独特的药物经过系统深入研究，已研制成新药投入生产，并在临床上获得满意疗效。如四川凉山发掘的彝药"木谷补底"，为虫草属一新种凉山虫草，具有产地海拔低（1 500 m）、虫体大（子座高20~30 cm，直径1.5~2.3 mm，是冬虫夏草的3倍）、资源丰富三大优点，实验室研究证明其药理作用、化学成分均与冬虫夏草一致，为我国珍贵药材虫草开辟了一条新药源。

凉山州对筛选出的三种特色彝药（都拉、两头毛、木姜子）进行了较全面的研究。彝药"都拉"（西南乌头），具有抗心律失常的作用，对于开发抗心律失常新药有很大的实际意义。彝药"瓦布友"（两头毛），对肝部疾病和痢疾有良效，其制剂对急性细菌性痢疾和病毒性肝炎的治愈率高于西药对照组。从中分离出来的乙素（熊果酸）和丁素（烯醇化物 β - 双铜化合物）具有降低血清谷丙转氨酶、降温、抗菌、镇静等作用。木姜子具有甲基庚烯酮、柠檬烯、芳樟醇、β - 香茅醛、α - 柠檬醛、β - 柠檬醛等挥发油成分，是其发挥抑菌作用的主要物质基础。此外，彝药"牛钴史"，含有一萜、三萜和生物碱等成分，具有增强机体免疫力、抗炎和降低血清谷丙转氨酶的作用，其制剂对治疗类风湿性关节炎有一定疗效。同时，陈达云等还对彝药海风藤、灯盏花、"苯之多七"、余甘子等进行了研究。

（四）临床疾病的研究

西昌彝医药研究所投入了大量的人力、物力、财力，深入凉山彝族聚居区及老彝医家中进行实地调查、采访，收集彝族民间传统医药经验与常用动、植、矿物标本 1 000 多份，秘方 1 000 多个，并将这些收集到的秘方及动植物药反复进行科学分析、整理、药物制剂工艺改进、动物实验、临床验证，探索了一些对痛风、风湿、类风湿、面瘫、脱发、乳腺小叶增生、急慢性咽喉炎、淋病、皮肤病、骨病等疑难病症的治疗经验与处方。

（五）完善彝族医药基础设施，促进彝族医药交流，重视彝族医药的传承

凉山州建立了州级彝族医药研究所，设立在州中西医结合医院；西昌彝医药研究所（设彝族医药门诊、螺髻山彝族医药药种养殖基地等）则成立较早。另有盐源县民族医药研究所、凉山州中医药开发研究所（含冕宁县实验基地）、甘洛县生物资源开发研究所等。截至 2018 年底，凉山州有县级以上（含市、州）中医（彝医）医院19 所，19 个中医科室开设彝医门诊，提倡中彝医院的建设；制定了《凉山州 2018—2020 年中药现代化科技产业基地建设设施方案》等；2007 年 5 月在西昌召开了凉山州首届彝族医药研讨会；积极开展"凉山州名中医"评选工作，并将从事民族医药临床工作的人员纳入评选范围。

至今，彝医仍用酒或酒佐以治疗多种疾病，故研究彝医酒药具较大意义，据有关资料收集的 1 535 首彝族方剂中，633 首配方酒。其中内服方 320 首，外用方 13 首，内科方 112 首，外科方 88 首，伤科方 22 首，妇科方 78 首。

（六）四川省彝医医院的建立

四川省彝医医院，是继云南之后，全国建立的第二个省级彝医医院，医院同时设立了四川省彝族医药研究所和彝族医药博物馆、彝族医药传统治疗中心。彝医门诊常规使用彝族医药适宜技术 7 种，申报物价部门审批适宜技术 21 种，每年彝医专科门诊接诊 10 000 多人次，采用彝族适宜技术治疗患者 8 000 多人次。近年来，在国家中医药管理局科研项目的支持下，对 5 种适宜技术进行了规范整理与研究，其中两种在全国推广。医院还收集制作了彝药浸渍标本 76 种，蜡叶标本 140种，生药标本 220 种。历年出版彝族医药相关专著 8 部。2021 年，凉山州人大常委会已将《凉山彝族自治州彝族医药保护发展条例》纳入州立法计划。四川省彝

医医院抓住机遇，努力打造一支技术精湛、高水平的彝族医药队伍，加快建设彝族医药传承创新发展示范园，着力突破彝族医药科技创新壁垒，完善彝族医药服务体系，全面开启凉山州彝族医药临床传承、研究、开发、推广、普及和创新的新篇章。

四、楚雄州对彝族医药的贡献

云南省楚雄州是全国两个彝族自治州之一，州委、州政府高度重视彝族医药事业发展，在政策、战略上，将楚雄打造成"彝药之乡、滇中药谷"。在彝族医药典籍文献的抢救整理与出版、彝族传统医药知识体系的构建、彝医药产业的发展等方面取得丰硕成果。同时重视彝族医药事业发展，强化基础建设，加强人才培养，主要体现在以下几个方面。

（一）彝族医药资源调查

楚雄州在 1970 年到 1986 年，对彝族医药资源进行了三次大规模调查。1970 年楚雄州部署医疗机构到彝族村寨，调查民间医生使用的草药，新发现彝药近百种。1978 年组织 100 余人的专业队伍进行彝族医药普查，历时两年，发掘出彝族医药古籍 28 本，采集鉴定彝族药材标本 1 012 种，编写出版了《彝药志》。1984 年开始，历时 4 年，对全州的中草药资源进行全面普查，调查表明楚雄州境内的各种药材资源共有 243 科 1 381 种，其中植物药 189 科 1 292 种，动物药 54 科 76 种，矿物药 13 种，绝大多数为彝药。

（二）彝族医药典籍文献的抢救整理与出版

从 1978 年开始，楚雄州就对彝族医药典籍进行整理研究，发掘出彝族医药古籍 28 本，其中包括著名的《齐苏书》。20 世纪 90 年代，云南省少数民族古籍整理出版规划办公室出版《云南少数民族古籍译丛》，收录彝族医药古籍 3 种，分别为《查诗拉书》《尼苏夺节》《裴妥梅妮——苏嫫（神祖源流）》。《红河彝族文化遗产古籍典藏》收录 13 种与医药内容相关的彝文古籍，其中 11 种为医经合一的古籍，4 种内容属于"医史·历算类"（即与疾病相关的占卜、历算类文献），7 种内容属于"医史·丧葬类"（即与疾病相关的丧葬类文献），只有 2 种彝文古籍以专书形式论述医药。《彝族毕摩经典译注》收录彝族医药古籍 4 卷，分别为《哀牢山彝族医药》《双柏彝族医药》《罗鹜彝族医药》《武定彝族医药》；其中《哀牢山彝族医药》是《老五斗李文政医药书》《底巴都龙者医药书》《洼垤李荣春医药书》《洼垤李四甲医药书》四书的合编。《彝文典籍目录》收录彝族医药古籍 18 种；《黔彝古籍举要》收录彝族医药古籍 6 种；《国家图书馆藏彝文典籍目录》（中华书局，2010 年）收录彝族医药古籍 58 种。 云南省彝医医院深入彝族地区，对彝族医药古籍进行全面、系统的调研，共搜集彝族医药古籍 214 种，是当时全国在彝族医药古籍整理方面最为系统、最为完整的研究工作，基本掌握彝族医药古籍资源现状、分布情况、保存现状、载体形制、文字类型、版本类型、内容特征和分类构成等。发现在 214 种古籍文献中，医经类 12 种，占总数的 5.60%；医理类 4 种，占总数的 1.87%；诊治类 9 种，占总数的 4.21%；本草类 9 种，占总数的 4.21%；方书类 38 种，占总数的 17.76%；临床各科类 17 种，占总数的 7.94%；养生类 5 种，占总数的 2.34%；医史类 109 种，占总数的 50.93%；综合性医书类 11 种，占总数的 5.14%。按照学科特点，可以将彝族医药古籍分为医经、医理、诊治、本草、方书、临床各科、养生、医史、综合九大类，这也证实了彝族医药学科的门类齐全，独立学术体系已经形成，为彝族医药研究提供了最确切的历史档案资料和依据。

（三）成立彝医医院，加强基础建设

云南楚雄州自"十二五"以来，对云南省彝医医院（楚雄州中医医院）进行改扩建及特色专科大楼建设；2015 年底，全州县市中医医院加挂了"彝医医院"牌子；全州县市中医医院加挂了中彝医科、妇幼保健院设立了中彝医妇幼保健康复中心，并能提供中彝医药服务；乡镇卫生院、社区卫生服务中心均设有中彝医馆并能提供中彝医药服务，全部社区卫生服务站和 85% 的村卫生所均提供中彝医药服务。

（四）强化彝族医药人才培养

2017年9月，楚雄州人民政府与云南中医学院商谈，达成了人才培养、学科建设和在楚雄州中医医院加挂云南省彝族药学院牌子的框架协议；云南现代民族药工程技术研究中心与楚雄医药高等专科学校签署了人才培养、学科建设、科研项目建设及产学研深度合作协议。把云南省彝医医院（楚雄州中医医院）和各县市彝医医院作为中彝医药适宜技术培训推广基地，为县市、乡镇卫生院免费提供中彝医临床带教、进修、实习、培训；在楚雄医药高等专科学校开设了彝族医药教学课程，在药学、中药、药品经营管理、临床医学、康复治疗5个专业中开设了选修课；开展名院、名科、名医评选活动，充分发挥引领作用。实施中彝医师带徒教育；对全州长期在基层开展医疗活动的医务工作者进行了彝族医药知识培训，培养了一批彝族医药人才。

第四节　其他医药学的渗入对彝族医药的促进

我国的传统医药学由中医药学、民族医药学和民间医药学三部分组成，是中华民族的共同财富。各民族医药学在独立发展、保持本民族特色的基础上，彼此也相互借鉴、互相渗透、交叉融合和优势互补，彝族医药在其发展过程中，也受到了中医药学及其他传统医药学的影响。

一、中医理论对彝医理论的影响

民族大迁徙有利于各民族医药、文化、经济的融合及交流，中医对彝医的影响，也是在民族大迁徙中产生的。历史上曾经有3次较大的汉族移民入滇，促进了彝族医药的发展。早在秦汉时期，秦国的蜀郡太守李冰开始修筑从四川到云南的驿道，促进了彝族与汉族的交流；晋代、六朝时期，有大量汉族迁入云南；唐朝时期，南诏统治者多次向唐朝皇帝进贡，并热心学习汉族文化，中医药学很可能在唐朝时较系统地传入了云南。五代、宋朝时期中医药学大量传入云南，中医药书籍在云南作为商品出售；元朝时期，朝廷开始对云南进行直接统治，在云南设立学校，为中医学传入云南创立了必要的文化条件。在药物方面，汉族带来的药材流入彝族地区，成为彝族习用的药物，但名称仍保留着汉名，比方说刀口药传入彝区，彝族仍用其音，叫"刀口药"，又如雄黄，汉族、彝族均用来治疗蛇咬伤，彝音仍念"雄黄"。中医对彝医的具体影响，主要表现为以下几个方面。

（一）中医阴阳学说对彝医清浊理论的影响

中医阴阳学说认为世界本身是阴阳二气对立统一的结果，阴阳二气的相互作用促进了食物的发生发展，并推动事物的发展和变化，阴阳对立制约、阴阳互根互用、阴阳交感与互藏、阴阳消长、阴阳转化，从阴阳角度说明人体的组织结构、生理功能、病理变化及疾病的诊断、治疗。彝医认为天地万物形成于清浊二气，《宇宙人文论》云"万事万物的总根都清浊二气，天地由它生"。清气生哎气，浊气生哺母，彝语中"哎"为阳，为男，为父，为天；"哺"为阴，为女，为母，为地。自然界的食物均由哎哺形成，哎哺可概括自然的一切，哎哺互生互化。人的形成也是源于哎哺。清浊二气性质相反，相依不离，平衡协调，对立统一。中医的阴阳学说及彝医的清浊理论在概念、基本内容和医学应用方面有极大相似之处。

（二）中医五行学说对彝医五行学说的影响

中医五行学说是研究金、木、水、火、土五行的概念、特征、生克制化乘规律，并用以阐释宇宙万物的发生、发展、变化及相互关系的一种古代哲学思想，包括五行的属性、五行相生相克、五行相乘与相侮、五行与脏腑的关系，运用五行学说来说明五脏的生理功能及其相互关系，五脏病变相互影响，指导疾病的诊断及治疗。《西南彝志》曰"哎哺为根本，清浊气变化，金木水火土，五行产生了"。彝族先民指出金、木、水、火、土为五行，认为构成宇宙万物乃至人体组织的都是这五要素。五行相生相克，生克循环，生生不息，在临床运用中通过五行生克关系可推测病情发展，从以上内容可以看出，中医与彝医的五行学说相互印证，甚至可以说彝族医药是彝族古朴医药知识与中医基础理论相互融合的产物。

（三）中医毒理论对彝医毒邪理论的影响

不管是中医还是彝医，均涉及有"毒"的相关论述。从狭义角度来说，中医"毒"之本意为毒草。如《说文解字》注："毒，厚也，害人之草。"彝医狭义的"毒"指含毒物质，对比来看，两者狭义之毒的含义基本相似。中医广义之"毒"作为病因而言，也有内外之分，外毒指的由外而来，侵袭机体并造成毒害的一类病邪，自然界6种不同的气候变化"六气"是无害于人体的，然而"六气"异常则变生"六淫"，"淫"为太过，太过则引起疾病，有害于人体，故"六淫"太过则成毒。内毒是指由内而生，系因脏腑功能和气血运行失常，是机体内的生理产物或病理产物不能及时排出，蓄积体内而化生，如浊毒、粪毒、尿毒、痰毒、瘀毒、热毒、火毒、脂毒、糖毒、食毒等。彝医广义的"毒"泛指一切致病的病因，包括毒物中毒、痰毒、寂毒、石毒、虫毒、创伤毒或外伤毒、外源毒等致病因素。从两者对于"毒"的论述来看，中医对"毒"的认识及分析更系统，范围更广，而彝医对"毒"的认识只局限于中医之"毒"的一部分。同时，中医有关毒的最早论述是《素问·五常政大论》，张仲景的《金匮要略》中也有毒邪的论述，由此可以推断，彝医毒邪理论还是来源于中医对"毒"的认识。

（四）中医治法对彝医治法的影响

中医治法主要分为药物疗法与非药物疗法两大类，药物疗法除了常说的"汗、吐、下、和、温、清、消、补"八法之外，还有祛痰法、祛湿法、理气法、活血化瘀法、安神法及开窍法；非药物疗法主要有针刺疗法、艾灸疗法、拔罐疗法、推拿疗法、气功疗法、饮食疗法、心理疗法、枯痔疗法、结扎疗法、正骨疗法、放血疗法和刮痧疗法。彝医治法主要在《彝医揽要》和《云南彝医药》有整理，包括彝医五技、彝医十术和彝医八法，实际上彝医八法就是中医八法，两者在内容上是一致的，彝医十术中的"拔吸术、发汗术、熏洗术、拍打术、按压术"与中医的"拔罐法、发汗法、熏蒸法、按摩法"并无二异。

近代，彝汉医药交流日益增多，彝医善于吸收中医的营养，逐渐摆脱过去单方单药、只凭经验的传统格局，使彝族医药有了突破性发展，为彝族医学的发展奠定了良好的基础。

二、其他医学渗透促进彝医大方的形成

我国有56个民族，其中55个为少数民族。各个民族在历史上形成了自己独特的医药学认知，并有了医药学知识的积累，从而形成丰富多彩的民族传统医药。中国的传统医药学分为三个组成部分：中医药学，它是中国古代社会的主流医药学，至今仍然是中国传统医药学的代表；各个少数民族传统医药学，称为民族医药学；还有一部分是既无医药学理论体系，又无鲜明民族文化背景的民间草医草药，一般称民间医药学。通过对不同民族的调查总结，可以看到各民族医药在病因认识、诊疗方法、方药应用上的相互影响和互相渗透的痕迹。彝族医药属于民族医药学，在中国历史发展长河中，彝族医药学与其他医药学融会贯通，相互融合，共同发展。

"藏羌彝走廊"作为一个历史—民族—区域概念，是古代氐羌族群由西北南迁的天然通道。它在空间上横跨现在的四川省、云南省、贵州省、西藏自治区、甘肃省、青海省、陕西省等7省（区），该区覆盖面积超过68万平方公里，生活着藏族、羌族、彝族、苗族、回族、傈僳族等20多个民族，其中，藏族、羌族、彝族等少数民族人口超过760万。"藏羌彝走廊"是最大的彝族聚居区、我国第二大藏族聚居区和唯一羌族聚居区所在地 。"藏羌彝走廊"中的主要民族医药有彝族医药、藏族医药、羌族医药。在"藏羌彝走廊"中，古羌族带来的影

响尤其重要，它与当地少数民族、汉族的生活文化交融促使各民族形成了独特而又相互联系的民族文化。经考古学和语言学等多学科领域的专家考证，古羌族从甘青高原向西南迁徙的通路就是该民族走廊的雏形。古羌族文化是连接多种少数民族文化的纽带。有学者研究发现，藏族宗教的许多信仰和特点可以认为是古羌人在藏族社会中的遗留。而羌族和彝族同为古羌人的后裔，宗教、文化乃至社会活动都有诸多共同点和相似性。如在羌族和彝族社会，释比和毕摩的地位很高，他们既是民族文化的传承者和宗教仪式的执行者，同时又是治病救急的医护工作者。

凉山彝族历史上除和汉族杂居外，还与藏族、苗族、傈僳族、纳西族、蒙古族、回族等民族杂居。因此彝族的医药，也吸收了这些民族的知识。如"雪猪""藏合合""刀口药""雄黄""摆夷苦菜"等彝族药就是从藏族、汉族、傣族传过来的。《启谷署》是以彝族医学和中医学相结合为主要内容的古籍，它吸收了较多的中医单方、验方、成方及彝药方剂成书，摆脱了彝药原始、简单的配伍形式，将方剂的配伍提升至比较完善的阶段，拥有多剂型用药、外治用药等特色。所入选的方剂，系古方精华，大部分方剂配伍严谨，组方精良，经历代医家临床证实，确有良效。如治疗"霍乱吐泻、吊脚痧"的雷公救疫丹，外敷治"一切红肿疮疡"的黄灵丹，治疗"赤白痢疾"的芍药汤加减，"乳房红肿初期，用之特效"的加味瓜蒌散，治疗"月经淋漓不断，午后潮热面黄"的加味归脾汤，治疗"胃火牙痛"的加味清胃散，治疗疟疾的加味截疟七宝饮，治疗心火上炎所致口疮的菖连汤等。彝医和中医的结合，扩大了彝医的治疗领域，进一步提高了临床疗效，是我国古代彝医科技进步的表现。

勤劳智慧的彝族先民在长期的生活实践和与疾病的斗争中不断地总结经验，探讨发掘，积累了彝族特有的医药经验，整理了大量医药文献，为我国民族医药的发展写下了光辉一页。2011年5月23日，彝族医药学经国务院批准被列入第三批国家级非物质文化遗产名录。

第五节 现代科学对彝族医药的促进

一、对彝族传统医学的发掘

彝族医药拥有自己独特的理论基础、医疗经验和特色药物，但是彝医以民族古典经典和民间经验为主，挖掘不够深入，对专业数据处理能力不够强大；而现代医学借助大数据等新技术，对彝族医药数据及机理进行了挖掘、整理，促进了彝族医药的发展。

（一）挖掘彝医用药规律

从目前的报道来看，针对彝医用药规律的研究，主要集中在彝医治疗肝硬化、骨伤科、痹证等方面。陈园园（2019）在收集整理云南民族医药防治肝硬化的单验方的基础上，通过数据挖掘发现，治疗肝硬化（癥积）的高频彝药有虎掌草、田基黄、十大功劳、锅铲叶、叶下珠、青叶胆、过路黄等；治疗鼓胀的高频彝药有蛤蟆叶、马鞭草、野芦谷根、田螺、响铃草、蝼蛄、十大功劳等；治疗肝硬化癥积的单验方中出现频次最高的药物组合为"丹参—莪术"，其次为"三棱—莪术""白术—茯苓"，常用彝药组合为"姜黄—叶下珠""莪术—十大功劳""败酱草—虎掌草"；治疗鼓胀的单验方中常用彝药组合为"白花蛇舌草—蛤蟆叶""马鞭草—虎杖""虎杖—田基黄"。骨伤是彝族医药优势病种之一。黄胜男等（2019）采用频次分析、聚类分析、复杂系统熵聚类等方法对治疗用药、常用配伍、核心组合、新方组合进行分析，筛选彝族医药古籍和现代验方著作中的治疗骨伤科疾病的方剂，共筛选方剂165首，涉及药材286味，使用频次在10以上的从高到低依次为五爪金龙、白酒、生三七、叶下花等，演化得到核心组合44组，新处方13首，通过数据挖掘发现，彝医治疗骨伤的方剂以补益肝肾为主。痹证是骨伤科的常见疾病，王海洋等（2018）通过对《中国彝族药学》《彝药志》《医病好药书》收录的彝医治疗痹证方剂进行分析，归纳出高频药物有伸筋草、牛膝、桑寄生、木瓜、黑骨头等；彝医治疗痹证时，习用小方，组方多为祛风除湿药，常用药物组合为牛膝—木瓜，或姜黄—桑寄生—松寄生等，新处方由续断、桑寄生、红升麻、木瓜、牛膝、南木香组成。

（二）推进彝医理论研究

彝医的"毒邪"致心痛理论认为，心主血脉及血循，心血亏虚，体循环功能下降则致各脏器瘀滞或心脉瘀阻，是产生瘀血毒邪的首要原因；"三气虚"而不足以行血是造成气滞血瘀形成毒邪的原因，精神抑郁、痰湿、食积等因素，也可导致血瘀形成毒邪。吕仪（2019）通过小鼠实验证实彝药天马通心脑方，可调节 Nrf2/ARE 通路上的 Nrf2、SOD1、Bax、Bcl-2，起到抗氧化、抗凋亡作用，从而减轻心肌缺血再灌注损伤。

二、整理和研究适宜技术

彝族民间的适宜技术具有简、便、廉、验的特点，易学、易懂、易掌握，治疗常见病、多发病及一些疑难杂症效果颇佳。为了更好地将这些宝贵的技术传承下去，很多当地的医务工作者深入彝族山区，广泛收集流传在彝族民间的单验方和诊疗技术，并进行较为系统的整理。目前已经整理和形成规范的彝族适宜技术主要有拔吸术、烟熏术、挑刺术及火草灸术等。沙学忠等编写的《彝族毕摩苏尼医药及适宜技术》《常用彝药及医疗技术》，久里拉编写的《彝族地区常见疾病民间适宜技术》等书籍，归纳总结了有关彝族适宜技术的具体操作方法、适应证等。

（一）拔吸术

拔吸术是将药物与竹筒同煎，趁热急覆患处之上，利用其负压及药物的共同作用来治疗疼痛的一种治疗方法。它具有操作简便、安全有效、费用低廉、适应范围广等特点，深受人们喜爱。本疗法起源较早。《勒俄特衣》中有"用药煮吸筒，拔出其脓毒水血，即便愈"的记载。彝族之拔吸术所用药物为彝药，"接骨木"和"两头毛"具有温阳活血之性，木瓜舒筋止痛，曼陀罗子止痛，川续断和杜仲补肝肾、强筋骨，防风祛风通络，秦艽祛湿止痛，诸药合用，共奏活血、通络、止痛之效。

彝族医药之拔吸术的理论基础：药物与竹筒同煎，既有彝药的治疗作用，又有热敷的物理治疗作用，并能通过皮肤吸收药物，使药物从局部进而扩散至全身，达到治疗作用。利用温热的竹筒，使有活血化瘀功效的中药通过透热疗法，使局部血管扩张，改善血液循环，促进局部渗出的吸收，使炎症、肿胀、痉挛等症状缓解，达到镇痛作用。对于改善局部血液循环及代谢具有显著作用，有利于损伤组织的修复，促进代谢废物的排泄，清除致痛物质，从而起到良好的治疗作用。

（二）烟熏术

烟熏术是彝族人民在长期同大自然和疾病做斗争的过程中，经过反复实践而逐渐形成的对治疗牙痛行之有效且具有彝医特色的治疗方法，是古老的彝族医药"十技之一"。在民间，烟熏术治疗牙痛是将彝药"布呷此""野楚""木拉""扯籽依"放于加热后的铁片上，再将铁片放于瓷碗中，用另一带孔的瓷碗盖住盛药的瓷碗，用一竹管的一端插入孔内，让患者口含竹管的另一端吸入加热该药所产生的烟雾，利用烟雾熏牙痛处从而达到止痛的目的。该法操作简单、成本低廉、疗效立竿见影，在彝族民间得到广泛应用。

烟熏术治疗牙痛是彝族民间历史悠久、流传至今的特色技术。"布呷此"（洋金花的种子）在凉山州随处可见。现代药理研究发现，"布呷此""野楚"（丁香）、"木拉"（细辛）有麻醉、镇痛、抗炎、抗菌等作用，药物含有挥发油成分，通过烟熏术，可使其有效成分直接作用于黏膜，在局部发挥其作用。

（三）火疗术

火疗术是彝医外治疗法的重要组成部分，它以彝族医药基本理论为指导，综合了闪火灸、熏蒸两种治疗方法，根据辨证情况配药，采用药酒的形式，使彝药迅速燃烧形成蒸汽，再熏蒸使其尽快被皮肤吸收而除病祛邪。酒（乙醇）是一种良好的有机溶媒，又有较好的穿透性。酒能使大部分水溶性物质，以及一些水不能溶解，或需用非极性溶媒才能溶解的某些物质溶于其中。这一作用能使酒较容易进入中药材组织细胞中，将中药材里各种有机物质溶解出来，以发挥生药原有的治疗作用。彝酒是用谷类和曲酿成的。其性悍，质清，味苦、甘、辛，性热。具有散寒滞、开瘀结、消饮食、通经络、行血脉、温脾胃、养肌肤的功效。彝医直接用酒当药，治疗关节酸痛、腿脚软弱、行动不利、肢疼体冷、肚腹冷痛等症。彝族用酒治病历史较长，范围很广，数量较多，方法各异。常见的有：酒泡药（药酒），以酒（或甜白酒）为引煎药，以酒兑服药汁（或药粉），以酒调药外敷或点火酒。火疗术充分利用了皮肤的生理特性，通过点燃覆盖在患处的药酒液将药力和热力有机地结合在一起，促进皮肤和患处对药物的吸收，促进血液与淋巴的循环，加强糖、脂肪、蛋白质代谢和体内废物的排泄，有利于组织间液的回流吸收，增强白细胞的吞噬能力，调节神经体液，增强机体的抗病能力；同时又能刺激皮肤的神经末梢感受器，通过神经系统形成新的反射，从而破坏原有的病理反射联系，达到调节免疫、治疗疾病的目的。中医认为"白酒温通经脉，发散风寒，兼以火疗之法，借药物温热之性，速达病所，使之邪祛、风湿除，阳气得运，经络得通"。

（四）挑刺术

挑刺术是彝族民间历史悠久、流传甚广的特色技术。彝族人民长期生活在文化卫生比较落后的山区，自给自足，在长期的生产生活中总结出了适用的、有效的、经济的、便于操作的治疗方法，挑刺术就是其中之一。挑刺，彝文称"另比"或"燃比"，"另"或"燃"即病的部位，"比"即挖出来的意思，"另比"或"燃比"即把病挖出来。胃脘疼痛是发病率较高的一类疾病，彝族人民喜饮酒，其胃黏膜或多或少会有一些损伤，胃炎、胃溃疡就成为一种高发性疾病，并且反复发作。发作时，彝族民间医生随手找来缝衣针，简单地挑刺后就能起到治疗脾胃疾病的作用。其实，在汉族民间也有许多使用挑刺术治疗疾病的先例，比如，我们常见的"挑疳积""挑四缝"等均是应用挑刺术来治疗疾病。笔者通过大量的民间走访、收集，结合古代针灸疗法和现代针刀疗法，总结出了一套行之有效的挑刺术治疗脾胃病的方法，其治病原理和针灸治疗脾胃疾病类似，具有理气、和胃、止痛之功效。

（五）滚蛋术

滚蛋术是"发汗术"的一种，用于治疗小儿外感发热，其方法简便、副作用小、疗效可靠、患儿易接受。该方法通过刺激"浊气"循行部位的穴位，让药物由经络传输，使药性直达病所，从而调整机体功能，驱邪祛病。皮肤给药使药物直接进入血液循环，避免了药物对胃肠道的不良刺激，同时也增强了药物的稳定性。滚蛋术不同于传统的膏药、散剂、浸泡等中药外用剂型，其提供安全、有效、方便的药物传输系统，使药物持续作用于身体，减少与靶组织的接触，避免副作用的发生。

（六）火草灸术

火草灸术是彝族民间历史悠久、流传甚广的特色技术。它以凉山彝族地区特产植物火草为原料，经特殊工艺制成火草绒，以此为施灸材料治疗疾病。

火草是特产于凉山、云南彝族地区横断山脉山间的一种草本植物，每株有4~5片叶子，呈尖矛状，草叶仅长10 cm左右；叶子背面有一层白色的纤维，可以撕下，形状像棉纸。火草可作药用，据《云南思茅中草药选》记载，其"性平，味淡"，全株"祛风，暖胃，消疮毒。治刀伤，腹痛，腹泻，哮喘"。火草药用既可内服又可外用，外用主要以其为原料施灸治疗疾病，名为火草灸。

火草灸使用时，于每年八九月份采集新鲜的火草，晒干后用手反复搓捏，精心筛选去除草梗及杂质，剩下淡灰色的洁净火草绒，然后用火点燃使其燃烧，当燃至整个火草绒的1/3时，将燃着的火草绒包在未燃的绒里面，冷却后再用手反复搓揉成细绒状，即成柔软易燃的灸料。此灸料既可制成小灸炷直接在穴位皮肤上施灸，又可制成灸条悬灸。火草灸术在彝族民间已流传200多年，其治病原理类似中医灸法，只是使用的灸料是火草绒而非艾绒。火草灸具有散寒除湿、温经通络、活血散结、行气止痛、扶阳固脱、防病保健等功效，被广泛用于治疗妇科、外科等属于寒湿的病证。前期临床应用经验表明，火草灸对治疗痛经，缓解腹部手术后的腹胀、腹痛，治疗关节疼痛等均取得了令人满意的疗效。

（七）水膏药技术

水膏药技术是彝族医药外用中的一种技术操作，是在彝医基础理论的指导下，依据患者疾病、证候的不同而选用不同的彝族药材（新鲜药材或干药材）细粉，再与不同的水液（也可以使用其他液体如酒、蜂蜜等）调匀后外敷于患者体表来祛除疾病的一种彝医外治法。根据外用药物配方和使用方法的不同，水膏药可以治疗多种疾病，但是彝医常用来治疗跌打损伤、头痛、腹痛、疮、痈、疔、疖及其他皮肤病。

这种治疗方法简便，新鲜药材容易得到，只要认识药材，熟悉药性，在田间地头、山涧水沟旁边均可施行。

彝医还使用其他治疗方法，多属于外治，包括放血治病术、火针术、拍火术等，有些正在整理，有些还处于民间应用状态，需要进一步规范研究。

三、整理彝族医药古籍

彝族医药古籍是彝族传统医学学术传承的重要载体和源头活水，凝聚着一代又一代彝医认识生命和疾病现象、本质、规律的总结及在临床实践中积累的各种行之有效的诊疗方法，其中所记载的一些诊疗方法至今仍被广大彝医所习用。彝族医药古籍具有权威性、概括性、系统性和指导性的特点，是彝族传统医药学术内涵阐释的知识源泉，同时也是彝族传统医学研究、深入理解和阐释彝族医药之必需。彝族医药在诊疗用药中渗透了诸如宗教文化、民族情感、习惯等诸多领域内容，有着鲜明的民族性和地域特点。作为记录重要医疗活动的彝族医药文献，其是彝族医药理论、临床研究的基础和素材。彝族留下了浩如烟海的古籍文献，其中有不少涉及医药类的文献。

20世纪80年代开始，四川、云南、贵州三省投入了大量人力、物力，陆续从彝族民间发掘出彝医古籍（指"1949年以前成书并已流传使用的民族古籍和1949年以后按原文抄录或复制的古籍"《中国少数民族古籍总目提要》）和专著手抄本20多部。其中以彝汉文对照整理的形式出版发行了12部，这些书涉及内科、外科、妇科、儿科、骨伤、疮疡等病种，收载彝族地区彝族常用药物共计1 000余种。整理发掘的彝族医药古籍可分为"彝族医药专门著作"和"综合性著作中的彝族医药篇章"两类。

"彝族医药专门著作"除前面已介绍的以外，还包括以下书籍：

《元阳彝医书》，成书于大理国二十年（957年），是1989年云南元阳县民间医生马理文在该县攀枝花乡勐品村彝族社员马光福家中发掘的。该书用古彝文写成，共收载病症80多个，动植物药200余种，并介绍了一些简易的外科手术，是研究宋代以前彝族药物、医疗技术及当时常见病的第一手资料。这本书的发现，证明了早在彝族封建社会初期，就已经有了用彝文书写得比较完整的医书。

《齐苏书》，又名《双柏彝医书》，是最早的彝文手抄本，产生于明朝嘉靖四十五年（1566年），所以又叫作《明代彝医书》。该书涉及59个病种，226首方剂，231种药物，其中动物药79种，植物药140种，矿物药12种。因为该书形成比中医的《本草纲目》早12年，所以是彝族医药古籍中影响最大的。

《彝族治病药书》，成书于清朝康熙三年（1664年），现存本抄于清朝光绪三十二年（1906年），发掘于云南江城县。该书收录内科、外科、妇科、儿科、传染病等方面216个病例，40个病证，263首方剂，384种药物，其中动物药79种，植物药290种，矿物药15种。

《医病好药书》，成书于清朝乾隆年间，发现于云南禄劝彝族苗族自治县茂山乡甲甸村。后经关祥祖、方文才历时3年翻译整理，于1991年由中国医药科技出版社公开出版。该书记录了123种病证，280首方剂，426种药物，其中动物药152种，植物药269种，矿物药5种，并最先收载了推拿、刮痧、拔罐疗法。

《医病书》，又叫《努苦苏》，手抄于清朝雍正八年（1730年），1980年发掘于滇西北的禄劝县，它以朴素简明的彝文记载了38种疾病，其中内科病6种，外科病4种，儿科病2种，眼科病1种，其他科疾病25种。方剂69首，其中单方38首，复方31首；全部处方共列有药物97种，其中动物药25种，植物药72种。

《看人辰书》，发现于云南楚雄彝族自治州双柏县，它系统地记载了某些特定日子为禁日，针刺特定部位会发生危险，在计算禁日时，按每月三十六天计算，逐日有禁刺部位。

《小儿生成书》，又叫《娃娃生成书》，手抄于清朝雍正年间（1723—1735年），发掘于滇西北的禄劝县，以朴素、生动的彝族文字将胎儿生长、发育的过程做了描述，对从婴儿至儿童的智力、生理变化做了简单记述。

《迤（yí）施河彝医书》，手抄于1921年（民国10年），具有典型的新平县彝族文字特点及用药习惯，后被翻译整理收录至《聂苏诺期》出版。

《斯色毕特依》，又名《风湿病书》，为记载风湿类疾病的书，详细论述了风湿病的起因、传播及如何驱赶这些病邪的方法。

《查诗拉书》，于1988年在云南新平县被发现，是一本流传在哀牢山区彝族村寨中较为完整的殡葬祭词。它系统介绍了哀牢山地区彝族的丧葬习俗，对新生儿期、婴儿期、幼儿期、少儿期的生长发育进行了全面描述，大胆主张使用动物类药物。

《老五斗彝医书》，成书于晚清，发掘于云南新平县老五斗乡。该书涉及379种药物，其中动物药123种，植物药235种，矿物药21种。本书还记录了人中、七宣、百会、涌泉、太阳等一些穴位。

《洼垤（dié）彝医书》，成书于晚清，现存本抄写于民国初期，发掘于云南元江县洼垤乡。书中涉及336种药物，其中动物药75种，植物药261种，所收录的药物大多能就地取材，简便易得。

《三马头彝医书》，成书于晚清，发掘于云南元江县洼垤三马头。该书涉及263种药物（其中动物药80种，植物药168种，矿物药15种），一大批疾病，还收载有刮痧、针刺、拔罐、割治、按摩等治疗方法，并记载了先针刺放血，后用按、摩、揉、推、拉、旋、搓等法进行复位，再进行敷药的正骨手法，具有独特性。

《哀牢山彝族医药》，是根据前述哀牢山中段新平县老五斗流传的彝族医药手抄本、哀牢山下段元江县三马头一带流传的两本彝族医药手抄本，经调研、翻译、注释、整理、编纂而成的专著，由云南民族出版社于 1991 年出版。

《聂苏诺期》，是著于 1929 年的手抄本，发掘于云南新平县老厂河。后经聂鲁、赵永康翻译，1988 年由云南民族出版社出版。该书涉及 53 个病证，134 首方剂，266 种药物，其中动物药 52 种，植物药 214 种，有传染性疾病、呼吸系统疾病、消化系统疾病、血液系统疾病、生殖系统疾病、神经系统疾病及外科疾病。

《寻药找药经》，年代不可考，发掘于四川。该书作为在集会场所的说唱话本，并没有多少实际的医药内容，但是却论述了民族医药源于实践这一根本理论，是一本宣扬彝族医药思想的重要文献。

《哀牢本草》，成书年代不详。20 世纪 80 年代末，云南省玉溪地区（现云南省玉溪市）有关人员在哀牢山彝族村寨发掘到古彝文手抄本数册，这些手抄本一共载有药物 988 种（植物药 701 种，动物药 244 种，矿物药 31 种，其他 12 种）。作者择其记录翔实、来源清楚、疗效可靠、至今哀牢地区仍有生长分布的品种，加以整理汇编成书，并将其中 137 种植物药与《滇南本草》收载的品种进行比较考证，证实有 125 种在《滇南本草》中没有记载。

《奄者彝族医药书》，是清末时期金平县流行的手抄本之一，后被翻译整理收录至《聂苏诺期》出版。

《倮底特依》（《麻风病书》）和《比果特依》（《取件经》），目前仅见于文献记载，未见原书。

收载彝族医药知识的综合书籍包括：

《启谷署》，成书于清朝康熙三年（1664 年）至雍正七年（1729 年）间，发掘于贵州怀仁县。1991 年由中国医药科技出版社出版，该书包括内、外、妇、儿、五官等五科在内的 38 个病种，263 首方剂。

《宇宙人文论》，成书年代不晚于宋元时期，在贵州毕节首先发现此书。该书包含了丰富的哲学思想，对于天地万物起源、五行、八卦、河图洛书的知识进行了详细的讲解，并提出人类、宇宙、自然的种种问题，对彝医基础理论的产生和发展起着重要的指导作用。

另外，部分彝族文化的综合性书籍、宗教书籍如《作祭献药供牲经》《医算书》《劝善经》《西南彝志》《查诗拉书》《尼苏夺节》《哀牢指路经》《设祖灵献牲篇》《普兹楠兹》《畜粮福德世决》等，均涉及医学、药学、传染病学等内容，许多近年已经正式整理出版，可以看作对彝族医学的完善和补充，在整理和研究彝族医药学时参考。

四、编写彝族医药专业书籍

近几十年来，当代彝族医药文献工作者在发掘出来的彝医古籍基础上，根据各地区不同的彝医知识内容，整理、翻译和撰写出版了一批现代彝医药文献著作和文章，内容涉及彝医理论探讨、发展史介绍及药物学、针灸学等诸多领域，是对彝医文献的重要补充。

《峨山彝族药》，1982 年由云南省玉溪地区药品检验所和峨山彝族自治县药品检验所共编，为内部资料。该书精选彝族药物 23 种，标注中药名、音译、意译等，并附有植物科属、生长来源、药用部位、用药经验和药物图谱。

《彝药志》，云南省楚雄彝族自治州卫生局药检所编，1983 年由四川民族出版社出版。该书包含 103 味药物，配以彝汉药名对照、主要组方、典型病例、采集来源等，是一部研究云南楚雄地区彝族医药的专著。

《彝族医药史》，李耕冬、贺廷超著，1990 年由四川民族出版社出版。该书资料来源于云南、贵州、四川的彝族典籍和历史史料，并参考有关地方志、野史等。

《彝医植物药》，李耕冬、贺廷超编著，1990 年由四川民族出版社出版。该书收集凉山彝族医生传统使用的植物药 106 味，每味药物分彝族药名、原植物名、彝医用药经验和按语 4 部分，并配有 116 幅药用植物图谱，该书还附有"彝汉药名对照表"便于查阅。

《药学发展简史》，张鸣皋主编，1993 年由中国医药科技出版社出版。这是一部中国药学发展通史，上溯原始社会医药的萌芽，下至中华人民共和国成立后的药学发展历史。其中阐述彝族医药历史时，一是简述了巫、医抗衡和并举的历史；二是认为彝族只有药，没有医。

《彝族医药学》，关祥祖主编，1993年由云南民族出版社出版。该书由数本彝文医药典籍整理而成，分为彝文古籍，彝医基础理论，彝医治疗学，彝医动物药、矿物化学类药、植物类药和彝族医药方剂等内容。该书收录各类彝族药物近千种，对彝医理论做了宏观阐述。

《彝族医药》，阿子阿越编著，1993年由中国医药科技出版社出版。该书由古文献中的记载和深入彝族民间调查收集的资料整理而成。内容包括彝医发展史、彝医临床诊治方药的分类及具体分科的详细论述。全书记载疾病197个，方剂1 364首，药物1 064种，是一部比较完整的彝族医药著作。

《中国彝医》，刘宪英、祁涛主编，1996年由科学出版社出版。该书对彝族医药文献做了系统、全面的整理研究，介绍并阐释了彝族医药发展源流，彝医部分基础理论、常用药物、常见病治疗方法等。

《彝汉针灸学》，江永生、海乃拉莫等编译，1996年由四川民族出版社出版。该书分为理、法、方、穴四大部分，对经络穴位等基础理论及针法、灸法、拔罐疗法、现代针灸疗法等26种方法做了系统介绍。

《象形医学——彝族苗族传统医药学精要》，红河州彝族学学会编，1996年由云南民族出版社出版。该书利用"象形作用"，按照"同类相通，象形相融"的物质相互作用规律使用药物，阐释了一种新的传统医学诊治概念，对临床有借鉴意义。

《楚雄彝州本草》，王敏、朱琚元著，1998年由云南人民出版社出版。该书收录120味楚雄地区彝族常用、疗效确切、来源清楚的彝族药物。

《彝族医药荟萃》，杨本雷主编，2000年由云南民族出版社出版。该书论述了彝族医药及其基础理论，同时介绍了部分彝族药物、方剂和科研成果，是一部集理论、临床、科研为一体的简短实用的彝族医药专书。

《滇人天衍——云南民族医药》，曾育麟编著，2000年由云南教育出版社出版。该书是云南省第一次系统介绍云南25个少数民族医药的专著，涉及彝族医药发展史，彝族医药理论系统、文献及彝族特有的诊疗方法。

《彝族古文献与传统医药开发国际学术研讨会论文集》，2002年由云南民族出版社出版。该论文集收录了100余位中外专家、学者的学术论文，分为"彝族古文字与文献研究"和"彝族医药研究与开发"两大部分。其中文献类论文30篇，医药类论文31篇。医药类论文涉及彝医的基础理论、临床实践、科技应用及药物开发等内容。

《彝族毕摩苏尼医药及适宜技术》，沙学忠主编，2019年由四川民族出版社出版。该书历经3年编写而成，作者多次往返于四川凉山彝族自治州的彝族集聚区，整理毕摩的基本医学理论，收集常用疾病诊断方法13种，医疗方法5种，药材31种，治病方剂420首。

《常用彝药及医疗技术》，沙学忠主编，2016年由云南民族出版社出版。书籍收集整理了彝族经书中散在的彝族医药知识，以及经现代临床科学研究方法验证后的研究成果，以彝汉两种文字介绍了彝族常用植物药22味，动物药11味，医疗技术6种。

五、逐渐理顺和完善彝族医药理论

彝族医药基础理论的建立是彝族医药发展的基础，彝医古籍中有一些关于彝族医药理论的论述，但是并未形成一个完整的医学理论。近年来，随着对彝族古籍及医药研究的深入，彝族医药的基础理论已经理顺并建立，为彝族医药的发展奠定了坚实的基础。彝医基础理论主要有三气理论及由清浊二气化生的五行学说、二气六路学说和毒邪理论等内容。三气理论和二气六路学说、毒邪理论乃彝医所独有，是彝医基础理论的核心。

（一）三气理论

"三气"即"元气、清气和浊气"。元气又称"原始祖气"，是构成宇宙万物的本体。在人体，元气一分为二，成为清气和浊气，元气为先天，清、浊二气为后天。清浊二气充溢周身脏器及形体组织，元气寄寓于清浊二气之中。在起源方面，元气化生清气和浊气，即清气和浊气源于元气；清气和浊气在脏器组织中，在生理状态下，代表了脏器的气化活动和生理功能活动；在病理变化时，清浊二气的有余、不足又成为脏器组织辨证的依据。清气和浊气由元气一分为二，在气海中各分成清气三条通路和浊气三条通路，是"清浊二气六路学说"的理论基础。同时，清气和浊气化生五行，又是"五行学说"的理论依据。利用清气和浊气理论，还可以将人体分成清浊二气有余体质、清浊二气不足体质和清浊二气平衡体质等五种体质，清浊禀赋体质是构成人体千差万别的原因，是产生疾病的内在因素，是病变产生的未然形式。在病性的辨证分类、脏器组织的属性分类和药性的分类中，清浊二气都有着广泛的应用。

（二）五行学说

五行即金、木、水、火、土五种基本元素，彝医认为它们是构成宇宙万物乃至人体组织的五种要素。五行源于清浊二气，由清浊二气所化生。五行各具特性，如木性生发、柔和；火性炽热、炎上；土性厚重，长养万物；金性清肃、坚劲；水性寒凉、润下。五行学说在肺、肝、心、脾、肾五脏生理上分别有"肃杀、生发、炎热、厚重长养、寒凉"等特性，与五行属性相对应；可由脏器间的生克关系推测病情的发展变化，如土克水可推测脾肾同病的症状等。

（三）二气六路学说

二气指的是清气和浊气，清气三条通路联络胸、腹腔内脏器组织，浊气三条通路联络肌表组织，循行机体腹背一周，并与清气三条通路相互贯通。清三路和浊三路将人体内外上下进行有机联络和整合，使人体形成一个整体。

（四）毒邪理论

"毒邪"是彝医各种疾病发生的重要病因之一，毒邪理论是彝医论述病因病机的重要基础理论。彝医认为"万病生于毒"。彝医毒邪有外因与内因之分。毒邪发病有内外两种途径，外毒是导致人体产生外感寒热两大类疾病和某些传染病的因素；内毒是导致机体脏器功能失调，产生"脏器系统"病变的因素。

外因之毒邪有五行所化之"五毒"，分别为"风毒""湿毒""躁毒""寒毒""热毒"。其他的外毒有疫毒、虫蛇兽外伤毒、创伤毒等。

内因之毒有内五毒，乃由五行所属的人体"脏器系统"所蕴生，除"内风"之毒责之"脑"外，所有"脏器系统"皆可蕴生寒毒、热毒、燥毒和湿毒。另外，"脏器系统"尚可蕴生痰饮毒、水毒、瘀毒、石毒、虫毒……凡此各种病因皆属内蕴毒邪，成为各"脏器系统"内生疾病的重要病理因素。

六、彝族药物的科学研究

（一）发掘彝医药材，对药材的成分及功效的研究

目前已深入研究的彝药有"木谷补底""一妹姑班""史补"等。

木谷补底　"木谷补底"是四川凉山发掘的彝药，学名凉山虫草，为麦角菌科真菌凉山虫草菌寄生在鳞翅目幼虫上的子座及幼虫尸体的干燥复合体，习称"麦秆虫草"，为中国特有种。四川、云南、贵州等省为主产区，分布于海拔 1 500 m 左右的箭竹林下。其药性平，味甘，归肾、肺经，具有补肺益肾的功效。彝族人用凉山虫草粉蒸蛋、全虫泡酒、炖鸡鸭或子座煎水等，有镇咳祛痰、提神强壮等作用。在1987 年版《四川省中药材标准（增补本）》中收载了凉山虫草。自 1979 年以来，凉山州食品药品检验所对它进行了较为系统的研究，经云南省植物研究所鉴定属于麦角菌目麦角菌科虫草属，命名为凉山虫草。2011 年，杨钟林通过分离凉山虫草菌菌核组织，得到纯菌株并对其菌落、菌丝、产孢子形态、大小、着生方式等特征及结构进行鉴定，最后以 rDNA-ITS 区为分子指标，确定凉山虫草的无性型为新种，鉴定为凉山被毛孢。

凉山虫草中含有氨基酸、麦角甾醇、甘露醇、核苷、硬脂酸等。其化学成分和组成与冬虫夏草类似，杨钟林等对凉山虫草与冬虫夏草的化学成分进行测定后指出，凉山虫草的核苷总含量低于冬虫夏草，但尿嘧啶和腺嘌呤的含量略高于冬虫夏草。科研人员已从虫草中分离出虫草素（3- 去氧腺苷）、尿嘧啶、次黄嘌呤、尿苷、腺嘌呤、肌苷、腺苷等核苷成分。其中虫草素和腺苷是虫草主要活性成分，虫草素因其结构与腺苷相似的特征，可代替腺苷参与肿瘤细胞的生长繁殖，从而抑制肿瘤细胞的

生长。陈璐等采用苯酚—硫酸法，比较凉山虫草与冬虫夏草中多糖含量的差异，结果发现凉山虫草样品中多糖含量低于冬虫夏草中多糖的含量。虫草多糖也是虫草中最为重要的活性物质，具有多种药理活性，包括保护肝肾、抗肿瘤、降血糖及免疫调节等，其具有治疗慢性肾炎、急慢性肾功能衰竭、肝损伤、肿瘤、高血脂和高血糖等多种疾病的功效。经原植物研究，确认凉山虫草为虫草属一新种，具有产地海拔低、虫体大、资源丰富几大优点，实验室研究证实其药理作用和化学成分与冬虫夏草几乎一致。

一妹姑班 云南发掘的"一妹姑班"系卫矛科植物昆明山海棠的全株，始载于《滇南本草》，有祛风通络、活血化瘀的功效。现代药理研究表明，昆明山海棠具有抗炎、抗菌、抗肿瘤等作用，且对免疫功能有一定的影响，其总碱及醇提取物还有明显降低体温的作用。经过实验室提取得到一萜、三萜和生物碱成分，其中生物碱成分为治疗风湿、类风湿的有效成分。

史补 彝族植物药"史补"为杜鹃花科岩须属植物岩须，药用全株。别名草灵芝、灵芝草、岩灵芝，功效有补肾益精、滋阴壮阳、养心安神、行气导滞、疏肝理气、止痛祛风。彝医多用其治疗头晕目眩、肾衰体虚、口干烦渴、风湿疼痛、肠胃气滞、肝气不舒、饮食无味等症。肖崇厚等从"史补"中分离得到4种结晶，经元素和光谱分析鉴定为：正二十六烷、蒲公英赛醇乙酸酯、蒲公英赛醇和齐墩果酸。据文献记载，齐墩果酸临床用于治疗急性黄疸型肝炎，对症状改善、降酶、降浊、纠正蛋白代谢有显著疗效。

布什都补此 味苦，性凉，入心、肝、肺、脾四经，在彝族民间有悠久的用药历史。该药在民间主要用于清热、健胃、黄疸和非黄疸型肝炎、胆囊炎、毒蛇咬伤、瘰疬、乳疮、内外出血、胃炎、百日咳等疾病的治疗，是彝医较为常用且功效显著的草药。董光平等（1998）对该药进行了化学成分研究，从其乙醇提取物中分离出齐墩果酸、β-谷甾醇等6种单体化合物。陈泽谋（2015）对"布什都补此"治疗321例乙肝e抗原（HBeAg）阳性患者的临床观察指出，单用彝药"布什都补此"治疗HBeAg阳性患者就可获得疗效，但配合中药茵陈五苓合逍遥散加减疗效更好。

回心草 回心草是我国多民族共同用的传统草药，彝族、景颇族、纳西族等均有用药历史，其广泛用于治疗心脏病，并有确切疗效。回心草的化学成分研究有以下几个方面：

（1）对回心草中脂溶性成分的研究。张奇涵等（1992）对回心草进行过研究，用95%的乙醇提取得到回心草浸膏，用不同极性溶剂萃取后，从中可分离出8种成分H1~H8，经鉴定，确定为三十三碳烷、棕榈酸、木栓酮、表木栓醇和甾醇类化合物，后者经色谱—质谱联用分析，证明为菜子甾醇、菜油甾醇、豆甾醇、β-谷甾醇的混合物。

（2）对回心草中氨基酸的研究。张荣平等（1998）对回心草中所含氨基酸进行分析，结果表明回心草中共含有18种氨基酸，其氨基酸总含量为5.45 g/100 g。所含氨基酸包括7种人体必需氨基酸，以谷氨酸的含量最高，其次为天门冬氨酸、亮氨酸。

（3）对回心草中元素的研究。回心草中含有14种元素，其中钾的含量很高，超过1%，钙、铝、铁、镁、磷的含量也在1%以上，锰的含量也较高（524.9 mg/kg），均超过一般天然药物中的含量。

对回心草药理作用的研究，主要分为以下几个方面：

（1）回心草醇透液及脂溶性酚类成分对心脏血流动力和心肌代谢的影响。谭月华等（1981）分离了犬升主动脉根部和左冠状动脉旋支，用MF-27型电磁流量计测定每分钟冠状动脉血流量和升主动脉血流量。同步记录血流量、颈总动脉血压和Ⅱ导联心电图于RM-46型生理记录仪上。注射回心草醇透液后发现，犬的心输出量和心搏量分别比给药前增加23%±6%和32%±7%，心搏率减少17%±4%；冠状动脉血流量有所增加，冠状动脉阻力明显下降；心肌对血中营养物质的消耗量和摄取率无明显变化。麻醉犬的血压下降，总外周阻力下降，而心输出量增加，说明醇透液的降压作用主要是由于周围阻力血管的扩张；心输出量增加时，心搏量也增多，提示回心草醇透液增加血管流量的原因主要在于对冠状血管的扩张作用。李锐松等（1984）给左胸冠状动脉前降支（LAD）结扎的麻醉犬股静脉注射回心草醇透液后，发现麻醉犬的回心血量有所增加，采用四导生理仪记录心率，股动脉测量血液、平均动脉血压，结果提示回心草醇透液可能有轻度增加侧支血管开放的作用。以上研究表明，回心草的醇透液和脂溶性酚类成分能增加麻醉犬正常区冠状动脉血流量，降低心肌耗氧量，还能轻度增加梗塞区的营养血流，两者的作用既有差异又互相补充，因此应注意这两个有效成分的联合作用，进而能更好地发挥回心草的作用。

（2）对实验性心肌缺血的保护作用。雷秀玲等（1999）采用结扎大鼠冠状动脉造成心肌缺血的模型，观察回心草片对心肌缺血的保护作用，研究结果表明，回心草片有减轻心肌缺血的作用，使 ST 段上抬减轻；在一定的剂量量程内心肌梗塞范围缩小，血清 CPK 显著减低。提示回心草对结扎大鼠冠状动脉所致的心肌缺血、心肌梗死均有一定的保护作用。

（3）回心草防治动脉粥样硬化的作用。余月明等（1994，1995）采用灌喂高脂饮食制作兔动脉粥样硬化模型，实验组动物在灌喂高脂饮食的同时服用回心草，结果表明，服用回心草的兔血清总胆固醇、甘油三酯、低密度脂蛋白及总胆固醇／低密度脂蛋白明显降低，而高密度脂蛋白明显升高，动脉内膜粥样斑块面积显著减少，提示回心草有抗动脉硬化、降低血脂和改善血脂代谢的作用。

阿咨　"阿咨"又叫作荨麻，为彝族药裂叶荨麻，在《聂苏诺期》和《哀牢山彝族医药》中有记载，多用于治疗风邪染疾所引起的荨麻疹等皮肤疾患。徐金富等（2004）用该药物临床治疗观察痤疮、荨麻疹，使用荨麻 30~50 g 以水煎服，每日 3 次，日服 1 剂；荨麻 50~100 g 煎水外洗，每日 3 次，每日 1 剂；黄褐斑患者使用荨麻粉 30~50 g，加珍珠粉 2 g，鸡蛋清 1 个，蜂蜜 5 g 调匀做面膜，每日 2 次，治疗 233 例，痊愈 152 例，好转 72 例，未愈 9 例。有效率 96.1%。

（二）对彝族药品的研发及实验和临床运用方面的研究

随着现代医学的渗透，很多彝族的药品被研发，目前开发比较成熟的彝族民间药品中，排毒养颜胶囊、灵丹草颗粒、拨云锭、彝心康胶囊等二十几种彝药已成功申报为国家认可的民族药品种。

灵丹草颗粒　灵丹草颗粒以彝药臭灵丹草为主药，具有清热利咽，消肿解毒的功效。李芸芳等（2003）使用 HPLC 测定灵丹草颗粒中洋艾素的含量，为其质量控制提供依据。张晓梅等（2001）观察了灵丹草颗粒剂治疗上呼吸道感染（风热型）30

例，并与双黄连口服液进行了对照，结果表明灵丹草颗粒剂治疗上呼吸道感染（风热型）有较好效果，有显著降低升高的白细胞介素1、6及降低升高的肿瘤坏死因子的作用。

拨云锭　始创于清朝雍正六年（1728年），主要治疗眼科方面的疾病，具有清热祛风，明目退翳，解热散结，消肿止痛，收涩止痒等功效，临床主要用于治疗暴发性火眼，目赤肿痛，沙眼刺痛，风痒流泪，翼状胬肉，白内障等。王迪等（2002）观察拨云锭对9种常见致病菌的体外抗菌作用，结果发现拨云锭眼药具有广谱抗菌作用，特别是对金黄色葡萄球菌，白色葡萄球菌，甲、乙型链球菌抑菌活力较强。袁文娟等（2012）使用RP-HPLC测定拨云锭中龙胆苦苷的含量，证实该方法准确可靠，适用于拨云锭的质量控制。杨松华等（2005）使用家兔造模成慢性化脓性骨髓炎窦道，选择60只进行实验观察，实验表明拨云锭是治疗慢性化脓性骨髓炎窦道的一种简单、安全、高效的方法。宋骥鹏（1989）使用拨云锭对比氯霉素治疗家兔角膜溃疡治疗效果，发现经拨云锭治疗周期缩短，疗效显著。

彝心康胶囊　彝心康胶囊是老彝医张之道集40多年的临床实践经验，研制出的彝医治疗缺血性心脏病的有效药物。彝心康胶囊在理论上融彝医、中医、西医于一体，药物组方配伍严谨、工艺合理，质量安全标准完善，临床疗效显著，多年临床运用未发现副作用，实验研究证明有良好的抗心肌缺血、缺氧的作用，是国内目前治疗缺血性心脏病较好的药物之一，填补了彝医彝药没有国家批准治疗心脏病的空白。

涩肠止泻散　出自云南著名彝医刘国忠祖传秘方，刘氏家族在民间以汤药的形式使用该方上百年，对腹泻、食少、腹胀等治疗效果显著。处方组成：膨润土750g，岩陀1 250g。功效有收敛止泻，健脾和胃。目前以涩肠止泻散为主要组分制成的制剂有彝药涩肠止泻散 [批准文号：国药准字Z200225892，标准编号WS-10653（ZD-0653）-2002-2011Z]。复旦大学医学院附属儿科医院对涩肠止泻散进行了临床验证，并与思密达（法国汤普生制药公司出品）进行了对照观察：对60例急性腹泻小儿进行分组，其中30例治疗组服用涩肠止泻散，30例对照组服用思密达。结果显示治疗组优于对照组，具有较好的临床疗效，并且未见明显副作用。山东日照市妇幼保健院的卜雷等对76例2岁以内患儿口服涩肠止泻散，结果治疗组在显效率、有效率及止泻时间上均明显优于对照组，结论为涩肠止泻散具有较好的清热、收敛、抗病毒功效。

痛风灵　痛风灵是根据彝药名医黄松柏治疗风湿病的秘方开发而成，李守仪经过10年以上治疗上千例患者的临床实践结果表明，痛风灵对痛风和类风湿病疗效显著，通过对180例痛风病的治疗观察，结果表明有效率93.3%，同时提示对类风湿病疗效显著，表明痛风灵有较好的抗炎、消肿、镇痛作用。

彝止血胶囊　彝止血胶囊系由事撒基、大红袍等组成的彝族民间验方研制而成，具有清热、凉血、止血的功效，适用于各期内痔及混合痔所出现的出血。龚毅等（2003）观察了彝止血胶囊对小鼠出血时间、凝血酶原时间、活化部分凝血活酶时间、凝血酶时间、纤维蛋白原及二甲苯致小鼠耳郭肿胀的作用，结果显示其有明显的止血、抗炎作用。

第六节　中国彝族医药发展现状及目标

一、彝族医药研究取得的成绩

中华人民共和国成立以来，是彝族医药快速发展的时期，彝族医药学依靠其强大的临床应用实效，在短暂的时间内，迅速成长为我国第三大民族医药产业，在民族医药方面取得了巨大的成绩，从近代文献来看，主要表现为以下几个方面。

（一）彝族医药理论的整理及研究

对彝族传统医药理论的研究始于20世纪50年代至80年代末，此阶段以考释、叙述史实占主导地位。主要始于用语言学、文献学的方法对彝文医药典籍进行调查、收集、整理和翻译，在此基础上，对彝文医药典籍中的药物资源进行普查和摸底，通过标本采集、基原鉴定、归类整理的方式，对彝药品种进行梳理和汇编。《明代彝医书》《医病好药书》《启谷署》等彝文医药典籍相继被发掘，彝族医药作为一个独立的品种展示在世人眼前；《哀牢山彝族医药》《哀牢本草》《彝药志》等著作证实了彝医理法方药已自成体系；王荣辉等（1991）通过对彝文医药典籍《启谷署》的研究，将彝医理论结合临床实践，证实了彝族医药的有效性和安全性；关祥祖等（1991）认为彝医和中医是同源的，具有密切关系，如果将两者的历史医学资料加以对比，可以探索到中医学和彝族医学的渊源；李耕冬等（1990）运用实地调查和文献研究的方法，对彝族医药史进行了专题研究，其著作《彝族医药史》将彝族医药发展过程中的部分史料总结和汇编，为彝族医药史研究奠定基础，否定了"彝族无医无药"的错误观点。但上述研究，缺乏对彝医药理论形成、发展的概括和总结，未揭示彝族医药与中医药、其他民族医药之间的关系，及其与政治经济、社会文化、科学技术、哲学思想等影响因素之间的关系。彝族医药的发展规律及其特征和本质是什么，来源于何处等重要问题没有得到解答。

第二阶段为 20 世纪 90 年代初至 21 世纪初，学者向探索、分析、归纳彝族医药历史现象之间的内在联系及其本质迈进。随着彝族学者刘尧汉、卢央的《文明中国的彝族十月历》《中国文明源头新探——道家与彝族虎宇宙观》等"彝族文化研究丛书"这类系统著作相继问世，彝学研究掀起高潮，学术界十分重视从田野调查的第一手资料中寻觅现存的"活史料"，将文献研究与出土文物考证相结合，力图解释彝族文化对中国文明发展的贡献。在此背景之下，彝医传承人王正坤将分散于《西南彝志》《宇宙人文论》中的关于医药知识的内容进行全面、系统的研究，其著作《彝医揽要》将彝族医药理论分为哲学层面、文化层面和医学层面三个层面，并证实彝族、白族古代医药理论和南诏大理国医药学是同祖同源、一脉相承的理论，指出彝族医药是研究人体与宇宙关系的理论；阿子阿越在此理论的基础上，编写《彝族医药》对凉山彝医诊疗疾病的方法进行了系统的研究；《彝族医药学》在对彝文医药典籍翻译整理的基础上，探讨药物与病症的关系；《云南彝医药》《中国彝医》《中国彝族医学基础理论》等著作在前人研究的基础上，对彝族医药理论体系的构建做了探讨和研究。这个阶段虽然没有对反映和解析彝族医药的发展全貌和社会功能等方面做系统、深入的研究，但是系统梳理了彝族医药的知识系统和诊疗技术，为彝族医药理论研究奠定了坚实的基础。

21 世纪初至今，彝族医药理论的核心内涵已初步构建，其基础与核心正是前文所述的三气理论、五行学说、毒邪理论、二气六路学说等。

（二）整理了一批适宜技术

彝医适宜技术是彝族医学中的特殊疗法，它有着深远的历史根基，是彝族先民在与疾病做斗争中，慢慢积累起来的，具有"简、便、效、廉"的特点。

彝医重视疾病症状的对症治疗，他们有不少灵活的应急对症的治疗手法，常见的彝医适宜技术有刮痧、针刺、拔火罐、割治、挑治、按摩、熏洗、脐疗等。彝医的刮痧疗法是以铜钱或金属硬币蘸香油、温水或酒在某些穴位反复轻刮，如在野外，则握拳以指关节缝蘸水反复提拿，无论采用哪种手法，均需使穴位局部刮紫或提紫，形成皮下瘀血方能生效。病情重的，还可放少许血，常用于治疗绞肠痧、晕痧、麻痧、中暑及水土不服等，治法简单，有的病往往顷刻生效。针刺还分着钢针、瓦针、香针，尤其香针独具特色，是针灸和药物的结合。香针用獐的犬牙制成，掏出牙髓扩大髓腔后，填入麝香，根部用蜂蜡密封，使用时用牙尖对穴位进行针刺，用于急症、疯症、闭症和无名肿毒等，有显著疗效。按摩有穴位按摩、腹部理气按摩、肌肉循环按摩等。拔罐器具常用的有牛角、竹筒、陶罐和瓷罐，操作时有火罐、气罐、水罐之分，取体表穴位或划破穴位实施拔治，常用以治疗神经痛、风湿痛、软组织挫伤、腰肌劳损及一些瘤疾，常能缓解病痛，收到一定疗效。彝医的割治器具还保留着类似我国古代的砭针，针锋剑头棱形，针身粗壮，常以灵猫香泡酒消毒，如在掌内大鱼际、小鱼际处划开，挤出皮下组织少许，常用以治疗小儿疳积，成人慢性支气管炎、哮喘等病。彝医的推拿按摩，有周身及循经按摩、局部按摩，还有腹部理气按摩，常用于治疗成人及小儿的腹胀、腹痛或消化不良。脐疗是以彝医"清浊二气"理论为指导，通过在脐部敷药，由气路达脏器组织发挥作用，属于内病外治的方法。如"治疗癃闭（小便不通），以老葱一大把、麝香 0.1 g、冰片 1 g，共捣为泥，和匀用布包好，贴肚脐上"。外治和骨科是彝医的突出特色，不仅火烫伤、蛇咬伤、刀枪伤等外伤用药外擦外敷治疗，而且乳痈、内外痔、感冒发热、肠胃病等也常用中草药捣烂局部外敷。在治疗骨折错位上，彝医重视对称关节的对比，并常用线测法来测定四肢受伤后的长短粗细变化，以诊断和鉴别骨折错位情况。在正骨手法上强调针刺放血，采用按摩、揉、摇、推、拉、旋、搓等方法进行复位，以听、摸、线测等方式判断复位与否，然后再采用独特配方的药料外敷包扎。在愈合护理阶段，把保持一定程度的肿胀痛痒当作促进骨痂形成的良好证候，不急于消肿。重视骨折部位的绝对固定和邻近关节的相对活动，往往都能收到较好的医疗效果。

"十一五"期间，四川省凉山州中西医结合医院开展了"都拉治疗肝硬化调查与验证研究"及"彝族常用丸剂配置技术研究"；凉山州彝族医药研究所开展了"美姑三大毕摩派系医疗经验整理研究"；四川省中医药科学院开展了"青刺的综合利用及人工种植研究"及"彝族特殊针、灸、按摩技术研究"。"十二五"期间，凉山州共收集彝医适宜技术 70 余种，单方验方 800 余方。凉山州彝医研究所申请到了 6 个国家级民族医药适宜技术推广科研课题，分别为拔吸术、烟熏术、挑刺术、火疗术、滚蛋术及火草灸术，并在凉山州各级医院进行推广。

（三）研究了特色药材

对彝药的研究主要包括彝药资源种类的调查研究和彝药标准的制定等方面。

1.彝药资源种类的调查研究

20 世纪 70 年代之后，云南省和四川省一些医药卫生专业机构及许多专业技术人员在各自省、地区或县的范围内有组织地开展了古彝医药典籍（手抄本）的发掘整理及彝药资源调查研究。根据文献专著记载的调研数据显示，云南省彝族地区各类药物资源（基原）种类为 1 000 种左右，药材品种近 1 400 种，其中较常用的或具有一定特色的彝药品种为 300~500 种。四川省彝族地区各类药物资源种类总数约有 1 000 种。云南和四川等省彝医使用的动物药较多，较常用的动物药品种有 250 个左右。

（1）云南省彝药野生资源调查与发掘整理

楚雄州在 1970 年到 1986 年，对彝族医药资源进行了三次大规模调查。1970 年，楚雄州部分医疗机构深入各彝族村寨，调查民间医生使用的草药（包括植物药和动物药），新发现彝药近百种。1978 年，楚雄州又组织 100 余人的专业队伍进行彝族医药普查，历时两年，发掘出彝族医药古籍 28 本，其中包括著名的《齐苏书》；还采集鉴定了彝族药材标本 1 013 种，并选出其中有特色的 103 种编写出版了《彝药志》，《彝药志》未收载但是有技术报告的还有 69 种。许嘉鹏等（2009）对全州的中草药资源进行了全面普查，调查表明楚雄州境内的各种药材资料共有 243 科 1 381种，其中彝药 560 种。此外，云南省楚雄州中医医院王敏和楚雄州彝族文化研究所朱琚元综合中医和彝族民间医药及文献报道，于 1998 年编写出版的《楚雄彝州本草》（云南人民出版社）共收录 120 种楚雄地区彝族常用的、疗效好且来源清楚的彝药，每种药按彝汉名称、基原、性味功效、用法用量、彝医用药经验、化学成分、药理、选方、典型病例等顺序编写。

云南省玉溪地区药品检验所和峨山彝族自治县药品检验所经过 3 年调查及标本采集、鉴定，精心筛选药物品种，于 1981 年编写了《峨山彝族医药》（内部资料）。书中药物名称附有彝文音译和意译，共收载彝族药物 23 种，其中 11 种生于峨山境内，为当地彝族同胞所喜用。云南省玉溪地区药品检验所王正坤、周明康等深入哀牢山彝家村寨调查访问，挖掘古彝文医药典籍数本，对这些古彝药手抄本记载的彝药进行翻译整理、标本采集鉴定，于 1991 年编写出版了《哀牢本草》。该书收载动、植物及矿物彝药 752 种，记载了煎、煮、炖、蒸、浸、泡、舂、烘、烊、煨、炮、炒等 10 余种传统的彝药炮制方法，以及煎服、灌注、滴入、吸入、冲洗、揉搓、涂擦、外敷、拍打等用药途径或方法，是目前收录彝药品种较多的、内容简明扼要的一部彝药专著。云南省新平彝族傣族自治县的聂鲁、赵永康、马光发、徐金富等根据新平老厂河搜集到的竜者所著 1919 年（民国 8 年）彝族医药手抄本和流传于迤施河一带的 1921 年（民国 10 年）的抄本，于 1988 年翻译整理出版了《聂苏诺期》（云南民族出版社），该书载有彝药 273 种，其中植物药 214 种，动物药52 种，矿物药 7 种，对每一种彝药的汉文名、彝文名、基原（包括拉丁学名）、药用部分、性味、功用主治、用法用量等都有较全面的述释。

云南省药品检验所通过调查整理研究，于 1983 年编写了《云南民族药名录》。该名录共收载彝族药 276 种，其中包括松橄榄、紫金标、云南翠雀花、云南獐牙菜、大花双参等著名彝药品种。云南中医学院关祥祖等对数本彝文医药典籍进行整理，于1990年出版了《彝族医药学》（云南民族出版社），书中总结彝医所用药物1 189种，其中植物药871种，动物药262种，矿物、化学、自然土及水56种。云南省彝医医院的杨本雷和云南中医学院的郑进于2007年共同主编出版了《云南彝医药》（云南科技出版社），记录彝药417味。

翟书华等通过野外调查，访问彝族医生及标本采集和鉴定，结合文献资料，对云南省昆明市石林彝族自治县的医药植物资源进行研究，发现石林县重要的彝族传统药用植物资源有91科176属196种（含变种），其中被子植物86科171属191种（双子叶植物78科155属172种，单子叶植物8科16属19种）。

（2）四川省医药野生资源调查与发掘整理

四川省凉山州贺廷超、李耕冬等从1979年起开始有计划地对彝族动、植物药进行考察研究，经过数年的调查和发掘整理，先后编写出版专著《彝医动物药》（1986年）和《彝医植物药》（1990年）。前者共收载凉山州彝医传统和民间使用的动物药材224种，其中含药用动物133种，后者共收录凉山州彝医使用的植物药106味，涉及药用植物53科151种。四川省凉山州西昌卫生局郝应芬经过多年努力，对古文献中的记载和深入彝族民间调查收集的资料进行整理，于1989年编写《彝族医药》（原名《凉山彝医》），该书记载彝医所用药物1 046种。

此外，四川省凉山州药品检验所从1979年开始深入彝区对彝族医药进行了摸底工作，1982年正式组成彝族医药考察课题组，赴四川、云南、贵州等省彝族主要分布地区进行系统调查。在三省彝区访问100余名对彝族医药知识有经验的彝族老人，通过文字记录、照片拍摄、语音录制，以及考察相关文史资料，整理出版专著《彝族医药史》。

2. 彝药标准制定

为保证彝药资源品种规范的应用，促进彝药资源开发，为彝药的鉴别与治疗控制提供依据，药品监督管理部门及相关单位非常重视彝药质量标准的研究制定。20世纪70年代后，尤其是进入21世纪以来，云南省卫生厅或药品监督管理部位先后组织有关单位及专业技术人员研究制定了大量彝药标准，初步形成了彝药标准体系。

1975年，云南省卫生厅组织制定并颁布《云南省药品标准》（1974版），收载了九味一枝蒿、满山香、七叶莲、小儿腹痛草、宿苞豆根、紫玉簪6种彝族药材标准。2005年底，由云南省食品药品监督管理局组织制定的《云南省中药材标准　第一册》（2005年版）出版颁布，共收载12个彝族药材品种（大发汗、千只眼、小儿腹痛草、吉祥草、膏桐等）。《云南省中药材标准　第二册·彝族药》（2005年版）收载了50种彝族药材：七叶莲茎叶、万寿竹、千针万线草根、大黑药、小铜锤、山百部、山槟榔、马尾黄连、五爪金龙、双参、心不干、心慌藤、火升麻、火把花根、牛蒡根、叶上花、叶下花、四块瓦、玉葡萄根、石椒草、红药子、红紫珠、羊耳菊、羊角天麻、丽江山慈姑、鸡根、法落海、虎掌草、金铁锁、金荞枝、鱼眼草、响铃草、草血竭、真金草、臭灵丹草、臭牡丹、透骨草、通关藤、菊三七、野拔子、续骨木、樟木根、黄藁木、滇八角枫、滇老鹳草、蜘蛛香、小红参、五气朝阳草、瓦草等。这50种彝族药材品种中，新增药材27种，在原标准基础上，提高药材标准23种[《中华人民共和国药典》（简称《中国药典》）一九七七年版一部收载10种，《中华人民共和国卫生部药品标准·中药材》第一册收载1种]。《云南省中药材标准　第四册·彝族药（Ⅱ）》（2005年版）共收录51种彝族药材：土玄参、土麻黄、土黄芪、大寒药、小白薇、小红藤、山玉兰花、土塔薜、飞龙掌血茎、五香血藤、牛香草、少花龙葵、木锥根、毛丁白头翁、水金凤、牛嗓管、仙人掌、半驾牛、百花丹茎叶、白刺花根、白绿叶、石上仙桃、朱砂茎叶、竹叶椒根、红山茶花、红稗、两毛头、明目茶、青阳参、青刺尖、青蛇藤、迷迭香、鸡嗉子叶、移依果、殃草根、臭皮、钻地风、救军粮、菊状千里光、蛇莓、野马桑、斑鸠窝、猴子树、猴子背巾、紫茉莉根、酢浆草、溪黄草、滇丁香、管仲、褶叶萱草根、彝大追风。其中新增药材45种，在原标准基础上，提高药材标准6种。此外，《云南省中药材标准　第六册·彝族药（Ⅲ）》（2005年版）还收载52种彝族药材。

为了规范彝族医药管理，四川省人民政府于2021年拨出专项资金，由四川省食品药品监督管理局组织，四川省中药材标准办公室具体负责，四川省食品药品检验院

中国彝族医药研究

和医药院校、研究院所密切配合，根据彝族书籍记载和民间使用习惯，系统研究了扁竹参、臭节草、大火草、火草、滇白珠、豆瓣绿、肺筋草、黑根根药、铧头草、金钱蒲、柳叶菜、麻牛膝、牡蒿、四照花果、棠梨、藤三七、五花木通、西南委陵菜、香花鸡血藤、象牙参、小血藤、小叶三点金、圆叶节节菜共 23 种彝医常用药材，对它们的汉彝文名称、药材基原、性味归经、功能主治、用法用量、使用禁忌等进行了全面研究，编写了包含彝族、藏族、羌族、苗族 4 个少数民族药材的《四川省民族药药材标准》（2022 年版），促进了四川省少数民族药材的科学研究、临床使用、市场贸易、医药管理。

（四）发展了临床学科

过去的彝医是不分科的，现在彝医为了适应目前医疗技术的发展及人民对医疗技术的要求，根据对彝医书籍及适宜技术的整理，逐渐分支出来一些临床学科。根据彝族文献记载，内科疾病共 38 症，儿科疾病 20 症，妇科疾病 11 症，产科疾病 28 症，外科疾病 16 症，伤科疾病 36 症，五官科疾病 22 症。在内科疾病中，除一般常见多发病之外，还有食物中毒、水激病及风邪染疾致病等；在儿科疾病中，有外感也有饮食内伤，有传染病也有高热引起的急症病；妇科疾病除经带胎产之外，还有杂病，如阴痒、阴挺、产后感染、胎死腹中、不孕、缺乳等；在伤科疾病中，有跌打损伤、骨折肿痛；在眼科疾病中，有缺乏维生素 A 引起的头晕眼花、视物不清的夜盲症，也有因热邪引起的眼睛红肿疼痛；外科疾病方面，包括疮疡、皮炎、癣症、性病等。

另外根据彝医"毒邪理论"，还分有风毒类病症 5 症，分别为皮肤瘙痒症、风疹、荨麻疹、痒疹、麻风；热毒类病症 5 症，分别为丹毒、痈、咽炎、扁桃体炎、红斑狼疮；瘀毒类病症 3 症，分别为血栓闭塞性脉管炎、下肢深静脉血栓、紫癜；水湿毒类病症 3 症，分别为胸水、腹水、水肿；食毒类病症 4 症，分别为毒覃中毒、乌头类中毒、酒精中毒、蛊毒；虫蛇伤毒及创伤毒病症 10 症，其中虫蛇伤毒分为毒蛇咬伤、蜜蜂蜇伤及蜈蚣咬伤，创伤毒类病症包括枪伤、刀伤、外伤骨折、火烫伤、外伤筋断、骨折出血及刀伤流血；疫毒类病症 8 症，包括麻疹、流行性脑脊髓膜炎、流行性乙型脑炎、细菌性痢疾、肺炎、霍乱、败血症及瘴毒等。

（五）彝药新药和制剂的研发

全国有多家药企从事彝药新药的研发工作，如全国知名的制药企业"盘龙云海""老拨云堂"及"万裕药业"等。盘龙云海药业集团研发的排毒养颜胶囊、楚雄州大姚金碧药厂开发生产的咽舒欣口服液、雁塔药业开发生产的痢宁片等都是较为知名的彝药新药。另外还有像降脂通胶囊、肠胃舒胶囊、恒古骨伤愈等150余种成药被纳入国家药品标准，获得生产批文。云南省彝药研究所获得21种新药证书，有治疗胆囊炎、胆石症的利胆解毒胶囊，治疗肠炎、腹泻的止泻胶囊等；此外，还有张之道研制的治疗心脑血管病的彝心康胶囊，治疗支气管炎的绿及咳喘颗粒和补益强壮的茯蚁参酒；姚安县医院研制的治疗功能性子宫出血、消化道出血、痔疮出血的复方大红袍止血胶囊；大姚县金碧制药有限公司研制的治疗咽峡炎、扁桃体炎的咽舒胶囊、咽舒口服液，治疗急性、慢性肠炎的复方仙鹤草肠炎胶囊等。有关医院制剂方面，据报道，经过云南省食品监督管理局批准生产的医院院内制剂就有30余种。

二、彝族医药发展存在的问题

（一）理论比较粗浅，没有形成体系

彝族医药理论体系构建一直是彝族医药发展中比较薄弱的环节。彝族医药理论比较粗犷，还在初级阶段，没有形成完整的理论体系，不能完整地指导临床和彝族医学的发展。一些重要的名词术语、基本概念尚未解释清楚，部分彝族医药学者还在运用中医的一些概念来解释、阐述彝族医学的一些理论和概念。比如说彝族医学中的五行学说和二气六路学说与中医的五行学说、经络学说有相似之处；目前的理论研究还没能搞清楚六路运行的具体路线；哎哺清浊学说与阴阳学说的区别与联系也没能彻底厘清。由于这些核心理论与关键名称未能完全厘清，导致运用这些理论来阐述病理、生理现象时，就会解释不清，有时不能自圆其说。此外，彝药的二性六味、归路理论

中，二性分清浊两性，不像中医的四气学说将药物分为寒热温凉，可以将中药的药性解释得更加详细、全面。

（二）巫、医没有完全分离

毕摩、苏尼是彝医诊疗疾病的主要组成人员。毕摩是彝族文化的传承者和继承者，属于有文化的彝族人。毕摩诊疗疾病的特点是巫、医混合。凡彝族人遇疾病或灾祸时，如时运不顺、疾病缠身、庄稼歉收、妻儿死亡、牲畜瘟疫、身体欠佳、遇邪事异兆、噩梦等，往往被认为是神灵不佑、鬼怪邪魔作祟，因此，必然先请毕摩占算，然后行各种禳解钹祟仪式。

苏尼则是从事巫师活动、进行各种仪式的表演者。彝族不论男女，只要身上附有一种叫"阿萨"的，就能成为苏尼，其主要职能是从事驱邪活动。

禳解钹祟术是彝医里具有代表性的巫术，民间认为这种方法具有神奇的治病、防疫等功能。

（三）学科、医疗、教育体系尚待发展

当前，中国的院校没有设置独立的彝族医药学科体系，作为学科本身，彝族医药理论不细致、不完善、没有理论指导下的分科、研究比较盲目。

目前我国只有西南民族大学开设有四年制的彝药学本科专业，且从2014年开始招生。彝族医药人才大多是靠家传亲授、师带徒的形式或中医转彝医的方式来完成的，这就导致了彝医的专门人才理论水平较低，培养数量较少，大部分只能根据临床经验去诊疗判断疾病，对于疾病的发展转归、药物的使用方面没有清晰的概念，不能完全满足人民群众的需要，从而在一定程度上限制了彝族医药事业的传承与发展。

目前，真正能够独立于西医之外的彝族医院还为数不多，彝族医学的私人诊所多仅限于彝族地区，彝族医药的特色也还不浓厚，彝族药学本科开办、彝族药学硕士研究生培养都存在一定问题。

三、彝族医药的发展目标

彝医是少数民族医学的瑰宝，但是要让彝医得到更好发展，真正成为中国民族医药的一朵奇葩，必须坚持"保护、传承、发展"的原则，完善彝族医药基础理论，构建彝族医药理论体系，理顺彝族医药研究思路，建立彝族医药临床构架，建设彝族医药教育体系。

（一）下一步彝族医药研究的内容

1. 基础理论研究

完善彝族医药基础理论，系统化彝族医药理论。任何一门传统医学想要更好的发展，就必须重视其理论体系的构建、完善、发展工作，彝族医学也不能除外。彝族医药学者应在彝族医学核心理论上及关键术语上下功夫，务必分清关键、重要的名词术语的内涵及外延，考证有关学说的历史沿革，尽量排除来自中医药、现代医学的干扰，在充分搜集彝族医学典籍、民间口传及毕摩家传等基础上，构建起属于彝族医药自己的理论体系框架，从根本上还原彝族医药理论的原貌，为更好地促进彝族医药的发展及传承，打下良好的基础。

2. 药材研究

彝药是发展彝族医药事业的物质基础，是发展彝族医药事业的重要前提条件。现在的彝药资源基本情况是大部分的彝药药材品种尚未开发，处于一种野生状态，主要由附近的农民自采自挖，贩卖给需要使用这些彝药药材的彝医或者彝药研发工作者，客观来说，这种现状不利于彝药的开发及保护。要抓住第五次全国中药资源普查的机遇，进行彝药资源、品种普查，收集彝药资料；整理彝族医药典籍、民间口传及毕摩家传的彝药；规范彝药，按照彝药的功效分类；对于已经开发的确有疗效的品种，可以进行第二次开发和临床再验证。

3. 诊疗技术研究

彝医诊疗技术规范化体系的建立有助于彝医技术的推广和彝医知识的普及，从而加快彝医的发展。具体又可以分为彝医诊法的规范化研究和彝医疗法的规范化研究。从各个源头来发掘和整理彝医诊疗技术，具体是从书籍记载、民间口传等方面来挖掘。经过彝医工作者发掘及整理，形成一定规范的彝医诊病方法和彝医治疗方法，如火疗术、拔吸术、挑刺术、烟熏术等。但是一定要注重彝医现有的诊疗技术的特点，关键技术环节的提炼等。

彝医的诊疗技术是建立在彝族医学传统理论基础上的，因此研究彝医诊疗技术，一定要梳理好彝医传统理论，只有把彝医传统理论里面的一些关键名词、概念解释清楚，才能更好地指导彝医诊疗技术的发展。

4.彝族医学方剂研究

彝医方剂的研究是彝医现代化的重要组成部分，对于继承和发展彝族医药理论、有效指导临床和彝药新产品研究创新有重要意义。从以往对中医方剂研究经验来看，彝医方剂研究应遵循病证结合、方证关联、药证对应、理法方药统一的整体研究思路；并充分利用现代化学和分子生物学理论与技术，在揭示药效物质基础变化与配伍、药效学间的内在联系基础上，进行药效物质差比构成与生物效应靶点反应特性的相关分析，以揭示复方配伍的科学内涵，从而构建新彝药理论基础和关键技术体系。

（二）彝族医药的研究方法

彝族医药的研究方法主要通过以下方式进行：民间研究、整理研究、试验研究及临床研究。

1.民间研究

彝族医药由于其特殊性，很多彝药知识以口口相传的方式传承下来，对于彝族医药的研究，离不开民间研究的方式，正所谓"从群众中来，到群众中去"。民间研究就必须到彝族聚居地，采用观察、访谈、问答、问卷、记录等方式全面调查研究。对彝族聚居地的相关文博系列及科研、医疗相关单位、研究所等，包括对档案馆、图书馆、文化馆、卫生局、彝族医药研究所、地方史志办公室、中医医院、彝医医院等进行调查。对卫生局、药品检验所、医院、研究所等单位从事彝族医药研究的医生、学者、工作人员及彝族村寨的彝医和毕摩进行访谈并记录。

2. 整理研究

在全面搜集有关文献资料的基础上，对其内容进行归纳总结，根据彝医体系按照医经、医理、诊治、本草、方书、临床各科、养生、医案、医史、综合性医书、兽医等分类，对彝族医药历史、理论，彝药性能、主治、功效及运用，彝医诊断、治疗、适宜技术等方面进行归纳总结。

3. 实验研究

彝药实验研究是确定彝药有效性和安全性必不可少的步骤，通过动物实验，对药物药理、药性及毒性进行研究。另外，彝族医学理论的内涵、外延，对临床的指导作用，和基因组学、代谢组学、蛋白组学等现代研究方法的关系，急需进行研究。

4. 临床研究

检验医学真理的标准是临床疗效，离开了疗效，医学就没有存在价值。所以，无论是来自民间、书籍、口传、师传，还是其他渠道的临床应用技术，均需得到临床的认可，并且要拿出令人信服的数据，或者真实世界研究，循证研究。通过对药物、制剂、处方的临床试验，对药物进行系统性研究，以证实或发现彝药的临床、药理作用或其他药效学方面的作用、不良反应或吸收、分布、代谢及排泄，确定试验药物的安全性和有效性。临床研究需要多种专业技术人员的合作，一个好的临床研究队伍，不仅包括医学、药学、药理学、生物学、生物统计学等专业人员，还应包括非医学专业的但富有经验的文档管理人员。

（三）加快彝族医药发展步伐

医学必须放在临床中，让病人认同。目前，全国能够体现彝族医药特色的彝医医院——云南省彝医医院，设在云南省楚雄州；四川省凉山州彝族医药研究所、四川省彝医医院，设在四川省凉山州中西医结合医院内。这两个比较大的彝医医院其实是以西医为主、彝医为辅的，彝族医院特色不浓。要发展彝族医药，应依据《中华人民共和国中医药法》，从行政行为角度，规定彝族地区（市、州、县、镇）的综合性医院必须设立彝医专科；彝族地区（四川、云南、贵州）设立专门的彝医医院，为彝族医药人才提供可以接触临床的机会，为院校培养的彝族医药学生找到工作岗位，这是彝族医药事业整体、健康发展的基础。

传统医药学传承与发展最重要的、最根本的就是专业人才的培养。鉴于目前彝族医药人才短缺的局面，笔者认为在彝医医院建立的基础上，应努力扩宽彝族医药专业人才的培养渠道，大专院校形成彝族医学、药学学科。现阶段可将学历培养与短期培训相结合，现代学院教育与传统师带徒教育方式相补充，理论教学与临床实践相结合，培养一批具有较高理论水平和临床能力的彝族医药人才。

同时发展彝族医药产业，推动现有的彝药生产企业通过国家 GMP 认证，逐步推进企业产能、生产条件提升，促进研发成果转化。集中力量打造一批具有较高知名度和影响力及有较大市场占有率的彝药品牌，打造好"彝族医药"这张名片。打造好彝族医药产业体系，使各彝药药企和彝药品牌能从"彝族医药"产业体系中获益，从而更好地推广彝药的市场接受度，扶植壮大彝药产业。

（刘晶晶　张毅　沙学忠）

参考文献

[1] 方文才, 关祥祖, 方明义. 简论彝族医药[J]. 西南国防医药, 1994, 4（4）: 232–234.

[2] 杨勤运. 论彝医之"毒"[J]. 中国民族民间医药, 2007, 16（4）: 202–205.

[3] 刘华宝, 包晓红. 彝族医学理论与中医学相关理论的关系探讨[J]. 中华中医药杂志, 2006, 21（4）: 198–201.

[4] 饶文举. 彝族医药学源流考[J]. 云南中医学院学报. 2006, 29（S1）: 82–85.

[5] 王正坤. 彝医揽要[M]. 昆明: 云南科技出版社, 2004.

[6] 陆文熙, 王安瑞. 凉山民族文化与旅游[M]. 成都: 四川科学技术出版社, 2001.

[7] 马德清, 杨阿洛. 彝族饮食文化[M]. 成都: 四川民族出版社, 2000.

［8］王敏. 彝族医药古文献综述[C]//彝族古文献与传统医药开发国际学术研讨会组委会. 彝族古文献与传统医药开发国际学术研讨会论文集. 昆明：云南民族出版社，2002.

［9］李耕冬. 彝族药研究进展[J]. 药学通报，1986，21（1）：39-41.

［10］刘圆，阿子阿越，刘超，等. 凉山彝族医药的调查报告[J]. 时珍国医国药，2006，17（8）：1377-1378.

［11］马曜. 云南简史[M]. 昆明：云南人民出版社，1983.

［12］桂云剑. 五华文化史话[M]. 昆明：云南大学出版社，2008.

［13］黄怀信. 逸周书校补注译[M]. 西安：陕西科学技术出版社，1981.

［14］王尧清. 中国膏药学[M]. 西安：陕西科学技术出版社，1981.

［15］陈永龄. 民族辞典[M]. 上海：上海辞书出版社，1987.

［16］张福. 彝族古代文化史[M]. 昆明：云南教育出版社，1999.

［17］李相兴. 彝族与古濮人关系论析[J]. 云南民族大学学报（哲学社会科学版）. 2003，20（3）：69.

［18］黄年来. 中国大型真菌原色图鉴[M]. 北京：中国农业出版社，1998.

［19］谈增毅，黄蓉. 凉山虫草和冬虫夏草化学成分的比较[J]. 中国通报，1984（1）：31.

［20］张晓峰，刘海青，黄立成，等. 中国虫草[M]. 西安：陕西科学技术出版社，2008.

［21］张平. 虫草属真菌研究进展[J]. 生物学杂志，2003，20（6）：43-45.

［22］陈璐，万德光. 凉山虫草与冬虫夏草中多糖的含量比较研究[J]. 成都医学院学报，2012，7（2）：248-252.

［23］陈抒云. 彝药凉山虫草的生药与基于DNA条形码的分析鉴定研究[D]. 福州：福建中医药大学，2014.

［24］宋立人，洪恂，丁绪亮，等. 现代中药学大辞典（上册）[M]. 北京：人民卫生出版社，2001.

［25］王钺，隆长锋. 中药昆明山海棠的研究进展[J]. 医学综述，2006，12（11）：691-692.

［26］董光平，杨景鹏，余放争，等. 彝族药布什都补此的有效成分研究[J]. 中国民族医药杂志，1998，4（3）：44-45.

［27］陈泽谋. 彝药布什都补此治疗321例HBeAg阳性的临床观察[J]. 中国民族医药杂志，2015，21（1）：1-3.

［28］方文才，关祥祖. 彝族医药珍本集[M]. 北京：中国医药科技出版社，1991.

［29］张奇涵，张明哲. 回心草化学成分的研究[J]. 北京大学学报（自然科学版），1992，28（2）：175-177.

［30］张荣平，雷秀玲，严启新，等. 民族药回心草中氨基酸和元素分析[J]. 中国民族民间医药，1998，7（3）：40-41.

[31] 江苏新医学院. 中药大词典[M]. 上海: 上海科学技术出版社, 1986.

[32] 谭月华, 李锐松, 俞玉峰, 等. 回心草脂溶性酚对麻醉犬冠脉循环和心肌代谢的作用[J]. 中草药, 1981, 12 (8): 27-30.

[33] 谭月华, 李锐松, 俞玉峰, 等. 回心草醇透液对麻醉犬血流动力和心肌代谢的影响[J]. 中草药, 1981, 12 (5): 23-26.

[34] 周凯, 刘屏. 云南民族草药回心草的研究进展[J]. 药物与临床, 2003, 18 (3): 33-35.

[35] 李锐松. 回心草脂溶性酚对急性心肌梗塞犬的血流动力学的影响[J]. 中草药, 1984, 15 (4): 24.

[36] 李锐松. 回心草醇透液对急性心肌梗塞犬血流动力学的影响[J]. 中草药, 1983, 14 (7): 19.

[37] 雷秀玲. 回心康片对大鼠实验性心肌缺血的保护作用[J]. 中国民族民间医药, 1999, 8 (3): 163.

[38] 余月明, 马援. 回心草降低心肌缺血区红细胞聚集性及全血屈服应力的实验研究[J]. 中国中药杂志, 1995, 20 (7): 429.

[39] 余月明. 回心草防治兔动脉粥样硬化的实验研究[J]. 陕西中医, 1994, 15 (12): 562.

[40] 雷秀玲, 张荣平. 回心草片对大鼠实验性心肌缺血的保护作用[J]. 中国民族民间医药, 1996, 5 (3): 163.

[41] 徐金富, 何增富. 彝族药荨麻治疗皮肤病临床研究[J]. 云南中医中药, 2004, 25 (1): 37.

[42] 何应心, 张秋玲, 史晓晨, 等. 彝药涩肠止泻散的研究和临床应用综述[J]. 中国民族医药杂志, 2014, 20 (3): 62-64.

[43] 卜雷, 高见青, 尹华. 涩肠止泻散治疗幼儿秋季腹泻76例[J]. 陕西中医, 2005, 26 (5): 424.

[44] 乛家林. 楚雄州彝药产业建设回顾与展望[J]. 云南科技管理, 2004 (3): 40-44.

[45] 李守仪. 彝药痛风灵治疗痛风180例临床观察[J]. 中国民族医药杂志, 1999, 5 (3): 8.

[46] 方文才, 吴祥祖, 王步章, 等注释. 明代彝医书[M]. 北京: 中国医药科技出版社, 1991.

[47] 关祥祖, 方文才编译注释. 医病好药书[M]. 北京: 中国医药科技出版社, 1991.

[48] 王荣辉, 关祥祖. 启谷署[M]. 晏和沙译. 北京: 中国医药科技出版社, 1991.

[49] 王正坤, 周明康. 哀牢本草[M]. 太原: 山西科学技术出版社, 1991.

[50] 关祥祖, 方文才, 王步章, 等编译注释. 医病书[M]. 北京: 中国医药科技出版社, 1991.

[51] 李耕冬, 贺延超. 彝族医药史[M]. 成都: 四川民族出版社, 1990.

[52] 刘尧汉, 卢央. 文明中国的彝族十月历[M]. 昆明: 云南人民出版社, 1985.

[53] 刘尧汉. 中国文明源头新探——道家与彝族虎宇宙观[M]. 昆明: 云南人民出版社, 1985.

[54] 罗国义, 陈英译. 宇宙人文论[M]. 北京: 民族出版社, 1984.

[55] 阿子阿越. 彝族医药[M]. 北京: 中国医药科技出版社, 1993.

[56] 关祥祖. 彝族医药学[M]. 昆明: 云南民族出版社, 1993.

[57] 刘宪英, 祁涛. 中国彝医[M]. 北京: 科学出版社, 1994.

[58] 云南省彝医院, 云南中医学院. 云南彝医药 上卷·云南彝医[M]. 昆明: 云南科技出版社, 2007.

[59] 杨本雷. 中国彝族医学基础理论[M]. 昆明: 云南民族出版社, 2004.

[60] 许嘉鹏, 杨本雷. 楚雄州彝族医药发展现状的调查研究[J]. 云南中医中药杂志, 2009, 30 (10): 70-72.

[61] 赵丹华, 赵富伟. 侗族及彝族传统医药研究进展[J]. 科技创新导报, 2010(24): 3-4.

[62] 王敏. 现代彝族医药文献研究综述[C]//彝族古文献与传统医药开发国际学术研讨会组委会. 彝族古文献与传统医药开发国际学术研讨会论文集. 昆明: 云南民族出版社, 2002.

[63] 余惠祥. 楚雄州彝族医药研究情况综述[C]//彝族古文献与传统医药开发国际学术研讨会组委会. 彝族古文献与传统医药开发国际学术研讨会论文集. 昆明: 云南民族出版社, 2002.

[64] 聂鲁. 聂苏诺期[M]. 昆明: 云南民族出版社, 1988.

[65] 马伟光. 彝族医药述要[J]. 云南中医学院学报, 1990(3): 1-8.

[66] 张仲仁. 浅谈彝族医药的利用与开发 [C]//彝族古文献与传统医药开发国际学术研讨会组委会. 彝族古文献与传统医药开发国际学术研讨会论文集. 昆明: 云南民族出版社, 2002.

[67] 刘斌, 陈眉, 骆始华, 等. 云南民族医药文献收集整理研究概述[J]. 云南中医学院学报, 2012, 35(1): 23-26.

[68] 翟书华, 张光飞, 樊传章. 石林彝族传统药用植物资源及其保护利用[J]. 国土与自然资源研究, 2012(4): 93-94.

[69] 奇玲, 罗达尚. 中国少数民族传统医药大系[M]. 赤峰: 内蒙古科学技术出版社, 2013.

[70] 蒲锐, 万定荣. 我国彝药资源种类调研及应用开发概况[J]. 亚太传统医药, 2017, 13(23): 18-21.

[71] 余惠祥. 楚雄州彝族医药研究情况综述[C]//彝族古文献与传统医药开发国际学术研讨会组委会. 彝族古文献与医药开发国际学术交流会论文集. 昆明: 云南民族出版社, 2002.

[72] 李涛, 普学旺. 红河彝族文化遗产古籍典藏[M]. 昆明: 云南人民出版社, 2010.

[73] 毕节地区彝文翻译组. 彝文典籍目录[M]. 成都: 四川民族出版社, 1994.

[74] 陈世鹏. 黔彝古籍举要[M]. 贵阳: 贵州民族出版社, 2004.

[75] 国家图书馆古籍馆. 国家图书馆藏彝文典籍目录 (附图录)[M]. 北京: 中华书局, 2010.

[76] 罗艳秋, 徐士奎, 郑进. 少数民族医药古籍文献分类体系构建研究 (上)——对民族医药古籍

文献概念及其传统分类方法的解析[J]. 中医学报, 2014, 29（11）: 1697-1700.

[77] 潘立文, 郭向群, 赵桂刚, 等. 楚雄彝医药发展现状、存在问题及对策分析[J]. 中国药事, 2019, 33（6）: 616-623.

[78] 徐士奎, 罗艳秋, 张雯洁, 等. 云南省彝族医药发展现状调研与对策研究报告[J]. 中国药事, 2015, 29（12）: 1293-1295.

[79] 李海艳, 潘立文. 楚雄州彝医药事业存在的问题研究[J]. 饮食保健, 2018, 2（5）: 284-285.

[80] 管青山, 张莹莹, 吴晓剑. 多方齐发力振兴彝医药[N]. 云南政协报, 2017-06-26（4）.

[81] 王静, 赵可惠, 张丹, 等. 医学人类学视野下的藏羌彝走廊民族医药文化特色初探[J]. 中华中医药杂志, 2017, 32（1）: 92-95.

[82] 陈园园. 基于数据挖掘的云南民族医药防治肝硬化用药规律研究[D]. 昆明: 云南中医药大学, 2019.

[83] 黄胜男, 刘圆, 曾锐, 等. 基于数据挖掘的彝医治疗骨伤科疾病方剂组方规律分析[J]. 中国民族民间医药, 2019, 28（24）: 13-17.

[84] 王海洋, 夏娟, 田惠萍, 等. 基于数据挖掘的彝医治疗痹证用药规律研究[J]. 中国中医药信息杂志, 2018, 25（8）: 102-104.

[85] 吕仪. 基于Nrf2/ARE通路探讨彝医天麻通心脑方对MIRI大鼠的保护作用[D]. 昆明: 云南中医药大学, 2019.

[86] 李芸芳, 李效宽, 杨光忠, 等. HPLC法测定灵丹草颗粒中洋艾素的含量[J]. 药物分析杂志, 2006, 26（10）: 1421-1422.

[87] 张晓梅, 姜良铎, 史利卿, 等. 灵丹草颗粒剂对上呼吸道感染患者IL-1、IL-6、TNF-α的影响[J]. 中国医药学报, 2001（4）: 25-28.

[88] 王迪, 郑英, 陈金秀. 拨云锭眼药对9种常见致病菌的体外抗菌作用观察[J]. 眼科研究, 2002, 20（4）: 365-366.

[89] 袁文娟, 高文分. RP-HPLC测定拨云锭中龙胆苦苷的含量[J]. 云南中医中药杂志, 2012, 33（6）: 61-62.

[90] 杨松华, 林淑茹, 戴海燕. 拨云锭治疗慢性骨髓炎窦道实验观察报告[J]. 中医正骨, 2005（7）: 16-17, 80.

[91] 宋骥鹏. 拨云锭对家兔实验性角膜溃疡的治疗效应[J]. 现代应用药学, 1989（2）: 1-5.

[92] 王敏, 杨本雷, 杨芳, 等. 彝医张之道治疗缺血性心脏病医疗经验整理[J]. 云南中医学院学报, 2010, 33（4）: 4-6.

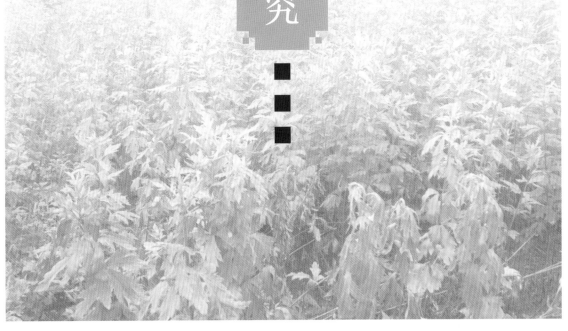

第二章

彝医临床适宜技术研究

彝族先民在漫长的历史发展中，重视对疾病症状的治疗，创造和总结了不少灵活的应急对症治疗手法，如刮痧、针刺、拔吸、割治、按压（图2-1）、烟熏等，形成了独特的医药理论和简、便、灵、奇的治病特色，适宜技术就是这些特色之一。

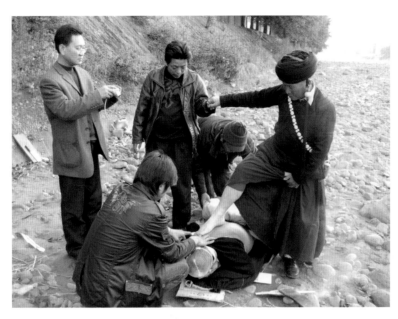

图2-1　彝医按压技术（沙学忠供图）

彝族医药适宜技术是指安全有效、成本低廉、简便易学、具有彝族医药特色的医药技术，又称"彝医传统疗法""彝医特色疗法"或"彝族民间疗法""彝族民间独特方法"，是彝族医学的重要组成部分。这些技术，经过多年的研究，已经整理出一部分，还有许多隐藏在民间医生手中，所以，发掘、整理、推广彝族医药适宜技术，是当前彝族医药研究的迫切任务，也是彝族医药传承创新的艰苦过程。

第一节　拔　吸　术

彝医拔吸术是利用负压对皮肤造成吸附的原理治疗疾病的一类方法，是彝族广泛使用的一种医疗技术。拔吸术有很多种，常用的是将药物与竹筒共同煎煮后，趁热取出竹筒急覆肌肤局部；也有的利用燃烧造成负压进行治疗（图2-2~图2-5）。该方法具有操作简便、安全有效、费用低廉、适应范围广等特点，深受人们喜爱。本疗法起源较早，《勒俄特衣》中已有记载。拔吸术所用药物为彝药大方或者小方。

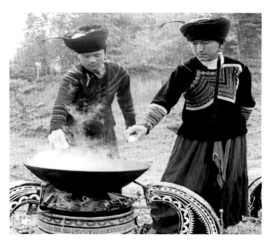

图2-2　彝医煎煮药水（阿子阿越供图）

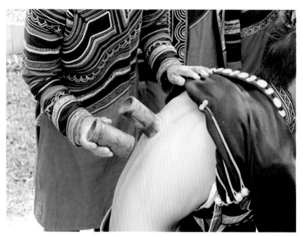

图2-3　药罐拔吸（阿子阿越供图）

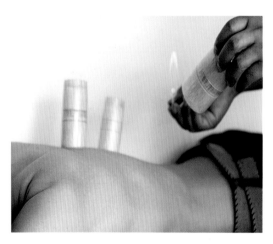

图2-4　点火拔吸术（阿子阿越供图）

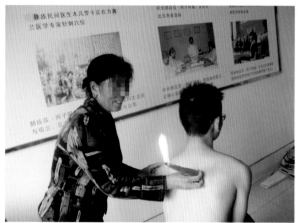

图2-5　燃火拔吸术（张毅供图）

一、器械和基本操作方法

（一）器械准备

1.锅具，如电饭煲。

2. 点火工具：火柴或打火机，酒精和棉球。

3. 竹筒：大、中、小三种，大号长 10 cm，外直径 5.6 cm，内直径 4.8 cm；中号长 10 cm，外直径 4.9 cm，内直径 3.9 cm；小号长 8.5 cm，外直径 3.6 cm，内直径 3 cm。

（二）操作步骤

第 1 步：煮竹筒。电饭煲内倒入清水 2 000 ml，放入药物，插上电源煮沸 15 分钟后放入竹筒，再煮 15 分钟待用。

第 2 步：备齐用物，携至床旁，做好解释，核对医嘱。

第 3 步：取穴。患者取合适体位，暴露拔吸部位 10 cm×10 cm，注意保暖。颈部取两侧颈 4~7 夹脊穴（棘突旁开 1 同身寸，下同）及阿是穴（疼痛点），腰部分别取阿是穴（疼痛点）、双肾俞穴（第 2 腰椎棘突下旁开 1.5 寸）、腰阳关穴（后正中线上第 4 腰椎棘突下凹陷中）。

第 4 步：拔吸。拣起竹筒，倒出并甩干药液；趁热（但不能太烫）用镊子镊紧棉球稍蘸酒精，打火机点燃，用闪火法，往竹筒里一闪，将竹筒迅速覆盖在已选好的穴位上按紧片刻，使竹筒自然吸住。如果煮后的竹筒比较温热，也可甩干药液后直接拔吸。

第 5 步：拔吸时间约 15 分钟。

第 6 步：取竹筒。以左手执竹筒，右手按压竹筒边皮肤，使气体进入竹筒内，竹筒即可脱下。

第 7 步：拔吸完毕，协助患者整理衣着，安排舒适体位。

第 8 步：清理物品，做好记录并签字。

二、常见疾病治疗要点

1. 颈椎病

颈椎病是指颈椎间盘退行性改变和劳损所致邻近组织受累而引起的相应症状和体征。

【彝医治法】祛风，活络，止痛。

【彝医处方】接骨木20g，两头毛20g，木瓜15g，曼陀罗子15g，川续断15g，杜仲15g，防风15g，秦艽15g，装入药袋内。

【施治要点】药物与竹筒同煎拔吸，拣起竹筒要快，否则温度降低，负压达不到吸附要求。

【临床要点】配方很重要。拔吸术所用药物为彝药大方。其中的接骨木和两头毛具有温阳活血之性，木瓜舒筋止痛，曼陀罗子止痛，川续断和杜仲补肝肾、强筋骨，防风祛风通络，秦艽祛湿止痛，诸药合用，共为活血、通络、止痛之功。

2. 腰椎病

腰椎病，涵盖了腰椎间盘突出、腰椎骨质增生、慢性腰肌劳损、腰椎退行性病变、风湿或类风湿性腰痛等疾患。

【彝医治法】祛风，活络，止痛。

【彝医处方】方同"颈椎病"。

【施治要点】可用药物煮竹筒后直接拔吸或者加闪火，吸附于阿是穴、双肾俞穴、腰阳关穴。

【临床要点】也可使用中医方如羌活渗湿汤、九味羌活汤煮药罐。

3. 风湿性关节炎

风湿性关节炎是一种常见的急性或慢性结缔组织炎症，临床以关节和肌肉游走性酸楚、红肿、疼痛为特征，属于彝医痛症范畴。本病由人体体表或经络感受寒、湿等引起。

【彝医治法】祛风除湿，解毒消肿。

【彝医处方】方同"颈椎病"。

【施治要点】拔吸阿是穴，5～10天为一疗程。

【临床要点】关节部位拔吸比较困难，注意选择好体位。

三、禁忌证

1. 急性扭伤（48小时内）。

2. 典型马尾综合征的中央型脱出，破裂型腰椎间盘突出症，突出的椎间盘钙化和后纵韧带骨化及合并严重的椎管狭窄者。

3. 妊娠期及哺乳期妇女。

4. 机体处于不良功能状态时，如过饱、过劳、过饥、醉酒、大渴、大惊、大恐、大怒者。

5. 合并有心血管、肝、肾和造血系统等严重原发性疾病患者，以及精神病患者。

6. 皮肤过敏者。

四、注意事项

1. 彝医拔吸术使用的竹筒经过彝药汁煎煮，既有热度，又有药物。所以，操作时用左手拣起竹筒，倒出药液，一定要甩干；吸口处用湿毛巾迅速按几下吸干药液，待温度降低后再拔吸，避免烫伤。

2. 拔吸前向患者讲解拔吸术的目的、做法，消除患者的恐惧心理，取得其配合。

3. 拔吸术治疗应由专人负责，以免出现意外。

4. 拔吸过程中随时询问，观察患者反应。

5. 体质较弱的患者，拔吸时间不宜过长。

6. 取竹筒时切忌硬拉或旋动，以免损伤皮肤。

7. 如拔吸时间过长，皮肤会起水疱，小的不需处理，防止擦破引起感染；大的可以用针刺破，使疱内液体流出，外涂碘伏，覆盖消毒敷料。

8. 平时应将药物置于干燥通风处，以防止受潮。

9. 体位必须适当，局部皮肉如有皱纹、松弛、瘢痕及有体位移动等，竹筒易脱落。

10. 皮肤过敏，一般于停止拔吸术后几天内自然消退。严重者可用抗组胺药物、维生素C等，多饮水。如兼发热、奇痒、口干、烦躁不安等症状时，可适当应用糖皮质激素如强的松，每日服 20~30 mg。

五、不良事件及处理方法

拔吸术是一种安全有效的彝族民间特色疗法，一般情况下不会出现不良反应，但在某些特殊情况下如操作或应用不当，亦可出现一些不良反应，主要为晕厥、局部烫伤、感染、皮肤过敏。

（一）晕厥

晕厥与晕针类似，是一种血管抑制性晕厥。它是由于拔吸刺激，通过迷走神经反射引起血管床（尤其是周围肌肉）扩张，外周血管阻力降低，回心血量减少，因而心脏的输出量减少，血压下降，导致暂时性、广泛性的脑血流量减少，从而发生晕厥。

1. 原因

（1）体质原因：此为最主要的原因之一。体质虚弱者精神过于紧张，饥饿，疲劳，特别是过敏体质，血管神经功能不稳定者，易出现晕厥。

（2）刺激原因：拔吸刺激过强，可致晕厥。

（3）体位原因：一般来说，正坐位或直立拔吸时易发生晕厥。

（4）环境原因：如气压低的闷热季节，或诊室中空气混浊、环境嘈杂等。

2. 表现

（1）先兆期：头部各种不适感，腰部或全身不适，表现为眼花、耳鸣、心悸、面色苍白、出冷汗、打哈欠等。有些患者可无先兆期。

（2）发作期：轻者头晕胸闷，恶心欲呕，肢体发软、发凉，摇晃不稳，或伴瞬间意识丧失。重者突然意识丧失、昏仆在地、唇甲青紫、大汗淋漓、面色灰白、双眼上翻、二便失禁。少数可伴惊厥发作。

（3）后期：经及时处理恢复后，患者可有显著疲乏、面色苍白、嗜睡及汗出等症状。轻症则仅有轻度不适。

晕厥大多发生于拔吸过程中，但也有少数患者在拔吸后数分钟乃至更长时间才出现症状，应特别注意。

3. 预防

（1）心理预防：主要针对有猜疑、恐惧心理者，可采用语言引导、松弛训练、转移注意力等方法缓解患者的紧张、恐惧心理，促进局部组织放松。

（2）生理预防：饥饿者，灸前宜适当进食；过度疲劳者，应令其休息至体力基本恢复；有晕针史者，最好采取侧卧位，减轻刺激量。

（3）在拔吸过程中，一旦患者有晕厥先兆症状，应立即处理。拔吸结束后，最好能嘱患者在诊室休息 5~10 分钟后再离开。

4. 处理

（1）轻度晕厥：停止拔吸，将患者扶至空气流通处。抬高双腿，头部放低（不用枕头），静卧片刻即可。如患者仍感不适，给予温热开水或热茶饮服。

（2）重度晕厥：拔吸后平卧，如情况紧急，可将患者置于地板上。在百会穴施行雀啄式温灸，直至知觉恢复、症状消退。必要时，配合施行人工呼吸，注射强心剂及针刺人中、涌泉穴等。

（二）局部烫伤

1. 原因

引起局部皮肤烫伤的原因多为竹筒或药液温度过高，没有掌握好适宜温度。

2. 表现

一般多为Ⅰ~Ⅱ度烫伤，表现为局部烧灼痛、刺痛、潮红或起水疱。

3. 预防

使用刚煮过的竹筒时，一定要用湿毛巾在其吸口处迅速按几下，以免烫伤。

4. 处理

皮肤起水疱时，小的不需处理，防止擦破引起感染；大的可以用消毒过的针刺破，使疱内液体流出，涂以甲紫药水，覆盖消毒敷料。

（三）皮肤起疱或感染

1. 原因

如拔吸时间过长，皮肤会起水疱。水疱擦破后易引起感染。

2. 表现

皮肤起疱或感染表现为局部烧灼痛、刺痛、发红或起水疱，流出脓液。

3. 预防

拔吸时间不应过长，若有水疱，应防止水疱擦破引起感染。

4. 处理

皮肤起水疱时，小的不需处理，防止擦破引起感染；大的可以用消毒过的针刺破，使疱内液体流出，涂以甲紫药水，覆盖消毒敷料。局部感染后按时换药。必要时口服抗生素。

（四）皮肤过敏

1. 原因

引起皮肤过敏的原因多为体质原因，指患者本身为过敏体质，多有哮喘、荨麻疹史或多种药物、花粉过敏史。

2. 表现

以过敏性皮疹最为常见，表现为局限性（穴位周围区域）的红色小疹，或全身性的风团样丘疹，往往浑身发热、瘙痒难忍。重者可伴有胸闷，呼吸困难，甚至面色苍白、大汗淋漓、脉象细微。

3. 预防

（1）询问病史：拔吸前应仔细询问患者病史，了解有无过敏史，特别对药物有无过敏史。

（2）慎察先兆：在拔吸过程中如出现过敏反应先兆时，应立即停止拔吸治疗。

4. 处理

出现局部或全身过敏性皮疹者，一般于停止拔吸后几天内自然消退。在此期间宜应用抗组胺药物、维生素 C 等，多饮水。如兼发热、奇痒、口干、烦躁不安等症状时，可适当应用糖皮质激素如强的松，每日服 20~30 mg。中药凉血消风方剂也有效果。若出现面色苍白、大汗淋漓、脉象细微等症状时，除肌内注射抗组胺药物外，还可肌内注射或静脉注射肾上腺素、糖皮质激素等药物。

六、研究结果

从目前研究报道来看，彝医拔吸术的研究成果主要体现在以下几个方面。

1. 对彝医拔吸术的改良及改进

凉山州彝族医药研究所、凉山州中西医结合医院于 2010 年成立了彝医拔吸术课题组，围绕传统彝医拔吸术进行科学研究，对传统彝医拔吸术进行改进。改进内容主要在药物的选用，将药物与竹筒同煎，既有药物的作用，又有负压和热度。

2. 彝医拔吸术的操作规范化

拔吸术在彝族民间一直以口传心授的方式流传，直到距今 200 年左右，该方法出现了固定传承人传授的方式，沙学忠通过对彝医拔吸术的研究，对该术的操作规范做了整理。

3. 彝医拔吸术的临床运用

凉山州中西医结合医院从 2010 年承担国家中医药管理局科研课题以来，用拔吸术治疗颈椎病、腰椎病 1 500 例，总有效率 90.5%。

拔吸术目前还需大力整理发掘，相关研究相对较少，文献报道也不多，仍需进一步研究。

（沙学忠）

参考文献

[1] 沙学忠. 彝族毕摩苏尼医药及医疗技术[M]. 成都: 四川民族出版社, 2016.

[2] 沙学忠. 常用彝药及医疗技术[M]. 昆明: 云南民族出版社, 2016.

第二节 水膏药技术

水膏药技术是彝族医药外用中的一种技术操作，是在彝医基础理论的指导下，依据患者疾病、证候的不同而选用不同的彝药材细粉，再与不同的水液调匀后外敷于患者体表来祛除疾病的一种彝医外治法，该疗法可以用来治疗跌打损伤、疮痈疔疖、头痛、腹痛、皮肤病等。

一、器械和基本操作方法

（一）器械准备

1. 治疗盘，油膏刀，0.9% 氯化钠溶液棉球，无菌棉垫或纱布，棉纸，胶布或绷带，污物桶，快速手消液。

2. 彝药细粉或鲜品药粉、药浆。

（二）操作步骤

第1步：备齐用物，携至床旁，做好解释，核对医嘱。

第2步：协助患者取合适体位，暴露敷药部位，注意保暖。

第3步：观察敷药部位皮肤情况，用生理盐水棉球清洗。

第4步：根据病情使用已配置好的不同剂量的药物混合粉末，并根据敷药面积，取大小合适的棉纸或敷贴，用油膏刀将所需药物均匀地平摊于棉纸或敷贴上，厚薄适中。将摊好药物的棉纸敷于患处，加盖敷料或棉垫，以胶布或绷带固定，松紧适宜。

第5步：若为肿疡，敷药面积应超过肿势范围，防止毒邪扩散，箍毒，以束毒邪，提脓拔毒。

第6步：敷药完毕，协助患者整理衣着，安排舒适体位。

第 7 步：清理物品，做好记录并签字。

二、常见疾病治疗要点

（一）内科疾病

1. 三阴疟

凡是疟疾过中午而发者，谓之三阴疟。

【彝医治法】开窍醒脑，活血通经。

【彝医处方】朱砂 4 g，麝香 1 g，冰片 1 g。

【施治要点】将药物研为细末，揉成两贴膏药。一贴贴于肺俞穴，一贴贴于膻中穴。

【临床要点】麝香，为鹿科动物林麝、马麝或原麝成熟雄体肚脐和生殖器之间的腺囊的分泌物，有特殊的香气，现多用人工麝香。麝香性温，味辛，归心经、脾经和肝经，功效主要有开窍醒脑、活血通经、止痛、催产，虚脱症者禁服；该品能堕胎，孕妇禁内服外用。

2. 偏头痛

多为一侧或两侧颞部反复发作的搏动性头痛，发作前可伴视觉、体觉先兆，发作时常伴呕吐。女性多发，约为男性的 4 倍。

【彝医治法】散寒解毒，行气止痛。

【彝医处方】巴豆仁 2 粒，苦楝子仁 5 粒，蓖麻仁 2 粒，均去皮。

【施治要点】上述药物打细粉，选用露水、温水与酒等将药粉调成水膏剂，贴在患者头部两侧太阳穴上。

【临床要点】本方为彝医经验用药，方中巴豆仁散寒破积，苦楝子仁行气止痛，蓖麻仁消肿拔毒，共奏散寒解毒、行气止痛之效。但是巴豆仁对皮肤黏膜有刺激，临床应该注意，在使用时预先涂抹一层植物油，可以减轻局部刺激。

3. 腹痛

治疗寒阻腹痛、食积腹痛、胃痛胃胀、腹泻便血、少腹冷痛、经寒不调等。

【彝医治法】温中止痛，理气和胃。

【彝医处方】艾叶，吴茱萸（念拍贝锡），木姜子（锡草），樟木（莫捻骚）。

【施治要点】上述药物打细粉，选用长流水、温水与彝药液等将药粉调成水膏剂，一贴贴敷 7~12 小时，7~10 天为一疗程。

【临床要点】本方对寒阻腹痛、食积腹痛有较好的治疗效果。方中艾叶为止血药，性温，善止血止痛；念拍贝锡为杀寒药，性热，能杀寒止痛，顺气疏肝；锡草为消食药，性热，能健胰消食，燥湿止痒，顺气止痛，活血通络；莫捻骚为杀寒药，性热，能健胰和胃，消食顺气。此 4 药均能止痛，其中艾叶长于温经止血，念拍贝锡能散寒疏肝气，锡草与莫捻骚都能健胰消食和胃，且 4 药均为温、热之性，配伍使用共收温中止痛，理气和胃之功效。该方中的药物共归脾路，脾胃之气畅达有利于治疗因食积引起的腹痛，也体现了顾护后天的思想。

4. 胃肠道胀气

胃部、腹部觉得鼓胀不适。

【彝医治法】行气除满。

【彝医处方】大树蝴蝶数只，草血竭 30 g。

【施治要点】上述药物研为细粉，选用长流水、温水等将药粉调成水膏剂敷于胃部或者泡酒饮。

【临床要点】①大树蝴蝶中医书籍无入药记录，功效不详。②根据草血竭的功效分析，该方以治食积或瘀血内结之积滞为宜。

5. 妊娠腹痛

【彝医治法】祛风，活血，止痛。

【彝医处方】蛇蜕 10 g，凤仙花果 10 g，血满草 50 g。

【施治要点】上述药物打细粉，选用长流水、温水等将药粉调成水膏剂敷前额。

【临床要点】彝族民间认为凤仙花果有祛风、活血、止痛之功，用蛇蜕是取蛇之游走属性，引药入经。

（二）外科疾病

1. 乳腺炎

乳腺炎是女性常见的疾病，根据病因的不同可以分为急性化脓性乳腺炎、乳晕旁瘘管、浆细胞性乳腺炎等，急性化脓性乳腺炎是最常见的。急性化脓性乳腺炎常发生于哺乳期，特别是初产妇产后 1~2 个月，呈急性炎症表现，如局部红、肿、热、痛及寒战、高热。

【彝医治法】清热解毒消肿，活血化瘀止痛。

【彝医处方】蒲公英、土三七、金银花各适量。

【施治要点】上述药物打细粉，选用露水、温水与酒等将药粉调成水膏剂调敷患处。

【临床要点】①金银花彝医称为禹二花，又名禹密二花。②方中诸药外用治疗乳腺炎属于彝族民间特殊用法。③蒲公英清热解毒，消肿散结，土三七活血、消肿，禹二花清热解毒、消炎退肿，共奏清热解毒消肿、活血化瘀止痛之功。

2. 毛囊炎（深）

毛囊炎是毛囊因细菌感染发生的化脓性炎症，主要累及毛囊深部周围组织，最初为局部红、肿、痛的小结节，以后逐渐肿大呈锥形隆起。

（1）处方一

【彝医治法】解毒消肿，排脓。

【彝医处方】蜈蚣 1 条，白芷 15 g，雄黄 10 g。

【施治要点】上述药物打细粉，用开水将药粉调成水膏剂调敷患处。

【临床要点】蜈蚣有毒，恰恰雄黄能解多种虫毒，白芷为辛热药物，具有排脓消肿的作用。三药配伍较好，是中医用法。

（2）处方二

【彝医治法】清热解毒。

【彝医处方】金樱子根 20 g，柞桑树根 20 g，泽兰根 15 g，洗碗叶根 15 g，牙齿菜 15 g，棕榈根 15 g，王不留行 30 g，树头菜根 20 g，羊脆骨 20 g，大针金 20 g，水芹菜 15 g，香椿皮 10 g，两面针 30 g，草乌 10 g，木棉树 20 g，土茯苓根 15 g，桐油果皮 15 g。

【施治要点】上述药物打细粉，用开水将药粉调成水膏剂调敷患处。

【临床要点】①金樱子根即金樱根，中医不用之于疮疡。②柞桑树根、羊脆骨、大针金、桐油果皮中医书籍无收录，别名不详。③泽兰根中医不作药用。④牙齿菜即马齿苋。⑤洗碗叶即野烟叶，其根中医不作药用。⑥该方是彝族民间经验方。

3. 疮疡

【彝医治法】解毒消肿，拔毒止痛。

【彝医处方】重楼，朱砂根，鼠曲草，蜈蚣，王不留行。

【施治要点】上述药物打细粉，选用冰雪水与烟筒水等将药粉调成水膏剂，一贴敷十几分钟至数小时，局部若出现瘙痒可提前取掉，7~10 天为一疗程。

【临床要点】治疗疮疡肿毒之药多苦、寒，在此基础上少佐以味甜性热之肉桂，使该方在清热拔毒的同时不至于过于苦寒，敛疮收口的同时不至于留邪于内。

（三）骨伤科疾病

1. 软组织损伤

软组织损伤是指皮肤、肌肉、关节囊等软组织受到直接或间接暴力，或长期慢性劳损引起的一大类创伤综合征。软组织受创后可出现微循环障碍、无菌性炎症，致局部肿胀、疼痛。

【彝医治法】温经，活络，止痛。

【彝医处方】韭菜 150 g。

【施治要点】取鲜韭菜 150 g 洗净，带根捣成泥状，然后加入 75% 酒精或白酒 5 ml、甘油 5 ml 搅匀，外敷于患处，24 小时换药 1 次，3 次为一疗程。

【临床要点】此乃彝族民间经验用药，韭菜具有温经的作用，可以通络止痛。

2. 骨折

【彝医治法】续筋骨。

【彝医处方】接骨木树枝粉。

【施治要点】取接骨木树枝砍成长4~5寸^①的块，晒干后切成片状，研成细末，使用时调成糊状外敷于骨折处，再用合适的小夹板固定，两天换药一次。也可在医生指导下煎水内服，外敷和内服合用效果更佳。

【临床要点】《本草纲目》中接骨木以功能而命名，可治折伤，续筋骨，除风痒、龋齿，可作浴汤。

3. 风湿性关节炎

风湿性关节炎是一种常见的急性或慢性结缔组织炎症。临床以关节和肌肉游走性酸楚、红肿、疼痛为特征。临床上分为行痹、痛痹、着痹、热痹、痰瘀阻络、气血亏虚6种常见证型。

（1）处方一

【彝医治法】祛风除湿，解毒消肿。

【彝医处方】木防己，透骨草，五爪金龙，菊三七。

【施治要点】上述药物打细粉，选用露水、泉水等将药粉调成水膏剂，一贴贴敷5~7小时，7~10天为一疗程。

【临床要点】该方祛风散寒除湿，通经络，活血化瘀，解毒消肿，常用于行痹、痛痹、着痹。

（2）处方二

【彝医治法】化湿除瘀，活血止痛。

【彝医处方】红藤，金刚散，虎杖，接骨木，四块瓦。

【治疗范围】痹证因感湿邪引起者。

【施治要点】上述药物打细粉，选用酒等将药粉调成水膏剂，一贴贴敷5~7小时，7~10天为一疗程。

【临床要点】本方有化湿除瘀，活血止痛之效，常用于着痹、痰瘀阻络证。

（3）处方三

【彝医治法】消肿散结，清火止咳。

【彝医处方】四块瓦，吴茱萸，木防己，滴水珠，虎杖。

---

① 1寸≈3.33 cm。

【施治要点】上述药物打细粉，选用露水、冰雪水、长流水与酒等将药粉调成水膏剂，一贴贴敷5~7小时，7~10天为一疗程。

【临床要点】方中四块瓦、木防己祛风除湿，散瘀止痛，解毒消肿；滴水珠散寒止痛；吴茱萸解表止痛，散结消肿；虎杖清热解毒，散瘀止痛，常用于热痹。吴茱萸对皮肤有刺激，临床需要注意。

（4）处方四

【彝医治法】祛风除湿，活血化瘀，通络止痛，消肿散结。

【彝医处方】木防己，叶下花，五爪金龙，接骨丹，重楼，羊角天麻，虎杖，飞龙掌血。

【施治要点】上述药物打细粉，选用露水、长流水与酒等将药粉调成水膏剂，一贴贴敷5~7小时，7~10天为一疗程。

【临床要点】方中木防己解毒祛风止痛，利水消肿；叶下花行气活血，除湿止痛，接筋骨；五爪金龙祛风活络，活血止痛；接骨木理伤续断；重楼清热解毒消肿；羊角天麻（非中药天麻），具有祛风除湿作用；虎杖清热解毒，散瘀止痛；飞龙掌血散瘀止血，祛风除湿，消肿解毒；共奏祛风除湿，活血化瘀，通络止痛，消肿散结之效，常用于行痹、痰瘀阻络证。本方药力较强。

（5）处方五

【彝医治法】滋养肝肾，活血散瘀，止痛。

【彝医处方】小铜锤，红藤，见肿消，大草乌，五爪金龙。

【治疗范围】肾精不足为根本原因，加之他邪诱发的腰部闪挫与筋骨劳损等疾病。

【施治要点】上述药物打细粉，选用露水、温水与酒等将药粉调成水膏剂，一贴贴敷3~5小时，7~10天为一疗程。

【临床要点】方中小铜锤活血祛瘀，消肿止痛；红藤活血通络，败毒散瘀；见肿消散瘀消肿；五爪金龙祛风活络，活血止痛；大草乌祛风散寒，除湿止痛；共奏滋养肝肾，活血散瘀止痛之功，常用于气血不足证。但是大草乌有大毒，使用时要注意不能入口。皮肤破损时禁止使用。

三、禁忌证

1. 皮肤过敏者禁用。

2. 皮肤破损或者皮肤有开放性伤口者禁用。

四、注意事项

1. 敷药时厚薄要均匀，固定松紧适宜，最好一个铜钱厚度较为合适。

2. 感染性皮肤有脓头或成脓阶段的肿疡，宜中间留空隙，围敷四周。

3. 乳腺炎敷药时，可在敷料上剪孔或剪一缺口，使乳头露出，以免乳汁溢出污染敷料及衣被。

4. 敷贴时间与疗程取决于病情等因素，时间通常为十几分钟至十几小时不等，一般不超过 24 小时，疗程视病情决定，常为 7~10 天。

5. 敷药面积应大于患处且保持一定的湿度。如药物较干时，喷洒适量药汁、酒、醋、蜂蜜或清水等溶剂进行湿润。

6. 敷药后，若出现红疹、瘙痒等过敏现象，立即停止使用，并报告医生，及时处理。

五、不良事件及处理方法

水膏药技术常见的不良事件为皮肤感染或过敏。

1. 原因

使用的药物本身具有皮肤刺激作用，常见的有生姜、蒜泥、吴茱萸、白芥子等；患者搔抓局部皮肤，破溃后未重视消毒容易导致皮肤感染；敷贴时间过长；天气炎热排汗不畅；敷药期间不注意饮食（如饮酒、吃辛辣食物）等原因都可能引起局部皮肤起疱或者感染。

2. 表现

局部皮肤潮红、渗液，甚则起大疱、破溃，出现瘙痒或者疼痛。

3. 预防

敷贴前用温水、植物油或液体石蜡将前次药迹擦干后再敷，最好使用碘伏消毒局部皮肤；使用刺激性药物前先在局部皮肤涂一层凡士林、麻油、甘草油或紫草油等再敷药；避免使用强刺激的赋形剂，如醋、姜汁、蒜泥等，可用温水、蜂蜜等调敷；每次敷贴部位可变换，或者去对侧部位，避免对单一部位长时间刺激；老年人、体质偏虚者用量宜少，时间宜短，感到皮肤瘙痒、疼痛应取下；对于需要长期敷贴的部位，每次敷贴时间不宜太长，一旦症状缓解，应尽早停止敷贴。

4. 处理

出现水疱后，局部用碘伏消毒，使用无菌针头将疱液抽取干净，然后加压包扎24 小时；局部出现渗液，可以外用 10% 黄柏溶液湿敷。

六、研究结果

水膏药技术是彝族医药独特的治疗手段之一，于 2011 年 5 月被国务院批准为第三批国家级非物质文化遗产保护项目。从目前的研究报道来看，水膏药技术的研究成果主要体现在以下几个方面。

1. 对彝医水膏药技术的改良及改进

云南彝族医药研究所、楚雄州彝族医药研究所于 2011 年 11 月成立了彝医水膏药疗法课题组，围绕传统彝医水膏药疗法进行科学研究，对传统彝医水膏药进行改进。

传统彝医水膏药是现调配现使用，不利于临床推广，不利于水膏药质量稳定。新型彝医水膏药的制备借鉴现代药物化学知识，改变了传统水膏药凉水膏的特点，通过水和乙醇提取浸膏，最终得到水膏药成品。新型彝医水膏药比传统彝医水膏药质量更稳定、疗效更好，且方便应用及携带。

2.彝医水膏药技术的操作规范化

彝医水膏药技术一直在彝族民间以口传心授的方式流传，直到距今150年左右，形成了固定传承人传授的方式。郑雯婧对彝医水膏药技术进行了整理及研究，并对彝医水膏药的操作方法进行了规范。

3.彝医水膏药技术的临床运用

从目前的报道来看，彝医水膏药技术主要运用于骨关节等病变。李丽梅报道使用彝医水膏药配合彝药熏洗治疗膝关节滑膜炎，总有效率93.5%；章丽萍报道使用彝药冻巴散封包治疗关节肿痛436例，总有效率98.62%；谢磊使用彝医水膏药外敷配合手法复位、夹板固定整理尺桡骨干骨折具有良好的临床效果。

彝医水膏药目前还处于需大力整理发掘的阶段，相关研究相对较少，文献报道也不多，仍需进一步研究和发掘。

（刘晶晶）

参考资料

[1] 许嘉鹏，展平. 彝医治疗技术[M]. 昆明: 云南民族出版社, 2017.

[2] 彝医水膏药疗法课题组. 彝族医学的一朵新花[J]. 云南科技管理, 2018, 31 (3): 66-67.

[3] 郑雯婧. 彝医水膏药疗法的整理研究[D]. 昆明: 云南中医药大学, 2020.

[4] 李丽梅. 彝医水膏药配合彝药熏洗治疗膝关节滑膜炎疗效观察[C]//云南省科学技术协会, 中共楚雄州委, 楚雄州人民政府. 第八届云南省科协学术年会论文集——专题五: 医药与健康. 楚雄: [出版者不详], 2018.

[5] 章丽萍. 彝药冻巴散封包治疗关节肿痛436例疗效观察[C]//云南省科学技术协会, 中共楚雄州委, 楚雄州人民政府. 第八届云南省科协学术年会论文集——专题五: 医药与健康. 楚雄: [出版者不详], 2018.

[6] 谢磊. 彝医水膏药外敷配合手法复位夹板固定治疗尺桡骨干骨折临床体会[J]. 中国民族医药杂志, 2018, 24 (7): 4-5.

第三节　烟熏术

　　烟熏术是利用药物燃烧产生的烟雾来防治疾病的一种方法（图2-6，图2-7），可用于治疗多种疾病或作为杀虫避秽、预防疾病之用。

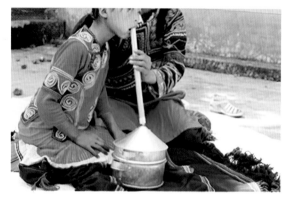
图2-6　彝族传统的烟熏术（沙学忠供图）

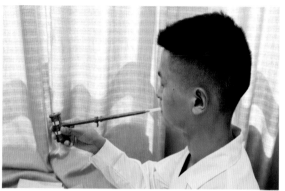
图2-7　改良后的烟熏术（沙学忠供图）

一、器械和基本操作方法

（一）器械准备

　　1. 烟斗治疗器：烟斗高6.8 cm，深5 cm，外径3 cm，内径1.5 cm，烟管长23 cm，呈纺锤状，烟管口含端直径为0.4 cm，烟管与烟斗连通，在它们连接处的对侧有一直径为0.5 cm的通气口（烟斗孔）。烟斗由凉山特产白石头镶嵌具有彝族特色花纹的黄铜合金制作而成，烟管也为黄铜合金制作。

　　2. 预先配置的彝药粗粉。

　　3. 点火器具：打火机或火柴。

　　4. 一次性吸管（或一次性烟嘴）。

（二）操作步骤

1. 先将一次性吸管插入烟斗治疗器烟管的尾部。

2. 将根据病情配好的不同剂量的药物放入烟斗治疗器内，患者右（或左）手持烟斗，食指按住烟斗上的烟斗孔。

3. 医生或患者用打火机或火柴点燃烟斗治疗器内的药物，患者口含烟管吸入一口烟雾，然后离开烟管，使得烟雾在口腔内包含10~40秒，患者用鼻腔呼出烟雾，尽量不吞入烟雾；如此反复3~5次。

4. 完毕后清水漱口。

5. 整理所用器具。

二、常见疾病治疗要点

1. 牙痛

快速止痛是烟熏术的优势，可用于冠周炎、牙周炎、急性牙髓炎、逆行性牙髓炎、牙本质过敏、牙隐裂引起的牙痛。

【彝医治法】杀虫，止痛。

【彝医处方】曼陀罗子，木香，丁香。

【施治要点】共粉碎成粗粉，放入烟斗，燃烧后吸入烟雾。

【临床要点】本方为彝医民间经验用药，方中曼陀罗子有镇静镇痛作用，木香能行气止痛，丁香挥发油有治疗牙痛的功效，患者吸入其燃烧物后能够快速止痛。

2. 急性咽喉炎

主要用于缓解急性咽喉炎的咽部疼痛。

【彝医治法】驱邪止痛。

【彝医处方】方同"牙痛"。

【施治要点】共打成粗粉，放入烟斗，燃烧后吸入烟雾。

【临床要点】化脓性咽喉炎需要解毒清热，禁用此方法单纯止痛。

3. 慢性咽喉炎

慢性咽喉不适，伴异物感，吐之不出，吞之不下。

【彝医治法】止痛，缓解咽部不适感。

【彝医处方】方同"牙痛"。

【施治要点】共打成粗粉，放入烟斗，燃烧后吸入烟雾。

【临床要点】组方以止痛为主，没有抗炎作用，所以化脓性咽喉炎禁用。

4. 舌炎

舌炎在临床上就是指舌乳头发炎，表现为舌体麻木、疼痛，有烧灼感。该病在临床上比较常见，治疗困难，主要应用药物来进行治疗，局部也可以用抗菌的漱口液进行漱口。烟熏法能够快速缓解不适症状。

【彝医治法】止痛，缓解舌部不适感。

【彝医处方】方同"牙痛"。

【施治要点】共打成粗粉，放入烟斗，燃烧后吸入烟雾。

【临床要点】必须明确疾病的病因，根据病因设置不同的治疗方案。本方药物辛温，不适合热证。

5. 口腔溃疡

口腔溃疡，民间一般称之为口腔上火或口疮，是一种以周期性反复发作为特点的口腔黏膜局限性溃疡损伤，可自愈，可发生在口腔黏膜的任何部位，以口腔的唇、颊、软腭或齿龈等处的黏膜多见，表现为单个或者多个大小不等的圆形或椭圆形溃疡，表面覆盖灰白或黄色假膜，中央凹陷，边界清楚，周围黏膜红而微肿，溃疡局部灼痛明显。

【彝医治法】行气止痛，生肌解毒。

【彝医处方】木香，丁香。

【施治要点】共打成粗粉，放入烟斗，燃烧后吸入烟雾。

【临床要点】本方为彝医民间经验用药，方中木香能行气止痛，丁香挥发油有止痛的功效，患者吸入其燃烧物后能够快速止痛。

6. 口腔异味

口腔散发出异常的气味，即人们常说的口臭，其由多种原因导致。

【彝医治法】芳香避秽。

【彝医处方】木香，丁香。

【施治要点】共打成粗粉，放入烟斗，燃烧后吸入烟雾。

【临床要点】木香、丁香燃烧后均能产生挥发油，有芳香气味，能够避秽除臭。

三、禁忌证

1. 年龄在 18 岁以下和 60 岁以上的患者。

2. 因其他疾病（如心脏病、高血压病等）引起的牙痛。

3. 合并呼吸系统、心脑血管系统、肝、肾等严重危及生命的原发性疾病患者，以及眼压增高、青光眼或精神病患者等。

4. 某些特殊人群，如妊娠期和哺乳期患者。

5. 就诊前使用过作用于中枢神经系统的药物及麻醉用药。

6. 缺乏行为认知能力者。

7. 拒签知情同意书者。

四、注意事项

1. 治疗前向患者讲解烟熏治疗口腔疾病的目的，消除患者恐惧心理，取得其配合。

2. 烟熏术应由专人负责，以免出现意外。

3. 治疗过程中随时询问，观察患者状态，适时调整吸入时间。

4. 烟熏过程中保持烟管的通畅，以免阻碍烟雾的流量。

5. 体质较弱的患者，烟熏的时间不宜过长。

6. 餐后 1 小时内不宜烟熏。

7. 烟熏后可喝较平常多量的温开水，以帮助有毒物质排泄。

8. 平时应将配好的药物置于干燥通风处,以防止受潮。

9. 烟熏时不能将烟雾吸进肺内,故应预先给患者交代清楚,教授其吸烟的方法。

五、不良事件及处理方法

烟熏术的不良事件主要为误吸曼陀罗子,若患者误服曼陀罗子,一般食后 0.5~2 小时即出现中毒症状。

(一)临床表现

1. 一般食后 0.5~2 小时出现症状,早期症状为口、咽发干,吞咽困难,声嘶,脉快,瞳孔散大,皮肤干燥、潮红,发热等。

2. 食后 2~6 小时可出现谵妄、幻觉、躁动、抽搐、意识障碍等精神症状。

3. 严重者常于食后 12~24 小时出现昏睡,呼吸浅慢,血压下降以致发生休克、昏迷和呼吸麻痹等危重征象。

(二)处理

1. 如果发现及时,立即以 1∶5 000 高锰酸钾或 1% 鞣酸洗胃,然后以硫酸镁导泻或灌肠。

2. 用 3% 硝酸毛果芸香碱溶液每次 2~4 ml 皮下注射,以拮抗莨菪碱作用,15 分钟一次,直至瞳孔缩小、对光反射出现、口腔黏膜湿润为止。也可用水杨酸毒扁豆碱 1 mg 皮下注射,每 15 分钟一次,可用数次。

3. 烦躁不安或惊厥时给予镇静剂,如三溴片、氯丙嗪、水合氯醛、苯巴比妥、安定等。

4. 对症及支持疗法:有呼吸抑制时,应吸入氧气,并做人工呼吸;高热时用冰袋降温,酒精擦澡,或用解热剂等;瞳孔散大可用 0.1%~1% 水杨酸毒扁豆碱滴眼;重症者可用氢化可的松静脉滴注。

5. 中药绿豆衣 120 g，金银花 60 g，甘草 150 g，水煎分多次服用。

六、研究结果

烟熏术是彝族医药独特的治疗手段之一，该技术在民间流传运用至今，经四川凉山州彝医药研究所改良治疗器具、规范操作，在基层推广治疗口腔疾病 2 000 余例，治疗效果明显，具有快速见效的作用。

彝医烟熏术目前还处于需大力整理发掘的阶段，相关研究相对较少，文献报道也不多，仍需进一步研究及发掘。

（霍晓清）

参考资料

[1] 郑麟藩, 张震康. 实用口腔医学[M]. 第1版. 北京: 人民卫生出版社, 1993.

[2] 叶橘泉. 现代实用中药[M]. 上海: 上海科学技术出版社, 1956.

[3] 湖北省革命委员会卫生局. 湖北中草药志[M]. 武汉: 湖北人民出版社, 1978.

[4] 杨济秋, 杨济中. 贵州民间方药集[M]. 贵阳: 贵州人民出版社, 1977.

[5] 沙学忠, 朱林, 张毅. 常用彝药及医疗技术[M]. 昆明: 云南民族出版社, 2016.

第四节 火疗术

火疗术是彝医外治疗法的重要组成部分，它以彝族医药基本理论为指导，综合了闪火灸、熏蒸两种治疗方法，根据辨证情况配药，采用药酒的形式，通过迅速燃烧彝药，形成药蒸气，熏蒸皮肤，使其尽快被吸收，从而达到除病祛邪目的，是彝族民间常用治疗技术。该法可以治疗风、寒、湿侵袭关节、肌肉引起的疼痛、活动障碍。

一、器械和基本操作方法

（一）器械准备

1. 药酒处方及制备。药酒处方为：五加皮 210 g，鸡血藤 210 g，菊三七 150 g，重楼 150 g，接骨木 200 g，桑枝 150 g，丹参 150 g。以上诸药切碎，加入 4 000 ml 56 度彝族白酒中浸泡，加盖密闭，每天摇动 1 次，存放 30 日，取出浸液备用。

2. 14 cm×18 cm 纱布垫两条，或者纯棉小方巾两条。

3. 95% 医用酒精 20 ml，20 ml 喷雾瓶 1 个（1 号瓶），50 ml 喷雾瓶 1 个（2 号瓶），1 号瓶装入 20 ml 药酒，2 号瓶装入 30 ml 药酒及 20 ml 95% 酒精混合液。

4. 打火机或者酒精灯等火源。

5. 60 ℃左右热水 1 000 ml，盛于治疗盆中。

（二）操作步骤

第 1 步：明确治疗部位，首先在治疗部位喷洒适量药酒，稍加揉搓促进药酒吸收。

第 2 步：两条纱布垫均在热水中浸泡、拧干，在治疗部位覆盖一条湿热纱布垫。

第 3 步：根据患部范围在纱布垫上喷洒混合液约 5 ml。

第 4 步：点燃纱布垫上的混合液，患部温度升高，待患者自觉局部很热但能耐受时，以另一条湿热纱布垫覆盖燃烧的药酒，火灭，保持局部热度 1 分钟（图 2-8）。

第 5 步：反复操作以上步骤 3~5 次，直至患部皮肤温度升高，皮色潮红，除掉覆盖物，活动局部关节。

第 6 步：治疗完毕，协助患者整理衣着，安排舒适体位，整理床单位。

第 7 步：清理物品，做好记录并签字。

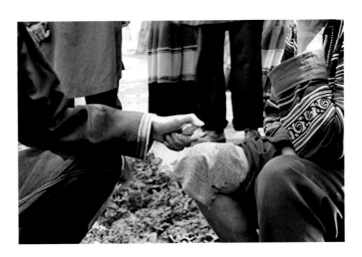

图2-8　彝医火疗术（唐友琴供图）

（三）关键技术环节

1. 体位：治疗部位应当采取水平位置。

2. 纱布垫以 60 ℃ 左右热水浸湿后，拧干，覆盖患处。

3. 点火加热程度：根据患者自我感觉决定加热时间。加热时间忌过长或过短，要求 3~5 次循序渐进，加热至患者自觉局部很热但能耐受为止。

4. 治疗后处理：患处避风寒，治疗后局部潮红完全消失、皮温正常时，方可洗浴。

5. 治疗时间及疗程：发作时，隔日 1 次，治疗 1 周后观察疗效。

二、常见疾病治疗要点

风寒湿性关节痛

风湿寒性关节痛（简称风关痛）是指人体感受风、寒、湿邪后所引起的以肌肉、关节疼痛为主要表现的疾病。其临床特点是遇寒冷天气或天气变化则病情加重。临床表现以疼痛为主，受累关节局部无红、肿、热的炎症表现，实验室检查血沉大多数正常，抗链"O"及类风湿因子均为阴性，故本病有别于风湿性关节炎及类风湿性关节炎。根据本病发病规律和临床特点，作者认为风、寒、湿邪是形成风关痛的病因，是一个独立性疾病。彝族的传统居住地海拔相对较高，气候寒冷，相对湿度较大，所以彝族同胞风关痛患者较多，普遍采用彝族火疗技术治疗。

【彝医治法】祛风，活络，止痛。

【施治要点】用彝医火疗技术治疗风、寒、湿邪留驻的关节、肌肉，每次不超过4个部位，治疗范围不宜超过 20 cm×30 cm，治疗后避免立即受风和洗浴。

三、禁忌证

1. 妊娠或哺乳期妇女。

2. 过敏体质者。

3. 合并有心血管、脑血管、肝、肾等严重原发性疾病、精神病及糖尿病患者。

四、注意事项

1. 要求患者在进食 30 分钟以后接受治疗，施术前应向患者讲解火疗技术的目的、做法，消除患者的恐惧心理，取得其配合。

2. 操作由专人负责，注意严格消毒。

3. 施术过程中随时询问，观察患者反应。

4. 体质较弱的患者，火疗的次数可减少。

五、不良事件及处理方法

（一）局部烫伤

1. 原因

操作不当，或者火疗操作次数过多，时间过长。

2. 表现

局部皮肤出现不同程度的红肿、起疱。

3. 预防

严格按照规范操作，过程中密切观察患者的反应，随时准备灭火。

4. 处理

按照局部烫伤处理。

（二）皮肤过敏

1. 原因

患者本身属于过敏体质或者对某种药物、酒精过敏；使用的药物本身具有刺激性，常见的有刺激性的药物有菊三七等；天气炎热出汗多；患者火疗期间饮食较温燥辛辣；自我搔抓等原因都可能引起局部皮肤过敏。

2. 表现

局部出现红斑、丘疹、渗液、水疱等皮损，伴瘙痒。

3. 预防

火疗治疗前详细询问患者过敏史，对酒精过敏者不建议使用此疗法；老年人、体质偏虚者操作次数宜少于 3 次，时间宜短，在感到皮肤瘙痒、灼热前停止操作。

4. 处理

出现大水疱后，局部碘伏消毒，使用无菌针头将疱液抽取干净，然后加压包扎24 小时；局部以红斑、丘疹、瘙痒为主时，外擦炉甘石洗剂；局部出现渗液之后，可以外用 10% 黄柏溶液湿敷。出现明显过敏反应时，应口服氯雷他定片等进行抗过敏治疗。

六、研究结果

火疗术是彝族医药独特的治疗手段之一，于 2009 年 5 月被国家中医药管理局立项研究，从目前研究报道来看，彝医火疗术的研究成果主要体现在以下几个方面。

1. 对彝医火疗术的改良及改进

凉山州彝族医药研究所、凉山州中西医结合医院于 2010 年成立了彝医火疗术课题组，围绕传统彝医火疗术进行科学研究，对传统的彝医火疗术进行改进。

彝族民间传统的火疗术是将酒放在碗中点燃，施术者用手将燃烧着的酒和火焰迅速抄起涂在患处，可以见到明显的火焰在患者皮肤表面燃烧数秒钟，有烧烫伤的风险，且不易控制治疗的温度，不利于推广和验证。改良后的彝医火疗术加入了药物的成分，加强了活血、通经、止痛的作用，同时将药酒喷洒在纱布垫上燃烧，既能达到治疗效果，又能避免烧伤患者，安全程度大大提高。

2. 彝医火疗术的操作规范化

火疗术在彝族民间以口传心授的方式流传，直到 2009 年，唐友琴对彝医火疗术进行整理及研究，对彝医火疗术操作规范做了整理，并形成规范化操作文本。

3. 彝医火疗技术的临床应用情况

作者团队从 2010 年承担国家中医药管理局科研课题以来，用彝医火疗术治疗风寒湿性关节痛，在凉山州内完成 1 600 例疗效观察，总有效率 98.3%。2017 年，该技术被国家中医药管理局遴选出并在全国范围内推广。目前全凉山州 700 余个基层医疗机构均在常规开展此项技术。

火疗术目前还处于需大力推广应用、扩大使用病种的阶段，基础研究相对较少，文献报道也不多，仍需进一步研究及发掘。

（唐友琴）

参考资料

[1] 杨延青, 杨晨宙. 中药火疗配合内服汤药治疗肩周炎[J]. 中国民族民间医药, 2008, 17（4）: 72.

[2] 包力, 卓鹰, 陈志婵, 等. 雪莲注射液治疗风寒湿性关节痛疗效观察[J]. 中国中医药信息杂志, 2006, 13（9）: 69–70.

[3] 唐友琴, 汪晓鲜, 朱林, 等. 彝医火疗法治疗风寒湿性关节痛1 600例临床研究[J].医学信息, 2014（25）: 425–426.

第五节 挑刺术

挑刺术是彝族民间使用历史悠久、流传甚广的特色技术（图2-9）。传统彝医采用随处可得之缝衣针来治疗疾病，其原理是在彝医基础理论的指导下，依据患者疾病、证候的不同选用不同的穴位来治疗疾病。该疗法适应证广泛，可以治疗颈腰背部疼痛、脾胃病、痈疮疔疖等多种疾病。

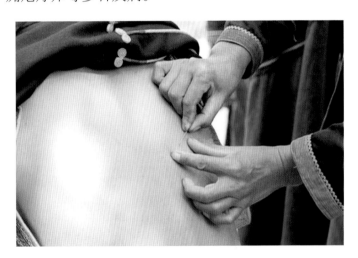

图2-9　彝医挑刺术（沙开静供图）

一、器械和基本操作方法

（一）器械准备

1.治疗盘，一次性无菌手套，消毒酒精，碘伏，棉签，无菌敷料，医用胶带，污物桶。

2.一次性斜口4号针刀。

（二）操作步骤

第1步：备齐物品，嘱患者至专用无菌治疗室，做好解释，核对医嘱。

第 2 步：协助患者取合适体位，以患者舒适、操作者操作方便为原则，暴露治疗部位，注意保暖。

第 3 步：选择腧穴所在位置，可以甲紫等在患者体表标注。

第 4 步：穴位局部常规酒精或碘伏消毒。术者戴一次性无菌手套。

第 5 步：打开一次性针刀包装，操作者右手持刀柄，斜刃向上，挑刺针刀口与皮肤呈 45°刺入，直达肌肉层，斜口向上，可探及肌腱或结节状改变，做挑割 2~3 次，可感觉肌纤维被挑断，每个穴位挑断 2~3 根肌纤维即可，出针，以棉签按压针孔至局部无出血，碘伏消毒后，以无菌敷料保护创面。

第 6 步：依照第 5 步的方法挑割所有穴位。

第 7 步：施术完毕，协助患者整理衣着，安排患者舒适体位休息 10~30 分钟。

第 8 步：清理物品，做好记录并签字。

二、常见疾病治疗要点

1.肌筋膜炎

肌筋膜炎是筋膜的一种无菌性炎症，可能与劳损、潮湿、免疫因素等有关，可有患处疼痛，肌肉紧张或痉挛，出现皮肤麻木或运动障碍的表现，可发生于人体多个部位，以颈肩部、腰背部及足底常见。临床分为颈肩肌筋膜炎、腰背肌筋膜炎、足底筋膜炎。

【彝医治法】祛风，活络，止痛。

【施治要点】选用相应穴位。①颈肩肌筋膜炎：颈夹脊、肩井、天宗、阿是穴。②腰背肌筋膜炎：肾俞、秩边、次髎、阿是穴。③足底筋膜炎：阿是穴为主。重点探查局部病变的条索状、结节状改变及压痛点，在各治疗点进行挑刺治疗。

【临床要点】挑刺不能过深，过深容易伤及肌腱，也不能过浅，过浅达不到筋膜卡压的部位。术后注意观察，嘱患者保持创面清洁干燥。

2.毛囊炎

毛囊炎是皮肤毛囊感染细菌而发生的化脓性炎症，主要累及毛囊深部组织，最初为局部红肿疼痛的小结节，以后逐渐肿大隆起。

【彝医治法】排脓。

【施治要点】注意应在脓形成后进行治疗，选取结节隆起的高点（脓点），以挑刺针刺入，深达结节基底部，挑开结节，并用棉签轻轻挤压至排出脓液。

【临床要点】挑刺不能过深，过深容易留下瘢痕，也不能过浅，过浅不能拔出脓根，应达到囊肿的基底部，棉签挤压应轻柔，尤其是面部。术后注意观察，嘱患者保持创面清洁干燥。

3.脾胃病

脾胃病是脾胃功能失调出现的一系列症状，诸如食欲差、腹胀、大便不调、身体乏力、精神倦怠、身体消瘦、心慌气短、失眠、面色萎黄等一些虚弱表现，还包括口腔异味、口腔溃疡及思虑过度而导致的精神紧张，或其他一些相关的不良反应。脾胃病多由饮食不节、痰湿阻滞、肝气郁结引起。

【彝医治法】和中理气，化痰除湿，疏肝解郁，调理脾胃。

【施治要点】选用相应穴位。饮食不节：中脘、内关、足三里；痰湿阻滞：脾俞、丰隆、阿是穴；肝气郁结：肝俞、脾俞、太冲、足三里、阿是穴。重点探查局部病变的条索状、结节状改变及压痛点。在各治疗点进行挑刺治疗。

【临床要点】挑刺不能过深，过深容易伤及肌腱，也不能过浅，过浅达不到筋膜卡压的部位。术后注意观察，嘱患者保持创面清洁干燥。

三、禁忌证

1.患者年龄在 5 岁以下。

2.合并心血管、肝、肾等严重性疾病、恶性肿瘤、精神病患者。

3.伴其他全身性严重疾患。

4.合并有消化道出血等严重并发症，不能用本法或者用本法可能导致症状加重者。

5. 孕期及哺乳期妇女。

6. 拒绝签署知情同意书者。

四、注意事项

1. 要求患者在进食 30 分钟以后接受治疗，施术前应向患者讲解挑刺法的目的、做法，消除患者的恐惧心理，取得其配合。

2. 操作由专人负责，注意严格消毒。

3. 施术过程中随时询问、观察患者反应。

4. 体质较弱的患者，操作时应轻柔，挑割次数可减少。

5. 施术后 3 天内创面不宜接触水，应保持干燥。

五、不良事件及处理方法

（一）晕针

1. 原因

患者体质虚弱、精神紧张，或疲劳及饥饿、大汗、大泻、大出血之后，或体位不当，或操作者在挑刺时手法过重。

2. 表现

患者突然出现精神疲倦、头晕目眩、面色苍白、恶心欲吐、多汗、心慌、四肢发冷、血压下降、脉象沉细，或神志昏迷、扑倒在地、唇甲青紫、二便失禁、脉微细欲绝。

3. 预防

对于晕针应注重预防。如对于初次接受治疗或精神紧张、身体虚弱的患者，应先做好解释，消除其对挑刺术的顾虑，同时选择舒适持久的体位，手法宜轻。若患者饥饿、疲劳、大渴时，应令其进食、休息、饮水后再予挑刺。操作者在治疗过程中，要精神专一，随时注意观察患者的神色，询问患者的感觉，一旦患者有不适等晕针先兆，可及早采取措施，防患于未然。

4. 处理

立即停止治疗，使患者平卧，注意保暖。轻者仰卧片刻，给予温开水或糖水后，即可恢复正常。重者在上述处理基础上，可针刺人中、内关、足三里，灸百会、关元、气海等穴，即可恢复。若仍不省人事、呼吸细微、脉细弱者，可考虑配合使用其他治疗方法或采用急救措施。

（二）血肿

1. 原因

指挑刺部位皮下出血引起的肿痛，称为血肿。

2. 表现

出针后，针刺部位肿胀、疼痛，继则皮肤呈现青紫色。

3. 预防

仔细检查针具，熟悉人体解剖部位，避开血管针刺，出针时立即用消毒干棉球揉按压迫针孔。

4. 处理

若为微量皮下出血而使局部小块青紫时，一般不必处理，可以自行消退。若局部肿胀、疼痛较剧，青紫面积大而且影响到活动功能时，可先做冷敷止血，再做热敷或在局部轻轻揉按，以促使局部瘀血消散吸收。

六、研究结果

挑刺术是彝族医药独特的非药物治疗手段之一，目前的研究成果主要体现在以下几个方面。

1. 对挑刺针具的改良

凉山州中西医结合医院经过多方考察、实践，对传统挑刺针具进行改良。传统挑刺针具一般使用粗大的缝衣针，且为反复多次使用针具。目前应用一次性斜口或平口针刀，卫生、使用方便且便于携带。

2.技术操作规范化

挑刺术一直流行于民间，主要以口传的方式传承，凉山州中西医结合医院通过努力，编写了挑刺术的治疗规范。

目前挑刺术的临床报道和相关研究较少，仍需要进一步研究。

（沙开静）

第六节　拍 火 术

拍火术是彝医外治疗法的重要组成部分，它以彝族医药基本理论为指导，综合了闪火灸、药物熏蒸、湿热等治疗方法，根据辨证配药，把酒或醋通过燃烧形成蒸气，熏蒸使药粉尽快被皮肤吸收而达到除病祛邪的目的。

一、基本操作方法

（一）所需材料

1.根据不同疾病选择不同药物配方，将配方药材研成细末80~100目；食醋若干；彝酒若干。

2.白布数块，折成大小不等的8层方形布块；胶皮数块，剪成不同大小、不同类型的胶皮条或空心方形橡皮块；棉垫；热水袋，内装热水。

（二）操作方法

1.患者取合适体位，露出施术部位，将胶皮条或空心方形胶皮块固定在受治部位四周用作隔离。

2. 根据病情,将研成细粉的药物撒在受治皮肤上约 0.5 cm 厚。如皮肤表面不平,可先用热布浸湿皮肤,然后撒上药物,以免药物由皮肤高处滑落到低处,造成厚薄不匀。

3. 选择合适的布块,盖在受治皮肤处的药物粉末上,再在布块上均匀地洒上少许酒,然后洒上醋,直到醋浸透布层为止,最后再洒少许酒,点火。

4. 当火燃烧至病人感觉热痛时,用棉垫轻压,将火熄灭,约经 1 分钟后,把热水袋放在棉垫上保温 4~5 分钟。再加醋与酒少许,重新点火。如此重复五六次。每天治疗 1 次,10 天为一个疗程。

(三)注意事项

1. 尽量不要空腹做此治疗;热症、高血压、低血糖、皮肤敏感者忌用。

2. 治疗前术者要将所用之物准备齐全,包括压火用的棉垫等,均不可少。

3. 因为酒精燃烧时会有刺激,故术前必须做好患者的思想工作,嘱咐患者不要紧张,要与术者密切配合,治疗时不可乱动。

4. 操作过程中,施术者要集中注意力,严格按照规程操作,彝酒的用量不要太大,以免发生烧伤。

5. 治疗中如患者感到灼痛,则用棉垫在灼痛部位将火压灭,停 1 分钟左右再点火,遇到情况要冷静处理,切不可惊慌失措。

6. 若操作规范,一般不会出现异常情况。若不慎烫伤患处,应停止治疗,涂以烫伤膏,观察 1 周。

二、常见疾病治疗要点

【治则治法】温经散寒除湿,活血祛瘀止痛。

【适应证及处方】

1. 腹痛

腹部阵发性疼痛,或隐隐作痛多日不缓解,腹痛拘急,遇寒痛甚,得温痛减。类似西医的产后腹痛、肠易激综合征、消化不良、胃肠痉挛。

【彝药处方】木香、腹痛草、火草、干姜各适量。

2. 腰腿痛

腰腿痛以腰部和腿部疼痛为主要症状，轻者表现为腰痛，重者除腰痛之外，还向腿部放射疼痛，并且腰肌痉挛，出现侧弯。类似西医的腰腿扭闪外伤、腰肌劳损、腰椎间盘突出症等。

【彝药处方】生川乌、生草乌、曼陀罗叶或花各适量。

3. 虚寒泄

大便次数增多，粪便稀溏，甚至泄如水样，夹见未消化的水谷，面色少华，肢倦乏力。类似西医的胃肠道功能紊乱、胃肠神经官能症。

【彝药处方】干姜、木姜子、花椒各适量。

4. 颈肩痛

颈肩持续疼痛，患侧上肢抬高、旋转、前后摆动受限，遇风、遇冷感觉有沉重隐痛。类似西医的肩关节周围炎、颈肩慢性劳损、颈椎退行性病变等颈肩疾患。

【彝药处方】方同"腰腿痛"。

5. 痛经

月经期疼痛，常呈痉挛性，集中在下腹部，喜温喜按。类似西医的原发性痛经、功能性痛经。

【彝药处方】肉桂、三七、两头毛、丁香、乌药、木姜子各适量。

6. 虚寒性咳喘

表现为咳嗽、咳痰，咳声低、短促，痰液稀薄、色白，气喘，形寒肢冷。类似西医的上呼吸道感染、支气管炎。

【彝药处方】凉山杜鹃花、曼陀罗花、白芥子、生半夏各适量。

三、治疗原理

本治疗方法是将外用药物治疗、热疗、湿热治疗相结合，再通过压迫，促使药物渗透、进入人体深层组织，达到疾病治疗目的。

治疗要点：一是注意酒和醋的比例，醋多了不会燃烧，酒的浓度低了也没有办法燃烧，所以，需要高度酒或直接使用酒精。操作过程中需要注意烫伤。二是药物粉末的配方，应该根据彝族医学理论，结合药材的可及性、疗效和药物配伍的关系配方。

彝酒是用谷类和曲酿成，性悍，质清，味苦甘辛，性热，具有"散寒滞，开瘀结，消饮食，通经络，行血脉，温脾胃，养肌肤"的功效。彝医直接用酒当药，治疗关节酸痛，腿脚软弱，行动不利，肢疼体冷，肚腹冷痛等症。食醋，是用谷物所酿，性温，味酸，具有"消痈肿，软坚散结，下气消食，散瘀止血，解毒杀虫"的功效。彝医常用醋治疗消化不良，产后腹痛，痈疽疮肿，瘙痒等症。彝族人民利用酒和醋的巧妙结合，既能温通经脉，活血化瘀，发散风寒，又兼以火疗之法，强药物温热之性，速达病所，使之邪祛，除风湿，阳气得运，经络得通。

彝族拍火术充分利用了皮肤的生理特性，通过点燃覆盖在患处的酒液和醋液，将药力和热力有机地结合在一起，促进皮肤和患处对药物的吸收，促进血液与淋巴的循环，加强糖、脂肪、蛋白质代谢和体内废物的排泄，有利于组织间液的回流吸收，增强白细胞的吞噬能力，调节神经体液，增强机体的抗病能力。同时又能刺激神经末梢感受器，通过神经系统形成新的反射，调节病理反射联系，达到治疗疾病的目的。

（汪晓鲜）

参考文献

朱广运. 拍火疗法配合推拿治疗腰肌劳损临床研究[J]. 中国医药导报, 2012, 9（4）: 109-113.

第七节　滚 蛋 术

　　滚蛋术来源于彝族医药，是"发汗术"的一种，该疗法是用加工后的鸡蛋在患者身体的有关部位来回滚动（图2-10），以治疗疾病的一种方法。其多用于治疗小儿外感发热等疾病，因其方法简便、疗效可靠、几乎无痛苦，患儿易接受，流传较广。滚蛋疗病术分为热滚法和冷滚法两种，以热滚法应用较为普遍。

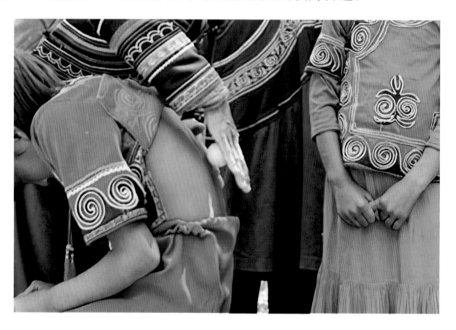

图2-10　彝医滚蛋术（唐友琴供图）

一、器械和基本操作方法

（一）器械准备

1.锅具，如电饭煲；药袋。

2.鸡蛋至少两个。

3.组方1（风热）：荆芥20 g，羌活20 g，防风20 g，薄荷15 g，蝉蜕15 g。

组方2（风寒）：生姜（捣碎）30 g，葱白15 g，陈艾15g。

（二）操作步骤

1. 热滚法

第1步：在电饭锅中加水750 ml，放入鸡蛋两个，与诸药同煎10~30分钟，鸡蛋外壳变成褐色即可，中药液保温备用。

第2步：取煮制好的温热鸡蛋一个，趁热在患者头部、额部、颈部、胸部、背部、四肢、手足心依次反复滚动热熨（150~180次/分）。

第3步：蛋凉后放入药液中继续加热，马上换另一个在上述部位滚动。这样轮番使用，直至患者微出汗，5~10分钟，停止操作。若鸡蛋在煎煮和滚动过程中蛋壳破裂，可将煮熟的蛋白取出（去掉蛋黄），将蛋白与葱、姜及银首饰一支一同包在纱布内，放在药液中煮热，取出后挤去多余的药液，在患者上述部位依次擦搓，至其出汗，停止操作。滚蛋后，令患者盖被静卧即可。

热滚法治疗时，民间流传经验认为从滚蛋后蛋黄所变的形状和颜色，可以判断病情。例如治疗高热患者后，蛋黄外表隆起许多小点，称为"麻钉"，从"麻钉"的多少，可以推断疾病的轻重。从蛋黄颜色变化，可以测知疾病性质。如果治疗后蛋黄变为青色，则病为受寒；如果治疗后蛋黄变为金黄色，则病为受热。如果滚蛋时病人感觉不到热烫，则是病情深重的表现，应每日滚蛋治疗。但是这种辨识方法需要进一步证明。

2. 冷滚法

取生鸡蛋反复滚动，基本方法同热滚法，一日3~5次，连续多日。在用此法治疗3日之后，将滚动所用的鸡蛋煮熟，剥壳检查，可见蛋白、蛋黄已混为一团。根据蛋白蛋黄的收缩程度，可以判断病症的轻重程度，从而判定是否需继续治疗。在经过多次治疗后，如果滚动的鸡蛋，煮熟后蛋白蛋黄逐渐分明，则是疾病将愈的征兆。但是这种辨识方法需要进一步证明。

二、常见疾病治疗要点

1. 小儿高热

发热是多种疾病的常见症状,若小儿腋温 > 37.4 ℃为发热,而小儿高热是指小儿体温超过了 39 ℃。造成高热的原因最常见的是感染性疾病(细菌、病毒等感染),其次是非感染性疾病。由于小儿神经系统发育不完善,持续高热易出现抽搐、惊厥等情况。

【彝医治法】疏风解表,退热。

【施治要点】取鸡蛋两个,煮熟去壳,再与路路通 15 g、艾叶 15 g,一起加水煎煮,煮沸 15 分钟,取出鸡蛋一个,在患儿额部、两侧太阳穴、后颈、背部两侧、前胸、脐部、肘窝、腋窝等处各滚动 10 余次。蛋凉后更换,两蛋轮流滚。滚完之后,另用新鸡蛋 1 个,煮熟切为两半,去黄去壳,将两半蛋白重叠,纳入银戒指 1 枚,倒扣在患儿鸠尾穴上,1~2 小时后取下,戒指呈绿色,发热可退。

【临床要点】热滚法,最好在推擦疗法之后应用,效果较好,并注意用手测试鸡蛋温度,以患者能耐受为度,避免烫伤。

2. 小儿泄泻

泄泻是以大便次数增多、粪质稀薄或如水样为特征的一种小儿常见病。小儿脾胃功能偏弱,易于感受外邪,内伤乳食,导致脾胃运化功能失调而发生泄泻。轻者恢复较快,重者泻下无度,易致气阴两伤。

【彝医治法】健脾益气,疏风散邪,助运止泻。

【施治要点】取鸡蛋两个,煮熟剥壳,用鸡蛋绕肚脐周围的腹部滚动 10~15 分钟,两个鸡蛋轮流进行,一天两次。

【临床要点】注意用手测试鸡蛋温度,以小儿感觉温热舒适为度,避免烫伤。

3. 小儿积食

积食是因小儿喂养不当,内伤乳食,停积胃肠,脾运失司所引起的一种小儿常见的脾胃病证。临床以不思乳食、嗳腐吞酸、腹部胀满、大便酸臭或便秘为特征。

【彝医治法】健脾助运，消食化积。

【施治要点】取鸡蛋两个，与山楂、鸡内金、神曲等同煮，用热滚法在胸腹部来回滚动 10~15 分钟，两个鸡蛋轮流进行，一天两次。

【临床要点】注意用手测试鸡蛋温度，以小儿感觉温热舒适为度，避免烫伤。

三、禁忌证

1. 烧伤、烫伤者不宜使用热滚法治疗。
2. 皮肤破损、皮肤有开放性伤口或疮疡已溃烂化脓者禁用。

四、注意事项

1. 在使用热滚法时，最好在推擦疗法之后应用，效果较好。
2. 小儿皮肤娇嫩，使用热滚法时可先在施术者手腕内侧试温，待温度合适后再操作，以免烫伤皮肤。
3. 在用冷滚法时，应将鸡蛋用冷水冲洗干净。
4. 进行操作之前及操作过程中，观察鸡蛋有无裂痕，如有裂痕会影响操作，应及时更换。
5. 滚过的鸡蛋不能食用。
6. 热滚后，静卧休息，谨防吹风、受寒，待汗出透后，即用毛巾拭去患者身上的汗水，最好当日不要洗澡，以防外邪侵入。

五、不良事件及处理方法

滚蛋术是一种安全有效的彝族民间特色疗法，一般情况下不会出现不良反应，但若小儿皮肤娇嫩、特殊体质或应用不当，可能出现一些不良反应，如皮肤起疱及皮肤过敏。

（一）皮肤起疱

1. 原因

滚蛋后，局部皮肤微红，有灼热感，属于正常现象。如时间过长，局部可能出现小水疱。

2. 表现

皮肤起疱或感染表现为局部烧灼痛或刺痛，局部发红或起水疱，擦破流出疱液，合并感染则有脓液。

3. 预防

小儿皮肤娇嫩，使用热滚法时可先在手腕内侧试温，待温度合适后再操作，勿烫伤皮肤。

4. 处理

小水疱，只要不擦破，可任其自然吸收。如水疱较大，可用消毒的毫针或注射针刺破水疱，放出水液，或用注射针抽出水液，再涂以烫伤油等，并以纱布包敷。如处理不当，引起化脓者，可用消毒药膏或玉红膏涂敷。

（二）皮肤过敏

1. 原因

由于小儿皮肤娇嫩，卫气不充，易于过敏，故在运用时可能发生皮肤过敏反应。

2. 表现

皮肤出现红斑、丘疹、瘙痒、渗液等。

3. 预防

滚蛋前详细询问患者过敏史，对体质偏虚、过敏体质者，可先局部滚蛋，观察无过敏反应后再增加滚蛋部位，每部位滚蛋时间宜短；如感到皮肤瘙痒、疼痛则停止操作。

4. 处理

轻者停止滚蛋可逐渐恢复，较重者可用副作用较小的激素类软膏外用；严重者可到皮肤科就诊，针对性处理。

六、研究结果

1. 技术规范化

目前广西壮族自治区已制定地方标准《瑶医滚蛋疗法操作规范》，而彝医技术规范暂缺，需进一步完善整理，以规范临床使用。

2. 临床报道

樊鹤莹对1 566例外感发热患儿运用滚蛋术，临床观察显示总有效率为92%，均未出现不良反应，证实了滚蛋术安全、有效。李巧萍等观察全膝关节置换术后恶心呕吐的发生情况，使用砂仁煎煮成药蛋，热滚中脘、内关（双）、足三里（双），证实其可降低恶心呕吐发生率，降低呕吐严重程度，减少止吐药使用率，提高患者胃肠道反应管理的满意度。

滚蛋术多用于小儿，随着该治疗方法的普及，在成人中的适应证也逐渐扩大。伤风感冒、风寒咳嗽、高热无汗、全身麻木、风寒湿痹、肢体无力、头晕头痛及痢疾等病，多用热滚法以温通。热毒内盛（如皮肤红肿热痛、疔疮肿毒、暴发火眼、头面暴肿等），多用冷滚法以清热解毒。

3. 基础研究

本疗法通过滚动能起到类似推拿按摩的作用，同时，药物煮蛋又能使药物直接作用于人体，而热滚法使热能作用于人体，加强了疏通经络、温运气血的作用。目前滚蛋疗法的相关基础研究较少，尚需进一步深入研究。

（杨欣怡　樊鹤莹）

参考资料

[1] 樊鹤莹. 彝医"滚蛋"疗法治疗小儿外感发热1566例临床研究[J]. 中国民族医药杂志, 2015, 21（8）：18–19.

[2] 李巧萍, 梁月娇, 黎小霞, 等. 药滚蛋疗法防治全膝关节置换术后恶心呕吐的临床观察[J]. 广西医学, 2020, 42（22）：2990–2992.

第八节 放血治病术

放血治病术又称"刺血疗法"或"刺络疗法"，是用三棱针或粗针点刺人体某些腧穴或部位，放出少量血液，以达到治病目的的一种外治方法。该法通过祛除邪气而达到调和气血、平衡阴阳和恢复正气的目的，适用于热证、实证、瘀证。

一、器械和基本操作方法

（一）器械准备

1.治疗盘，75%酒精棉球，止血带，无菌纱布或棉签，无菌手套，无菌治疗巾，无菌持物钳，剪刀，胶带，污物桶，快速手消液。

2.三棱针，粗圆针或皮肤针。

（二）操作步骤

第1步：备齐用物，携至床旁，对患者做好解释，核对医嘱。

第2步：协助患者取合适体位，暴露操作部位，注意保暖。

第3步：观察操作部位皮肤情况，若正常，则以75%酒精棉球严格消毒。

第4步：用三棱针等无菌锐器刺破皮肤浅表血管（一般刺静脉血管），根据需要，可用止血带或用手挤压，以助血液放出。

第5步：放血完毕用消毒棉签或纱布按压止血，或根据需要让血流自止。

第6步：叮嘱患者放血当天不能碰水，以防感染。

二、常见疾病治疗要点

1.外感高热

外感高热是指外邪侵犯人体，人体正气与之相搏，正邪相争而致体温升高。小儿形气未充，易受邪气，而发为高热，同时还伴有鼻塞、流涕及咳嗽等症状，如高热时得不到及时降温，还可能引发患儿惊厥。本病多为流感病毒、呼吸道病毒及腺病毒等感染，有一定的流行性。

【彝医治法】疏风，散邪，退热。

【施治要点】患者取坐位，按摩耳尖，使其充血，将耳轮朝着耳屏，取耳轮正中线上端的穴位（耳尖穴）消毒，用左手固定其耳郭，右手持三棱针快速刺入耳尖穴 2~3 mm，并立即退针，挤压针孔，出血 2~3 滴即可。

【临床要点】放血治疗前一定要注意严格消毒，放血量根据病情及患者情况定。

2.疼痛性疾病

"不通则痛"，瘀血内阻，新血不生，瘀滞内阻致气血循行不畅，遂致疼痛发生，包括旧伤所致局部疼痛，抑或是心脉瘀阻所致心胸憋闷疼痛。

【彝医治法】驱邪活血，散瘀止痛。

【施治要点】针对旧伤患者，根据疾病情况选择合适体位，对施术部位消毒后，左手固定局部，右手持三棱针快速刺入疼痛点（阿是穴）。针对瘀血所致心脉闭阻，则对十宣穴进行放血治疗。

【临床要点】放血治疗前一定要注意严格消毒，放血量根据病情及患者情况定。

三、禁忌证

1.严重糖尿病患者不宜使用。

2.孕妇、婴幼儿及年老体弱者不宜使用。

3.有出血倾向或血液系统疾病患者禁用。

4.贫血或低血糖患者不宜使用。

5.传染病急性期不宜使用。

6.颜面部不宜使用。

四、注意事项

1.放血操作时尽量避开大血管、动脉及重要脏器。

2. 现在放血治病术一般放血量比较少，就 1~2 滴。有些少数民族的放血疗法一次放血量为几十毫升及以上，有较大风险，需要谨慎使用。

3. 严格做好器具、操作者及放血部位的消毒工作，以防放血部位感染。

4. 放血前要与患者做好沟通，消除患者的恐惧心理。放血过程中，密切观察患者有无不适或晕针情况，以便及时处理。

五、不良事件及处理方法

（一）皮肤感染

1. 原因

消毒不严格、器械使用不规范或天气炎热出汗多可能造成皮肤感染。

2. 表现

局部皮肤潮红、肿胀、皮温增高，伴疼痛、渗液或瘙痒，轻者一般全身症状很轻或者不出现全身症状，重者可出现发热、恶寒、头疼、疲乏等表现。

3. 预防

放血疗法操作时，使用一次性无菌针具，皮肤需严格消毒，遵守无菌操作规范流程。进针不宜过深，创口不宜过大。操作完毕后用无菌敷料覆盖创口。

4. 处理

如果皮肤组织出现感染，病灶小，表面浅，可用生理盐水冲洗，碘伏消毒，换药包扎；如病灶广泛，并伴有发热等全身症状，则需病灶处换药配合全身使用抗菌药物。

（二）皮肤血肿

1. 原因

针尖弯曲带钩使皮肉受损，或刺伤的血管按压止血不好；针口闭塞，血液流出不畅，部分瘀血积蓄所致。

2. 表现

出针后，针刺部位肿胀、疼痛，重则皮肤呈现青紫色。

3. 预防

选择一次性无菌针具，使用前观察针具是否弯曲等；针刺勿过深。

4. 处理

若微量的皮下出血而见局部小块青紫时，一般不必处理，可以自行消退。若局部肿胀疼痛较剧，青紫面积大而且影响功能时，先做冷敷止血再做热敷或局部轻轻揉按，以促使局部瘀血消散吸收，或刺血24小时后及时艾灸，也能减少此类情况出现。

（三）晕针

1. 原因

患者体质虚弱、精神紧张、疲劳、饥饿或体位不当，或操作者在放血时手法过重而致。

2. 表现

患者突然出现精神疲倦、头晕目眩、面色苍白、恶心欲吐、多汗、心慌、四肢发冷、血压下降、脉象沉细，或神志昏迷、扑倒在地、唇甲青紫、二便失禁、脉微细欲绝。

3. 预防

对于晕针应注重预防。如患者初次接受治疗或精神紧张，应先对其做好解释，消除其对放血的顾虑，同时帮助患者选择舒适持久的体位，手法宜轻。若患者饥饿、疲劳、大渴，应令其进食、休息、饮水后再予放血。操作者在治疗过程中，要精神集中，随时注意观察患者的神色，询问患者的感觉，一旦有不适等晕针先兆，可及早采取处理措施，防患于未然。

4. 处理

立即停止治疗，使患者平卧，注意保暖，轻者仰卧片刻，给饮温开水或糖水后，即可恢复正常。重者在上述处理基础上，可针刺人中、内关、足三里，灸百会、关元、气海等穴，即可恢复。若仍不省人事，呼吸细微。脉细弱者，可考虑配合其他治疗方法或采用急救措施。

（四）出血过多

1. 原因

多因技术不熟练，误刺伤动脉所致。

2. 表现

流血不止，甚至呈喷射状。

3. 预防

提高技术操作能力，操作时应仔细辨别血管，谨防误刺。

4. 处理

保持镇定，用无菌纱布作局部加压止血，出血即可停止。

六、研究结果

放血治病术是一种古老而又疗效显著的治病方法，彝医、藏医、蒙医、壮医均有各自特色的放血治病术，而目前对于藏医、蒙医、壮医的研究较多，彝医的研究尚在完善中。

就目前的临床报道来看，放血治病术广泛用于内科、外科多种疾病的治疗中，包括高热、急性扁桃体炎、高血压病、甲状腺功能亢进、痛风性关节炎、带状疱疹、静脉曲张等，应用范围广，疗效较好，而彝医放血治病术的相关报道较少，尚待进一步挖掘整理。

彝医以往使用刺猬针（图2-11）、缝衣针、铁锥等作为放血工具，现代常用的是三棱针、注射器等。

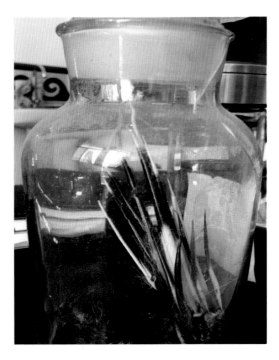

图2-11　刺猬针（沙学忠供图）

（杨欣怡）

参考文献

[1] 刘道清. 中国民间疗法[M]. 郑州: 中原农民出版社, 1987.

[2] 裘沛然. 中国中医独特疗法大全[M]. 上海: 文汇出版社, 1991.

[3] 张力群. 中国民族民间特异疗法大全[M]. 太原: 山西科学技术出版社, 2006.

第九节　火草灸术

火草灸术是彝族民间历史悠久、流传甚广的特色技术。它以凉山彝族地区特产植物火草（见第四章"火草"部分）为原料，经特殊工艺制成火草绒，以此为施灸材料（图2-12）治疗疾病。该疗法具有散寒除湿、温经通络、活血散结、行气止痛、扶阳固脱、防病保健等功效，广泛应用于寒湿性病证、外科病证和妇科病证。

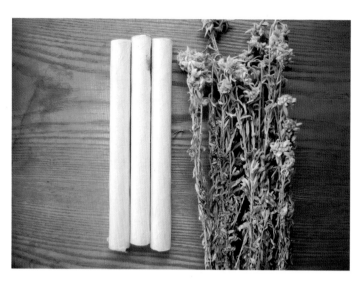

图2-12　火草及火草灸条（沙学忠供图）

一、器械和基本操作方法

（一）器械准备

1.火草灸条制备。①采集新鲜火草晒干，用手反复搓捏，精心筛选，去除草梗及杂质，剩下淡灰色的洁净火草绒，然后用火点燃使其燃烧，当燃至整个火草绒的1/3时，将燃着的火草绒包在未燃绒的里面，冷却后再用手反复搓揉成细绒状，即得火草绒。②将火草绒原料提供给相关灸条生产厂家，按《中华人民共和国卫生部药品标准·中药成方制剂》（第十七册）WS3-B-3320-98的工艺标准，制成直径2.0 cm、长20 cm的圆柱状灸条，备用。

2.酒精灯，火柴或打火机，灭灸器，污物桶。

（二）操作步骤

第1步：备齐用物，携至床旁，给患者做好解释，核对医嘱。

第2步：协助患者取合适体位，暴露施术部位，注意保暖。

第3步：用火柴或打火机点燃酒精灯，将火草灸条的一端置于酒精灯火焰上10~30秒，点燃灸条，熄灭酒精灯。

第 4 步：将灸条燃烧的一端，对准所选穴位行悬熏灸。先在距穴位皮肤 3~5 cm 范围内反复测试，以患者感觉局部有热力渗透穴内而无灼烫感时的距离为最佳施灸距离。以此为最佳距离固定不动，根据疾病情况确定穴位、施灸方法、灸疗时间，以施灸部位出现红晕而不灼烫为度。

第 5 步：施灸完毕，撤出灸条。将燃烧的一端插入口径适宜的灭灸器内，使之隔绝空气而自行熄灭。

二、常见疾病治疗要点

（一）内、妇科疾病

1. 原发性痛经（寒凝血瘀证）

原发性痛经又称功能性痛经，是指经妇科检查生殖器官无明显器质性病变，妇女正值经期或行经前后，出现周期性小腹疼痛，以痉挛性或绞窄性疼痛为主，或痛引腰骶，严重时伴有恶心、呕吐、肢冷，甚则剧痛昏厥者，亦称"经行腹痛"。

【彝医治法】温经散寒，活血化瘀，行气止痛。

【施治要点】灸疗穴位为气海、关元、子宫（双侧）、三阴交（双侧）。将灸条置于施术穴位进行悬灸，每穴 10 分钟，至施灸部位出现红晕，按气海→关元→左子宫→右子宫→左三阴交→右三阴交的顺序依次施灸。

【临床要点】灸疗时应注意时间、距离、灸量，时间不应过长，距离不应过近，灸量不应过大，可将手指置于施术部位旁感受温度，以防温度过高，应以患者感觉温热舒适而不灼热为度，同时注意观察患者是否有晕灸及皮肤过敏表现。

2. 失眠（阳虚证）

失眠通常指患者睡眠时间不足和（或）睡眠质量不高并影响日间社会功能的一种主观体验。失眠表现为入睡困难（入睡时间超过 30 分钟）、睡眠维持障碍（整夜觉醒次数 ≥ 2 次）、早醒、睡眠质量下降和总睡眠时间减少（通常少于 6 小时），同时伴有日间功能障碍。

【彝医治法】温肾壮阳，养心安神。

【施治要点】失眠的灸疗穴有百会、气海、肾俞、涌泉。将灸条置于施术穴位进行悬灸，每穴 30 分钟，至施灸部位出现红晕，仰卧位同时施灸百会、气海、涌泉穴，俯卧位施灸肾俞穴。

【临床要点】同"原发性痛经（寒凝血瘀证）"的临床要点。

（二）外科疾病

肩周炎

肩周炎也称五十肩、漏肩风，是肩关节周围软组织不明原因的自限性无菌性炎症，以疼痛和活动障碍为主要症状，好发于 40 岁以上的患者，起病缓慢，病程较长。

【彝医治法】温经散寒，活血止痛。

【施治要点】取患侧"肩三针"（以肩髃为肩Ⅰ针，肩Ⅱ针为同水平前 2 寸，肩Ⅲ针为同水平后 2 寸）及患侧压痛最明显的两个点。火草条燃烧的一端对疼痛部位进行悬灸，以无灼烫感为宜，每个穴位及压痛点悬灸 10 分钟，至施灸部位出现红晕。

【临床要点】同"原发性痛经（寒凝血瘀证）"的临床要点。

三、禁忌证

1. 皮肤过敏者禁用。

2. 皮肤破损或者皮肤有开放性伤口者禁用。

3. 机体处于不良功能状态（如过饱、过劳、过饥、醉酒、大渴、大惊、大恐、大怒）时禁用。

4. 合并有心血管、肝、肾等严重原发性疾病患者及精神病患者禁用。

四、注意事项

1. 灸前向患者讲解火草灸的目的、做法，消除其恐惧心理，取得其配合。

2. 施灸治疗应由专人负责，以免出现意外。

3. 施灸过程中随时询问、观察患者反应，适时调整施灸距离。

4. 施灸过程中及时抖除火草灰，以免掉落烫伤皮肤。

5. 体质较弱的患者，施灸量不宜过大，施灸时间不宜过长。

6. 施灸后半小时内不宜用冷水洗手；餐后 1 小时内不宜施灸。

7. 施灸后需多饮温开水，以帮助有毒物质排泄。

8. 施灸过程中若刺激过强，灸后局部皮肤起疱，应注意保护，防止破溃而引起感染。

9. 施灸时，若出现红疹、瘙痒等过敏现象，应立即停止使用，并报告医生，及时处理。

10. 平时应将火草灸条置于干燥通风处，以防止受潮。

五、不良事件及处理方法

火草灸技术是一种安全有效的彝族民间特色疗法，一般情况下不会出现不良反应，但在某些特殊情况下如应用不当，亦可发生一些不良事件，主要有晕灸、灸疗过敏、皮肤起疱或感染等。

（一）晕灸

晕灸与晕针类似，是一种血管抑制性晕厥。它是由于强烈的灸疗刺激，通过迷走神经反射，引起血管床（尤其是周围肌肉）扩张，外周血管阻力降低，回心血量减少，因而心脏的输出量减低，血压下降，导致暂时性、广泛性的脑血流量减少，进而发生晕厥。

1. 原因

（1）体质原因：此为最主要的原因之一。体质虚弱，加之精神过于紧张、饥饿、疲劳，特别是过敏体质，血管神经功能不稳定者，易出现晕灸。

（2）刺激原因：灸疗刺激过强，可致晕灸。

（3）体位原因：一般来说，正坐位或直立施灸时易发生晕灸。

（4）环境原因：如气压低之闷热季节，诊室中空气混浊、喧杂等。

2. 表现

（1）先兆期：头部各种不适感，上腹部或全身不适，表现为眼花、耳鸣、心悸、面色苍白、出冷汗、打哈欠等，有些患者可无先兆期。

（2）发作期：轻者头晕胸闷，恶心欲呕，肢体软凉，摇晃不稳，或伴瞬间意识丧失。重者突然意识丧失，昏仆在地，唇甲青紫，大汗淋漓，面色灰白，双眼上翻，二便失禁。少数可伴惊厥发作。

（3）后期：经及时处理恢复后，患者可有显著疲乏、面色苍白、嗜睡及汗出等症状。轻症则仅有轻度不适。

晕灸大多发生于施灸过程中，但也有少数患者在灸疗结束后数分钟乃至更长时间才出现症状，被称为延迟晕灸，应特别注意。

3. 预防

（1）心理预防：主要针对有猜疑、恐惧心理的患者，可采用语言引导、松弛训练、转移注意力等方法缓解患者的紧张、恐惧心理，促进局部组织放松。

（2）生理预防：空腹患者，灸前宜适当进食；过度疲劳者，应令其休息至体力基本恢复。有晕针或晕灸史者，最好采取侧卧位，减轻刺激量。

在施灸过程中，一旦患者有先兆晕灸症状，应立即处理。灸疗结束后，最好能嘱患者在诊室休息 5~10 分钟方可离开，以防延迟晕灸。

4. 处理

（1）轻度晕灸：应迅速停止施灸，将患者扶至空气流通处。抬高双腿，头部放低（不用枕头），静卧片刻即可。如患者仍感不适，给予温热开水或热茶饮服。

（2）重度晕灸：立即停灸平卧，如情况紧急，可令其直接卧于地板上。在百会穴施行雀啄式温灸，直至知觉恢复，症状消退。必要时，配合施行人工呼吸，注射强心剂及针刺水沟、涌泉等穴。

（二）灸疗过敏

1.原因

同本章第一节皮肤过敏部分。

2.表现

同本章第一节皮肤过敏的表现。

3.预防

同本章第一节皮肤过敏的预防。

4. 处理

出现局部或全身过敏性皮疹者，一般于停止施灸后几天内自然消退。在此期间的处理见本章第一节皮肤过敏部分。

（三）皮肤起疱或感染

1.原因

如灸疗时间过长、距离太近或灸量过大，可能造成皮肤水疱。皮肤水疱擦破后易引起感染。

2.表现

皮肤水疱或感染表现为局部烧灼痛、刺痛，局部发红或起水疱，擦破流出疱液，合并感染则为脓液。

3.预防

注意灸疗的时间及距离，时间不应过长，距离不应过近，灸量不应过大，可将手指置于施术部位旁感受温度，以防温度过高。已形成的水疱可用纱布覆盖，防止水疱擦破引起感染。

4.处理

皮肤小水疱，无须特殊处理，应防止擦破引起感染，可自行吸收；大水疱可以在消毒后用针刺破，流出疱内液体，涂以甲紫药水或烫伤药膏，覆盖消毒敷料。局部如发生感染，需按时换药，必要时口服抗生素。

六、研究结果

1.临床报道

目前有对火草灸进行单独研究的，也有对彝医火草灸和中医艾条灸进行对比研究的。江澄等运用"肩三针"针刺联合火草灸治疗79例寒湿型肩周炎，总有效率92.21%，认为该疗法可有效改善疼痛及肩关节活动功能障碍，优于单用"肩三针"针刺的疗法，证实火草灸温化寒湿，缓解疼痛疗效确切。王维佳用彝医火草灸对比元胡止痛片治疗寒湿凝滞型原发性痛经，证实火草灸可有效治疗痛经，缓解症状。

阮文海通过临床观察证实彝医火草灸和中医艾条灸均可有效改善老年阳虚原发性失眠受试者的睡眠障碍症状，且彝医火草灸在 PSQI 指数评分的总有效率、睡眠质量、入睡时间及睡眠监测的醒觉时间等方面均优于中医艾条灸，说明火草灸在改善患者睡眠时间方面可能更有优势；而彝医火草灸和中医艾条灸在改善受试者阳虚体质方面未见显著性差异，说明两种方法对改善阳虚体质均有较好疗效。张力之通过临床观察比较了彝医火草灸与中医艾条灸治疗寒湿凝滞型原发性痛经的疗效，表明两者在缓解疼痛、改善伴随症状、缩短发作时间及即时镇痛等方面疗效相当。但研究中发现，彝医火草灸对寒湿凝滞型原发性痛经中医证候的改善效果不如中医艾条灸，推断中医艾条灸散寒化湿、温经活血的效用更佳。因为目前缺乏火草灸相关的基础和作用机理研究，无法分析其在改善寒湿凝滞中医证候方面弱于艾条灸的原因，该方面值得进一步研究。

也有研究者采用彝医火草熨法（组成：火草绒、木姜子、食用盐）治疗腹部开放性手术后出现胃肠功能紊乱的患者，具有较好的临床疗效，在恢复胃肠功能方面的效果略优于中医小茴香热熨法。

2.基础研究

目前彝医火草灸临床使用范围逐渐扩大，临床研究逐渐增多，但对于火草灸相关的基础和作用机理研究尚缺乏，仍需进一步深入研究，整理发掘。

（杨欣怡）

参考文献

［1］江澄, 梁丽珠, 邓祥, 等. "肩三针"针刺联合火草灸治疗肩周炎寒湿型疗效观察[J]. 实用中医药杂志, 2018, 34（10）: 1240–1241.

［2］王维佳. 火草灸治疗寒湿凝滞型原发性痛经的临床疗效观察[D]. 成都: 成都中医药大学, 2013.

［3］阮文海, 王超. 彝医火草灸治疗老年阳虚失眠的临床疗效评价研究[J]. 世界最新医学信息文摘, 2019, 19（13）: 42–44.

［4］张力之. 彝医火草灸与中医艾条灸治疗寒湿凝滞型原发性痛经的临床疗效对比研究[D]. 成都: 成都中医药大学, 2020.

［5］曾商禹. 彝医药方药知识数据挖掘和火草熨法治疗术后胃肠功能紊乱的临床观察研究[D]. 成都: 成都中医药大学, 2019.

第十节 火 针 术

火针术是指将针尖用火烧红后迅速刺入人体表，以治疗疾病的一种方法。火针术具有温经散寒、通经活络的作用，广泛用于治疗各种寒证、瘀证、痹证等。

一、器械和基本操作方法

（一）器械准备

1. 治疗盘，一次性无菌手套，75% 酒精，酒精灯，无菌棉签，无菌敷料，创可贴，火柴或打火机，免洗手消毒液，污物桶。

2. 针具选择：无菌火针、针灸针、三棱针等。

（二）操作步骤

第 1 步：备齐用物，携至床旁，对患者做好解释，核对医嘱。

第 2 步：协助患者取合适体位，暴露施术部位，注意保暖。

第 3 步：以 75% 酒精消毒针刺部位。

第 4 步：点燃酒精灯，消毒双手后，用握笔式手法握住针身或针柄，距针尖 3~4 cm，将针尖 1 cm 的长度放于酒精灯外焰上灼烧。

第 5 步：待针尖通红或微红时，迅速准确地将针刺入治疗穴位或部位，继之，迅速将针拔出。

第 6 步：出针后用干棉球或棉签按压针孔片刻。

二、常见疾病治疗要点

慢性湿疹

慢性湿疹是一种由多种内外因导致的过敏性、炎症性皮肤病，表现为皮肤出现暗红色斑，其上有丘疹、抓痕及鳞屑，部分皮肤肥厚、粗糙、苔藓样变，可以出现色素沉着，多对称分布，常伴瘙痒。该病容易反复发作，缠绵难愈，且容易瘙痒，影响美观和日常生活质量。

【彝医治法】疏风散邪，活血通络。

【施治要点】针刺时主要依据皮损的厚薄速刺、散刺，并向周围延伸至皮损交界处，然后再根据辨证，配以曲池、血海等，以 15~20 mm 进行穴位垂直点刺。

【临床要点】火针操作要稳、准、快，深度根据皮损而定，严禁深刺。

三、禁忌证

1. 孕妇、婴幼儿及年老体弱者禁用。

2. 精神过于紧张、饥饿、劳累及醉酒之人禁用。

3. 严重心脏病、重度高血压患者禁用。

4. 传染病急性期的患者禁用。

5. 糖尿病及有出血倾向者不宜使用。

四、注意事项

1. 操作前向患者讲解火针术的目的、做法，消除其恐惧心理，取得其配合。

2. 火针治疗应由专人负责，以免出现意外。

3. 注意避开大血管及重要脏器，肌肉薄弱部位应当慎用或浅刺。

4. 火针操作要稳、准、快，深度适中，严禁深刺。

5. 操作过程中，要严密观察患者有无不良反应，以便及时处理。

6. 若需要放血或排脓者，待血或脓排出以后，用酒精拭干针刺部位。

7. 针刺后应向病人做好解释，3日内不能碰水，以防感染。如针刺后针孔出现红点并且瘙痒，为针刺后正常现象，不能搔抓，数天后症状会自行缓解，不需要做特殊处理。

8. 嘱患者衣着宽松，避免摩擦或挤压到治疗部位。

五、不良事件及处理方法

（一）晕针

1. 原因

患者体质虚弱，精神紧张，或疲劳、饥饿、大汗、大泻、大出血之后，或体位不当，或医者在刺入时手法过重。

2. 表现

患者突然出现精神疲倦，头晕目眩，面色苍白，恶心欲吐，多汗，心慌，四肢发冷，血压下降，脉象沉细，或神志昏迷，扑倒在地，唇甲青紫，二便失禁，脉微细欲绝。

3. 预防

对于晕针应注重预防。如初次接受治疗或精神紧张者，应先做好解释，消除对火针的顾虑，同时选择舒适持久的体位，手法宜轻。若饥饿、疲劳、大渴时，应令其进食、休息、饮水后再治疗。医者在治疗过程中，要精神专一，随时注意观察患者的神色，询问患者的感觉，一旦患者有不适等晕针先兆，可及早采取处理措施，防患于未然。

4. 处理

立即停止治疗，使患者平卧，注意保暖。轻者仰卧片刻，给饮温开水或糖水后，即可恢复正常；重者在上述处理基础上，可针刺人中、内关、足三里，灸百会、关元、气海等穴，即可恢复。若仍不省人事，呼吸细微，脉细弱者，可考虑配合其他治疗或采用急救措施。

（二）皮肤感染

1. 原因

消毒不严格、器械使用不规范、术后洗浴不慎或天气炎热出汗多都可能造成皮肤感染。

2. 表现

局部皮肤潮红，肿胀，皮温升高，伴疼痛、渗液或瘙痒，轻者一般全身症状很轻或者不出现全身症状，重者可有发热、恶寒、头疼、疲乏等表现。

3. 预防

火针疗法操作时，皮肤需严格消毒，遵守无菌操作规范流程。严禁深刺，操作完毕后用无菌敷料覆盖创口。

4. 处理

如果皮肤组织感染，病灶小，表面浅，可用生理盐水冲洗，碘伏消毒，换药包扎；如病灶广泛，并伴有发热等全身症状，则需病灶处换药配合全身使用抗菌药物。

六、研究结果

1.临床报道

火针术以其操作简便、疗效明显而在临床广泛使用，尤其是火针术因为有针刺和灸法双重治疗作用，其治疗适应证已从先秦时期的痹证，广泛发展至内科、外科、妇科、儿科、皮肤科、五官科及神经科多种疾病，包括湿疹、痤疮、带状疱疹、银屑病、面瘫、肩周炎、胃痛等。

2.基础研究

目前火针术的基础研究取得了一定的进展，从不同层面阐释了火针术的可能作用机制。目前研究认为，火针术可以调整人体神经系统，对兴奋灶的牵引和抑制作用较强；可降低脑缺血再灌注大鼠的全血黏度，同时可改善血液循环，提高新陈代谢，促进组织修复和血管再生；可促进神经修复和神经保护，同时可调节体液免疫，增强机体免疫力。

目前，彝族尚无统一火针针具及火针操作规范，对于火针术的机理研究尚不足。

（杨欣怡）

参考文献

[1]张亚妮, 吕伟, 王玲珠, 等. 火针疗法治疗皮肤性病研究热点的聚类分析及疾病谱研究[J]. 中国中西医结合皮肤性病学杂志, 2019, 18（5）: 385–390.

[2]孙立明, 李岩, 王宏业, 等. 火针临床优势病种的文献研究[J]. 上海针灸杂志, 2009, 28（7）: 428–432.

[3]杜鑫, 温小华, 刘迪生, 等. 火针疗法治疗作用及效应机制初探[J]. 针灸临床杂志, 2018, 34（9）: 1–4.

第十一节 鲜药外敷治病术

鲜药外敷治病术是指将新鲜彝药如见肿清、血当归、韭菜、柳树皮等切碎、捣烂，敷于患处或穴位的方法，具有舒筋活络、祛瘀生新、消肿止痛、清热解毒等功效。该疗法适应证多，易于推广，且局部使用作用直接，不良反应少，弥补了内治疗法的不足。

一、器械和基本操作方法

（一）器械准备

1. 治疗盘，生理盐水棉球，无菌棉垫或纱布，棉纸，纱布或绷带，污物桶，快速手消液，切刀，切板，药臼。

2. 新鲜彝药。

（二）操作步骤

第 1 步：备齐用物，携至床旁，对患者做好解释工作，核对医嘱。

第 2 步：协助患者取合适体位，暴露敷药部位，注意保暖。

第 3 步：观察敷药部位皮肤情况，若正常则以生理盐水棉球清洗。

第 4 步：新鲜彝药必须切碎、捣烂，平摊于棉垫上，并在药物上面加一大小相等的棉纸或纱布，将摊好的药物敷于患处，以胶布或绷带固定，松紧适宜。

第 5 步：敷药完毕，协助患者整理衣着，安排舒适体位，整理床单位。

第 6 步：清理物品，做好记录并签字。

二、常见疾病治疗要点

酒脚风

彝医"酒脚风"属现代医学"痛风"范畴，是一种由嘌呤生物合成增加、尿酸产生过多或者因尿酸排泄不良而致血中尿酸升高，尿酸盐结晶沉积在关节滑膜、滑囊、软骨及其他组织中，引起反复发作的一种无菌性炎性疾病，临床以痛风性关节炎最为多见。

【彝医治法】祛风清热，化湿行瘀。

【彝医处方】彝药糯米藤、见肿消、鸡屎藤鲜品各适量等分。

【施治要点】将上述彝药捣烂，依据上述操作步骤外敷于患病部位，药物干燥后取下即可。

【临床要点】糯米藤有清热解毒、健脾止血的功效，可治疗疮疡、痈肿、瘰疬、痢疾等。见肿消顾名思义有散瘀、消肿、清热的功效，对跌打损伤、痈疮肿毒、疼痛性疾病都有良好治疗作用。鸡屎藤可入药，可作食用，有清热解毒、消肿止痛的作用。以上鲜品合用，可发挥清热消肿、散瘀止痛之效。

三、禁忌证

1. 妇女孕期禁用，部分活血药物可能有堕胎或致畸风险。
2. 皮肤破损处禁用刺激性药物。

四、注意事项

1. 在敷药过程中，做好与患者的沟通，取合适的体位。
2. 敷药前，应对敷药部位进行清洁。
3. 敷药后，注意包扎固定好，以免药物洒出。
4. 有过敏反应者应立即停止使用，及时对症处理。

5.敷药疗法虽然相对安全，但对于有严重高血压、心脏病的患者，要密切注意其敷药后的反应，如有不适感应立即中止治疗，并采取相应的处理措施。

6.一些疾病不能单纯依靠敷药疗法，应配合其他方法治疗，以免耽误病情。

五、不良事件及处理方法

（一）接触性皮炎或皮肤感染

1.原因

使用的药物刺激性强或本身具有发疱作用、患者搔抓局部皮肤或皮肤破溃感染、敷药时间过长、天气炎热出汗多、封包敷药时间长等。

2.表现

局部皮肤潮红、肿胀、渗液，严重者出现水疱、破溃、瘙痒或疼痛。

3.预防

使用刺激性药物前先在局部皮肤涂一层凡士林、麻油、甘草油或紫草油；每次变换敷贴部位，避免对单一部位的长时间刺激；老年人、体质偏虚者用量宜少，时间宜短；感到皮肤瘙痒、疼痛时应取下敷药。

4.处理

外用10%黄柏生甘草溶液湿敷，每次20分钟，冷敷最好。

（二）其他过敏

1.原因

患者属于过敏体质或者对某种药物过敏、使用的药物本身具有刺激性、天气炎热、敷药期间不注意饮食等。

2.表现

局部出现红斑、风团，伴瘙痒。

3.预防

敷药前详细询问患者过敏史，避免使用易致敏鲜药（如荨麻）；出现局限性皮肤瘙痒、红斑、风团时提取下敷药。

4. 处理

局部以红斑、风团、瘙痒为主，外擦炉甘石洗剂；如出现大面积皮损，口服抗敏药物。

六、研究结果

鲜药外敷治病术作为最简便的治疗方法在彝族山区广泛使用，在某些聚居区（如凉山）无准确剂量，并且多使用单味药。虽然目前有关新鲜彝药的研究取得了一定进展，但仍然面临着种植基地较少、来源匮乏、技术落后、缺乏良好储存条件、品种不全、剂型单一等问题，使得鲜药难以在现代临床中广泛使用。因此彝医鲜药的使用研究还需加强技术革新，同时加大整理发掘力度。

1. 临床报道

有学者使用马齿苋、半枝莲、芦荟等进行鲜药外敷的临床观察，证实鲜药有促进伤口愈合，缓解疼痛等作用。新鲜药材常见的适应证有：温病、伤暑、咳血、腹泻、腮腺炎、乳腺炎、扁桃体炎、伤科、外科病症等。对于新鲜彝药的临床观察目前较少，有待进一步挖掘探索。

2. 基础研究

现代技术对鲜药和干药的化学成分进行对比发现，许多新鲜中药在干制的过程中，有效成分尤其是挥发性成分和易氧化、易分解的成分有不同程度的损失。草药鲜用时，含有大量的自然药汁，养阴之力大于干用的疗效。如鲜佩兰在抗菌消炎活性和增强淀粉酶活性的方面明显优于干佩兰。

由于运输、贮藏等多方面原因，鲜药使用不便，目前对中药材有效成分和药理作用的研究大多是用干药材进行的。因此有必要将干、鲜药的活性成分进行比较，找出鲜药独特的活性成分，进而提取使用，以更好地运用于临床。

彝药在该方面研究较少，活性成分分析、提取工艺研究有助于找到有良好疗效的彝药。

（杨欣怡）

参考文献

[1] 许嘉鹏, 余秋虹, 余惠祥, 等. 彝医论治酒脚风[J]. 中国民族医药杂志, 2019, 25(11): 62-64.

[2] 李娜, 王熙. 鲜药马齿苋外敷配合针灸围刺治疗带状疱疹急性期[J]. 湖北中医杂志, 2015, 37(5): 58.

[3] 朱立毅, 罗焰然, 郭颖. 鲜药半枝莲外敷辅助治疗毒蛇咬伤肢体肿痛临床研究[J]. 亚太传统医药, 2018, 14(12): 190-191.

[4] 王敏珠, 何淑珍, 麦丽心, 等. 复方鲜药外敷对慢性溃疡伤口愈合的疗效观察[J]. 内蒙古中医药, 2020, 39(1): 97-98.

[5] Fang W T, Zhan Z L, Peng H S, et al. Historical evolution and change of differentiation on dried ginger, fresh ginger and baked ginger[J]. China Journal of Chinese Materia Medica, 2017, 42(9): 1641-1645.

[6] 韩淑萍, 冯毓秀. 佩兰及同属3种植物的挥发油化学成分研究[J]. 中国中药杂志, 1993, 18(1): 39-41.

第十二节 冷敷术

冷敷术是用浸泡过中药和彝药的毛巾等为用具，放置在人身体的某个部位上，使局部的毛细血管收缩，起到散热降温、止血止痛等作用的一种疗法。常用药物有红半夏、五香血藤、重楼（扭拍勒）、草乌等。

一、器械和基本操作方法

（一）器械准备

1. 五香血藤、重楼、草乌等熬制而成的药液，放凉备用。

2. 毛巾或水袋等。

（二）操作步骤

第 1 步：备齐用物，携至床旁，对患者做好解释，核对医嘱。

第 2 步：协助患者取合适体位，暴露冷敷部位，其他部位注意保暖。

第 3 步：将预先准备好的冷敷用具放置在患处，每次冷敷大约 20 分钟，使用冷毛巾者，可 4~6 分钟更换 1 次。

第 4 步：冷敷完毕后，将冷敷部位的皮肤擦干。

第 5 步：敷药完毕，协助患者整理衣着，安排舒适体位，整理床单位。

第 6 步：清理物品，做好记录并签字。

二、常见疾病治疗要点

踝关节扭伤（急性期）

踝关节扭伤是发生率最高的运动损伤，早期有效治疗是避免出现踝关节失稳及后期持续性疼痛的重要手段。

【彝医治法】清热，凉血，止痛。

【彝医处方】红半夏，五香血藤，重楼，飞龙掌血。

【施治要点】将上述药物熬成水剂，静置放凉，使用冷毛巾冷敷受损处。

【临床要点】红半夏是红水芋的别名，可解毒消肿，散瘀止痛，接骨止血。用于风湿疼痛、跌打肿痛。五香血藤、飞龙掌血活血祛风，消肿镇痛，可治风湿疼痛、外伤骨折。重楼清热解毒，消肿止痛。诸药合用，可发挥散瘀止痛之功。

三、禁忌证

1. 感染病灶局部区域，不宜再冷敷。

2. 炎症的后期，不宜冷敷。

3. 已有水肿者，不能冷敷。

4.禁止在心前区附近作敷，以免造成不适。

四、注意事项

1.在敷药过程中，做好与患者的沟通，采取合适的体位。

2.作冷敷时，要了解患者的感觉，观察患处皮肤的反应。如果患者有感到不适或疼痛，皮肤发灰，出现紫斑或水疱时，应立即停止冷敷。

3.每次冷敷时间不宜过长，一般在20分钟以内。如需长时间冷敷，应在每冷敷20分钟后，停敷1小时左右再冷敷，使局部气血恢复。

4.对老人、幼儿、身体虚弱者或瘫痪者要注意局部反应，以免冻伤。

5.一些疾病不能单纯依靠冷敷疗法，应配合其他方法治疗，以免耽误病情。

五、不良事件及处理方法

（一）皮肤过敏

见本章第十一节"鲜药外敷治病术"相关内容。

（二）冻伤

1.原因

冷敷温度过低、时间过长等。

2.表现

受冻部位冰凉、苍白、坚硬，感觉麻木或丧失。

3.预防

治疗时控制冷敷时间，一般在20分钟以内，老年、虚弱、感觉减退者冷敷时间更应缩短。

4.处理

停止冷敷，迅速复温，防止进一步的冷暴露，以恢复血液循环。用衣物或用温热的手覆盖受冻的部位，使其保持适当温度，以维持足够的血供。同时可以快速水浴复温，水浴温度应为 37~43 ℃，禁止对受伤部位的任何摩擦。

六、研究结果

冷敷术简便廉验，在彝族地区使用较广泛，可惜目前对其报道较少。冷敷的时间、温度、停止的指标等尚无统一标准，值得进一步探索。

（杨欣怡）

参考文献

[1] 余占洪, 李素香, 苏厂尧, 等. 冷敷疗法在膝关节置换术后临床应用及其影响因素的研究进展 [J]. 中华关节外科杂志（电子版）, 2013, 7（5）: 719–721.

[2] 黄美荣, 龚金山. 持续冷敷疗法对急性期踝关节扭伤的临床疗效观察 [J]. 中国校医, 2006, 20（3）: 324–325.

第十三节　熏　蒸　术

熏蒸术是将根据病情制备的包括中药和彝药益母草、透骨草、八角枫、何首乌、红藤、土牛膝等在内的单方或复方煎汤，趁热在患处熏蒸以达到祛风除湿、清热解毒、杀虫止痒等作用的一种治疗方法。

一、器械和基本操作方法

（一）器械准备

1. 治疗盘、药液、熏洗盆或坐浴椅或有孔木盖浴盆等。

2. 水温计，必要时备屏风及换药用品等。

（二）操作步骤

第1步：备齐用物，携至床旁，向患者做好解释，取得患者的配合。

第2步：协助患者取合适体位，暴露熏洗部位，必要时屏风遮挡，冬季注意保暖。

第3步：眼部熏洗时，将煎好的药液趁热倒入治疗碗，眼部对准碗口进行熏蒸，并用纱布熏洗眼部，稍凉即换，每次15~30分钟。四肢熏洗时，将药物趁热倒入盆内，患肢架于盆上，用浴巾或布单围盖后熏蒸，待温度适宜时，将患肢浸泡于药液中，待药液温度不热或时间到时停止治疗，时间15~30分钟即可。

第4步：熏洗过程中，密切观察患者病情变化，若感到不适，应立即停止，协助患者卧床休息。

第5步：熏洗完毕，清洁局部皮肤，协助整理衣着，安置舒适位，适当保暖、休息。

第6步：清理物品，归还原处，做好记录并签字。

二、常见疾病治疗要点

寒湿痹证

痹证是泛指邪气闭阻躯体或内脏的经络而引起的病证，多见风、寒、湿闭阻，临床以肢体关节及肌肉酸痛、麻木、重着、屈伸不利，甚或关节肿大、灼热等为主要表现，有渐进性或反复发作的特点，主要病机是气血痹阻不通，筋脉关节失于濡养。

【彝医治法】温经散寒，通络止痛。

【彝医处方】刺天茄，九子，白花丹，麻疙瘩，小麻药，土黄芪，根据病情配制。

【施治要点】将上述药物熬成水剂，趁热进行熏蒸，稍凉即换，每次15~30分钟。

【临床要点】寒湿痹证为寒湿阻滞，闭阻不通，因此配以温阳活血、散寒除湿的彝药，借助物理熏蒸之法，使药力更好地发挥。

三、禁忌证

1. 身体虚弱者不宜使用。
2. 炎症急性期红、肿、热、痛者不宜使用。

四、注意事项

1. 熏洗药温不宜过热，一般为 50~70 ℃，以防烫伤。
2. 伤口部位不宜使用。
3. 包扎部位熏洗时，应揭去敷料。熏洗完毕后，更换消毒敷料。
4. 所用物品需清洁消毒，避免交叉感染。

五、不良事件及处理方法

（一）皮肤过敏

同本章第十一节皮肤过敏部分。

（二）烫伤

1. 原因
熏蒸温度过高、时间过长等。

2. 表现
烫伤部位红、肿、热、痛，或伴水疱等。

3. 预防
治疗时控制熏蒸温度，温度勿过高，或忌在高温加热的同时进行熏蒸。

4. 处理
停止熏蒸，以流动的自来水冲洗或浸泡在冷水中，直到局部冷却且疼痛减轻（不可把冰块直接放在伤口上，以免皮肤受伤），冷却后消毒换药，以无菌纱布覆盖。

六、研究结果

有学者采用彝族医药的自拟方行熏蒸术治疗痹证 60 例，与用痹痛灵片和英太青的对照组进行对比，1 个月后，治疗组的总有效率为 90%，明显高于对照组。

彝医传统的熏蒸术是在野外进行，将药物放在大的铁锅里面煎煮，锅上面放置木棍，病人坐在木棍上面，病人身上覆盖彝族特有的御寒披风"查尔瓦"（图2-13）。

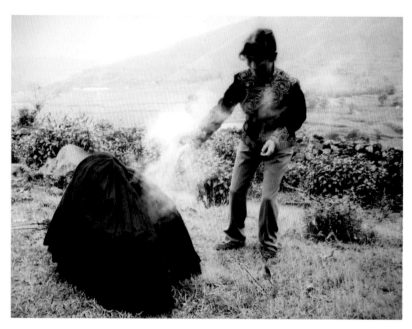

图2-13　彝医传统熏蒸术（阿子阿越供图）

目前对于彝医熏蒸术的基础研究较少，尚待挖掘和进一步研究、探索。

（杨欣怡）

参考文献

龙启顺，周树成. 彝医熏蒸疗法治疗寒湿痹证的临床研究[J]. 中外健康文摘, 2012（42）：56-57.

第十四节 擦 疗 术

擦疗术是根据病情需要，将中药和彝药制成不同剂型，用手掌蘸取药物摩擦运动以治疗疾病的一种疗法。操作时，手掌紧贴患者皮肤表面，稍用力下压，并做上下方向或左右方向的直线往返摩擦。该法具有药物和按摩的双重作用，有健脾和胃、温阳益气、温肾壮阳、祛风活血、消瘀止痛之功。

一、器械和基本操作方法

（一）器械准备

药液（中药和彝药加酒浸泡而成），治疗巾。

（二）操作步骤

第1步：备齐用物，携至床旁，对患者做好解释，取得患者配合。

第2步：协助患者取合适体位，暴露治疗部位，注意保暖，身体下方放置治疗巾。

第3步（操作要领）：上肢放松，腕关节自然伸直，用全掌或大鱼际或小鱼际为着力点，作用于治疗部位，以上臂的主动运动，带动前臂、手做上下向或左右向的往返摩擦移动，动作要连续不断，如拉锯状，不能有间歇停顿。压力要均匀而适中，以摩擦时不使皮肤起皱褶为宜。

第4步：治疗过程中，密切观察患者病情变化。若患者感到不适，应立即停止治疗，协助患者卧床休息。

第5步：治疗完毕，清洁局部皮肤，协助整理衣着，安置舒适位，适当保暖、休息。

第6步：清理物品，归还原处，做好记录并签字。

二、常见疾病治疗要点

风湿病

风湿病在中医学属于痹证范畴，痹证是因感受风、寒、湿、热之邪，闭阻经络，气血运行不畅，引起以肢体关节疼痛、肿胀、酸楚、麻木、重着及活动不利为主要症状的病证。

【彝医治法】温经散寒，通络止痛。

【彝医处方】（1）风湿痛外用方药：岩生南星根（鲜）、生半夏、草乌、狼毒，将上药加酒共泡1周后，滤去渣备用（上述药物仅外用，禁内服）。

（2）风湿关节痛外用方药：草乌、灯笼草、岩桑树皮、地柿花、白泡果、蒲草、山药，将上药加酒共泡1周后，滤去渣备用（上述药物仅外用，禁内服）。

（3）老鹳草根或黑骨藤、独定子泡酒（内服及外擦）。

【施治要点】取药液于局部进行治疗，一日2~3次。

【临床要点】如果摩擦往返距离太短，容易擦破皮肤；当动作有间歇停顿，就会影响热能的产生和渗透，从而影响治疗效果；操作者治疗时呼吸要调匀，勿屏气，摩擦频率一般每分钟100~120次。

三、禁忌证

1. 皮肤对所用药物过敏者不宜使用。

2. 本法外用药物有剧毒，严禁口服。

四、注意事项

1. 根据病情，掌握好擦法的力度。

2. 可与多种疗法配合使用，辨证选方。

3. 对于有毒的外用药物，应控制使用量，以防皮肤吸收造成药物中毒。

五、不良事件及处理方法

（一）皮肤过敏

1. 原因

患者本身属于过敏体质或者对某种药物过敏；酒剂辛散力强，使用的药物本身具有刺激性。

2. 表现

局部出现红斑、丘疹、渗液、水疱等皮损，伴瘙痒。

3. 预防

擦药前详细询问患者过敏史，避免使用易过敏药物；老年人、体质偏虚者范围宜小，时间宜短；感到皮肤瘙痒、疼痛时应提前结束治疗。

4. 处理

停止治疗，局部以红斑、丘疹、瘙痒为主，外擦炉甘石洗剂，严重者可口服抗过敏药物。

（二）皮肤擦伤

1. 原因

擦疗术使用时间过长，皮肤破损；或摩擦用力过大。

2. 表现

局部皮肤红赤，或者出现瘀点、瘀斑，伴疼痛。

3. 预防

擦疗术操作时，往返距离需拉长，呈拉锯状，距离太短则容易擦破皮肤；操作者治疗时用力要均匀，勿力度过大。

4. 处理

无需特殊处理，应以无菌纱布覆盖，预防皮肤破溃，待自行吸收即可。

六、研究结果

擦疗术在中医、彝医中使用均较广泛，而彝医多使用当地特色彝药泡酒作为介质，可使药力增加。目前对于彝医擦疗术的特点和技术规范尚无报道，有待进一步研究。

（杨欣怡）

参考文献

王海洋，汤小虎，聂辉.酒剂在彝医风湿病治疗中的应用规律初探[J].中国民族民间医药，2017，26（12）：1-2.

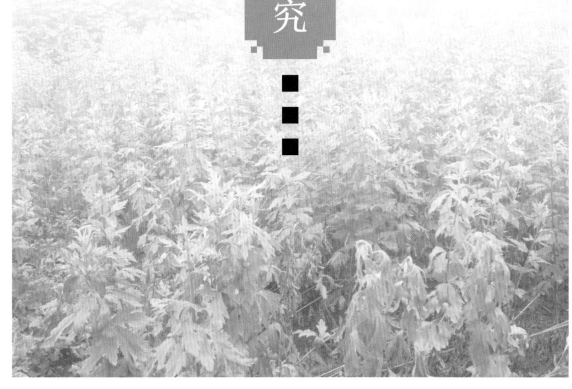

第三章

方剂理论及处方研究

方剂是传统医学的重要组成部分。方，指治疗疾病的药物组合；剂，指使用药物的形式。方剂是人们在长期与疾病的斗争中不断总结、积累并经过历代医家的不断整理、提高而形成的。早在原始社会，彝族的祖先就已发现药物并将其用于治疗疾病。最初，只是用单味药治病，经过医疗实践认识了用数味药配合治病疗效更好，并且能够应对复杂的疾病，便逐渐形成了复方。

明清时期的彝文医书记载了很多方剂，但是，都缺少方剂理论，彝医方剂理论一直处于空白地带。在迄今发掘出的几十部彝医古籍中，均采用以病统方、以症附方的形式记录药方，方剂不用方名，在各种病症后，只列出治疗该病的彝药，大部分是经验的记录，而缺少彝族医药理论的指导。例如，"蛇咬伤，骨碎补舂烂，外包，内服；或臭菊花根，野荞叶根，煨服""风热感冒用苦蒿、苦参、野坝煎服"（《双柏彝医书》）。

彝医方剂多数是单方，其优点是药效专一，简要精练，对于比较单纯的病症能起到治疗效果，也不需要辨证使用。但是，对病情比较复杂，或病势严重者则难以全面顾及，于是，彝医又在实践的基础上，不断总结经验，将两味及以上的药物配合在一起应用，客观上产生了小方和大方。但是，这些方剂存在没有在彝族医学理论指导下配伍、药方分散零乱、剂量不规范、缺乏系统方剂学理论等问题，因此，我们需要对彝医古籍中的方剂及流传和应用于各地彝医中的方剂进行收集、研究、提炼，进一步完善彝医方剂理论，充实彝医方剂内容，使之成为彝医方剂学。

有些彝族民间使用的草药，特别是彝族语言记录的草药，因为时间关系，笔者编写时还没有来得及辨识和进行基原考证，有待下一步完善。

第一节　彝医方剂的初始理论及特点

一、彝医方剂的定义及分类

彝医方剂学是以彝药为基础，在彝医基础理论指导下，研究彝医的治疗法则、药物配比、剂型剂量、服用方法的一门学科，是彝族药学和临床学之间的桥梁和纽带，是为解决临床问题而存在的基础与临床交叉的学科。

历史记载，彝医并未按照治法对方剂系统进行分类，而是采用"以病症统方"的形式归类各种处方，显然，这是彝医药古书的编写者将不同时期的临床经验、用法进行记录的结果，方剂的多寡，体现了彝族对疾病的认识的发展与进步。现代，多数彝族医药学者在研究整理彝医古籍时，对彝医常用方剂进行分析归纳，仍以病症统方的办法，如《彝族医药学》《老五斗彝医书》《中国彝医》等，这种分类法古代中医学家也曾使用过，如孙思邈的《千金要方》。但这种分类法并不能尽概诸方，因为一个病症由于病因病机不同而采用的治法及方剂也不同，而不同的病症由于病因病机相同，又往往采用同一治法及方剂，即"同病异治，异病同治"。比如痹证，根据病因病机，既可以用活血补血的桃红四物汤治疗，又可以用清热除湿的三妙汤治疗，还可以用温经散寒的当归四逆汤治疗，其关键在于治法。治法是治病之大法，是针对病症而立，而方剂则受制于治法，即"方从法出，法随证立"。

当代出版的《中国彝医方剂学》，依据"方从法出"之原则，按照彝医的治则、治法及彝医方剂的特点和彝药的分类，将彝医方剂分为"三方"（单方、小方、大方）、"十五类"（发表剂、清火剂、杀寒剂、补养剂、泻利剂、顺气剂、活血剂、消食剂、咳喘剂、风湿剂、跌打剂、收涩剂、癫疮剂、解毒剂、止血剂），基本能够反映和体现彝医方剂的特点，比较切合临床应用，对彝医方剂学的分类有积极的推动作用。

由于彝医方剂分类是一个新的课题，前人留下的方剂过于简略，方剂理论更为匮乏，我们只能在研究、整理彝医文献和收集、总结各地彝医方的基础上，根据彝医方剂的特点和临床应用情况进行研究。随着研究的不断发展，相信彝医方剂的分类将会逐步得到完善。

二、彝医方剂的形成和发展

古代彝族治疗疾病，应用最多的是单方和小方。据史料记载，早在前 5 世纪，彝族先民就用单方治疗伤病，如用麝香治疗毒蛇咬伤，用野坝子治疗蜂蜇伤，用硫黄治疗人畜的皮肤病，用盐硝洗疮等。建兴三年（225年），诸葛武侯入滇，孟节向诸葛亮献单方治疗军士哑泉之毒，"哑泉之毒"后人认为是一种传染性的疾病"瘴气"，兰茂在《滇南本草》芸香草下谓："昔武侯入滇，得此草以治烟瘴。"明清时期的很多医药文献中，都记载了不少的彝族医药单方，例如《滇南本草》中用单方马鞭草治疗皮肤瘙痒，挖耳草治疗痈疽疮疡、小儿惊风，紫地榆治疗肚腹疼痛。彝医古籍《医算书》中用单味熊胆治眼病，杉木鱼治心口痛，鹿胆治尾椎骨痛等。彝医的单方和小方，大量出现在彝医古籍中，云南楚雄彝族自治州发掘的彝医古籍《齐苏书》中记录了226首药方，其中大部分都是具有彝医方剂特点的单方和小方，这种单方和小方的药物组成通常是1~5味，例如治疗鼻出血，用石榴皮、小黄药根煎服，或用山多依、红花椒、葱白共捣，适量敷鼻部；治疟疾，用刺猬毛三根，火煅之，淬冷，开水内服，或用朱砂、麝香、冰片研为细末，揉成两贴膏药，一贴贴于肺俞穴，一贴贴于膻中穴，治疗三阴疟；痢疾用鱼鳅串、仙鹤草、刺梨根水煎服用等。《医病好药书》中记录了彝医方剂280首，其中酒剂24首，汤剂188首，散剂10首，外用剂58首，这些药方大多为具有彝医用药特点的单方和小方。例如治稻田皮炎，用臭牡丹叶捣烂敷患处；治风寒腹痛，用野当归根生嚼服，或麦冬全草内服；治牙痛，用曼陀罗子（布呷此）、丁香（野楚）、细辛（木拉）、菜籽（车子依）研细，过筛，混匀，每次适量，点燃，烟熏治疗等。其他如《元阳彝医书》《老五斗彝医书》《洼垤彝医书》等彝医古籍中都收录了很多彝医的单方和小方。

彝医的大方，大部分是晚清之后的药方。晚清之后，随着彝族和汉族经济、文化交流的增多，彝医广泛吸收中医的有效验方，以充实自己的方剂。《启谷署》就是收录大方较多的代表，该书共收录方剂263首，药方涉及内科病、外科病、妇科病、儿科病、五官科病、杂病，与其他彝医古籍相比，它打破了彝汉医学的界限，在吸收中医药方面有一些突破，对彝医方剂配伍和发展起了推动促进作用，所录方大多系中医古方，或在中医古方基础上，在药物使用方面根据彝族用药的经验有所化裁，如治疗"头昏、头痛"用天麻钩藤饮加减；治"中风后口眼歪斜"用牵正散加减；

治"痢疾、腹泻"用白头翁汤加减；治"脓疱疮"，用苍术、黄柏、枯矾、香油调敷患处等。

进入 20 世纪 70 年代之后，在各级政府的关怀下，经过文化界和医药界的辛勤工作，彝族医药有了很大的发展。云南、贵州、四川等省的彝族地区先后发掘出一批古彝文医书，这些彝医古籍中有很多彝医方剂，曾有学者对这些彝医古籍中的方剂做了大量的翻译整理工作，对彝医古籍里的单方、小方和大方中的彝药基原做了考证。同时，根据彝医用药情况增补了剂量，并且把分散在各本彝医古籍中的方剂归纳合并，按照所治病种进行分类，这些工作对彝医方剂的发展起到了积极的推动作用。

可见，彝医方剂是历代彝族人民在用彝药治病防病的基础上逐渐形成的，其中，不仅有历代彝医反复应用的彝医单方、小方，还有彝汉医学结合产生的新方、验方，共同形成了丰富多彩的彝医方剂，成为彝族医学中重要的组成部分。

三、彝医方剂的特点

彝族医药学是我国传统医药学的重要组成部分。彝族主要分布于我国西南地区的云贵高原、金沙江南北两岸，多数居住于中低海拔地区和高寒山区，在其特殊的生存环境中形成的彝族医药学具有该民族的一些特点。例如，医学理论上的"三才相应整体观""一元二气六路"及"毒邪理论"；药学方面的"二气""六味""归路"及"升降通涩""彝药的命名和分类"等都具有鲜明的彝族医药特点。方剂能反映彝医特点的则是"彝药三方""醇酒入方""鲜药配方"及彝药方剂的配伍、剂量、分类等。其中，最具有彝族医药方剂特点的是"彝药三方""醇酒入方"和"鲜药配方"。

（一）彝药三方

"彝药三方"即指彝医方剂的单方、小方和大方，单方和小方是古今彝医最为常用的方剂，其方剂数量较多，而大方数量则较少。

1. 单方

又称单方独剂，是由单味药组成的药方。单方是彝医治病疗伤时应用最多的药方，不论是彝医古籍收载的方剂，还是流传在各地彝医中的药方，都具有这一特点。彝医古籍《齐苏书》共收载方剂 226 首，其中单方就有 132 首，占 58%；《医病好药书》共收载药方 280 首，其中单方 136 首，占 49%；《医病书》共收载药方 70 首，其中单方 36 首，占 51%。流传在彝医中的药方，也多为单方和小方。彝医习惯用单方的原因，一是由于彝族居住分散，因群山阻隔而交通不便，经济、文化较汉族落后，民间用药经验常常是以口传心记的形式进行传承，这种传承宜简不宜繁，单方独剂便于心记，而某病用某方，某方用某药这种用药经验既简要精练，又方便传记。二是由于彝医治病大多是凭经验用药，包括自己的治病经验和向别人学习的治病经验，这些治病经验源于彝医长期的医疗实践。在传承中，彝族朴实守一的性格使其对有效的药方只习惯应用，不轻易变更，所以无论彝医文献还是临床，都比较完整地保留了大量的单方。三是单方的应用还与彝医对药物性能的认识有关。彝医认为单方治病药简而不繁，力专效宏，疗效清楚，若用之对症，效如桴鼓。如：治疗化脓性扁桃体炎，用牛膝含于口中咀嚼，慢慢将汁咽下；治疗"水火烫伤"，用生姜汁外敷；治"臁疮，用活蜗牛洗净连壳打碎，呈敷于溃烂腐肉紫黯肿胀疼痛处"，治"漆疮，杉木适量煎水洗之"，治"夜尿症，内服车呷日（米油）"（《彝族地区常见病民间适宜治疗方法选》）；治各种内外出血，取马鞭草碾碎，敷伤处止血；治疗前列腺炎，水蛭粉吞服；治疗痈疽、疔疮，取金钱草捣汁，兑米酒服，药渣外敷于患处等。

2. 小方

小方也是彝医治疗疾病时应用较多的药方。在彝医古籍和彝医临床常用方中都可以看到由 2~5 味药组成的小方。小方是在单方的基础上形成的，彝医在医疗实践中认识到，对一部分病情复杂、病势严重的患者，若用单方治疗则药力难济，不能全面顾及；而对有副作用的单方，还必须加其他药克制。于是就将几种彝药配合使用，以达到增强药力，全面顾及，减轻或消除副作用的目的。

彝医方剂中的小方，药味少，一般由 2~3 味药组成，不超过 5 味，其中有 1~2 味为主药，主药用量较大。小方虽小，但主要功效作用明确，药力较大方集中，无论攻补，用药精练，应用时很灵活，可进可退。病情单纯者，选小方即可，若病势重或有兼证，以小方为基础，加一两个单方也不显繁杂，便于记忆。小方和单方一样，药味较少，容易传记。

由于小方具有这些优点，所以不论是古代彝医文献中，还是现代彝医治病时，都能见到很多小方。例如感冒身困、咽喉疼痛，用酢浆草根、七叶莲皮、燕窝泥；用海带、冬瓜皮、蜂蜜治疗咽喉红肿伴咳嗽；黑荆芥、苦参、归身、黄连、莲蓬壳水煎服治疗肠道湿热之便血等。

3. 大方

大方是指由 6 味及以上较多药物组成的方剂。大方在中医方剂中很普遍，一方由数十味药组成者也不少见，而彝医方剂则以单方和小方为主，组成特点恰恰与中医方剂不同，《齐苏书》226 首方中，大方仅 2 首；《医病好药书》280 首方中，大方仅 17 首，占 6%；《医病书》收载的 70 首药方中，其药物组成均没有超过 6 味药。虽然晚清时期的彝医书《启谷署》吸收了较多的中医方剂，在彝医方剂中出现了一些大方，但书中的单方、小方仍属多数。

总之，不论古代或现代，在彝医文献或彝医临床中，彝医方剂中最多的还是单方和小方，这是彝医方剂的一大特点。

（二）醇酒入方

醇酒入药，用酒剂治疗疾病也是彝医的一大特点。我国是世界上最早人工酿酒的国家。根据考古学家在新石器时代晚期的龙山文化遗址中发现的很多陶制酒具分析，新石器晚期，我国黄河、长江流域就有酿酒和饮酒。曹操的《短歌行》中曾有"对酒当歌，人生几何……慨当以慷，忧思难忘，何以解忧，唯有杜康"的诗句。《说文解字》云："少康造酒，即杜康也。"说明我国的酿酒和饮酒早在 4 000 多年前就已存在。

药与酒的结合，将药酒引入医药用于养生治病出现于前 3 世纪的秦汉时期。1973 年长沙马王堆三号墓中发现的《五十二病方》（养生方和杂疗方）中就有 6 个药酒方。《史记·扁鹊仓公列传》和《素问·汤液醪醴论》里也有药酒治病的记载。《金匮要略》中就有一名方"红蓝花酒"，说明在我国药酒用于养生治病已有悠久的历史。

由于生存环境的关系，彝族自古都好饮酒。彝族居住地多为山区，山高坡陡，气候寒冷，他们劳累后饮酒解乏，寒冷时喝酒御寒。彝族不但创造了丰富多彩的酒文化，而且很早以前就将酒用于养生保健、防病治病及制作武器等。《后汉书·南蛮西南夷列传》记载，光武帝建武十九年（43 年），凉山一带的一名名叫长贵的彝族"邛人"酋长，在与汉军打仗时，曾命令各部落的头领，大量酿制毒酒，用来对付敌人。从"命令各部落头领多酿毒酒"，可以看出不仅酿酒技术于此前已经在彝族地区广泛流传，而且有了更为复杂的酿酒技术，因为毒酒酿制技术必然是建立在普通酿酒技术基础之上的。

药酒在彝族医药学中占有重要地位，彝医用于治病的酒，一般是采用荞麦、高粱等谷物和曲类酿制的，根据病情需要，浸泡不同的药物后内服或外用，有时则用酒与汤剂兑付，或用酒吞服散剂、丸剂。在彝族地区，酒制作方法简单，方便内服或外用。酒本身是一种很好的饮料，一杯口味纯正、香气浓郁而爽口的药酒，既能消除草药难以下咽的怪味，又有防病治病的作用。酒能增加胃肠液的分泌，帮助消化，祛除寒邪，振奋阳气，活血通络，促进血液循环。酒还有补养作用，李时珍引《博物志》云："王肃、张衡、马均三人冒雾晨行，一人饮酒，一人饱食，一人空腹。空腹者死，饱食者病，饮酒者健。"酒又是一种很好的溶媒，能渗透入动植物药物组织内，使动植物药物中水溶性和非水溶性的有效物质充分溶出，药效增强。酒有很好的防腐保质作用，药物加酒浸泡后则不易变质失效。

药酒在彝族地区很受患者欢迎，古代和现代的彝医都常用相应的药物泡酒内服或外用，治疗各种疾病，临床应用最多的是补养药酒、风湿药酒、跌打损伤药酒。例如治疗癫痫病，用"麻勒果浆、透骨草、石椒草泡酒服或用松明子泡酒服，还可用阔叶榕、穰衣包根水煎服，白酒为引"（《彝医处方集》）；心悸用草果泡酒服治疗；手足扭伤用火麻仁加食盐共研末，再用酒调敷患处；狂犬咬伤用虎骨研末，酒送服；混合痔用蓝布裙根打粉，白酒调和，纱布包好，塞入患部等。

以上说明，醇酒入方，以酒剂治疗疾病和强身健体也是彝医治病用药的一大特点。

水能载舟，亦能覆舟，用醇酒养生或治病，一是要对症，二是不能过量。李时珍在《本草纲目》中指出："酒，天之美禄也。而麴之酒，少饮则活血行气，壮神御寒，消愁遣兴；痛饮则伤神耗血，损胃亡精，生痰动火。"故用药酒剂治病也不能大剂量饮用或滥用。

（三）鲜药配方

鲜药配方是彝医方剂特点之一。在我国传统医学中，将单味或数味鲜药配伍，压榨取汁或煎煮服用，用于防病治病有着悠久的历史。据《淮南子》记载："神农尝百草之滋味，水泉之甘苦，令民知所避就，一日而遇七十毒。"一日品尝百种草的滋味，应当为鲜品草药。许多中医书籍中，也有药效"生者尤良"之说。谢海洲、朱良春、周超凡等认为：鲜药配方的优点，是保留了天然植物最直接、最本质的特性，减少了药物在晾、晒、运输、浸泡、切制过程中有效成分的流失，最大限度地保留了有效成分，能提高临床药效。谢海洲认为"生者尤良"的"生"指的就是鲜活药。在中医方剂中有很多由鲜药配成的著名方剂，如《妇人良方》中的"四生丸"，《温病条辨》中的"清络饮"，《丹溪心法》中的"消渴方""五汁安中饮"等。此外，还有很多药方也是在配伍时选用一二味鲜药入方。

彝医在防病治病时特别喜用鲜活彝药配方，这与彝族地区丰富的药物资源及彝族对鲜药的认识和用药习惯有很大关系。我国西南地区复杂的地形地貌与特殊的气候，共同形成了独特的自然环境，彝族地区特有的自然条件孕育了丰富的药物资源，野生草药品种有上千种。在彝族居住的山区，村寨周围草药随处可见，顺手可采，彝族医者对当地药材的生长和分布情况非常熟悉，特别是对自己常用的彝药了如指掌。他们平时除采挖一些当地不易采到的植物药和收集部分动物药备用外，很多彝族医者则根据需要，在村寨周围采集鲜活药配方，因采集鲜药治病极为方便，故有"上了小路转个弯，手中就有草药方"之顺口溜，这是大自然赐予的鲜活药方。彝医认为鲜活药物保持了彝药的天然特性，原汁原味，气味浓厚，药力大，用鲜活药材配的药方，不论内服或外用，药效比干燥药材配方好很多。

彝医用鲜药配方，还与他们对彝药的认识和用药习惯有关。《西南彝志》记载，原始彝族先民"没有粮食吃，吃草籽树果"。《门咪间扎节》有"世上没有人，粮食也不有，牲畜也不有，火也不有，天天吃生果"的记载。彝族先民面对浩大的绿色世界，最初他们对植物的认识几乎为零，对于植物的种类、树果草籽的酸甜苦涩，也并不是一开始就知道的，而是经过了千百年无数代人艰难的实践—认识—再实践—再认识的缓慢过程，这个过程就是彝族的"神农尝百草"，通过这种对鲜活动植物的经口尝试，辨其气味性质，慢慢地积累了关于动植物的认识乃至对彝族药的发现。所以，彝药的认识是彝族先民采取鲜活的动植物经口尝试而形成的，鲜药配方也是在反复尝试鲜药的基础上形成的。

彝医的鲜药配方不论在古今彝医文献里，还是在彝医的应用中都显而易见，鲜活彝药配方屡见不鲜。例如：用新鲜木吉依适量捣烂外敷治疗痔疮；新鲜马齿苋捣烂兑醋调搽用于痔疮止痛；刀枪伤可用女贞子捣烂敷患处；当归生品嚼服治疗阴茎肿痛等。又如：用新鲜的蒲公英、土三七、禹二花捣烂，用酒或水调敷患处治疗乳腺炎；千里找根鲜品捣汁涂搽患处治疗胫前蜂窝织炎；大蒜汁涂搽患处治疗牛皮癣；生重楼春捣包敷治疗头部毛囊炎等。此外药食同源，彝族群众用这些鲜嫩彝药（如马齿苋、蒲公英、酸酸草、芦毛筒子、水芹菜、野高粱、野草果、鲜枸杞尖、鲜车前草等）制作食物，它们既是爽口的美味佳肴，又是治病的彝药良方。

四、治法与方剂

治疗疾病必须辨证准确，立法严谨，用药恰当，而立法用药则是方剂学的重要部分，即"方从法出，法随证立"。"法"是指治疗法则，包括治疗原则和治疗大法，简称治则和治法。

（一）治则

治则，是指导临床治疗的准则。古代的彝族书籍，是没有治则的。今天的彝医专家，在整理彝族医药时，提出了治则的概念，常见的治则有：

1. 调理三气

元气、清气和浊气，彝医称为"三气"，其中，元气具有防御、抵抗外毒入侵的功能。元气乃人体之主宰，清气和浊气为元气所分化，元气随清浊二气寄寓于周身形体组织。故清浊二气平衡协调，元气充盈，则人体健康无病，精力充沛；若三气亏虚，则人体防御、抵抗外毒之功能下降，不但内外寒、热毒邪易于侵犯或产生，其他的燥毒、湿毒、风毒、瘤毒亦易侵犯。故彝医有"元气充盈，毒邪难犯，元气亏虚，毒邪易犯"的理论。据此理论建立了自身的发病学说，并相应地采用滋浊气、温清气、益元气等法，以增强机体防御力、抵抗力，防止毒邪入侵。显然，彝医的"浊气"和中医的"阴"类似。

2. 扶正祛毒

"正"即正气，是指彝医的三气或脏器之气。彝医的"扶正"就是扶助"三气"和脏器系统的脏器之气，从而增强体质，提高机体抗毒能力或防御外毒的能力。扶正的方法多为补法，包括滋养浊气、温补清气、调补元气和脏器之气，此外还有精神调摄、饮食调养等方法。

祛毒，就是祛除内外毒邪和致病因素，使毒去而正安。祛毒的方法有多种，主要有解毒、排毒法。对外毒，则发表而祛之，或清之、利之、下之、吐之，必须根据具体情况而定。

扶正可使人体三气或脏器之气加强，有利于机体防御和祛除毒邪。祛毒则能排除毒邪干扰，使毒去而正安，有利于三气或脏器之气的恢复。

3. 三才相应

三才相应，即天、地、人相应，是天时季节、地理气候、个人体质及病情等因素

ZHONGGUO YIZU YIYAO YANJIU

中国彝族医药研究

相结合的三位一体的综合治疗。在治病时，根据这种综合分析得出与病、证相对应的治疗措施，就形成了三才相应的整体治疗观。

"天"，主要指季节气候的因素，由年、月、日、季节、寒热、冷暖甚至月缺月圆等天时的差异构成；"地"，主要指地理环境的因素，由地势高下、地域位置、地理环境等差异构成；"人"，主要指人的个体因素，由体质、性格、病情、民族、遗传、性别、年龄等差异构成。《西南彝志》说"人与天地同，人体同天体"。根据天地大宇宙、人体小宇宙的三才相应观，上述"天、地、人"所构成的差异，影响着发病因素、病情发展和预后转归，在人与人之间形成千差万别的发病情况。彝医从三才相应的整体治疗观念出发，针对个体差异，制定相应的治疗原则，体现三才相应的具体应用。

4. 调整脏器

调整脏器系统，是在三才相应观的指导下，针对脏器功能失调而制定的治疗原则。脏器系统是人体结构的主要组成部分，是人体功能活动的主要核心，也是疾病产生的具体部位。调理脏器系统包括调理本脏器的功能，调理本脏器与其他脏器的相关功能。采用"理虚、祛实"之法顺应脏器组织功能特性及调整脏器组织之间的生克关系，使人体内的清浊平衡，六路畅通，各脏器组织的功能恢复正常。

5. 循因治本

循因治本，是彝医在治病过程中普遍遵循的治疗原则，是贯穿于治疗始终的基本法则，也是彝医治疗疾病的最高准则。循因治本对其他治则有总的指导作用，而其他治则都从属于这一总则。

彝医认为"本"是病因，是产生疾病的条件或因素，病因导致了"病"的产生，而"证"则反映了病在发展过程中某一阶段病理变化的本质。因此，只有"因、病、证"三者才能代表疾病的本，故本实为因、病、证的统一。循因治本，就是遵循因、病、证的统一，循因而使病得以确诊，从病去实施辨证论治。这是彝医循因治本的实质，求得了本，才能落实到治，在治疗时才能切中病情，取得效果。

除上述本的内容实质外，如果把本与标相对而言，在治本与治标的先后次序方面，则有"急则治标，缓则治本，标本俱急，标本同治"的治则，其内容实质与中医相同。

6.对治与顺治

对治法，此法适用于人体感受病邪后，证情与征象在性质上一致时。简单说，就是当热毒证表现为热象时用寒凉药来治疗，寒毒证表现为寒象时用温热药来治疗，实证表现为实象时用攻泻药来治疗，虚证表现为虚象时用补养药来治疗。因所用药物的药性恰好与证情的性质相对，故彝医称其为对治法。

顺治法，此法适用于病势严重、机体不能正常反映邪正相争情况时。也就是说，适用于证情与征象在性质上不相一致的时候。简单说，就是从现象上看，虽见一些热象仍用温热药，虽见寒象仍用寒凉药，实证见虚象仍用攻泻药，虚证见实象仍用补养药等。这种治法彝医叫顺治法。

（二）治法

治法是在临床实践中不断总结治疗方法而形成的，是在方剂发展到一定数量的基础上产生的。从有"方"到有"法"再"依法组方"是彝医治疗学上的一个飞跃。当方剂的实践经验上升到理论的时候，人们对方剂的认识大大向前迈进了一步，而这个深化了的认识，反过来又为处方用药服务，创造出更多的方剂，从而产生了第二个飞跃，推动着彝医方剂学不断向前发展。

彝医的治法除了自己的一些治疗特色外，其余的治法基本上与中医相同，就是采用发汗、引吐、泻下、调和、温热、清火、消散、补养八法来治疗疾病。虽然同样是八法，但此八法中有彝医的"三气理论、毒邪理论"和部分"脏器理论"的具体运用，带有彝医的治疗特点。

彝族医学八法中的每一个法，并不代表一类方剂，因为每一个法的内容，实际上可以在几类方剂中都有所体现。也就是说，绝不能把一类方剂当成一个治法，不能孤立地对待八法，正如中医《医学心悟》所说："一法之中，八法备焉，八法之中，百法备焉。"因此，治病组方时，必须结合具体病情，灵活运用八法，才能取得最好的疗效。

1.排毒法

运用药物或者其他治疗手段，将毒邪排出体外的方法，就是排毒法。

1）发汗法

本法是开泄汗腺，逐邪外出的一种治法，其主要作用是从肺、皮肤驱除侵袭体表的外邪。属于彝族排毒法的范畴。

（1）适用范围：发汗法除适用于一切外感疾病初期外，还适用于水肿和疮疡病的初期及麻疹将透未透的阶段。

（2）运用方法：发汗法主要适用于病毒在表的病证，而表证又有表寒毒、表热毒之分，因此汗法的具体运用原则又分两类：

温表发汗，适用于恶寒重，发热轻的表寒毒症。

凉表发汗，适用于发热重，恶寒轻的表热毒症。

上述方法是发汗法应用的基本大法。如因患者的体质不同或本有宿疾，以致内因和外因互相结合而使病情复杂化，治疗时就不能局限于上述的两种方法，而必须采取变通法则。例如：

滋浊发汗，适用于体质素属浊气亏虚，又外感表邪者。

温清发汗，适用于体质素属清气亏虚，又外感表邪者。

祛痰发汗，适用于素有痰饮，又外感表邪者。

除此以外，还有理气、消食、攻下等与发汗并用的方法，也可称为表里双解法等。

（3）注意事项：凡剧烈吐下之后及耗气、伤津、亡血等，原则上都在禁发汗之列。如必须使用发汗法时，则应配合益气、滋浊、养血等其他方法进行治疗。

发汗应以汗出毒去为度，不宜过量，以防气、血或津液过度消耗。因此，凡使用发汗法时必须注意季节与气候的变化、不同地区与环境的特点及体质强弱等。在选用药物和决定剂量时，应根据具体情况适当处理。

凡用发汗剂时，必须告诉患者，服药后应避风寒，忌食油腻厚味等物。

2）引吐法

引吐法即引导毒邪或有毒物质从口中涌吐而出的一种治法。其主要作用是使停滞在胃中、胸膈部分的有形毒邪，从口中吐出，从而达到及时排出毒邪的目的，是一种急救方法。属于彝医排毒法的范畴。

（1）适用范围：引吐法适用于痰涎壅盛，食积停滞胃中不化，欲有上涌之势，或误食毒物尚在胃中等疾病，此外，引吐法还可以代替开提法治疗中青年的尿闭等病，乃下病上取，从上涌吐以开之提之。

（2）运用方法：引吐法多用于病情严重急迫，必须迅速吐出积滞或毒邪时，但毒邪有寒热之分，又有毒邪实、正三气未伤和毒邪实证正三气已伤的不同。因此，引吐法的具体运用一般可分为四类：

寒药引吐法，适用于热毒郁滞于上的病症。

热药引吐法，适用于寒毒郁滞于上的病症。

峻药引吐法，适用于毒邪实证在上，病势急迫的病症。

缓药引吐法，适用于邪实正虚，病在胸膈，而必须采用引吐法的病症。

上述方法是引吐法应用的一般原则。但用于引吐法的药物，其药性有热性，亦有寒性，引吐药还有大毒、小毒、无毒的区别，所以在治疗时不能局限于上述方法，应根据具体情况，变通使用。

（3）注意事项：引吐法是一种急救方法，用之得当，收效迅速，用之不当，最易伤正。所以，凡病势危笃，老弱而气衰者，诸失血者，诸喘息不安者，妊娠或产后者等不得使用。

凡服用催吐剂，一般以一吐为"快"，不宜反复使用。

服催吐药后，应用手指或用消毒羽毛探喉使之速吐。

凡给予催吐剂时，应告诉患者，在得吐后需待片刻再进糜粥，禁食一切生冷硬物，且要谨避风寒。

3）泻下法

泻下法是攻逐体内结滞，通泄大便的一种治法，具有排除毒邪、推陈致新的作用。属于彝医排毒法的范畴。

ZHONGGUO YIZU YIYAO YANJIU

中国彝族医药研究

（1）适用范围：泻下法适用于邪在胃肠，燥屎停结，热毒内结于里及积水、蓄血、痰滞、虫积等疾病。

（2）运用方法：泻下法主要适用于里实证，而里实证又有寒、热、水、血、痰、虫及新、久、缓、急等不同，因此，泻下法可分为以下几种：

寒下，适用于里实热证之大便不通，热结旁流及肠垢结滞的泄泻等疾患。

热下，适用于寒痰结滞，胃肠冷积，寒毒结胸及大便不通等疾患。

逐水，适用于清气有余的水肿实热毒证。

润下，适用于津液不足，浊亏血少的大便燥结证。

通瘀，适用于蓄血、瘀血内结证。

攻痰，适用于痰毒胶结证。

驱虫，适用于较严重之虫积。

以上虽然都属泻下法，但通瘀、攻痰、驱虫均有其对症的主药，而泻下法只用以为佐。除此外，上述各法又有缓急之分：①峻下法，必须在病势急迫，病人体质尚强的情况下才能使用；②缓下法，是在病势轻缓，或病人体质较弱的情况下使用。

（3）注意事项：①泻下法如果用之不当，流弊很大。因此，运用泻下法时必须注意下列几点：A.毒邪在表的忌下；B.毒邪在表、里之间忌下；C.胃肠道腑未实的忌下；D.高龄津枯便秘或素体虚弱和清气衰微的人，以及产后血虚津伤而致大便艰秘的患者，皆不宜用峻下法；E.妊娠或行经期间皆应慎用。②泻下法应以邪去为度，不宜过量，以防机体正气受伤。因此，在使用泻下法时必须根据病情和患者体质，选用适当的药物和剂量。③在使用泻下剂时，必须告诉患者服药的时间，禁忌的事项、食物等。

2.解毒法

有些毒邪无法排出，但是可以运用药物或者其他治疗手段，将毒邪对机体的危害解除，这就是解毒法。

1）调和法

调和法就是通过和解的方法，来达到祛除毒邪、扶助机体正气的目的。属于彝医解毒法的范畴。

（1）适用范围：调和法应用范围很广，如寒温疫毒病的半表半里证及肝胃不和证，气机郁结所致的月经不调及肝木乘胃肠的腹痛、泄泻等。

（2）运用方法：调和法适用于毒邪在半表半里，或表里同病而发汗、引吐、泻下等法又不适用者。根据其病情的偏表、偏里、偏寒、偏热及邪正的虚实情况斟酌处理。一般可分为以下几种方法：

和而兼汗，适用于病情偏表而又需用和解法的病症。

和而兼下，适用于病情偏里实而又需用和解法的病症。

和而兼温，适用于病情偏寒而又需用和解法的病症。

和而兼清，适用于病情偏热而又需用和解法的病症。

和而兼消，适用于病情偏于积滞而又需用和解法的病症。

和而兼补，适用于病情偏于正气虚而又需用和解法的病症。

除上述各法外，其他如调和气血、表里双解、补泻合施，古人也称之为"和法"；但因其作用有主次之分，故不可完全概括在调和法的范围内。

（3）注意事项：调和法虽然是治法中比较缓和的方法，应用范围也比较广泛，但如果用之不当，亦能助长毒邪或损伤正气。因此，不能将调和法视为治法中的通用方法。凡有下列情况应禁用调和法：①毒邪在表者。②毒邪已入里的实证。③寒毒邪直中的里寒毒证。

2）温热法

温热法是祛除寒毒邪和补益清气的一种治法，其主要作用是温清救逆，温中杀寒，从而达到消除寒毒痼冷，补益清气的目的。属于彝医解毒法的范畴。

（1）适用范围：温热法适用于寒毒邪直中入里，或由热毒证转变成为寒毒证的疾病。

（2）运用方法：温热法主要适用于里寒毒证，但里证患者多有清气虚现象，所以常兼以祛寒温清，其运用方法一般可分为两类。

温清救逆：适用于清气不足，寒毒直中入里，或热毒病汗下清凉太过，以致热毒寒化于里，证候较急的情况。

温中祛寒：适用于素体浊气有余，以致寒毒内侵，证候较缓的情况。

（3）注意事项：温热法本为里寒毒证所设，凡有下列情况的应该禁用或慎用：①热伏于里，热深厥深，形成内真热外假寒者。②热毒火炽而见吐血、溺血、便血者。③素体浊气不足，舌质红，咽喉干燥者。④腹泻，疫毒痢，神昏气衰，形瘦面黑，状如槁木，浊气津液将脱者。⑤热峻之药，孕妇应慎用。

3）清火法

清火法是治疗热毒病的一种治法，具有清热降火保津、除烦解渴的作用。属于彝医解毒法的范畴。

（1）适用范围：凡热毒病，或清气有余证，只要表邪已解，或里热毒邪炽盛而无结实者，皆可使用。表里俱热者也可酌情使用。

（2）运用方法：由于热毒证不同，故清火法一般可分为六类。①清热生津：适用于热毒炽盛津伤证候。②清热泻火：适用于热毒入里，在肺、胃、肠、肝、胆、胰等脏器，属于实热毒证候者。③清里透热：适用于温疫毒病，热毒入里，侵及心血脉系，耗伤津液，尚可从里透出于表而解的证候。④清热凉血：适用于热毒入里，内传心血脉系，耗伤浊气津液，耗血动血的证候。⑤滋浊清热：适用于热灼津伤，浊气不足，水不制火的证候。⑥清热开窍：适用于高热不退，内传脑神经系统，神志昏聩、谵妄的证候。

除上述方法外，尚有清心火、清肝火、清肺火、清胃火等清脏腑热毒的方法。总之，清火法的适用范围是比较广泛的，临床应用时尤须变通使用。

（3）注意事项：清火法如用之不当，易于损伤人体清气，因此在使用时必须注意下列几点。①表毒邪不解，清气被郁而发热者禁用。②体质素虚，脏腑本寒而有寒毒邪者禁用。③因三气虚，或血虚而引起虚热者禁用。④浊气盛而清气上越的真寒假热者禁用。

4）消散法

消散法包括"消散"和"消破"两方面，其作用与泻下法相似而实有区别。消散法适用于慢性癥瘕积聚，如长期肝脾肿而体虚者，不宜采用攻下法，应以渐消缓散的方法来达到治疗目的。属于彝医解毒法的范畴。

（1）适用范围：消散法适用于气、血、痰、食所形成的慢性积聚或痞块凝滞等疾病。

（2）运用方法：针对病因、病机、病症的不同，消散法通常可分为以下几种。①消坚磨积：适用于癥瘕积聚的病症。②行气消瘀：适用于气结血瘀的病症。③消食导滞：适用于饮食不节，胰胃不运，以致饮食停滞的病症。④消痰化饮：适用于痰饮蓄积的病症。⑤消水散肿：适用于气不化水，水气外溢的病症。此外，如虫积、内外痈肿等病，也可采用消散法。

（3）注意事项：消散法是临床常用治法之一，虽不比泻下法峻猛，但用之不当，亦能损害人体，因此，在临床上应注意以下几点。①气虚中满的鼓胀及土衰不能制水的肿满者禁用。②浊气亏虚的虚热病，症见口渴不食，或因胰胃虚而有腹胀、腹泻、食谷不化者禁用。③肺虚生痰或肾水上泛为痰者禁用。④妇人血枯而月经停闭者禁用。⑤癥瘕积聚有初、中、末的不同，因此应根据"正气"的盛衰情况，采用消散、消和、消补等法辨证治之。

3. 扶正解毒法

扶助元气、清气和浊气，又解除毒邪对机体的损害的方法，就是扶正解毒法。这是两种方法合并使用的方法，适用于复杂疾病或者复杂证候。

补养法

补养法是补益人体气、血、津液不足，或补益某一脏器虚损的一种治法，它的作用在于扶助人体气血不足和协调清浊二气的偏胜，使之归于平衡。除此以外，在正气虚弱、不能清除余毒的情况下，使用补养法不仅能使正气恢复，而且还有利于肃清余毒，能收到间接祛毒的效果。属于彝医扶正或扶正解毒法的范畴。

（1）适用范围：补养法适用于气、血、津液不足，体力虚弱患者，如清气虚、血虚、浊气虚、元气虚或清浊二气俱虚而无力驱逐毒邪者。

（2）运用方法：补养法是运用益气滋浊、强筋、补精、益血等强壮的药物进行治疗，一般可分为补元气、补血、温清、滋浊四大类，还应根据不同病情选用峻补、平补、缓补等不同的方法。

①补气法用于胃肺元气虚，倦怠乏力，体懒怕动，少气不足以息，自汗脉虚大等症。例如，元气下陷，出现脱肛、疝气、妇女子宫下垂、中风虚脱等皆可用补气法。

大失血的患者应先大补元气，或重用补元气药物，因为补元气能生血，即六气能统血、摄血、生血的道理。

②补血法适用于血虚与失血的患者，如出现面色萎黄、苍白无华，口唇、指甲苍白，头晕耳鸣，嘈杂心悸，以及月经延期、色淡不鲜，甚则闭止不行等症。补血时还应根据血热、血寒之不同而分别采用凉血补血法、温经养血法。

③补浊气法适用于浊气不足或津液不足而引起的疾患，如形瘦色悴，口干咽燥，肌肤枯涩，耳鸣目眩，怔忡怵惕，虚烦不寐，潮热，盗汗遗精，呛咳咯血，消渴等。通常把补浊气分为：A. 补精，用于肾之浊气不足的证候。B. 补津液，用于热毒炽盛伤津的证候。C. 补浊气，用于脏器浊气亏虚的证候。

④补清气法适用于胃肾清气虚疾患，如腰膝寒冷，腰膝酸痛，下肢软弱，不任步履，肌肤不仁，畏寒乏力，小腹时痛，泄泻，小便频，阳痿早泄等。

除以上四类外，在运用补养法时还应注意虚在何脏，即应直补其脏。

（3）注意事项：运用补养法首先必须照顾消化系统，因胃乃后天之本，生化之源，如果胃不能运化，则任何补剂都不能起到补益的作用，这是使用补养法的关键。除此以外，还得注意：①在"大实有虚状"（即实证而表现出虚证的似象）的情况下，绝对禁补，否则就犯了误补益疾的错误。②在毒邪之势较盛的时候，虽有虚象，禁用纯补法，以防因补而致留毒之弊。③在运用补剂时，为了防止因"虚不受补"而发生气滞，应在补药中少佐理气彝药。

随病情变化而互相配合使用八法是彝族医学方剂使用的要点。因为单纯用某一种治法，是不能适应千变万化的病情的，只有根据复杂的病症表现，正确辨证，合理地采用一种或多种治法才能更有效地治愈疾病。

五、彝医方剂配伍

（一）配伍原则

彝族医药理论的形成较中医药晚，在已发掘出的彝医古籍中，虽然能见到大量的单方和小方，但缺乏方剂配伍理论。我们在研究彝医古籍方药和收集民间方剂时，发现彝医方剂的用药组方有一定特点和规律，这些特点和规律实际上就是彝医方剂的组成规律。由于彝医方剂组方药物不多，所以，配伍难以按照中医的"君、臣、佐、使"理论组合，而是由"主药、配药、引子药"组成；有的方剂没有引子药，引子药的作用由配药兼有。彝医方剂中主药、配药、引子药各自的作用如下。

1. 主药

主药是针对主病或主要症状，在治疗中起主要作用的彝药，在配方中必不可少。主药有3个特点：一是主药味数少，一般仅有一味；二是用量最大，其用量常常超出作为配药时的1~2倍；三是药性较强，即在同类药中，选用药性相对较强烈的药物。

2. 配药

配药是辅助配合主药加强治疗主病、主证的彝药，或是能增强主药药力、减少及消除主药副作用的彝药。配药的味数不固定，可多可少，有的配药是选用作用与主药同类的药，以弥补主药药力之不足；有的配药是选用作用与主药不相同的药，以兼顾错综复杂的病情需要。配药的剂量比主药小，药力也较缓。配药的含义及用途比较复杂，在方剂的配伍上有重要意义，对配药的应用，要着眼于其作用特点与配伍需要，而不拘泥于药味、用量、药力等方面。

3. 引子药

引子药又称"药引子"。引子药的作用是引导主药和配药直达病变部位，使药力集中，更好地发挥治疗作用。此外，引子药还有协调方中诸药药性的作用。

现就彝医方剂中主药、配药、引子药的组方关系，举例以说明。

《彝医处方集》治疗胃肠道胀气方：羊耳菊30 g，相思豆1 g，苡仁根25 g，水煎服。方中羊耳菊有小茅香之说，祛风散寒、行气活血药力最强，用量超出常用量，药性较后两味烈，故在此方中是主药。苡仁根即薏苡仁根，清热、利湿、健脾、杀虫，可辅助羊耳菊增强活血行气的药效，在方中用量次之，故属配药；相思豆即红豆，理气、通经，用量最小，引诸药直达病所，为引子药。本方主药一、配药一、引子药一，共三味药，属彝医方剂的小方。

《泽他章莫》治疗自汗方：仙人掌鲜品 30~50 g，红糖适量，鲜仙人掌煮糯米稀饭，红糖调服。方中红糖即饴糖，缓中、补虚、生津、润燥，是治疗气虚汗出的主药；仙人掌鲜品煮糯米稀饭有助红糖缓中、补虚之功，在方中为配药。本方中一主一配，组方精练，专一补虚生津，故能治疗气虚所致的自汗症。

彝医方剂中，主药是方中的主体，配药和引子药围绕主药起协同和加强作用，达到整体治疗效应。还有两点需要说明，一是方剂的配伍，并不是每个方剂都要严格、完整地有主药、配药和引子药，而是要根据病情需要和药物性能来组织配方。有时候一个方剂中，某个药物往往同时兼有多种作用，如主药兼有引子药作用（如治夜盲方的猪肝，既补肝血，又能引药入肝），引子药即可不用；主药力专效宏，已能胜病，或者主药没有副作用，不需要配药调和（如彝医的很多单方），则配药、引子药亦可不用等。所以，方剂的组成，除主药外，其余配药、引子药不必方方具备。二是每个方剂所用药味的多少，主要根据病情决定。如果病情较单纯，或治法需要专一时，方剂的药味应力求少而精；如果病情复杂，需要两种以上治法配合应用时，方剂的药味就要多一些，但药味过于庞杂，配伍不当，有时反而会造成作用相互牵制、互相影响而降低疗效。总之，处方用药既要突出重点，又要适当照顾各个方面，力求做到"少而精专，多而不杂"。

（二）药物用量

彝医处方用药的量，采用的是比较原始的计量方法。医生配方时常常根据患者的体质、病情及药物的药性，再按照自己的治病经验来决定剂量，其计量方法大致有 4 种。

1. 估量

估量就是估计用量，为大概用量。一般用于散剂、酒剂、药水等液体制剂及籽实类和细小的药物。彝医估量的器具为牛角、麂角、牛蹄壳等动物角、蹄制成的量具，或杯、碗、盏等容器。估量的单位则直接用量具或容器的名称，如"半牛角""两麂角""五蹄壳""一碗""三杯"等。此外，还用"撮""把"计量，"一撮"即以拇指、食指、中指三指并拢所能取的量；"一把"即以五指抓拢所能取的量。这种估量法由于量具和容器没有统一标准，因此药物的估计不准确，应用时还必须结合用药经验进行估量。

2. 拟量

即以实物比拟重量或容积。彝药拟量单位有"米粒大""松子大""核桃大""鸡蛋大""拇指大"等。拟量法同样存在不准确性，仅供参考。

3. 数量

即以数目定量。彝药的常用数量单位有"棵""个""根"等，如"五棵鱼眼草""两个斑蝥""三根水橄榄"等。这种数量法，对形体较大、个体均匀而无毒的药可采用，但是对药材形体大小不等及毒性药不宜采用。

4. 称量

过去，一些彝医在配方时，对部分毒性和贵细彝药也用旧制的戥子称。近年来，彝药的计量已逐渐统一按我国法定的计量方法，除边远山区或少部分彝药外，配方时不再采用原始的估量、拟量等计量法，彝药剂量单位改为"克（g）""升（L）"，这样就避免了因计量混乱或模糊所致的弊端，使彝医方剂的剂量更加准确、规范。

用量大、药味少是彝医方剂的一大特点。彝医方剂大多为单方和小方，药味虽少，但剂量很大，特别是单方或小方、大方中的主药，剂量可上百克，甚至 200~300 g。如治疗腹腔肿块：醋鳖甲 100 g，鸡内金 100 g，瓦楞子 50 g，红糖 300 g，蜂蜜适量，药舂粉调蜜为丸。若用鲜药，或药性平淡的彝药，剂量在四五百克者也不少见，如治疗胃溃疡出血：嫩藕 500 g，白糖 200 g，共捣汁，开水冲服。但是，对于毒性药，彝医的做法是慎用，如用雪上一枝蒿、草乌、三分三、八角枫等毒性药治顽疾，起沉疴的事例也很多。彝医用毒性药内服时，剂量很小，在总结毒性药的应用经验后，将一些毒性药直接用剂量命名，以警醒世人注意用量，如彝药"三转半""三分三""米颗药"等。

剂量是方剂的重要组成部分，一个方剂不可缺少剂量，但具体应用时，因病人的体质不同，生活环境和生活习惯不同，方剂的用量也要做相应的调整，刻板的用量往往很难适用于不同的地区和各种不同的体质。每个方剂的剂量我们要了解，但不能完全照搬，而要根据临床实际，因时、因地、因人酌量使用。

六、彝医方剂研究

以彝医879首经验方剂作为研究对象，构建彝医方剂数据库，利用数据挖掘技术，分析其组方规律、常用药物频次、药物组合形式、用药规律与主治疾病等，以期进一步发掘和开发彝医方剂。

1. 彝医主治疾病

从表3-1中可以看出，彝药主治病种主要为妇科疾病、骨关节病、眼病等。

表3-1　彝医方剂主治疾病频次

主治疾病	频次	主治疾病	频次
妇科疾病	159	皮肤病	17
骨关节病	39	心脏病	16
眼病	35	泄泻	16
胃病	23	皮肤瘙痒	15
咽喉肿痛	20	感冒	13
尿路感染	18	支气管炎	11
跌打损伤	18	痢疾	11
疮癣	18	脱肛	11

2. 彝医方剂药物频次分析

彝医879首方剂共涉及905种药物及食物，其中使用频次≥9的有30种，可以看出，方剂中酒最为常用，频次达95。彝医药方剂中使用频次较高的是清热解毒、活血通络、理气止痛类药物，酒、猪肉、蜂蜜、醋、鸡肉、食盐等日常生活的食物或调料的使用频次也较高，见表3-2。

表3-2 彝医处方中使用频次≥9的药物或食物统计

序号	药材	频次	序号	药材	频次
1	酒	95	16	千针万线草	13
2	红糖	35	17	花椒	13
3	猪肉	34	18	胡椒	13
4	三七	30	19	鱼腥草	12
5	蜂蜜	29	20	鸡肉	12
6	重楼	25	21	食盐	11
7	玉带草	23	22	满山香	10
8	鸡蛋	22	23	植物油	9
9	鸡血藤	20	24	酸浆草	9
10	醋	19	25	虎掌草	9
11	小红参	17	26	石椒草	9
12	千针眼	16	27	叶下花	9
13	巴巴花	16	28	狗椒	9
14	马鞭草	15	29	苎麻	9
15	生姜	15	30	狗响铃	9

3. 彝医方剂药味数量统计

对彝医方剂的药味数量进行统计后，发现彝医药的方剂是以药味数量较少的小方为主，主要集中在一味、两味、三味药。其中仅两味药的方剂就占了37.4%，见图3-1。

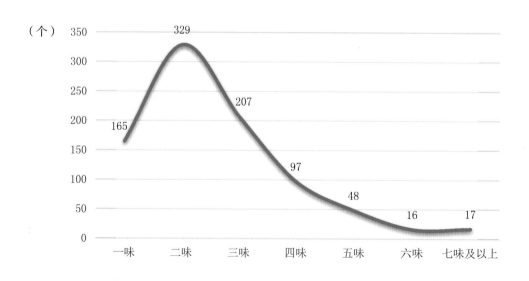

图3-1 彝医方剂药味数统计

4. 彝医方剂中用药高频核心组合分析

用关联规则挖掘方法，设置支持度个数≥4（表示该数据出现的频次≥4），置信度≥0.6（表示"->"左侧的药物出现时，右侧药物出现的概率），得到核心药物组合2050条；因数据量太多，仅列出排名前20的部分核心药物组合，见表3-3。关联规则见表3-4。药物之间关联的"网络化展示"，见图3-2、3-3（支持度个数≥4及≥5）。

表3-3 彝医用药高频核心组合分析(支持度个数≥4，置信度≥0.6)

序号	药物模式	频次	序号	药物模式	频次
1	酒—醋	8	11	生姜—葱白	4
2	三七—酒	8	12	红糖—鸡蛋	4
3	蜂蜜—醋	7	13	酒—土细辛	4
4	鸡血藤—玉带草	7	14	酒—狗椒	4
5	红糖—酒	6	15	花椒—酒	4
6	蜂蜜—酒	5	16	玉带草—小红参	4
7	鸡血藤—五香藤	5	17	伸筋草—玉带草	4
8	满山香—大追风	5	18	玉带草—五香藤	4
9	蜂蜜—酒—醋	5	19	玉带草—满山香	4
10	生姜—蜂蜜	4	20	玉带草—大追风	4

表3-4 彝医常用药物关联规则（支持度个数≥4，置信度≥0.6）

序号	规则	置信度	序号	规则	置信度
1	蜂蜜—酒->醋	1	6	伸筋草->满山香	0.8
2	伸筋草->玉带草	0.8	7	伸筋草->大追风	0.8
3	四块瓦->玉带草	0.8	8	伸筋草->金不换	0.8
4	伸筋草->鸡血藤	0.8	9	四块瓦->伸筋草	0.8
5	伸筋草->五香藤	0.8	10	伸筋草->四块瓦	0.8

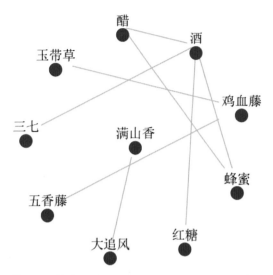

图3-2　彝医方剂高频核心组合网络展示（支持度个数≥5）

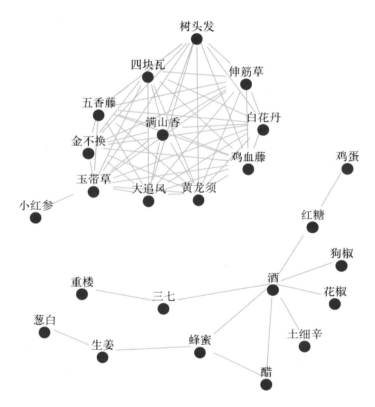

图3-3　彝医方剂高频核心组合网络展示（支持度个数≥4）

5.彝医药方剂用药规律总结

从高频药物的分析结果可以发现，彝医在用药方面是以常用药材、当地植物及日常生活中的食物、调料为主。用药组合多为具有活血化瘀、行气止痛、祛风活络功效的药物联用，如三七、鸡血藤、玉带草、大追风、伸筋草等联用，蜂蜜—酒—醋的联用也是较为常见的。

酒的使用较多，主要用于常见的妇科疾病、骨关节病等，使用方法包括口服和外用，口服以酒泡药、酒兑服、以酒为引、酒与药同饮等，外用包括酒调药混合外敷或点火酒外搽等，如彝医火疗法也需要用到酒。在彝医古籍《明代彝医书》《启谷署》《哀牢山彝族医药》《聂苏诺期》《医病好药书》等文献中，也有以酒作为药使用的记录，与本研究得出的结果相似。

彝医方剂主要集中在三味药以下的小方，虽然彝族有自己的语言和文字，但使用的人数有限，并且主要采用口口相传的形式传承，文本记载较少，因此在传承过程中，药味较多的方剂得不到妥善记录、保存，而且在流传过程中也可能有部分缺失，最终成了药味数较少的方剂。从结果可以看出，彝医方剂使用主要限于经验方，还停留在生活环境周边的食物、植物等的使用。

彝医方剂目前仍缺乏科学的评价，本民族医药理论、用药经验及诊疗技术发展较为滞后。近年，由于区域内医疗卫生条件明显改善，国家相继建立彝医医院，为彝医药发展提供了更为有效的保障，希望能在整理研究的基础上，继续完善收集和分析，发现彝医药预防和治疗疾病的知识和经验，保护和传承其精髓，为其开发、推广、应用提供更多的参考依据，使之发挥更大的文化、社会和经济效益。

第二节　彝医常用方剂

一、排毒法

（一）发汗法

1. 单方

【方剂来源】民间方

【组成剂量】山藿香 30 g。

【用法用量】加水适量，浸泡30分钟后加盖煎沸15分钟，取汁温服。

【功用主治】发表，和胃，化湿。主治感受风寒，发热，头身痛，恶心呕吐，饱闷胃痛。

【编著说明】此方是云南彝医常用方，方中山藿香又称野荆芥，味微辣，性温，既可祛风散寒以治疗感冒发热，头身疼痛，又可和胃化湿以治疗恶心呕吐，脘腹饱闷。据现代药理学研究，该药有明显利尿作用，能使尿量和尿中氯化物排泄增加，还有促进食欲、改善消化及祛痰的作用。本方对于胃肠型感冒最为适宜。

2. 小方

【方剂来源】《贵州彝族民间传统医药》

【组成剂量】木姜子12 g，生姜7 g。

【用法用量】水煎加白糖内服。

【功用主治】祛风散寒，开胃健脾。

【编著说明】木姜子为彝医常用药，其根有独特的香气，具有开胃健脾的功效，是凉山彝族特色美味"坨坨肉"必不可少的佐料。彝族民间用于感冒方中，具有祛风散寒之功。

【方剂来源】《贵州彝族民间传统医药》

【组成剂量】葛根32 g，乌梅14枚，葱白50 g，豆豉一小碗用布包，生姜7 g。

【用法用量】上药加水150 ml，煨15分钟，温服。

【功用主治】伤寒无汗。外感风寒，怕冷，头痛身酸痛，无汗。

【编著说明】生姜味辣性热，能杀寒解表，降逆止呕。《齐苏书》中用其治疗风寒感冒、呕吐、腹痛等。据现代研究，生姜有抗炎、促进排汗、解热止痛的作用。

【方剂来源】民间方

【组成剂量】灯笼花30 g，野蚕豆根30 g。

【用法用量】水煎服。

【功用主治】风寒感冒，发热恶寒。

【编著说明】（1）蚕豆根中医不作药用，彝族民间用于感冒方中属特殊用法，取其什么功效不明。

（2）灯笼花具有散寒止咳，活血止痛，散瘀解毒之功。

【方剂来源】民间方

【组成剂量】细柴胡 30 g，紫苏 30 g，开口箭 30 g，大发汗 5 g。

【用法用量】水煎服。

【功用主治】风寒感冒，恶寒发热无汗。

【编著说明】（1）开口箭又称"心不干"，有小毒，有温中散寒、活血行气止痛的功效，中医主要用之治胃痛、胃溃疡、跌打损伤；用之配伍治疗感冒乃彝族民间特色用法。

（2）方中彝药大发汗为豆科植物白花藤萝之根，味苦辣，性热，有祛风除湿、发表、活血的功效，云南及贵州彝医用大发汗治疗感冒身痛无汗。体弱及孕妇慎用大发汗；该品过量服用，可产生呕吐、腹痛、眩晕、黏膜干燥、血压增高等症状。除对症处理外，可用金银花、甘草、红糖等煎水内服解救。

【方剂来源】民间方

【组成剂量】生葱 50 g，生姜 50 g，辣椒 50 g，食盐 10 g。

【用法用量】煨水服。

【功用主治】风寒感冒，周身痛，恶寒。

【编著说明】（1）方中药物由日常食用作料组成，简便易取，其中生葱味辣性温，能发汗解表，散寒通阳，是方中主药。《老五斗彝医书》用生葱治疗风邪染疾和乳痈；《启谷署》中用生葱配方治疗癃闭、淋证，皆取其发表通阳作用。生姜味辣性热，能杀寒解表，降逆止呕；《齐苏书》中用其治疗风寒感冒、呕吐、腹痛等症。据现代研究，生姜有抗炎、促进排汗、解热止痛作用。

（2）该方发汗作用较强，风寒束表者适宜，但口感辛辣，对姜、葱、辣椒过敏者忌用。

（3）该方中用食盐的机理不清楚，可能是对抗姜、葱、椒的辛辣。

【方剂来源】《贵州彝族民间传统医药》

【组成剂量】杏仁 15 g，胡桃仁 15 g。

【用法用量】捣为末，加蜂蜜和为丸。每日 3 次，每次服 4 g，姜汤水送服。

【功用主治】老年咳嗽。

【编著说明】胡桃仁具有平喘作用，杏仁止咳，蜂蜜润肺，共同具有润肺止咳作用。

【方剂来源】《彝族地区常见病民间适宜治疗方法选》

【组成剂量】金钱草 20 g，葱白 5 根，生姜 10 g。

【用法用量】上三物水煎，分两次服用，每日 1 剂。

【功用主治】感冒咳嗽。

【编著说明】按照彝族的用法，葱白、生姜可以解表，此法同中医。生姜味辣性热，能杀寒解表，降逆止呕。《齐苏书》中用其治疗风寒感冒、呕吐、腹痛等。据现代研究，生姜有抗炎、促进排汗、解热止痛作用。

3. 大方

【方剂来源】《中国少数民族传统医药大系》

【组成剂量】青木香 15 g，四块瓦 10 g，当归 10 g，透骨草 10 g，叶上花根 10 g，紫菀根 10 g，莲台夏枯草 10 g，杜仲 8 g，白花矮朵朵 5 g，野芦子 10 g，麻嘴 5 g，白头翁 5 g，防风 5 g。

【用法用量】水煎服。

【功用主治】用于风寒感冒，发热恶寒，恶寒重者。

【编著说明】青木香具有肾毒性，体质虚寒者慎用，胃弱者勿服；四块瓦有毒，白花矮朵朵、麻嘴有小毒，用量均不宜大。

风寒感冒是中医的病名和证候名称，彝族医学对于感冒无具体分类，统称为"伤风"，附以症状加以区分，如发热、不恶寒、口渴、全身酸痛；发热、心烦、口渴；身困、咽喉疼痛等。

关于药物：麻嘴，为彝族药特有，具体何种草药不详，可能为"麻口皮子药"，别名"皮子药""总管皮""满山香""山胡椒"，以树皮或根皮入药，有小毒，能祛风散寒，解毒镇痛，用于治疗风湿筋骨痛、跌打损伤、牙痛、毒蛇咬伤。孕妇忌服。本植物的果皮，在少数地区亦作土花椒使用。

四块瓦，为金粟兰科植物，产于云南、四川、贵州、广西等地。全草供药用，能解毒消肿、活血散瘀，用于治疗风湿性关节炎、细菌性痢疾。

叶上花，青荚叶属常绿附生小灌木，原产我国，分布于陕西、甘肃、湖北、湖南、四川、广东等省。全株及果可入药。能祛风除湿，活血解毒，活血化瘀，清热解毒。主治感冒咳嗽、风湿痹痛、胃痛、便血、月经不调、跌打瘀肿、骨折、痈疖疮毒、毒蛇咬伤。

莲台夏枯草，又名"宝盖草""珍珠莲""接骨草"，产于青海、新疆、四川、贵州、云南及西藏等地，主要产于云南。能清热利湿，活血祛风，消肿解毒。用于治疗黄疸型肝炎、淋巴结结核、高血压、面神经麻痹、半身不遂；外治跌打伤痛、骨折、黄水疮。

白花矮朵朵，因原书收集方式不详，可能为口述，资料有误，应作"白花矮陀陀"，又称作"地黄连"，也有地区称作"鸡血散""铁冬青""金丝矮陀""金丝岩陀""矮秃秃""滇地黄连""思茅地黄连""小罗伞""土黄连""千年矮""假苦楝""七匹散"等。中药地黄连为楝科植物滇黔地黄连的全株，全年可采。白花矮朵朵能清热解毒，行气活血。主治感冒高热、疟疾、肺炎、咳喘、吐血、胃痛、风湿痹痛、跌打损伤。

野芦子，又称"短蒟"，或"钮子跌打""细蒟子""细芦子藤""鸡屎芦子""九节风"。藤状灌木，高 1~4 m。本种全株入药，有舒筋活络，散瘀消肿，止血止痛等效能，用于治疗风湿性腰腿痛、关节炎、四肢麻木、感冒。

【方剂来源】《贵州彝族民间传统医药》

【组成剂量】云实根 17 g，紫苏 17 g，金银花 17 g，观音草 17 g，生姜 10 g，葱白 10 g。

【用法用量】水煎加红糖内服。

【功用主治】感冒咳嗽。

【编著说明】"云实根"原书作"闯王刺"，又名"阎王刺"，具有祛风除湿，解毒消肿的功效。

【方剂来源】《贵州彝族民间传统医药》

【组成剂量】水蜈蚣 7 g，水灯草 7 g，马鞭草 7 g，云实根 7 g，鱼鳅串 7 g，车前草 7 g，野青菜 7 g。

【用法用量】水煎内服。

【功用主治】感冒。

【编著说明】水蜈蚣为莎草科草本植物，又名"无头土香""白香附""发汗草""疟疾草""三荚草"，具有发汗退热，疏风解表，祛瘀利湿，分清去浊，利尿，截疟的作用。"云实根"原书作"闯王刺"，又名"阎王刺"，具有祛风除湿，解毒消肿的功效。

【方剂来源】《贵州彝族民间传统医药》

【组成剂量】银花叶 20 g，车前草 20 g，五匹风 20 g，鱼鳅串 20 g，生姜 7 g。

【用法用量】水煎加白糖内服。

【功用主治】感冒。

【编著说明】五匹风是多年生草本，出自清朝刘士季《草木便方》，为《神农本草经》记载的蛇含之别名，具有清热解毒之功，用于治疗惊痫高热，疟疾，咳嗽，喉痛，湿痹，痈疽癣疮，丹毒，痒疹，蛇、虫咬伤。鱼鳅串全草用于治疗感冒发热、咽喉肿痛、食积腹胀、肠炎水肿、梅毒淋病、皮肤瘙痒。

【方剂来源】《贵州彝族民间传统医药》

【组成剂量】附子8 g，炒黑姜4 g，升麻16 g，木香18 g，荆芥15 g，薄荷7 g，葱白4 g，生姜10 g。

【用法用量】水煎内服。

【功用主治】伤寒。

【编著说明】升麻、荆芥、薄荷、葱白、生姜的用法，同中医用法。

（二）泻下法

1. 单方

【方剂来源】《彝族地区常见病民间适宜治疗方法选》

【组成剂量】海带适量。

【用法用量】水煎服。

【功用主治】便秘，酒精中毒。

【编著说明】海带煎水口服可以解酒和缓解便秘，此乃彝族民间特殊用法，具体功效不详。

【方剂来源】民间方

【组成剂量】苦参20~30 g。

【用法用量】水煎服。

【功用主治】肺结核。

【编著说明】苦参清热，燥湿，杀虫，彝族民间用之治疗肺痨可能是针对肺痨乃痨虫感染之说，取其杀虫之功效。

2. 小方

【方剂来源】民间方

【组成剂量】苦参10 g，苦楝皮15 g。

【用法用量】水煎服。

【功用主治】蛔虫病。

【编著说明】（1）苦参有清热、燥湿、杀虫、止痒的功效，苦楝皮有毒，注意药量不宜过大。

（2）体弱及脾胃虚寒者忌服。

【方剂来源】民间方

【组成剂量】龙胆草 12 g，皮哨子 10 g。

【用法用量】水煎服。

【功用主治】蛔虫病。

【编著说明】皮哨子为川滇无患子科植物，具有行气消积，解毒杀虫的功效。主治疝气疼痛、小儿疳积、乳蛾、疟腮、疥癞、黄水疮、蛔虫病等。

【方剂来源】民间方

【组成剂量】野坝蒿 20 g，茶叶 10 g。

【用法用量】水煎服。

【功用主治】蛔虫病。

【编著说明】（1）野坝蒿即野巴子，具有清热解毒，消食化积的功效，中医书籍中无明确杀蛔之功效的记录。

（2）该方属于彝族民间经验方。

【方剂来源】民间方

【组成剂量】核桃油、菜油各适量。

【用法用量】炒玉米饭吃。

【功用主治】蛔虫病。

【编著说明】核桃油和菜油具有润肤、养颜、健脑的作用，中医书籍记录核桃油可以杀绦虫，用于治疗蛔虫病；属于彝族民间特殊用法。

【方剂来源】民间方

【组成剂量】川楝子 20 g，椿尖 15 g。

【用法用量】煨水服。

【功用主治】蛔虫病。

【编著说明】（1）椿尖即嫩椿叶，中医书籍认为椿尖无杀蛔作用，而多用根皮。

（2）川楝子有毒，注意用量。

【方剂来源】民间方

【组成剂量】麻栗树皮 15 g，辣椒蒂 15 g，螳螂 1 只，白藤皮 20 g。

【用法用量】泡酒服。

【功用主治】胃痛。

【编著说明】该处用螳螂与功效不符，可能是将蟑螂误传，因为蟑螂有破瘀化积之功，与辣椒蒂和酒配伍可以治疗寒邪客胃之胃痛。

【方剂来源】民间方

【组成剂量】甘遂 1.5 g，鲫鱼 300 g。

【用法用量】鲫鱼去内脏，甘遂装鱼腹中，白面包裹，米糠火中煨黄后去面壳一次服完。

【功用主治】逐水消肿，用于治疗胸腹痞块，痰饮积滞，腹胀腹痛，水肿踹满，大便不通。

【编著说明】甘遂具有泻水逐肿，消肿散结的功效，主治水肿、腹水、留饮结胸、癫痫、喘咳、大小便不通等。

【方剂来源】民间方

【组成剂量】鸡根 50 g，冬瓜 200 g，鲫鱼 200 g。

【用法用量】鲫鱼去鳞和内脏，与鸡根、冬瓜一同煮熟，一次服完。

【功用主治】健脾，补肾，消肿。主治慢性肾炎、下肢水肿、小便少。

【编著说明】鸡根味甜，性微寒，有健脾、除湿、消肿的功效。彝医常用鸡根治疗病后虚弱、水肿、黄疸、小便不利、风湿等。

【方剂来源】民间方

【组成剂量】荞面 250 g，巴豆 9 个，桑白皮 250 g。

【用法用量】巴豆去油后与桑白皮、荞面共制成散剂，每晚温水送服 10 g。

【功用主治】消积化滞。主治胸腹痞块、痰饮积滞、腹胀腹痛、水肿踹满、大便不通。

【编著说明】同中医一样，彝医也用巴豆泻腹中积滞。荞麦为彝族主食，性寒，有清热解毒、消食健胃、利尿的功效。桑白皮可治疗水肿、咳喘等。

二、解毒法

（一）调和

1. 单方

目前未见。

2. 小方

【方剂来源】民间方

【组成剂量】草烟根 20 g，厚朴树皮 20 g，草果皮 15 g。

【用法用量】水煎服。

【功用主治】咳嗽。

【编著说明】（1）草烟根应是烟草根，中医罕作药用。

（2）从该方配伍来看，以痰湿咳嗽为宜。

3. 大方

【方剂来源】民间方

【组成剂量】青蒿 20 g，土烟 0.1 g，香椿 15 g，刺天茄 0.1 g，臭灵丹 20 g，箭竹 20 g，生姜 3 片。

【用法用量】水煎服。

【功用主治】感冒发热，不恶寒，口渴，全身酸痛。

【编著说明】（1）从处方配伍看，以暑热或暑湿天感受风寒致发热、身痛、头痛更为适用。

（2）箭竹入药部位为根。

（3）配伍土烟治疗感冒乃彝族民间特色用法。

【方剂来源】民间方

【组成剂量】野党参 200 g，黑芝麻 100 g，石膏 100 g，霜桑叶 200 g，枇杷叶 50 g，去毛柴胡 250 g。

【用法用量】共研细末，每天 3 次，每次 5 g。

【功用主治】咳嗽。

【编著说明】（1）霜桑叶又名冬桑叶，彝族民间每在冬至节这天采集，与中药桑叶功效相同。

（2）去毛柴胡和中药之柴胡功效相同。

（3）从配伍看，该方适宜于体虚者感冒，邪处半表半里之咳嗽。

【方剂来源】《贵州彝族民间传统医药》

【组成剂量】岩白菜 18 g，岩泽兰 18 g，虎杖 18 g，淫羊藿 18 g，果上叶 15 g，岩豇豆 15 g。

【用法用量】水煎内服。

【功用主治】慢性气管炎。

【编著说明】岩白菜为虎耳科岩白菜属植物，具有清热解毒、止血、调经的功效。用于治疗肺结核咳嗽、咯血、吐血、衄血、便血、肠炎、痢疾、功能性子宫出血、白带异常、月经不调，外用治黄水疮。果上叶为兰科植物石豆兰属，以全草入药，具有润肺化痰，舒筋活络，消炎之功，用于治疗肺结核咯血、慢性气管炎、慢性咽炎、风湿筋骨疼痛，外用治骨折、跌打挫伤、刀伤。

（二）温热

1. 单方

【方剂来源】陈尚兴辑民间方

【组成剂量】益母草。

【用法用量】搓绒塞鼻或者煎水内服。

【功用主治】用于风寒感冒。

【编著说明】益母草活血调经，利尿消肿。中医多用于治疗月经不调、痛经、经闭、恶露不尽、水肿尿少。用其治疗风寒感冒乃彝族民间特殊用法，具体功效不详。

【方剂来源】《贵州彝族民间传统医药》

【组成剂量】紫苏 30 g。

【用法用量】煨水慢慢服之。

【功用主治】伤寒气喘。

【编著说明】和中医用法相似。

【方剂来源】民间方

【组成剂量】紫乌头（都拉）。

【用法用量】熬水服。

【功用主治】哮喘。

【编著说明】（1）都拉在彝族民间称之为紫乌头，即草乌头（野生品），有剧毒，凡体虚、妊娠、阴虚火旺及热证疼痛者忌服，生品慎服。

（2）该品虽有开痰之功，但中医书籍无用之于哮喘之记录，此乃彝族民间用法。

【方剂来源】民间方

【组成剂量】柿饼 7 个。

【用法用量】麻油炸焦服。

【功用主治】便血。

【编著说明】柿饼味甘涩、性寒，脾胃虚寒、痰湿内盛者不宜使用，麻油炸焦后寒、涩之性得以改善。中医认为，血见黑则止，可见彝族亦有同样认识。

【方剂来源】民间方

【组成剂量】草果 30 g。

【用法用量】泡酒服。

【功用主治】心悸。

【编著说明】该方宜治寒湿痹阻、心阳不振之心悸。

【方剂来源】民间方

【组成剂量】麦冬全草 30 g。

【用法用量】水煎服。

【功用主治】风寒腹痛。

【编著说明】此乃彝族民间用法。

【方剂来源】民间方

【组成剂量】野当归根 10 g。

【用法用量】生嚼服。

【功用主治】风寒腹痛。

【编著说明】野当归即土地归，此为彝族民间用法。

【方剂来源】民间方

【组成剂量】续断 15~20 g。

【用法用量】水煎服。

【功用主治】风寒腹痛。

【编著说明】中医书籍无此用法，彝族民间取其什么功效不详。

【方剂来源】民间方

【组成剂量】厚朴叶 30 g。

【用法用量】煨水服。

【功用主治】便秘。

【编著说明】中医书籍无厚朴叶入药记录，该方可能是取之温中行气之功。

【方剂来源】民间方

【组成剂量】野苏麻叶。

【用法用量】擦痛处。

【功用主治】头痛。

【编著说明】中医全草入药水煎服治疗风寒感冒，用野苏麻叶擦痛处治疗头痛乃彝族民间特殊用法。

【方剂来源】民间方

【组成剂量】白细辛 10 g。

【用法用量】泡酒饮服。

【功用主治】风疹。

【编著说明】此乃彝族民间经验用药，中医书籍只有细辛收录，二者是否功效相同有待考证。

【方剂来源】民间方

【组成剂量】茴香根 25 g。

【用法用量】水煎服。

【功用主治】风疹。

【编著说明】属于彝族民间特殊用法，取其什么功效不详。

【方剂来源】民间方

【组成剂量】小草乌 10 g。

【用法用量】煮猪肉吃。

【功用主治】哮喘。

【编著说明】小草乌有毒，用时务必注意。中医用其治疗风湿关节痛、胃寒疼痛、跌打损伤。配伍治疗哮喘乃彝族民间特殊用法。

2. 小方

【方剂来源】民间方

【组成剂量】柿饼 7 个，灶心土 100 g。

【用法用量】炒熟，早晚各吃 2 个。

【功用主治】便血。

【编著说明】（1）本方阴虚失血及热证呕吐反胃者忌服。

（2）本方亦可用于吐血、衄血、尿血、崩漏等血证。

【方剂来源】民间方

【组成剂量】茴心草 20 g，鸡蛋 3 枚。

【用法用量】共蒸透，分两次服。

【功用主治】心悸。

【编著说明】（1）茴心草中医书籍无记录，可能是茴香之误传。

（2）该方可能针对阳气不足、心阳不振的病机而立。

【方剂来源】民间方

【组成剂量】七叶莲 30 g，鸡蛋壳数枚（舂碎）。

【用法用量】水煎服。

【功用主治】胃病。

【编著说明】（1）鸡蛋壳即鸡子壳。七叶莲孕妇慎用。

（2）该方宜治寒饮停滞。

【方剂来源】民间方

【组成剂量】韭菜子 50 g，蜂蜜 50 g。

【用法用量】韭菜子捣碎，配蜂蜜做 12 丸药丸，每天吃 3 丸，连用 4 天。

【功用主治】胃病。

【编著说明】韭菜子即韭子，《中药大辞典》记录其功效为补肝肾、暖腰膝、壮阳固精，彝族民间用之与蜂蜜配伍治疗胃痛乃用其散寒止痛之功。

【方剂来源】陈尚兴辑民间方

【组成剂量】杏仁 5 枚，梨 1 个，胡椒 9 粒。

【用法用量】捣烂，与黄酒一起服用。

【功用主治】胃病。

【编著说明】该方配伍杏仁、梨，一是取其滋阴润肠通便之功，二是制约胡椒、黄酒辛热之性，三是其能润肺止咳；诸药共奏温中、行气、润燥、止咳之效，适用于阴虚便秘、阴虚咳嗽、寒邪客胃之胃痛。

【方剂来源】民间方

【组成剂量】花椒 10 g，麝香 0.1 g。

【用法用量】泡酒服。

【功用主治】便秘。

【编著说明】（1）彝族民间好用动物药，麝香更是他们的常用药。该方宜治阳虚之便秘。

（2）孕妇忌服。

【方剂来源】民间方

【组成剂量】两头毛 25 g，翻白草 20 g。

【用法用量】水煎服。

【功用主治】慢性胃炎。

【编著说明】此方药物为民间常用药物。

【方剂来源】民间方

【组成剂量】生姜 200 g，山羊肉 500 g。

【用法用量】炖熟后喝汤。

【功用主治】胃肠道胀气。

【编著说明】该方温中补虚，主治寒邪客阻中焦之积滞。

【方剂来源】《贵州彝族民间传统医药》

【组成剂量】川芎 18 g，甘草 4 g，法半夏 4 g，苕叶细辛 7 g，白芷 4 g。

【用法用量】用白酒蒸之内服。

【功用主治】头痛。

【编著说明】此方彝医用法与中医类似。

【方剂来源】《贵州彝族民间传统医药》

【组成剂量】川芎 18 g，细辛 10 g，香樟树寄生 18 g，白芷 12 g，钩藤 7 g。

【用法用量】用白酒泡之内服。

【功用主治】头痛。

【编著说明】经临床使用，对神经性头痛效果显著。该方和中医的川芎茶调散类似。

【方剂来源】民间方

【组成剂量】辣椒 10 g，红糖 20 g，酢浆草 30 g。

【用法用量】煨水服。

【功用主治】风寒头痛。

【编著说明】（1）中医书籍记录酢浆草的功效为清热利湿、凉血散瘀、消肿解毒，用其治疗风寒感冒或者风寒头痛乃彝族民间特殊用法。

（2）该方发汗作用较强，但口感辛辣，小儿慎服。

【方剂来源】民间方

【组成剂量】土细辛 15 g，石椒草 20 g。

【用法用量】水煎服。

【功用主治】疟疾。

【编著说明】土细辛即金耳环，从功效上分析，该方宜治寒疟。

【方剂来源】民间方

【组成剂量】紫乌头根 5~9 g，甘草 15 g，生姜 15 g。

【用法用量】水煎服。

【功用主治】酒精中毒及鱼虾中毒、蘑菇中毒等。

【编著说明】乌头类药物一般为有毒之物，具有祛风除湿、温经止痛的作用，但彝族认为紫乌头无毒，且常视之为解毒要剂。彝族偏爱饮酒，常用之解酒。

【方剂来源】民间方

【组成剂量】鬼针草 20 g，草豆蔻 15 g。

【用法用量】水煎服。

【功用主治】乳腺炎。

【编著说明】草豆蔻用于治疗乳腺炎乃彝族民间用法。该药辛温，阴虚血少、津液不足、无寒湿者忌服。

【方剂来源】民间方

【组成剂量】杏仁 10 g，生姜 100 g，胡桃 100 g，蜂蜜 100 g，饴糖适量。

【用法用量】共捣，煎汁熬膏，每次 10 g。

【功用主治】哮喘。

【编著说明】（1）此方中胡桃应是胡桃仁。

（2）该方宜治肾虚喘咳。

3. 大方

【方剂来源】《贵州彝族民间传统医药》

【组成剂量】紫菀 10 g，五味子 15 g，桂心 15 g，甘草 10 g，麻黄 15 g，干姜 7 g，杏仁 70 枚去皮尖碎之。

【用法用量】水煎内服。

【功用主治】咳嗽。

【编著说明】桂心是肉桂的一种，一般来说，肉桂为桂树的皮，干燥后为桶状，称"桂通"，而"桂心"系去掉外层粗皮的"桂通"，也写作"桂辛"。内治五内邪热、吐血尿血、咳嗽消渴，外治肌热虚汗。

【方剂来源】《贵州彝族民间传统医药》

【组成剂量】干姜 15 g，防风 25 g，沙参 16 g，白术 28 g，蜀椒 15 g，茯苓 20 g，麻黄 10 g，黄芩 16 g，代赭石 25 g，桔梗 20 g，吴萸 10 g，附子 1 枚。

【用法用量】炕干研为极细末，每服 3 g，白酒送服。

【功用主治】伤寒头痛。

【编著说明】经临床实用，对伤寒头痛效果较好。

【方剂来源】民间方

【组成剂量】乌梅 7 枚，甘草 50 g，青盐 10 g，防风炭 25 g，当归 25 g，黄花菜 25 g，灶心土 100 g。

【用法用量】水煎后空腹服。

【功用主治】便血。

【编著说明】（1）青盐中医书籍无记录，属于彝族民间经验用药，具体功效不详。

（2）灶心土即中药伏龙肝。

（3）从配伍看，该方宜治脾胃虚寒之便血。

【方剂来源】民间方

【组成剂量】核桃50个（取仁），白及15 g，箭竹草15 g，碗碗草10 g，星秀草12 g，地胡椒15 g，砂仁6 g，白蔻9 g。

【用法用量】诸药共为末，取末一匙，装进一个洗净的猪肚内，扎紧切口，炖熟服食。

【功用主治】胃溃疡。

【编著说明】（1）箭竹草、碗碗草中医书籍无收录，具体功效不详。星秀草有珍珠草之说，亦有漆姑草之传，但二者中医均不用于治疗胃溃疡。

（2）此方在彝族民间常用，以脾肾亏虚、寒湿阻滞之胃溃疡患者为宜。

【方剂来源】《贵州彝族民间传统医药》

【组成剂量】蔓荆子8 g，白芷8 g，甘草4 g，细辛4 g，岩川芎7 g，川芎16 g。

【用法用量】酒水各半煎内服，以醉为度。

【功用主治】头痛。

【编著说明】此方彝医用法与中医类似，类似于中医的川芎茶调散。

【方剂来源】《贵州彝族民间传统医药》

【组成剂量】川芎31 g，石膏31 g，龙脑31 g，人参31 g，茯苓21 g，甘草15 g，细辛15 g，生犀角8 g，阿胶10 g，麦冬25 g。

【用法用量】水煎内服。

【功用主治】偏头痛。

【编著说明】生犀角为禁止使用药物，现多用水牛角代替。

【方剂来源】《贵州彝族民间传统医药》

【组成剂量】川芎 16 g，白芷 12 g，防风 12 g，蔓荆子 12 g，细辛 12 g，藁本 12 g。

【用法用量】水煎加白酒内服。

【功用主治】头风痛。

【编著说明】此方彝医用法与中医类似。

【方剂来源】民间方

【组成剂量】青皮、半夏、黄芩、甘草、白术、茯苓、柴胡、陈皮、草果、厚朴各等分，生姜 3 片。

【用法用量】清泉水煎服。

【功用主治】疟疾。

【编著说明】该方彝族民间用于治疗脾虚气滞之劳疟。

（三）清火

1. 单方

【方剂来源】民间方

【组成剂量】打破碗花花 15 g。

【用法用量】捣烂冲开水服。

【功用主治】感冒发热、口渴、全身酸痛。

【编著说明】中医多用其配伍治疗癣、秃疮、疟疾、小儿疳积、痢疾、痈疖疮肿、瘰疬、跌打损伤，用之治疗感冒乃彝族民间特色用法。

【方剂来源】民间方

【组成剂量】王不留行根 10 g。

【用法用量】煨水服。

【功用主治】感冒身困、咽喉疼痛。

【编著说明】中医书籍未将王不留行根入药，亦无功效记录。彝族民间用根治疗感冒之身困、咽喉疼痛为特殊用法，其具体功效不详。

【方剂来源】民间方

【组成剂量】瓜蒌根 50 g。

【用法用量】水煎服。

【功用主治】感冒发热、烦渴。

【编著说明】瓜蒌根即天花粉，功效为生津止渴、降火润燥、排脓消肿。故此处"感冒"应是风热感冒或暑热感冒或温病。

【方剂来源】民间方

【组成剂量】扁柏叶 30 g。

【用法用量】水煎服。

【功用主治】鼻出血。

【编著说明】扁柏叶即侧柏叶，有凉血止血之功，是治疗衄血等出血性疾病之良药。

【方剂来源】民间方

【组成剂量】鲜竹笋适量。

【用法用量】火烧烤取汁服。

【功用主治】鼻出血。

【编著说明】中医取竹沥用的是鲜竹竿，但无竹沥治疗衄血之记录，此乃彝族民间特殊用法。

【方剂来源】民间方

【组成剂量】斑鸠血 20 g。

【用法用量】生饮。

【功用主治】鼻出血。

【编著说明】中医书籍无相关记录，此乃彝族民间特殊用法。

【方剂来源】民间方

【组成剂量】洋葱花根 250 g。

【用法用量】水煎服。

【功用主治】鼻出血。

【编著说明】中医书籍无相关记录，此乃彝族民间特殊用法。

【方剂来源】民间方

【组成剂量】山草根 30 g。

【用法用量】水煎服，忌猪肉。

【功用主治】鼻出血。

【编著说明】山草根中医书籍无记录，是否是"山甘草"有待考证。

【方剂来源】《贵州彝族民间传统医药》

【组成剂量】刺猬毛 3 根。

【用法用量】用火煅之，淬冷，开水内服。

【功用主治】疟疾。

【编著说明】刺猬毛别名毛刺，味苦，性平，无毒，主治五痔阴蚀，下血赤白，五色血汁不止，阴肿，痛引腰背，酒煮杀之。治腹痛疝积，烧灰酒服。治肠风泻血，痔病有头，多年不愈，炙末，米汤冲服。

【方剂来源】《贵州彝族民间传统医药》

【组成剂量】红牛膝根 30 g。

【用法用量】用水煎之，兑白酒内服。

【功用主治】疟疾。

【编著说明】红牛膝是一种活血通经的中药材，它能引血下行，也能促进血液循环，中医书籍无相关记录，此乃彝族民间特殊用法。

【方剂来源】《贵州彝族民间传统医药》

【组成剂量】桐子树之须根 10 g。

【用法用量】水煎内服。

【功用主治】疟疾。

【编著说明】有微毒，用量不可过多。

【方剂来源】民间方

【组成剂量】秦艽 10 g。

【用法用量】水煎服或者生嚼服。

【功用主治】热病腹痛。

【编著说明】此为彝族民间特殊用法，久痛虚羸、溲多、便滑者忌服。

【方剂来源】民间方

【组成剂量】翠羽草 20 g。

【用法用量】水煎服。

【功用主治】产后胎盘滞留。

【编著说明】翠羽草为卷柏科植物翠云草的全草，有清热利湿、解毒、消瘀、止血之功，民间传为"翠云阴"乃误传。

ZHONGGUO YIZU YIYAO YANJIU

中国彝族医药研究

【方剂来源】《彝族地区常见病民间适宜治疗方法选》

【组成方剂】鲜仙人掌 100 g。

【用法用量】仙人掌去刺，加白糖 30 g 煎水，每日分两次口服。

【功用主治】治疗热性咳嗽。

【编著说明】《安徽中草药》载：治肺热咳嗽，鲜仙人掌 60 g，捣烂绞汁，加蜂蜜 1 食匙，早晚各 1 次，开水冲服。彝医用法与此记载类似。

【方剂来源】民间方

【组成剂量】牛膝 10 ~15 g。

【用法用量】含于口中咀嚼，慢慢将汁咽下。

【功用主治】化脓性扁桃体炎。

【编著说明】牛膝生用散瘀血、消痈肿，故对化脓性扁桃体炎有效。凡中气下陷、脾虚泄泻、下元不固、梦遗失精、月经过多者及孕妇均忌服。

【方剂来源】民间方

【组成剂量】鱼腥草 30 g。

【用法用量】水煎服。

【功用主治】乳腺炎。

【编著说明】虚寒症及阴性疮疡者忌用。

【方剂来源】民间方

【组成剂量】芦根。

【用法用量】泡白酒服。

【功用主治】乳腺炎。

【编著说明】（1）原方中剂量是"适量"，未标明具体用量。

（2）中医书籍中芦根没有用于乳腺炎的记录，彝族民间取其什么功效不详。脾胃虚寒者忌服。

【方剂来源】民间方

【组成剂量】牛黄少许。

【用法用量】研末，以酒送服。

【功用主治】主治疥疮。

【编著说明】牛黄用于疥疮是彝族民间经验用药，取其解毒功效。

【方剂来源】民间方

【组成剂量】莲台夏枯草 30 g。

【用法用量】泡酒饮服。

【功用主治】风疹。

【编著说明】莲台夏枯草即宝盖草，有祛风、通络、消肿、止痛之功。彝族民间用其治疗风疹的病机不详。

【方剂来源】民间方

【组成剂量】野柿花根 25 g。

【用法用量】水煎服。

【功用主治】风疹。

【编著说明】野柿花根即中药之柿根，中医书籍记录之功效为凉血止血，用其治疗风疹属于彝族民间特殊用法。

【方剂来源】民间方

【组成剂量】黄刺果根尖。

【用法用量】水煎服。

【功用主治】脓肿。

【编著说明】黄刺果可能是"黄茨果"的误传，中药名为黄锁梅根，但尖无入药记录。

【方剂来源】民间方

【组成剂量】竹叶青蛇。

【用法用量】泡酒内服。

【功用主治】毛囊炎（浅）。

【编著说明】竹叶青蛇即青竹蛇，彝族民间广泛用于治疗疮疡。

【方剂来源】《泽他章莫》

【组成剂量】贝母粉适量。

【用法用量】内服。

【功用主治】肠炎。

【编著说明】无论是川贝母还是浙贝母均无此功效，此乃彝族民间经验用药。

【方剂来源】民间方

【组成剂量】铁扫把花 5 g。

【用法用量】泡酒饮。

【功用主治】产后出血。

【编著说明】铁扫把即夜关门，中医全草或带根全草入药，彝族民间认为其花具有活血散瘀之功，故用其治疗产后瘀血内停之流血不止。

【方剂来源】《彝族地区常见病民间适宜治疗方法选》

【组成方剂】桑叶适量。

【用法用量】将桑叶焙干研细，空腹以米汤调服，每日 2 次，连服 7~8 次即可。

【功用主治】治疗盗汗。

【编著说明】《丹溪心法》：焙干为末，空心米饮调服，止盗汗。彝医用法与此记载一致。

【方剂来源】《彝族地区常见病民间适宜治疗方法选》

【组成方剂】生大黄 15 g。

【用法用量】取上药加沸水 250 ml 冲泡，待温徐徐喝下，每隔 2 个小时冲水复泡 1 次，1 剂可连泡 4 次。

【功用主治】主治急性化脓性扁桃体炎。

【编著说明】生大黄味苦，性寒，入胃、大肠经，具有泻火、解毒、消痈的功效，可用于火热亢盛、迫血上溢，以及目赤暴痛、热毒疮疖等。

2. 小方

【方剂来源】民间方

【组成剂量】蒲公英 30 g，刺黄连根 30 g，蝉蜕 6 g。

【用法用量】水煎服。

【功用主治】感冒发热、口渴、全身酸痛 。

【编著说明】（1）方中蒲公英长于清热解毒，蝉蜕长于疏散肺经风热以宣肺利咽、开音疗哑，刺黄连根清热燥湿，泻火解毒，故该方用于治疗风热感冒或温病初起，症见声音嘶哑伴咽喉肿痛者尤为适宜。

（2）用刺黄连根治疗感冒在中医罕有，此为彝族民间特殊用法。

（3）体质虚寒者慎用，胃弱者勿服。

【方剂来源】民间方

【组成剂量】苦蒿、苦参、野坝各适量。

【用法用量】水煎服。

【功用主治】风热感冒。

【编著说明】苦蒿清热解毒，活血消肿；苦参清热、燥湿、祛风；野坝即野巴子，清热解毒，用于风热感冒或者温病所致的咽喉红肿、疼痛更为适宜。

【方剂来源】《贵州彝族民间传统医药》

【组成剂量】马鞭草20 g，鱼鳅串20 g，银花藤20 g，水灯草15 g，牛蒡子15 g。

【用法用量】水煎内服。

【功用主治】感冒发热。

【编著说明】马鞭草，多年生直立草本植物，全草供药用，有凉血、散瘀、通经、清热、解毒、止痒、驱虫、消胀的功效。

【方剂来源】民间方

【组成剂量】酢浆草根30 g，七叶莲皮15 g，燕窝泥15 g。

【用法用量】开水泡服。

【功用主治】感冒身困、咽喉疼痛。

【编著说明】（1）酢浆草全草入药，中医书籍记录其功效为清热利湿，凉血散瘀，消肿解毒，用其治疗感冒乃彝族民间特殊用法。

（2）燕窝泥中医书籍无记载，具体功效不详。

（3）七叶莲皮祛风除湿，活血止痛，中医主治风湿痹痛、胃痛、跌打骨折、外伤出血。彝族民间用之配伍治疗感冒身困、咽喉疼痛属特殊用法。

【方剂来源】民间方

【组成剂量】麻栗树叶20 g，绿松毛20 g，紫草根20 g，鱼腥草20 g，榕树叶25 g。

【用法用量】水煎服。

【功用主治】咳嗽。

【编著说明】（1）绿松毛指松树刚长出之绿色松叶，新鲜时采集使用。

（2）麻栗树叶中医不作药用，可能是将麻柳叶误传。

（3）榕树叶即落地金钱，有清热、解毒、发表之功效。

（4）从该方配伍看，将其用于治疗温热病咳嗽更恰当。

【方剂来源】民间方

【组成剂量】海带 50 g，冬瓜皮 50 g，蜂蜜 50 g。

【用法用量】捣碎冲服。

【功用主治】咳嗽。

【编著说明】（1）配伍中海带治疗咳嗽乃彝族民间特色用法。

（2）从配伍看，该方用于治疗暑热咳嗽或者咽喉红肿伴咳嗽为宜。

【方剂来源】民间方

【组成剂量】苦参根 15 g，九股牛根 25 g，悬钩子根 25 g。

【用法用量】水煎服。

【功用主治】鼻出血。

【编著说明】九股牛应为九牯牛，中医用其全草，通经，治痨伤；悬钩子根中医用于治疗吐血、痔血、血崩等出血证；苦参中医用于治疗热毒血痢、肠风下血。三药配方治疗鼻衄乃彝族民间特殊用法。

【方剂来源】民间方

【组成剂量】杨柳树皮 25 g，攀枝花树皮 30 g，樱桃树皮 20 g，桃子树皮 10 g。

【用法用量】水煎服。

【功用主治】鼻出血。

【编著说明】中医书籍无相关记录，此乃彝族民间特殊用法。

【方剂来源】民间方

【组成剂量】石榴皮 25 g，小黄药根 20 g。

【用法用量】水煎服。

【功用主治】鼻出血。

【编著说明】（1）石榴皮中医用于治疗腹泻、便血。

（2）《贵州草药》有收录小黄药，功效为清热利湿，故此处与石榴皮配伍治疗鼻衄属于彝族民间特殊用法。

【方剂来源】美姑县民间方

【组成剂量】贯众炭 250 g，血余炭 25 g，侧柏叶汁 30 g。

【用法用量】贯众炭、血余炭舂细，用开水冲调，滤汁，和侧柏叶汁混合，加黄酒适量，每天服 3 次，每次 20 ml。

【功用主治】呕血。

【编著说明】该方宜用于血热之吐血。

【方剂来源】民间方

【组成剂量】嫩藕 500 g，白糖 200 g。

【用法用量】共捣汁，开水冲服。

【功用主治】胃溃疡出血。

【编著说明】该方共奏清热、凉血、生津、散瘀之功，是彝族民间治疗胃溃疡出血的经验方。

【方剂来源】民间方

【组成剂量】藤黄 2.5 g，炉甘石 10 g，冰片少许。

【用法用量】共研末外用。

【功用主治】便血。

【编著说明】（1）此处的便血相当于现代医学的外痔出血。

（2）藤黄有毒，多量易引起头昏、呕吐、腹痛、泄泻，甚至死亡，外用时亦可经皮肤吸收，务必注意。

【方剂来源】民间方

【组成剂量】黑荆芥 7.5 g，苦参 7.5 g，归身 10 g，黄连 5 g，莲蓬壳 5 个。

【用法用量】水煎服。

【功用主治】便血。

【编著说明】本方宜用于肠道湿热轻症之便血。

【方剂来源】《彝族地区常见病民间适宜治疗方法选》

【组成剂量】天麻 10 g，猪脑 1 具。

【用法用量】将猪脑洗净，与天麻同放入碗中，加调味品及清汤适量调匀，上笼蒸熟服食，每日 1 剂。

【功用主治】头昏耳鸣、口苦咽干、烦躁易怒、大便秘结。

【编著说明】天麻来源于兰科植物天麻的干燥块茎，具有平抑肝阳、息风止痉、祛风通络的功效，主要用于治疗头晕目眩、四肢麻痹、屈伸不利等病证。中医也有类似用法，多用鸽子炖天麻。

【方剂来源】《彝族地区常见病民间适宜治疗方法选》

【组成剂量】金钱草 60 g，鸡蛋 2 个。

【用法用量】上两物同用水煮，蛋熟后去壳再煮 15 分钟，喝汤吃蛋效果很好。

【功用主治】龋齿肿痛。

【编著说明】《湖南药物志》：金钱草"解百药毒，利尿，消炎。主治腹泻，虫牙痛"。

【方剂来源】《医病书》

【组成剂量】黄芩 15 g，猪胆汁 3 g，鸡胆汁 2 g。

【用法用量】加温开水 100 ml，搅匀，频服。

【功用主治】泻肺火，止咳。主治肺火咳嗽，咽痛，百日咳，声音嘶哑。

【编著说明】猪胆汁为猪科动物的胆汁，味苦、咸，性寒，具有化痰、止咳、平喘的功效。

【方剂来源】《贵州彝族民间传统医药》

【组成剂量】大黄 10 g，常山 5 g，甘草 5 g。

【用法用量】水煎内服。

【功用主治】泻火解毒截疟，治间日疟。

【编著说明】《本草纲目》："常山、蜀漆有劫痰截疟之功，须在发散表邪及提出阳分之后。用之得宜，神效立见；用失其法，真气必伤。夫疟有六经疟，五脏疟，痰、湿、食积、瘴疫诸疟，须分阴阳虚实，不可一概论也。"

【方剂来源】《贵州彝族民间传统医药》

【组成剂量】陈香橼 1 枚去顶皮，雄黄 2 g。

【用法用量】入铜器内用火煅之，取出研极细末。一次吞服，不可用水。

【功用主治】理气、和胃、解毒，治三日疟。

【编著说明】雄黄，味辛，性温；有毒；归肝、大肠经。《本草纲目》："雄黄，乃治疮杀毒要药也，而入肝经气分，故肝风、肝气，惊痫，痰涎，头痛眩晕，暑疟泄痢，积聚诸病，用之有殊功。"

【方剂来源】《贵州彝族民间传统医药》

【组成剂量】朱砂 4 g，麝香 1 g，冰片 1 g。

【用法用量】研为细末，揉成两贴膏药。一贴贴于肺俞穴，一贴贴于膻中穴。

【功用主治】解毒截疟，用于治疗三阴疟。

【编著说明】凡是疟疾过中午而发者，谓之三阴疟。麝香，为鹿科动物林麝、马麝或原麝成熟雄体肚脐和生殖器之间的腺囊的分泌物，有特殊的香气。该药性温，药味辛，归心经、脾经和肝经。麝香的功效主要有开窍醒脑、活血通经、止痛、催产。虚脱症者禁服；该品堕胎，孕妇禁内服外用。

【方剂来源】《贵州彝族民间传统医药》

【组成剂量】三颗针 13 g，白头翁 10 g，青藤香 3 g，朝天罐 13 g，刺梨根

13 g。

【用法用量】水煎内服。

【功用主治】红白痢疾。

【编著说明】三颗针，为小檗科植物毛叶小檗的根皮或茎皮，味苦，性寒，有清热、利湿、散瘀的功效，主治赤痢、黄疸、咽痛、目赤、跌打损伤。中医曾用其代替黄连使用。

【方剂来源】《贵州彝族民间传统医药》

【组成剂量】苦金盆、鱼鳅串、刺梨根、朝天罐、刺老包根皮各 10 g。

【用法用量】水煎内服。

【功用主治】腹泻、红痢。

【编著说明】《中国药用植物志》中苦金盆民间用作祛疟剂，脾虚胃寒者勿用。

【方剂来源】《贵州彝族民间传统医药》

【组成剂量】朱砂莲 10 g，青藤香 3 g，木姜子 3 g，白头翁 7 g。

【用法用量】水煎内服。

【功用主治】血痢。

【编著说明】朱砂莲的功效是清热解毒、活血止血，民间用朱砂莲治疗火热疾病，比如痢疾、胸部疼痛、腹部疼痛、咽喉疼痛、毒蛇咬伤。

【方剂来源】《贵州彝族民间传统医药》

【组成剂量】白头翁 7 g，青木香 7 g，朝天罐 7 g，野菊花 12 g，苦金盆 5 g。

【用法用量】捣为细末，开水送服，每次服 2 g。

【功用主治】痢疾、腹泻。

【编著说明】《中国药用植物志》中苦金盆民间用作祛疟剂，脾虚胃寒者勿用。

【方剂来源】《贵州彝族民间传统医药》

【组成剂量】鱼鳅串 25 g，仙鹤草 25 g，刺梨根 25 g。

【用法用量】水煎内服。

【功用主治】痢疾、肠炎。

【编著说明】刺梨根其味酸、涩，性平，消食健脾，收敛止泄，用于治疗积食腹胀、痢疾、肠炎。

【方剂来源】《贵州彝族民间传统医药》

【组成剂量】朱砂莲 18 g，苦金盆 18 g。

【用法用量】捣为细末。每次服 2 g，开水吞服。

【功用主治】痢疾、腹泻。

【编著说明】朱砂莲清热解毒，活血止血，民间用其治疗火热疾病，比如痢疾、胸部疼痛、腹部疼痛、咽喉疼痛、毒蛇咬伤。

【方剂来源】陈尚兴辑民间方

【组成剂量】鸡蛋 1 个，鸭蛋 1 个，芦毛筒子 2 根。

【用法用量】一起煮，吃蛋喝汤。

【功用主治】风火牙痛。

【编著说明】（1）芦毛筒子中医书籍无收录，功效不详。

（2）此方为彝族民间经验方。

【方剂来源】民间方

【组成剂量】马桑叶 10 g，映蒿树 15 g，水金凤 30 g，小松球 100 g。

【用法用量】泡酒服，每次服一汤匙。

【功用主治】毛囊炎（深）。

【编著说明】（1）马桑叶有毒，用时务必注意。

（2）映蒿树别名不详，中医书籍亦无收录。

（3）水金凤中医书籍记录功效不详。

（4）小松球即松实。

（5）此方为彝族民间经验方。

【方剂来源】《医病书》

【组成剂量】猪胆 3 g，鸡胆 2 g。

【用法用量】与蜂蜜水泡服。

【功用主治】泻肺止咳。主治小儿百日咳，阵咳不止，喉中如鸡鸣，吐涎，目赤。

【编著说明】鸡胆出自《名医别录》，清热解毒，祛痰止咳，明目。主治百日咳、慢性支气管炎、中耳炎、小儿细菌性痢疾、砂淋、目赤流泪、白内障、耳后湿疮、痔疮。

【方剂来源】民间方

【组成剂量】山树皮 15 g，地皮条柳 15 g。

【用法用量】煨水服。

【功用主治】毛囊炎。

【编著说明】此方为彝族民间经验方，方中药物中医书籍无收录，功效不详。

【方剂来源】民间方

【组成剂量】土连翘、黑刺果根、黄刺果根、苍耳子根各适量。

【用法用量】煎水内服。

【功用主治】毛囊炎。

【编著说明】（1）黄刺果可能是黄茨果的误传，中药名为黄锁梅根。

（2）黑刺果根中医书籍无记录，功效不详，为彝族民间经验用药。

【方剂来源】民间方

【组成剂量】黑锁梅，小缉麻根，李子根。

【用法用量】煎水服。

【功用主治】风疹。

【编著说明】（1）原方中各药使用剂量为适量，无具体药量。

（2）黑锁梅、小缉麻根功效不详。

【方剂来源】民间方

【组成剂量】苦参根 15 g，覆盆子根 20 g。

【用法用量】水煎服。

【功用主治】风疹。

【编著说明】中医书籍记录方中药物之功效均与风疹病因、病机不符，此乃彝族民间经验用药。

【方剂来源】民间方

【组成剂量】黑荨麻 25 g，刺天茄 10 g。

【用法用量】加甜白酒少许为引煎服。

【功用主治】风疹。

【编著说明】中医书籍只有荨麻收录，是否就是黑荨麻有待考证。

【方剂来源】《彝族地区常见病民间适宜治疗方法选》

【组成方剂】红皮鸡蛋 7 个，五味子 120 g。

【用法用量】将红皮鸡蛋、五味子放入容器内，加水浸泡 7~10 天，至五味子发霉，凝结在一起，清水变浊，鸡蛋壳全部变软，后去除五味子，把鸡蛋放入砂锅，文火煎之，然后剥去蛋壳，连汤空腹一次服下，如果感到恶心，可以分为 2~3 次服用，一般一剂即可。如为巩固疗效，隔 1~2 月，再服一剂。

【功能主治】治疗支气管炎及慢性哮喘。

【编著说明】五味子的作用主要体现在它的药性上，酸可以收敛气机，所以五味子的主要功效是可以敛肺滋肾，治疗咳嗽、潮热虚汗、肺肾阴虚。

【方剂来源】《彝族地区常见病民间适宜治疗方法选》

【组成剂量】鸡蛋1个，绿豆100粒。

【用法用量】菜油少许置于铁勺内，旺火炒热，再放入绿豆100粒，炸至豆色发黑，平咬酥脆。再将鸡蛋1个打开搅匀倒入，待蛋黄熟后，趁热吃下，晚上睡前吃更好。

【功用主治】治疗小儿久咳。

【编著说明】此方为彝族民间经验方。

【方剂来源】民间方

【组成剂量】烟叶、松笔头各适量。

【用法用量】水煎服。

【功用主治】脓肿。

【编著说明】该方共奏行气、活血、止痛、解毒之效，在彝族民间是治疗疮痈疔疖之常方。

【方剂来源】民间方

【组成剂量】百草霜、灶心土、花椒寄生各适量。

【用法用量】水煎服。

【功用主治】脓肿。

【编著说明】花椒寄生中医书籍无收录，功效不详。百草霜为杂草经燃烧后附于锅底或烟筒中所存的烟墨，可药用，别名月下灰、灶突墨、釜下墨，有止血消积、清毒散火的功效。

【方剂来源】民间方

【组成剂量】石榴叶30 g，香芝麻棵30 g，大常山10 g，魔芋10 g。

【用法用量】水煎服。

【功用主治】稻田皮炎。

【编著说明】（1）石榴叶中医书籍记录功效不详且主张外用。

（2）香芝麻棵中医书籍无记录，功效不详。

（3）魔芋即蒟蒻，有化痰散结、行瘀消肿之功。

（4）此方为彝族民间经验方，无法用中医理论予以解释。

【方剂来源】民间方

【组成剂量】羊角刺，黄连刺根。

【用法用量】水煎服。

【功用主治】乳腺炎。

【编著说明】（1）原方中剂量是适量，未标明具体用量。

（2）羊角刺即枸骨叶；黄连刺根应是刺黄连根，即土黄连，民间亦称三颗针。

【方剂来源】民间方

【组成剂量】酢浆草，黑刺果根。

【用法用量】水煎服。

【功用主治】乳腺炎。

【编著说明】（1）原方中剂量是适量，未标明具体用量。

（2）黑刺果根中医书籍无记录，功效不详。

【方剂来源】民间方

【组成剂量】马樱花，白花矮陀罗，鱼腥草。

【用法用量】加酒泡服。

【功用主治】风疹。

【编著说明】（1）原方中各药使用剂量为适量，无具体药量。

（2）原方中未注明具体什么酒。

（3）马缨花有小毒。

（4）白花矮陀罗是白花曼陀罗的误传，此处用叶。

【方剂来源】民间方

【组成剂量】蚕豆叶，香薷，紫花地丁。

【用法用量】加酒泡服。

【功用主治】风疹。

【编著说明】（1）原方中各药使用剂量为适量，无具体药量。

（2）原方中未注明具体什么酒。

（3）蚕豆叶中医书籍无功效记录，主要用其治疗各种出血证和臁疮，彝族民间用其治疗风疹所取功效不详。

【方剂来源】民间方

【组成剂量】臭牡丹 20 g，夏枯草 20 g，白花细辛 20 g，枸杞菜 30 g。

【用法用量】水煎服。

【功用主治】稻田皮炎。

【编著说明】（1）中医书籍只收录细辛，和白花细辛的功效是否相同不详。

（2）枸杞菜即枸杞叶。

3. 大方

【方剂来源】民间方

【组成剂量】黄连 10 g，马尾黄连 15 g，野蚕豆根 10 g，九里花 10 g，细木香 10 g，野蕨菜 10 g，鸡鸡脚 10 g，柏枝蕨菜 10 g，鼻管草 10 g，小疙瘩 15 g，天花粉 5 g，地草果 15 g。

【用法用量】水煎服。

【功用主治】感冒发热、烦渴。

【编著说明】（1）蚕豆根中医不作药用，此处彝族民间用其治疗感冒属特殊用法，取其什么功效不明。

（2）鼻管草即木贼。

（3）鸡鸡脚相关典籍无记录，亦可能是鸡爪草，功用为散寒表汗。

（4）小疙瘩中医书籍无记录，具体药名和功效不明。

（5）该方诸药配伍治疗感冒发热、烦渴应是表邪已经入里化热伤津之症。

【方剂来源】民间方

【组成剂量】金银花 15 g，草果 3 枚（打碎），紫苏 10 g，荆芥 10 g，杏仁 15 g，茯苓 20 g，桑白皮 10 g，百部 10 g。

【用法用量】水煎服。

【功用主治】咳嗽。

【编著说明】彝族民间认为咳嗽是一个独立证候，有外邪袭肺引起的咳嗽，有肺虚内邪扰肺引起的咳嗽。从本方配伍分析，主治风热夹湿袭肺引起的咳嗽。

【方剂来源】《贵州彝族民间传统医药》

【组成剂量】车前草 20 g，五匹风 20 g，果上叶 20 g，桑白皮 10 g，马鞭草 10 g，生姜 7 g。

【用法用量】煎水加红砂糖内服。

【功用主治】热咳。

【编著说明】果上叶为兰科植物石豆兰属，以全草入药，具有润肺化痰、舒筋活络、消炎之功，内用治肺结核咯血、慢性气管炎、慢性咽炎、风湿筋骨疼痛，外用治骨折、跌打挫伤、刀伤。

【方剂来源】《贵州彝族民间传统医药》

【组成剂量】知母 30 g，赤芍 25 g，杏仁 12 g（去皮尖），黄芩 25 g，石膏 30 g，栀子仁 25 g。

【用法用量】水煎内服。

【功用主治】咳嗽。

【编著说明】同中医方类似。

【方剂来源】民间方

【组成剂量】黑侧柏10 g，生地15 g，藕节15 g，阿胶7.5 g，仙鹤草40 g，地榆15 g。

【用法用量】茅草根为引，水煎服。

【功用主治】呕血。

【编著说明】（1）茅草根即白茅根。

（2）该方宜用于阴虚血热之吐血。

【方剂来源】陈尚兴辑民间方

【组成剂量】银花藤30 g，野菊花30 g，铁扫把15 g，侧耳根30 g，蛇倒退30 g，红活麻根60 g，千里光30 g，五谷子根30 g，夏枯草30 g，白茅根30 g。

【用法用量】水煎，内服、外洗。

【功用主治】湿疹。

【编著说明】（1）铁扫把即夜关门，全草或带根全草入药。

（2）蛇倒退为中药之蛇退步，在民间是治疗湿疹和皮肤瘙痒之良药。

（3）红活麻根即荨麻根。

（4）五谷子根是五谷根之误传，即中药薏苡根。

（5）该方对荨麻疹亦有疗效。

【方剂来源】民间方

【组成剂量】全瓜蒌1个，当归15 g，乳香5 g，没药5 g，柴胡20 g，青皮5 g，川贝母5 g，禹二花5 g，连翘15 g。

【用法用量】水煎服。

【功用主治】乳腺炎。

【编著说明】禹二花又名禹密二花，即金银花。

【方剂来源】民间方

【组成剂量】金银花 15 g，全当归 25 g，瓜蒌 25 g，炒乳香 7.5 g，炒没药 7.5 g，蒲公英 10 g，紫花地丁 15 g，青皮 10 g，柴胡 10 g，玉片 5 g，地骨皮 30 g，皂角刺 5 g，生甘草 5 g。

【用法用量】水煎服。

【功用主治】乳腺炎。

【编著说明】玉片即槟榔，此为典型的大方，和中医治疗同类疾病的处方相似。

【方剂来源】陈尚兴辑民间方

【组成剂量】桑叶 30 g，夏枯草 30 g，野菊花 30 g，谷精草 30 g，满天星 30 g，夜合花 15 g，笔筒草 15 g，车前草 15 g，臭草根 30 g。

【用法用量】熬水内服。

【功用主治】睑缘炎。

【编著说明】夜合花疏肝解郁，用于治疗肝郁气痛，此处用之可能与肝开窍于目有关。

【方剂来源】民间方

【组成剂量】小缉麻根，紫花地丁，药红母，半夏。

【用法用量】加白酒少许水煎服。

【功用主治】风疹。

【编著说明】（1）原方中各药使用剂量为适量。

（2）小缉麻根、药红母中医书籍无收录，功效不详。

【方剂来源】民间方

【组成剂量】拉攀木尖 20 g，茯苓 20 g，青刺尖 20 g，大蓟 20 g，野猪香 0.1 g，天地黄光 20 g。

【用法用量】水煎服。

【功用主治】腹部毛囊炎（浅）。

【编著说明】拉攀木尖、野猪香、天地黄光中医书籍无收录，功效不详。

（四）消散法

1. 单方

【方剂来源】民间方

【组成剂量】羊耳菊根 25 g。

【用法用量】水煎服。

【功用主治】胃病。

【编著说明】据《全国中草药汇编》记载，羊耳菊根散寒解表，祛风消肿，行气止痛，该方取其行气、散寒、止痛之功。

【方剂来源】民间方

【组成剂量】毛木树皮 15 g。

【用法用量】水煎服。

【功用主治】胃病。

【编著说明】毛木树皮功效不详，从使用白藤皮分析，宜用于瘀血停滞之胃痛。

【方剂来源】民间方

【组成剂量】花椒寄生 20 g。

【用法用量】水煎服。

【功用主治】胃肠道胀气。

【编著说明】花椒寄生以效测功用，应为借花椒温胃理气止痛之功效。

【方剂来源】民间方

【组成剂量】法罗海。

【用法用量】春粉，适量开水冲服。

【功用主治】胃肠道胀气。

【编著说明】中医书籍无收录，具体功效不详。

【方剂来源】民间方

【组成剂量】地不容适量。

【用法用量】水煎服。

【功用主治】胃肠道胀气。

【编著说明】地不容味苦，性温，有毒。治一切疟疾，吐痰倒食，气虚者忌用。该方以痰热积滞为宜。

【方剂来源】民间方

【组成剂量】老鸦响铃草适量。

【用法用量】泡酒服。

【功用主治】胃肠道胀气。

【编著说明】中医书籍只有响铃草收录，是否就是老鸦响铃草有待考证。如果两者是同一种药，那么该方宜用于脾肾阳虚、水饮内停之积滞。

【方剂来源】民间方

【组成剂量】千针万线草 30 g。

【用法用量】水煎服。

【功用主治】胃肠道胀气。

【编著说明】该药健脾、养肝、益肾，故宜用于疳积。

【方剂来源】民间方

【组成剂量】麻栗树木耳 30 g。

【用法用量】煮熟吃。

【功用主治】胃肠道胀气。

【编著说明】麻栗树可能是麻柳树的误传。该方是彝族民间经验方，麻栗树木耳和木耳在功效上有什么差异无从考证。

【方剂来源】民间方

【组成剂量】大蓟 30 g。

【用法用量】水煎服。

【功用主治】胃肠道胀气。

【编著说明】该方可能存在误传，用于积聚之聚证更恰当。

【方剂来源】民间方

【组成剂量】鸡屎藤 60 g。

【用法用量】捣敷肚脐。

【功用主治】蛔虫病。

【编著说明】鸡屎藤中医书籍无杀蛔之功效，此乃彝族民间的特殊用法。

【方剂来源】民间方

【组成剂量】螃蟹适量。

【用法用量】焙黄冲水服。

【功用主治】蛔虫病。

【编著说明】该方属于彝族民间经验方，中医书籍无杀蛔之功效记录。

【方剂来源】民间方

【组成剂量】豆腐渣藤适量。

【用法用量】春细敷脐。

【功用主治】蛔虫病。

【编著说明】中医书籍豆腐渣藤不作药用，亦无杀蛔之功效，属于彝族民间经验方。

【方剂来源】民间方

【组成剂量】草乌 10 g。

【用法用量】水煎 2 小时后服用。

【功用主治】绦虫病。

【编著说明】（1）中医书籍无此功效记录，此乃彝族民间用法。

（2）该药生品有毒，水煎 2 小时可使其毒性下降，凡体虚、阴虚火旺、热证疼痛者及孕妇忌服。

【方剂来源】民间方

【组成剂量】石榴树皮适量。

【用法用量】煨水服。

【功用主治】绦虫病。

【编著说明】石榴树皮中医不作药用，而用石榴皮和石榴根，两者均有杀虫之功，此处可能有误传。

【方剂来源】沙学忠辑毕摩方

【组成剂量】花蛇 1 条。

【用法用量】泡酒外搽。

【功用主治】风湿病。

【编著说明】花蛇即白花蛇，此处取其祛风湿、透筋骨之功；阴虚内热者忌用。

【方剂来源】民间方

【组成剂量】知母 30~50 g。

【用法用量】水煎服。

【功用主治】狂犬咬伤。

【编著说明】此为彝族民间经验用药，中医书籍无此功效记录。

【方剂来源】民间方

【组成剂量】独活 10~20 g。

【用法用量】水煎服。

【功用主治】蛇咬伤。

【编著说明】此为彝族民间经验用药。

【方剂来源】《凉山彝医秘验方五十则简介》

【组成剂量】钩藤根茎 20~30 g。

【用法用量】水煎服。

【功用主治】跌打劳伤。

【编著说明】此处主要取钩藤根之功效，故单用钩藤根也可。

【方剂来源】民间方

【组成剂量】秦艽 20~30 g。

【用法用量】水煎服。

【功用主治】扭挫伤、骨折等。

【编著说明】民间认为秦艽具有消肿、止痛、接骨之功，为彝族独特经验用药。

【方剂来源】《彝族地区常见病民间适宜治疗方法选》

【组成剂量】热鸡蛋 1 个。

【用法用量】患者每天晨起空腹吃一个热鸡蛋。此鸡蛋必须在前一天晚上连壳煮熟，然后放入水缸中浸泡，第二天加热再服用，连服 10 天。

【功能主治】主治鼻血久治不愈。

【编著说明】彝族民间独特经验用药。

【方剂来源】民间方

【组成剂量】乌梢蛇。

【用法用量】水煎服。

【功用主治】水痘。

【编著说明】彝族民间用乌梢蛇治疗水痘属于经验用药，取其什么功效不详。

2. 小方

【方剂来源】陈尚兴辑民间方

【组成剂量】千里光、夏枯草适量。

【用法用量】捣绒敷贴患处。

【功用主治】颈淋巴结结核。

【编著说明】该方外敷的同时，煎水内服疗效更佳。

【方剂来源】陈尚兴辑民间方

【组成剂量】小红升麻 30 g，鲜猪肉 250 g。

【用法用量】炖服。

【功用主治】淋巴结结核。

【编著说明】小红升麻，为菊科植物异叶泽兰的全草。功能主治为：①《云南中草药》载，活血去瘀，除湿止痛。②《昆明民间常用草药》载，活血祛瘀，调经行水。该方宜用于阴虚湿滞者。该方治疗淋巴结结核的机理不明。

【方剂来源】陈尚兴辑民间方

【组成剂量】活壁虎 1 条，鸡蛋 1 个。

【用法用量】将壁虎放在一头敲有孔的鸡蛋内，封好蛋壳煮熟，一起吃下。

【功用主治】淋巴结结核及肺结核咳嗽。

【编著说明】祛风，定惊，散结，解毒。治中风瘫痪、历节风痛、风痰惊痫、瘰疬、恶疮。该方攻补兼施，在彝族民间是治疗瘰疬之良方。

【方剂来源】民间方

【组成剂量】川芎 30 g，老鸭蒜 10 g。

【用法用量】煨水服。

【功用主治】肺结核。

【编著说明】（1）老鸭蒜是大蒜的一种，功效和大蒜近似。

（2）该方宜用于轻度气滞血瘀之肺痨患者。

【方剂来源】《彝族地区常见病民间适宜治疗方法选》

【组成剂量】甘蔗汁两碗，生姜汁一碗。

【用法用量】将两汁和匀温服，每日 3 次，即止。

【功用主治】反胃呕吐。

【编著说明】生姜有解表散寒，温中止呕，温肺止咳的作用，为"呕家圣药"。

【方剂来源】民间方

【组成剂量】山多依 30 g，红花椒 20 g，葱白 10 g。

【用法用量】共捣，适量敷鼻部。

【功用主治】鼻出血。

【编著说明】（1）山多依中医书籍无记录，具体功效不详。

（2）该方外敷治疗鼻衄的机理不明。

【方剂来源】民间方

【组成剂量】蜂蜜、贝母各适量。

【用法用量】蒸吃。

【功用主治】睾丸炎、睾丸疼痛。

【编著说明】此方治疗睾丸炎、睾丸疼痛乃彝族民间经验。

【方剂来源】民间方

【组成剂量】花蕊石 15 g，白及 10 g。

【用法用量】共为末，开水冲服。

【功用主治】呕血。

【编著说明】该方从配伍看，宜用于损伤或者血瘀血滞之吐血。

【方剂来源】民间方

【组成剂量】陈皮 50 g，甘草 5 g。

【用法用量】水煎服。

【功用主治】回乳汁。

【编著说明】此乃彝族民间特殊用法。

【方剂来源】《彝族地区常见病民间适宜治疗方法选》

【组成剂量】海带，大豆。

【用法用量】将上两物加水煮熟后食用。

【功用主治】治疗糖尿病。

【编著说明】此乃彝族民间特殊用法。

【方剂来源】《彝族地区常见病民间适宜治疗方法选》

【组成剂量】海带 30~50 g，白糖适量。

【用法用量】取海带清水浸泡，切细后水煎加糖连服 1 周。

【功用主治】治疗小儿流鼻血。

【编著说明】此乃彝族民间特殊用法。

【方剂来源】民间方

【组成剂量】紫草，地莲花，野姜根，香蕈。

【用法用量】煨水服。

【功用主治】麻疹。

【编著说明】（1）地莲花中医书籍无入药记录，具体功效不详。

（2）野姜此处取其祛风之功。

【方剂来源】民间方

【组成剂量】核桃仁，芫荽，蜂蜜。

【用法用量】与鸡蛋一起煮米粥吃。

【功用主治】百日咳。

【编著说明】此乃彝族民间经验用药。

【方剂来源】《彝族地区常见病民间适宜治疗方法选》

【组成剂量】海带丝 30 g，薏苡仁 20 g，鸡蛋 2 个。

【用法用量】海带丝与薏苡仁加水煮烂，鸡蛋以油炒熟倒入汤内，加盐服食，每日 1 剂，分 2 次服食。

【功用主治】治疗风湿性心脏病。

【编著说明】此乃彝族民间特殊用法。

【方剂来源】民间方

【组成剂量】五灵脂 20 g，姜黄 20 g，茜草 20 g，蜂蜜 50 g。

【用法用量】泡酒 1 kg 服。

【功用主治】不孕症。

【编著说明】该方宜用于瘀血阻滞之不孕。

【方剂来源】民间方

【组成剂量】门臼窝灰、鸡矢藤、番白叶、续断、倒挂刺果各适量。

【用法用量】煨水服。

【功用主治】胃病。

【编著说明】（1）门臼窝灰中医书籍无入药记录，此乃彝族民间经验用药，具体机理不详。

（2）倒挂刺即钩藤，其果中医书籍无入药记录，具体功效不详。

（3）从已知药物分析，该方宜用于饮食积滞、气机不畅之胃痛。

【方剂来源】民间方

【组成剂量】萝卜子 100 g，砂仁 100 g。

【用法用量】共研为末，每天 2 次，每次 10 g，米汤送服。

【功用主治】腹腔肿块。

【编著说明】萝卜子即莱菔子，该方宜用于食积气滞。

【方剂来源】民间方

【组成剂量】山楂炭 400 g，萝卜子（炒黄）100 g。

【用法用量】共研为末，早晚各 10 g 内服。

【功用主治】胃肠道胀气。

【编著说明】该方宜用于食积之肉积伴气滞。

【方剂来源】民间方

【组成剂量】藿香 50 g，陈皮 25 g。

【用法用量】水煎服。

【功用主治】胃肠道胀气。

【编著说明】该方宜用于湿阻气滞。

【方剂来源】民间方

【组成剂量】生姜 20 g，茶叶 10 g，花椒 5 g。

【用法用量】水煎服。

【功用主治】胃肠道胀气。

【编著说明】该方宜用于食积痰滞。

【方剂来源】民间方

【组成剂量】尖刀草节 30 g，香芝麻棵 30 g。

【用法用量】水煎服。

【功用主治】胃肠道胀气。

【编著说明】（1）尖刀草中医书籍无记录，有石韦之说，亦有牛舌草之说，两者功效迥异。

（2）香芝麻棵中医书籍无记录，功效不详。

【方剂来源】民间方

【组成剂量】大树蝴蝶数只，草血竭 30 g。

【用法用量】舂细包腹部或者泡酒饮。

【功用主治】胃肠道胀气。

【编著说明】（1）大树蝴蝶中医书籍无入药记录，功效不详。

（2）根据草血竭功效分析，该方宜用于食积或瘀血内结之积滞。

【方剂来源】民间方

【组成剂量】臭牡丹根 30 g，苍蝇网根 5 g，猪肺 100 g。

【用法用量】煮熟吃。

【功用主治】胃肠道胀气。

【编著说明】（1）苍蝇网根中医书籍无记录，有苍蝇草之说。

（2）猪肺主治肺虚咳嗽、咯血，其治疗积滞用中医理论无法解释，属于彝族民间经验用药。

（3）从臭牡丹根功效分析，该方宜用于脾虚气滞之积滞。

【方剂来源】民间方

【组成剂量】金竹根 20 g，红椿树根 20 g，刘寄奴 15 g。

【用法用量】水煎服。

【功用主治】胃肠道胀气。

【编著说明】（1）金竹又名淡竹，其根中医不作药用。

（2）红椿树根此处是取中药椿白皮之功效。

（3）该方彝族民间用于治疗疳积、虫疳。方中刘寄奴有破血作用，气血虚弱和脾虚作泄者忌服。

【方剂来源】民间方

【组成剂量】金竹茹 10 g，赤小豆 20 g，金凤花根 10 g。

【用法用量】水煎服。

【功用主治】胃肠道胀气。

【编著说明】（1）金竹茹即荆竹茹；金凤花根即凤仙根。

（2）从配伍看，该方宜用于痰瘀互结之积滞。

【方剂来源】民间方

【组成剂量】狗屎兰花根 15 g，芦根 30 g，大蓟根 30 g，鸡屎藤根 20 g。

【用法用量】水煎服。

【功用主治】积滞。

【编著说明】（1）狗屎兰花根可能是狗屎花根之误传，后者有清热、补虚、利湿之功。

（2）该方彝族民间用于治疗疳积，属于经验用药。

【方剂来源】民间方

【组成剂量】山楂 20 g，杨梅 10 g，干杏 10 g。

【用法用量】泡水服。

【功用主治】胃肠道胀气。

【编著说明】干杏即杏子干品，为果实，此处乃取其生津之功效。该方主治食积伴伤阴之症。

【方剂来源】民间方

【组成剂量】桃仁 10 g，一把抓 10 g，皮哨子 10 g，臭壳虫 5 只，羊毛青秆 20 g。

【用法用量】煨水服。

【功用主治】胃肠道胀气。

【编著说明】（1）一把抓即狗屎花、倒提壶。

（2）臭壳虫即中医书籍记录之九香虫，理气止痛，温中壮阳。

（3）羊毛青秆可能是羊毛草根之误传，后者具有调气、补虚、清热、解表之功。

（4）皮哨子中医书籍记录主治疝气、疥癫，无具体功效，此处取其什么功效不详。

【方剂来源】民间方

【组成剂量】魔芋 1 个，猪肉 30 g。

【用法用量】魔芋打洞，纳入猪肉，煮熟后一起服用。

【功用主治】胃肠道胀气。

【编著说明】魔芋即蒟蒻，有化痰散积之功；猪肉滋阴润燥。该方宜用于羸瘦之人之食积。

【方剂来源】民间方

【组成剂量】猪胃 1 具，草果 5 枚（打碎），胡椒 2 g，茯苓 20 g。

【用法用量】水煎服。

【功用主治】胃肠道胀气。

【编著说明】该方宜用于脾虚湿阻之食积。

【方剂来源】民间方

【组成剂量】羊耳菊 25 g，相思豆 1 g，苡仁根 25 g。

【用法用量】水煎服。

【功用主治】胃肠道胀气。

【编著说明】（1）羊耳菊有小茅香之说，后者祛风散寒、活血舒筋。

（2）相思豆即红豆，有理气、通经之功。

（3）苡仁根即薏苡仁根，可清热、利湿、健脾、杀虫。

（4）该方可用于寒湿痹阻中焦之食积，亦可用于虫积。

【方剂来源】民间方

【组成剂量】血灵芝 400 g，炙香附 400 g，黑丑 100 g，白丑 100 g。

【用法用量】共为细末，醋糊为丸，早晚各服 10 g。

【功用主治】腹腔肿块。

【编著说明】（1）血灵芝即灵芝草；黑丑和白丑都是牵牛子，功效无差异。

（2）该方宜用于食积或者虫积兼气滞。

【方剂来源】民间方

【组成剂量】桑白皮 250 g，巴豆 9 个（去油），荞面 250 g。

【用法用量】共研为细末，早晚开水送服，每次 10 g。

【功用主治】腹腔肿块。

【编著说明】该方宜用于寒实积滞，用桑白皮是去其行水之功。

【方剂来源】民间方

【组成剂量】醋鳖甲 100 g，鸡内金 100 g，瓦楞子 50 g，红糖 300 g，蜂蜜适量。

【用法用量】除蜂蜜外，余药舂粉调蜜为丸，早晚各服 10 g。

【功用主治】腹腔肿块。

【编著说明】（1）此方用醋鳖甲取其软坚散结之功。

（2）红糖即中药饴糖。

（3）该方宜用于食积重症或者痰瘀互结之积症。

【方剂来源】民间方

【组成剂量】桑白皮 30 g，棠梨树皮 30 g，棠梨树叶 30 g，苦桃树皮 20 g。

【用法用量】水煎服。

【功用主治】腹腔肿块。

【编著说明】（1）棠梨树皮中医不作药用，棠梨树叶虽然入药，但功效不详。

（2）苦桃树有桑科植物构树之说，有待考证。

【方剂来源】民间方

【组成剂量】羊耳菊根 20 g，野豌豆 20 g。

【用法用量】泡开水服。

【功用主治】腹腔肿块。

【编著说明】（1）羊耳菊有小茅香之说，后者祛风散寒，活血舒筋。

（2）野豌豆即中药大巢菜。

（3）该方在彝族民间用于瘀血内结之积证轻者。

【方剂来源】民间方

【组成剂量】白茅根 20 g，芹菜根 15 g。

【用法用量】煨水服。

【功用主治】蛔虫病。

【编著说明】白茅根、芹菜根中医书籍无杀蛔虫之功效记录，该方属于彝族民间方。

【方剂来源】民间方

【组成剂量】蜂蜜 100 g，菜油 100 g。

【用法用量】煮沸，每日早上吃 1 次，连服 5 日。

【功用主治】蛔虫病。

【编著说明】该方属于彝族民间经验方，蜂蜜、菜油中医书籍无杀蛔之功效记录。

【方剂来源】民间方

【组成剂量】悬钩子 30 g，阔叶榕树根 25 g，白茅根 25 g。

【用法用量】水煎服。

【功用主治】蛔虫病。

【编著说明】该方属于彝族民间经验方，方中各药中医书籍无杀蛔之功效记录。

【方剂来源】民间方

【组成剂量】覆盆子根 25 g，阔叶榕树根 20 g，白茅根 25 g。

【用法用量】水煎服。

【功用主治】蛔虫病。

【编著说明】该方属于彝族民间经验方，方中各药中医书籍无杀蛔之功效记录。

【方剂来源】民间方

【组成剂量】大叶艾纳香根 20 g，鸡蛋 2 个，糯谷草 25 g。

【用法用量】水煎服。

【功用主治】蛔虫病。

【编著说明】该方属于彝族民间经验方，方中各药中医书籍无杀蛔之功效记录。

【方剂来源】民间方

【组成剂量】黄刺果根、黑刺果根、大黄各适量。

【用法用量】煨水服。

【功用主治】蛔虫病。

【编著说明】（1）黄刺果可能是黄茨果的误传，中药名为黄锁梅根。

（2）黑刺果根中医书籍无记录，功效不详。

（3）该方属于彝族民间经验方。

【方剂来源】民间方

【组成剂量】猪血，核桃树皮各适量。

【用法用量】煨服。

【功用主治】绦虫病。

【编著说明】该方属于彝族民间经验方，方中各药中医书籍无治疗绦虫病之功效记录。

【方剂来源】民间方

【组成剂量】头窝鸡蛋3个，打破碗花花适量。

【用法用量】煨水喝汤，吃蛋。

【功用主治】绦虫病。

【编著说明】打破碗花花全草均有毒，叶茎尤甚，民间常用于驱虫。

【方剂来源】沙学忠辑毕摩方

【组成剂量】麝香适量。

【用法用量】兑水外洗。

【功用主治】四肢麻木、关节痛、胸痛、骨髓炎。

【编著说明】此处取麝香通络、散瘀之功，孕妇忌服。

【方剂来源】民间方

【组成剂量】蛇蜕 10 g，凤仙花果 10 g， 血满草 50 g。

【用法用量】捣烂包敷前额。

【功用主治】妊娠腹痛。

【编著说明】彝族民间认为凤仙花果有祛风、活血、止痛之功，用蛇蜕是取蛇之游走属性，引药入经。

【方剂来源】《彝族地区常见病民间适宜治疗方法选》

【组成剂量】炒黑豆 100 g，生姜 120 g，南蛇皮 120 g。

【用法用量】将上 3 药加水 1 500 ml，煮至南蛇皮烂熟即可食用，每日一剂，分两次食用。

【功用主治】祛风除湿，用于风湿性关节炎。

【编著说明】《医林纂要》记载，蛇皮有"缓肝保心，去毒热，除风湿"的功效。

【方剂来源】《彝族地区常见病民间适宜治疗方法选》

【组成剂量】黑豆 100 g，米酒 60 g。

【用法用量】将上两药置砂锅中加水慢火煮透吃，每日一剂，分两次吃。

【功用主治】治疗妊娠腹痛。

【编著说明】该方属于彝族民间经验方，中医书籍记载黑豆有滋补作用，常用于肾虚。

【方剂来源】民间方

【组成剂量】生地榆 100 g，大生地 50 g，广三七 5 g。

【用法用量】苦酒煎，分 2 次服。

【功用主治】月经过多。

【编著说明】苦酒是彝族民间自酿的一种酒，原料是苦荞。中医的苦酒，则是食醋的古称，首先见于《伤寒论》，具有收敛的作用。

【方剂来源】《彝族地区常见病民间适宜治疗方法选》

【组成剂量】番木瓜 1 个，鲩鱼尾 100 g。

【用法用量】将番木瓜削皮切块，鲩鱼尾入油锅煎片刻，加番木瓜及生姜片少许，放适量水，共煮 1 小时左右即可。

【功用主治】食积不化，胃腹胀满。

【编著说明】番木瓜并非中药常用的木瓜，而是中国南方、四川攀西地区常食用的一种水果，甘甜，清热。

【方剂来源】《彝族地区常见病民间适宜治疗方法选》

【组成剂量】蜈蚣（去头足）10 g，全虫 10 g，乌梢蛇 10 g。

【用法用量】以上 3 药，共研为细末，分成 8 份，每日服 2 次。

【功用主治】治疗坐骨神经痛。

【编著说明】同中医用法。

3. 大方

【方剂来源】民间方

【组成剂量】厚朴 15 g，南木香 15 g，花椒寄生 10 g，山乌龟（盐腌 3 天后晒干）5 g，黑骨间 20 g，黄芩 15 g，红草薢 20 g。

【用法用量】水煎服。

【功用主治】胃病。

【编著说明】（1）花椒寄生中医书籍无收录，彝族民间认为其有花椒温中止痛之功。

（2）山乌龟即地不容，具有清热解毒、止痛之功，其有毒，内服宜慎，盐腌可能是制约其毒性。

（3）黑骨间中医书籍无记录，具体功效不详，亦可能是黑骨蕨的误传，《中华本草》记录黑骨蕨有清热解毒、活血散瘀之功。

（4）该方宜用于湿热内阻、气机不畅之胃痛。

【方剂来源】民间方

【组成剂量】佩兰叶 15 g，檀香 15 g，香附 10 g，香橼 15 g，广木香 7.5 g，公丁香 10 g，砂仁壳 15 g，沉香 2.5 g（研粉分两次冲服），吴茱萸 7.5 g，焦鸡内金 10 g，白蔻仁 5 g，焦神曲 15 g。

【用法用量】水煎服。

【功用主治】胃溃疡、慢性胃炎。

【编著说明】该方宜用于气滞型胃病伴饮食不化。

【方剂来源】民间方

【组成剂量】红萝卜 15 g，苦萝卜 10 g，鱼腥草 10 g，麻嘴 10 g，桂皮 15 g，红木香 10 g，芦子 15 g，槟榔 10 g，土木香 10 g，黄花苦参 23 g，红杜仲 20 g，何首乌 30 g。

【用法用量】水煎服。

【功用主治】胃病。

【编著说明】（1）彝族民间认为萝卜具有健脾、行气、化滞之功；麻嘴可能是民间对花椒的称谓。

（2）该方从配伍看，宜用于脾虚肝郁之胃痛。

【方剂来源】民间方

【组成剂量】黑骨间 20 g，南木香 15 g，黄芩 15 g，红草薢 20 g，伸筋草 10 g，茜草 10 g，刺猬胃 10 g，鸡内金 15 g，胡椒 20 粒。

【用法用量】泡酒 500 ml，饮服。

【功用主治】胃病。

【编著说明】（1）黑骨间中医书籍无记录，具体功效不详，亦可能是黑骨蕨的误传，《中华本草》记录黑骨蕨有清热解毒、活血散瘀之功。

（2）用刺猬胃是以脏治脏之理。

（3）从配伍看，该方宜用于湿、热、瘀、食互结，气机不畅之胃痛。

【方剂来源】民间方

【组成剂量】海南沉香 2.5 g，木香 5 g，乳香 5 g，青皮 15 g，灵芝 10 g，油桂 5 g，麝香 2.5 g。

【用法用量】共研为末，每次 2.5 g，开水送服。

【功用主治】胃病。

【编著说明】该方宜用于体虚而寒凝气滞性胃痛。

【方剂来源】民间方

【组成剂量】曼陀罗 1 g，茜草 20 g，小蔓伞 10 g，细辛 15 g，石菖蒲 10 g，草果数枚，胡椒 10 粒。

【用法用量】泡酒服或者研末用蜂蜜拌匀，制成 12 粒药丸，每次服 3 粒。

【功用主治】慢性胃炎。

【编著说明】（1）小蔓伞中医书籍无收录，功效不详，可能是小罗伞的误传。

（2）曼陀罗即布呷此，花、子、叶均有毒，彝族民间用于治疗慢性胃炎可能取其止痛之功效。

（3）该方从配伍看宜用于寒湿夹瘀者。

【方剂来源】陈尚兴辑民间方

【组成剂量】泥鳅串 30 g，刺梨根 30 g，茴香根 15 g，野花椒根 15 g，隔山撬 30 g，萝卜头 30 g，水皂角 15 g。

【用法用量】水煎服。

【功用主治】消化不良、胃炎。

【编著说明】（1）该方温中、理气、消食功效较强，在彝族民间使用甚广。

（2）隔山撬即隔山消。

【方剂来源】陈尚兴辑民间方

【组成剂量】野花椒根 15 g，茴香根 15 g，石菖蒲 10 g，黄荆根 20 g，香附 12 g，青藤香 15 g。

【用法用量】水煎服。

【功用主治】肠炎、胃炎。

【编著说明】该方宜用于气滞夹湿者，表现为脘腹胀满、胀痛，排气后减轻。

【方剂来源】民间方

【组成剂量】土木香 15 g，广木香 25 g，山慈菇 15 g，狗响铃根 15 g，苦萝卜 15 g，芦子 30 g，草果数枚，胡椒 0.5 g，槟榔心 15 g，石菖蒲 15 g。

【用法用量】水煎服。

【功用主治】胃肠道胀气。

【编著说明】（1）萝卜在彝族民间有苦甜之分，功效有何差异无从考证。

（2）该方宜用于湿阻气滞之积滞。

【方剂来源】民间方

【组成剂量】野槟榔皮 20 g，田中水草 20 g，松脂 15 g，松寄生 30 g，猪鬃草 20 g，海金沙 20 g，卷柏 20 g。

【用法用量】水煎服。

【功用主治】胃肠道胀气。

【编著说明】（1）槟榔皮和槟榔功效相似，辛温，具有破气、行气作用。

（2）田中水草、松寄生中医书籍无收录，彝族民间取其什么功效不详。

（3）松脂即松香。

【方剂来源】民间方

【组成剂量】覆盆子根 20 g，钻地风根 20 g，龙胆草根 20 g，麻黄 10 g，鼻管草 20 g，铁线草 20 g，黄芩 10 g，小鞭打 20 g，地榆 20 g，风藤草 20 g，紫背天葵 15 g，马鞭梢 20 g，小黄花 15 g，慈菇 20 g，野席草 25 g，牙齿草 20 g。

【用法用量】水煎服。

【功用主治】胃肠道胀气。

【编著说明】（1）鼻管草即木贼。

（2）小鞭打、牙齿草中医书籍无记录，功效不详。

（3）风藤草以根入药，《滇南本草》载：泻小肠经实热，清利水道，消水肿，通利五淋白浊，并治暴发火眼疼痛。

（4）马鞭梢应是马鞭草。

（5）小黄花中医书籍无记录，有一枝黄花之说，有待考证。

（6）野席草有三棱草之说，亦有三楞草之说，但功效均与本方主治相差甚远，有待考征。

【方剂来源】民间方

【组成剂量】莲米10 g，五谷虫10 g，茯苓10 g，山楂10 g，山药10 g，神曲10 g，麦芽10 g，扁豆10 g，龟板10 g，鳖甲10 g，三棱10 g，莪术10 g。

【用法用量】共为细末，加麦面少许烙饼，每次10 g，每日3次。

【功用主治】腹腔肿块。

【编著说明】该方在彝族民间主治小儿疳积，亦可用于食积瘀阻之积证。

【方剂来源】民间方

【组成剂量】生水蛭200 g，生黄芪200 g，鸡内金100 g，三棱100 g，莪术100 g，生桃仁100 g，红花100 g，槟榔100 g，附子75 g，干姜75 g，归尾50 g。

【用法用量】共为细末，早晚各服15 g，开水送服。

【功用主治】腹腔肿块。

【编著说明】该方宜用于中焦虚寒、瘀血内阻之积证。

【方剂来源】民间方

【组成剂量】兰根野，棉花根，闹虫草根，蚊子草根，黄锁梅根，杨梅根，五甲树根，小蜈蚣藤，小棕树，野坝蒿，五倍子，牛膝，大花辑麻各适量。

【用法用量】煨水服。

【功用主治】脑出血。

【编著说明】（1）兰根即白茅根。

（2）野棉花根即打破碗花花，有毒。

（3）闹虫草又名薰衣草，中药名为零陵香，中医书籍全草入药。

（4）蚊子草，据《中国实验方剂学杂志》2012 年第 13 期报道：别名合叶子，具有祛风除湿、发汗退热、止血的功效。

（5）五甲树可能是刺五加之误传，但后者之根不作药用。

（6）中医书籍只有蜈蚣藤的记录，是否就是小蜈蚣藤有待考证。

（7）小棕树可能是棕榈树的误传，此处取之入药部位不详。

（8）大花辑麻中医书籍无收录，具体功效不详。

【方剂来源】《贵州彝族民间传统医药》

【组成剂量】藿香、大枣、乌梅各 17 g，甘草、陈皮各 7 g，椒壳 3 g。

【用法用量】水煎内服。

【功用主治】红白痢疾。

【编著说明】椒壳就是花椒，为汉族的调味品，使用花椒时，需要去掉花椒的种仁椒目，实际使用的是花椒的果壳。

三、扶正解毒法

（一）补浊气法

1.单方

【方剂来源】民间方

【组成剂量】鹿衔草 30 g。

【用法用量】水煎服。

【功用主治】哮喘。

【编著说明】中医用于虚弱咳嗽，单用治哮喘乃彝族民间特殊用法。

【方剂来源】《贵州彝族民间传统医药》

【组成剂量】雄猪睾丸2个。

【用法用量】用火煅之，研极细末。用白酒一次吞服。

【功用主治】哮喘。

【编著说明】此乃彝族民间经验用药，具体机理不详。

【方剂来源】民间方

【组成剂量】头发20 g。

【用法用量】烧灰存性，开水冲服。

【功用主治】鼻出血。

【编著说明】此乃中药血余炭之功效，和中医一致。

【方剂来源】民间方

【组成剂量】浮小麦50 g。

【用法用量】泡开水服。

【功用主治】便秘。

【编著说明】浮小麦中医主要用于阴虚盗汗，煎煮服用而非生用，用于便秘乃彝族民间特殊用法。

2. 小方

【方剂来源】民间方

【组成剂量】猪胆3 g，鸡胆2 g。

【用法用量】泡水服。

【功用主治】咳嗽日久不愈。

【编著说明】猪胆清热、润燥，鸡胆消炎、止咳、祛痰，故本方主治燥热伤阴之久咳。

【方剂来源】民间方

【组成剂量】猪心1具，芭蕉水300 ml。

【用法用量】泡酒服。

【功用主治】咳嗽。

【编著说明】（1）芭蕉水指划破芭蕉树干流出的汁，彝族民间用其治疗咳嗽，机理不详，属于经验用药。

（2）中医用猪心内服治疗惊悸怔忡、自汗、不眠。彝族民间用该方治疗咳嗽属于特殊用法，用中医理论无法分析其机理。

【方剂来源】民间方

【组成剂量】好细梨1 500 g，川贝母50 g，上阿胶50 g，白蜂蜜100 g。

【用法用量】合煎成膏，每日3次，每次1汤匙。

【功用主治】润肺止咳，用于慢性咳嗽。

【编著说明】（1）好细梨是梨的一种，和梨的功效近似，可以用其他梨替代。

（2）从配伍看，该方主治阴虚咳嗽。

【方剂来源】民间方

【组成剂量】钩藤根30 g。

【用法用量】与猪耳一起炖服。

【功用主治】耳聋耳鸣。

【编著说明】（1）彝族民间认为钩藤根有疏畅气机的作用。

（2）此处用猪耳乃以脏治脏之意。

【方剂来源】民间方

【组成剂量】石莲子100 g，煅牡蛎50 g。

【用法用量】共为细末，用红糖水冲服。

【功用主治】闭经。

【编著说明】该方宜用于阴虚质带下病。虚寒久痢者忌服。

【方剂来源】《贵州彝族民间传统医药》

【组成剂量】一朵云 15 g，淫羊藿 15 g，地蜂子 15 g，岩白菜 15 g，兔耳风 7 g。

【用法用量】炖猪心、肺吃。

【功用主治】虚咳。

【编著说明】此方治疗咳嗽效果显著。

【方剂来源】民间方

【组成剂量】大梨 250 g，白藕 250 g，白萝卜 250 g，毛橘红 10 g，白蜂蜜 200 g。

【用法用量】共捣熬膏，临睡前服 1~2 汤匙。

【功用主治】润肺下气，止咳化痰，用于咳嗽。

【编著说明】（1）白藕即普通食用藕。

（2）萝卜即莱菔，功效为消积滞，化痰热，下气，宽中解毒。

（3）从配伍看，该方宜用于内伤之气阴虚咳嗽，如慢性支气管炎等。

【方剂来源】民间方

【组成剂量】全甲鱼 1 个，党参 50 g，白公鸡血（一只鸡的血）。

【用法用量】共焙黄，研细末，早晚分服 15 g，黄酒送下。

【功用主治】肺结核。

【编著说明】（1）全甲鱼兼顾了鳖甲和鳖肉的功效，主要是滋阴、清热、凉血。

（2）用白公鸡血与彝族民间认识有关，亦可用普通鸡血替代。

（3）该方宜用于肺结核之气阴两虚证。

【方剂来源】民间方

【组成剂量】川贝母 15 g，天花粉 10 g，旋覆花 10 g，枇杷叶 15 g。

【用法用量】水煎服。

【功用主治】肺结核。

【编著说明】该方宜用于肺结核患者咳嗽。

【方剂来源】民间方

【组成剂量】当归25 g，青苗枝25 g。

【用法用量】水煎服。

【功用主治】鼻出血。

【编著说明】（1）青苗枝中医书籍无记录，功效不详。

（2）此方用于血虚之鼻衄更恰当。

【方剂来源】民间方

【组成剂量】生铁200 g，熟铁200 g，法半夏25 g，小麦900 g。

【用法用量】加水1 000 ml，煎至500 ml时一次顿服。

【功用主治】癫痫。

【编著说明】生铁辛凉质重，善于平肝，木平则火降，故曰下气疾速，气即火也。生铁平肝镇惊之功常用于肝郁火盛之怒狂阳厥之证。

【方剂来源】沙学忠辑毕摩方

【组成剂量】沙参15 g，蜂蜜30 g。

【用法用量】水煎服。

【功用主治】癫痫。

【编著说明】该方宜用于阴虚火旺之痫症。

【方剂来源】民间方

【组成剂量】岩硝5 g，花椒寄生10 g，柴桂树灵芝10 g，泥山药20 g。

【用法用量】水煎服。

【功用主治】胃病。

【编著说明】方中药物中医书籍无记录，具体功效不详。该方是彝族民间之经验用药。

【方剂来源】民间方

【组成剂量】猪骨头，地莲花，天门冬。

【用法用量】猪骨头烧焦研粉，冷开水送服后，再用少许地莲花、天门冬煨水服。

【功用主治】胃病。

【编著说明】（1）中医用猪骨头烧焦研粉内服治下痢，用其治疗胃痛乃彝族民间特殊用法，具收敛作用。

（2）地莲花中医书籍无入药记录，具体功效不详。

【方剂来源】民间方

【组成剂量】山栀子25 g，神曲25 g，槐子25 g，麦面粉500 g。

【用法用量】共焙黄为末，早晚各30 g，开水冲服。

【功用主治】黄疸。

【编著说明】（1）麦面粉中医不作药用，具体功效不详。

（2）槐子即槐角，脾胃虚寒及孕妇忌服。

【方剂来源】《贵州彝族民间传统医药》

【组成剂量】观音草15 g，岩豇豆15 g，兔耳风10 g，枇杷叶（去毛）10 g，生姜7 g。

【用法用量】水煎服。

【功用主治】咳嗽。

【编著说明】（1）《上海常用中草药》记载，观音草"能治感冒发热，咳嗽，喉痛"。

（2）兔耳风，别名反背红、红筋草，为菊科植物长穗兔耳风的全草，具有养阴清肺，祛瘀止血的功效，中医常用于治疗咳嗽、哮喘、肺结核咯血、跌打损伤等疾病。

【方剂来源】民间方

【组成剂量】菟丝子20 g，野芭蕉20 g，山香花20 g，染饭花20 g，野罂粟5 g。

【用法用量】水煎服，洗身。

【功用主治】黄疸。

【编著说明】（1）山香花、野芭蕉中医书籍无收录，具体功效不详。

（2）染饭花，有说七里香，有说九里香，亦有说密蒙花，从功效上分析，密蒙花的可能性大。

（3）该方属于彝族民间经验方。

3. 大方

【方剂来源】民间方

【组成剂量】肌肉参15 g，牛尾参15 g，紫丹参15 g，高丽参10 g，满天星20 g，菊花参15 g，胡萝卜15 g，阴地蕨15 g，牛蒡子根15 g，臭灵丹15 g，麦冬15 g。

【用法用量】水煎服。

【功用主治】益气养阴，滋肺止咳。治久咳痨咳。

【编著说明】（1）肌肉参乃鸡肉参之误传，有滋补强壮之功。牛尾参治疗脾虚食少、肾虚遗精、消渴、肺结核咳嗽。

（2）从配伍看，该方宜用于久病咳嗽或者气阴两虚之咳嗽。

【方剂来源】民间方

【组成剂量】牛皮菜15 g，龙胆草15 g，鱼腥草15 g，细防风15 g，小草乌15 g，小黑药20 g，天冬15 g，麦冬15 g，兰花参15 g，羊奶果根15 g，黑骨头根10 g。

【用法用量】水煎服。

【功用主治】咳嗽。

【编著说明】（1）牛皮菜、羊奶果根中医书籍无入药记录，具体功效不详。

（2）小草乌有毒，用时务必注意。中医用其治疗风湿关节痛、胃寒疼痛、跌打损伤。配伍治疗咳嗽乃彝族民间特殊用法。

（3）黑骨头根配伍治疗咳嗽乃彝族民间特殊用法，中医用其治疗跌打损伤、风湿关节痛、月经不调、口腔炎和乳腺炎。且据《云南中草药》记载：肝炎、消化道溃疡患者忌服；一日量不宜超过三钱，过量时患者可能出现抽搐甚至死亡。

（4）从配伍看，该方适用于气阴不足夹杂风湿之咳嗽。

【方剂来源】《贵州彝族民间传统医药》

【组成剂量】兔耳风 10 g，岩豇豆 18 g，果上叶 20 g，百味笋 10 g，一朵云 10 g，地蜂子 15 g。

【用法用量】水煎加蜜内服。

【功用主治】老年久咳不愈。

【编著说明】此方使用的 6 味药均为彝族地区的草药。配伍治疗老年咳嗽乃彝族民间特殊用法。

【方剂来源】民间方

【组成剂量】独立光 10 g，川芎 20 g，臭灵丹 30 g，葛根 20 g，韭菜 30 g，紫河车 1 具。

【用法用量】水煎服。

【功用主治】肺结核。

【编著说明】（1）独立光中医书籍无记载，具体功效不详。亦可能是千里光误传。

（2）从配伍看，该方宜用于阳气不足伴随气滞血瘀之肺结核患者。

【方剂来源】民间方

【组成剂量】白芍 50 g，地黄炭 50 g，当归炭 50 g，砂仁 10 g，阿胶珠 35 g，厚朴 15 g，薄荷 50 g，川芎 25 g，元参 20 g，百合 40 g，汉三七 15 g，栀子 20 g，大黄

炭 15 g，黄芩 15 g，西洋参 15 g，黄连 15 g。

【用法用量】共研细末，合蜜为丸，每丸重 15 g，早晚各服 1 丸。

【功用主治】肺结核。

【编著说明】该方宜用于气阴虚夹湿热阻滞之肺结核患者。

【方剂来源】民间方

【组成剂量】升麻 10 g，葛根 15 g，杭芍 15 g，甘草 7.5 g，沙参 15 g，麦冬 15 g，元参 25 g，石膏 20 g。

【用法用量】水煎服。

【功用主治】紫癜。

【编著说明】该方宜用于气阴两虚夹热之斑疹。

【方剂来源】民间方

【组成剂量】南木香 25 g，黄芩 15 g，炙罂粟壳 10 g，滑石 10 g，打破碗花茎皮 30 g，竹鼠 5 g。

【用法用量】研末，以蜂蜜水兑服。

【功用主治】便秘。

【编著说明】（1）打破碗花茎皮有毒，务必注意，此处取其化积之功。

（2）罂粟壳有涩肠之功，彝医用其治疗便秘可能是防黄芩、滑石泻肠太过。

（3）竹鼠指竹留肉，益气养阴。

（4）此方从配伍来看，宜用于气阴相对不足之热秘。

（二）补清气法

1. 单方

【方剂来源】民间方

【组成剂量】猪肚 1 具。

【用法用量】煮红糖吃。

【功用主治】便秘。

【编著说明】该方民间常用，宜用于虚劳羸弱之人便秘。

【方剂来源】《贵州彝族民间传统医药》

【组成剂量】鲜臭牡丹根皮 32 g。

【用法用量】炖猪心、肺吃。

【功用主治】头昏。

【编著说明】臭牡丹也是中医用药，味辛、苦，性温，能行气健脾，祛风平肝，消肿解毒，治崩漏、白带、头晕、虚咳、高血压、风湿痛、脚气、荨麻疹、痛疽、痔疮。

【方剂来源】民间方

【组成剂量】续断 30 g。

【用法用量】水煎服。

【功用主治】眩晕。

【编著说明】续断单用治疗眩晕乃彝族民间特殊用法，宜用于肝肾不足者。

【方剂来源】民间方

【组成剂量】鹿衔草 30 g。

【用法用量】煮鸡蛋吃。

【功用主治】眩晕。

【编著说明】此为彝族民间方，宜用于虚弱之体伴眩晕。

【方剂来源】民间方

【组成剂量】制首乌。

【用法用量】研成粉吞服。

【功用主治】消化不良。

【编著说明】彝族民间认为制首乌有消食健脾之功，常用于小儿食积等。

【方剂来源】民间方

【组成剂量】狼毒 10~15 g。

【用法用量】炖肉服。

【功用主治】营养不良。

【编著说明】彝族民间认为狼毒是补益之药，常用于治疗小儿疳积或者身体瘦弱之人。该品有毒，内服须慎。

【方剂来源】《彝族地区常见病民间适宜治疗方法选》

【组成剂量】豆豉 60 g。

【用法用量】取上药加食盐与大米饭同炒吃，每日 1 剂。

【功用主治】主治断奶后乳房胀痛，乳汁自流。

【编著说明】《会约医镜》曰：淡豆豉"安胎孕"。本品性寒味甘，寒能清热，甘寒则益阴，具有滋阴清热、凉血安胎之功。

【方剂来源】《彝族地区常见病民间适宜治疗方法选》

【组成剂量】豆豉 30 g 以上。

【用法用量】取上药，水煎服，每日 1 剂。

【功用主治】主治血尿。

【编著说明】《本草经解》曰："同薤白，治血利。"

2. 小方

【方剂来源】《贵州彝族民间传统医药》

【组成剂量】鸡蛋 12 个，男童小便适量。

【用法用量】将鸡蛋放入男童小便中浸泡 3~5 天，取出鸡蛋，用清水煮熟食之，一日 3 次，每次 1 个。

【功用主治】年久气喘。

【编著说明】彝族民间经验方，治老年体虚气喘疗效佳。男童小便即童便，中医传统用其治疗瘀血。

【方剂来源】《彝族地区常见病民间适宜治疗方法选》

【组成剂量】猪肚1个，胡椒10g，生姜5片，醋适量。

【用法用量】用醋将猪肚洗净，纳入胡椒和姜片，隔水炖烂，每日早晚佐餐吃。

【功用主治】多年胃痛、身体虚弱、饮食减少、消瘦症。

【编著说明】《本草经疏》载："猪肚，为补脾之要品。脾胃得补，则中气益，利自止矣，补益脾胃，则精血自生，虚劳自愈。"故补中益气的食疗方多用之。

【方剂来源】《彝族地区常见病民间适宜治疗方法选》

【组成剂量】天麻10g，动物眼（猪、牛、羊眼睛）1对。

【用法用量】将动物眼洗净，同天麻一起放入碗中加清水适量，隔水炖熟，加适量调味品食用。

【功用主治】头昏、视力下降。

【编著说明】这种用法和中医的用法相似，以脏治脏。

【方剂来源】《贵州彝族民间传统医药》

【组成剂量】五味子30g，鸡蛋7个。

【用法用量】先将五味子煮烂，再放入鸡蛋，入罐密封，浸泡10日，泡至蛋壳变质。取蛋煮熟食之，每日1个。

【功用主治】哮喘。

【编著说明】服用期间忌食生冷油腻之物。

【方剂来源】《贵州彝族民间传统医药》

【组成剂量】山豆根32g，兔耳风15g。

【用法用量】泡酒内服。

【功用主治】老年气喘。

【编著说明】中医认为，山豆根有毒，对咽喉局部有刺激，服用过量会导致呕吐。

【方剂来源】《贵州彝族民间传统医药》

【组成剂量】酒制天麻 12 g，川芎 7 g。

【用法用量】捣为极细末，兑鸡蛋炸吃。

【功用主治】头昏。

【编著说明】此法适用于高血压引起的头晕或者偏头痛。

【方剂来源】《贵州彝族民间传统医药》

【组成剂量】南布正 18 g，天麻 18 g，党参 18 g，白当归 18 g，金雀花根皮 18 g。

【用法用量】炖鸡吃。

【功用主治】头昏。

【编著说明】《贵阳民间药草》中，南布正又名水益母、路边黄，具有补虚，止头晕的功效，用于治疗老年头晕、体虚头晕、感冒等疾病。此方治疗头昏眼花之症疗效较好。

【方剂来源】《贵州彝族民间传统医药》

【组成剂量】南布正 15 g，白当归 15 g。

【用法用量】捣为细末，用鸡蛋炸吃。

【功用主治】头昏、头痛。

【编著说明】《贵阳民间药草》中，南布正又名水益母、路边黄，具有补虚，止头晕的功效，用于治疗老年头晕、体虚头晕、感冒等疾病。

【方剂来源】《贵州彝族民间传统医药》

【组成剂量】天麻 20 g，南布正 12 g，白当归 15 g，白芍 12 g。

【用法用量】捣为细末，分成 3 次用鸡蛋炸食。

【功用主治】头昏。

【编著说明】《贵阳民间药草》中，南布正又名水益母、路边黄，具有补虚、止头晕的功效，用于治疗老年头晕、体虚头晕、感冒等疾病。

【方剂来源】《贵州彝族民间传统医药》

【组成剂量】鲜南布正 32 g，鲜臭牡丹根皮 25 g，水菖蒲根 15 g，丹皮 15 g。

【用法用量】用鸡 1 只炖服。

【功用主治】头昏。

【编著说明】《贵阳民间药草》中，南布正又名水益母、路边黄，具有补虚、止头晕的功效，用于治疗老年头晕、体虚头晕、感冒等疾病。

【方剂来源】《贵州彝族民间传统医药》

【组成剂量】大葱 1 500 g，生姜 1 000 g，牛膝 15 g，鲫鱼 450 g。

【用法用量】同煮服，忌盐。

【功用主治】脑出血后偏瘫。

【编著说明】此乃彝族民间经验方，阴虚内热者忌服。

【方剂来源】民间方

【组成剂量】泡参，鸡肉。

【用法用量】炖服。

【功用主治】心悸。

【编著说明】泡参即南沙参，具有养阴清肺、祛痰止咳之功，鸡肉具有温中、益气、补精、添髓之功，故该方宜用于气阴两虚之心悸。

【方剂来源】《彝族地区常见病民间适宜治疗方法选》

【组成剂量】肉桂 10 g，鸡肝 2 副，生姜 5 片，黄酒少许。

【用法用量】上四物加水放入锅中，炖 2 小时，调味后服用。

【功用主治】补肾壮阳。

【编著说明】此乃彝族民间经验方，阴虚内热者忌服。

【方剂来源】《彝族地区常见病民间适宜治疗方法选》

【组成剂量】藕 50 g，排骨 500 g。

【用法用量】入锅前用淡盐水浸泡，待排骨煮到 5 成熟时，将切成段的藕倒进汤锅，先武火，再文火，直到炖酥烂，加盐出锅即成，每日 1 次，连喝 1 周。

【功用主治】口腔溃疡。

【编著说明】此乃彝族民间经验方，可以增强机体免疫力。

【方剂来源】《彝族地区常见病民间适宜治疗方法选》

【组成剂量】鲜河虾 250 g，黄酒适量。

【用法用量】虾去除头须、肚肠与黄酒同煮 2 分钟，加入调味料浸泡 1 小时后服用。

【功用主治】补肾壮阳。

【编著说明】淡水虾性温味甘，微温，入肝、肾经；虾肉有补肾壮阳，养血固精，化瘀解毒，益气滋阳，通络止痛，开胃化痰等功效；此方适宜于肾虚阳痿、遗精早泄、乳汁不通等患者食用。

【方剂来源】《彝族地区常见病民间适宜治疗方法选》

【组成剂量】鲤鱼 1 条，红豆 200 g，花生仁 100 g，大蒜头 2 枚，辣椒 3 个。

【用法用量】鲤鱼去鱼鳞、内脏，红豆浸泡一夜与花生仁、大蒜头、辣椒塞入鱼腹并缝合鱼腹，加水适量，以文火煲 3 小时，调味后服食。

【功用主治】补肾壮阳。

【编著说明】此乃彝族民间经验方。

【方剂来源】《彝族地区常见病民间适宜治疗方法选》

【组成剂量】核桃仁 4 枚，白糖 40 g，黄酒 40 g。

【用法用量】核桃仁研碎加白糖、黄酒和 500 ml 水，煮沸后以文火煲 15 分钟服用。

【功用主治】补肾壮阳。

【编著说明】核桃仁即是胡桃，具有补肾乌发的作用，此乃彝族民间经验方。

【方剂来源】民间方

【组成剂量】燕尾草 30 g，桃树寄生 20 g。

【用法用量】水煎 3 次，混匀，分 4 次内服。

【功用主治】产后腹痛、痛无休止、自汗、食欲不振。

【编著说明】（1）燕尾草乃水慈菇别名。

（2）此系彝族民间经验方，功效不详。

【方剂来源】民间方

【组成剂量】仙人掌鲜品 30~50 g，红糖适量。

【用法用量】鲜仙人掌煮糯米稀饭，红糖调服。

【功用主治】自汗。

【编著说明】红糖即饴糖，缓中，补虚，生津，润燥；仙人掌行气活血，清热解毒，用其治疗自汗乃彝族民间特殊用法。

【方剂来源】民间方

【组成剂量】小红参 20 g，大叶子珠根 20 g，大叶艾纳香根 20 g。

【用法用量】水煎服。

【功用主治】痛经。

【编著说明】（1）彝族民间认为大叶子珠根有活血止痛之功。

（2）该方宜用于血瘀之痛经。

【方剂来源】民间方

【组成剂量】卷柏30 g，松萝25 g，松树白皮20 g，胆石草25 g，红糖50 g，炒糯米15 g。

【用法用量】水煎服。

【功用主治】绝经。

【编著说明】（1）松树白皮即中药松木皮。

（2）胆石草中医书籍无记录，功效不详。

（3）从配伍看，该方宜用于气虚血瘀证。

【方剂来源】民间方

【组成剂量】白术500 g，人参250 g，桑寄生300 g，茯苓300 g，杜仲400 g。

【用法用量】白术蒸40分钟晒干；杜仲炒去丝。诸药共为细末，以枣肉为丸，早晚各15 g，米汤送服。

【功用主治】习惯性流产。

【编著说明】彝族民间认为习惯性流产乃阳气不足、统摄无力所致。

【方剂来源】《彝族地区常见病民间适宜治疗方法选》

【组成剂量】鸡蛋5~10个，食醋适量。

【用法用量】用针将蛋的小头端刺数个小孔，随即浸入老醋泡7~10天取蛋煮熟，后每日吃醋蛋数个，连续服用，把病治好为止。

【功用主治】主治脾胃虚弱、食欲不振等症。

【编著说明】醋是中国各大菜系中传统的调味品，它可以增加食物的酸味、香味，并且使胃酸增加，促进食欲，帮助消化。

【方剂来源】民间方

【组成剂量】仙鹤草30 g，刀口药10 g，向日葵心15 g。

【用法用量】煨水服。

【功用主治】月经失调。

【编著说明】（1）向日葵心即向日葵茎髓，彝族民间认为其有止血功能。

（2）该方止血作用较强。

3. 大方

【方剂来源】民间方

【组成剂量】大东参 2 g，土白术 10 g，煨肉蔻 2.5 g，云苓 10 g，山药 10 g，炒枳壳 2.5 g，焦神曲 4 g，樟明附子 1 g，炒米 13 g，生姜 1 片。

【用法用量】水煎服。

【功用主治】肠炎。

【编著说明】大东参中医书籍无此药名，疑为类似人参的药物。

【方剂来源】《贵州彝族民间传统医药》

【组成剂量】天麻 20 g，川芎 15 g，钩藤 15 g，白芍 15 g，当归 15 g，党参 20 g。

【用法用量】用白酒泡服。

【功用主治】头昏、头痛。

【编著说明】此方和中医用法无差异。

【方剂来源】民间方

【组成剂量】白术 52 g，茯苓 50 g，苡仁 50 g，人参 5 g，山药 50 g，车前子 10 g，莱菔子 10 g，神曲 10 g，枳壳 5 g，甘草 3 g，肉桂 0.5 g。

【用法用量】水煎服。

【功用主治】腹腔肿块。

【编著说明】该方宜用于脾胃虚弱、食积不化。

【方剂来源】民间方

【组成剂量】人参 10 g，党参 25 g，生黄芪 50 g，当归 25 g，焦白术 15 g，茯苓 15 g，生姜皮 15 g，大腹皮 15 g，桑白皮 15 g，炒枳壳 5 g，木通片 7.5 g，紫肉桂 5 g，紫厚朴 5 g，远志 10 g，茯神 15 g，朱砂 1.5 g，琥珀 2.5 g，猪苓 10 g，防己 10 g，泽泻 15 g，生姜 3 片，大枣 2 枚。

【用法用量】朱砂、琥珀研粉，余药水煎，童便一盏为引，兑服。

【功用主治】腹腔肿块。

【编著说明】从配伍看，该方宜用于心脾两虚、寒湿内阻之积证。

【方剂来源】民间方

【组成剂量】薏苡仁根 20 g，地板藤根 25 g，洗碗叶根 20 g，秧秧草 15 g，何首乌根 20 g，象筋麻根 10 g。

【用法用量】水煎服。

【功用主治】子宫脱垂。

【编著说明】（1）地板藤即地瓜藤，其根中医不作药用，功效不详。

（2）洗碗叶即野烟叶，其根中医不作药用。

（3）象筋麻根中医书籍无收录，功效不详。

【方剂来源】民间方

【组成剂量】打破碗花花 15 g，白粉果 30 g，益母草 15 g，卷柏 20 g，五灵脂 20 g，野姜 10 g，当归 20 g。

【用法用量】水煎服。

【功用主治】月经紊乱。

【编著说明】（1）打破碗花花有毒，须小心使用。

（2）白粉果即紫茉莉子。

（3）从已知药物分析，本方针对瘀血阻滞之病机而立。

【方剂来源】民间方

【组成剂量】生地 20 g，熟地 20 g，雅连 7.5 g，高丽参 7.5 g，莲蓬 7.5 g，黄柏 10 g，归身 30 g，地榆炭 20 g，防风 10 g，槐花 15 g，炙甘草 15 g。

【用法用量】水煎服。

【功用主治】便血。

【编著说明】本方宜用于气血虚弱，肠道湿热重症之便血。

【方剂来源】民间方

【组成剂量】芡实 100 g，白云苓 100 g，白术 15 g，赤石脂 50 g，煅牡蛎 50 g，牛角腮 50 g，禹余粮 50 g。

【用法用量】共为细末，以醋拌并打糊为丸，晒干，早晚空腹服。

【功用主治】白带过多。

【编著说明】牛角腮为牛科动物黄牛或水牛角中的骨质角髓，具有止血、止痢的功效，用于治便血、衄血、妇女崩漏、带下、赤白痢、水泻。

【方剂来源】民间方

【组成剂量】倒提壶 30 g，独活 15 g，山茶一把抓 30 g，七月泡 30 g，狗响铃 25 g，甜蒿枝 25 g。

【用法用量】水煎服。

【功用主治】紫癜。

【编著说明】（1）倒提壶即狗屎花，有止血之功。

（2）山茶一把抓、七月泡、甜蒿枝中医书籍无记录，功效不详。

（3）从已知的药物分析，该方宜用于脾肾虚弱、寒湿内阻之斑疹。

【方剂来源】民间方

【组成剂量】杭芍 50 g，当归 40 g，山药 15 g，川厚朴 10 g，黄芪 25 g，泽泻 20 g，车前子 15 g，红花 12 g，茯苓 15 g，山楂 10 g，生甘草 5 g，生姜 3 片，大枣 5 枚。

【用法用量】水煎服。

【功用主治】产后体弱。

【编著说明】此处的产后体虚主要是脾胃虚弱。

【方剂来源】民间方

【组成剂量】黄芪 50 g，当归 40 g，王不留行 20 g，通草 20 g，漏芦 10 g，白芷 15 g，天花粉 10 g，川芎 7.5 g，大贝 7.5 g，甘草 7.5 g。

【用法用量】水煎，酒为引，温服。

【功用主治】无乳汁。

【编著说明】大贝即贝母；此处之酒为米酒，即民间之醪糟。

【方剂来源】民间方

【组成剂量】当归 25 g，川芎 10 g，黄芪 15 g，穿山甲 15 g，王不留行 15 g，路路通 3 个，白通草 5 g，黑芝麻 15 g，柴胡 15 g，高粱酒 100 ml，红糖 50 g。

【用法用量】水煎服。

【功用主治】乳汁不通。

【编著说明】此方和中医用法无差异。

四、五脏调理法

（一）调心

1. 单方

目前未见。

2. 小方

【方剂来源】民间方

【组成剂量】栗子，猪心，猪肺。

【用法用量】炖服。

【功用主治】心悸。

【编著说明】（1）本方用猪心是以脏补脏、以脏治脏，用猪肺的机理不详。

（2）从配伍看，该方宜用于心肾不交、心神失养之心悸。

【方剂来源】民间方

【组成剂量】回心草 20 g，鸡蛋 3 个。

【用法用量】回心草研细末，与鸡蛋调匀蒸熟服。

【功用主治】血虚心悸、惊惕不安。

【编著说明】回心草是彝药常用的养心安神药。《云南中草药选》中有用回心草 3 g，大枣 30 g，冰糖适量炖服治疗心悸胸闷的记载。

3. 大方

目前未见。

（二）调肺

1. 单方

【方剂来源】民间方

【组成剂量】大黄 10 g。

【用法用量】泡水服。

【功用主治】哮喘。

【编著说明】中医认为大黄具有泻火、解毒、通便、化瘀的功效。大黄治疗哮喘之作用，体现在通便降气上，此乃彝族民间特殊用法。

【方剂来源】民间方

【组成剂量】扁藤根 15 g。

【用法用量】水煎服。

【功用主治】哮喘。

【编著说明】中医书籍无治疗哮喘之记录，此乃彝族民间特殊用法。低血压者慎服。

【方剂来源】民间方

【组成剂量】松果适量。

【用法用量】水煎服。

【功用主治】哮喘。

【编著说明】中医书籍无松果治疗哮喘之记录，此乃彝族民间特殊用法，具体取其何种功效不详。

2. 小方

目前未见。

3. 大方

目前未见。

（三）调脾

1. 单方

【方剂来源】民间方

【组成剂量】老鸹花寄生 20 g。

【用法用量】水煎服。

【功用主治】胃病。

【编著说明】此为彝族民间方，中医书籍无此药功效收录。

【方剂来源】民间方

【组成剂量】狗响铃根 30 g。

【用法用量】水煎服。

【功用主治】胃病。

【编著说明】狗响铃又名假地蓝、响铃草，中医用全草入药，用根煎水服治疗胃痛乃彝族民间特殊用法，取其什么功效不详。

【方剂来源】民间方

【组成剂量】香橼心 30 g。

【用法用量】烤干、研末，1 次顿服。

【功用主治】胃病。

【编著说明】该方宜用于气滞型胃痛，阴虚血燥及孕妇气虚者慎服。

【方剂来源】《彝族地区常见病民间适宜治疗方法选》

【组成剂量】田螺壳若干。

【用法用量】将田螺壳用新瓦片焙干，研成细末，每次服 15 g，红糖水送服。

【功用主治】胃痛、反胃吐酸、吐食症。

【编著说明】田螺壳功效为和胃、止泻、止血、化痰，主治反胃吐食、胃脘疼痛、滑泻、便血、小儿惊风、脓水湿疮。

【方剂来源】《彝族地区常见病民间适宜治疗方法选》

【组成剂量】鸡蛋壳 1 个。

【用法用量】鸡蛋壳洗净焙干研粉，每日 1 次，用开水冲服。

【功用主治】过饥、过饱时胃痛，嗳气吐酸水。

【编著说明】鸡蛋壳能制酸、止痛，研末外用可用于外伤止血、固涩收敛。

2. 小方

【方剂来源】《彝族地区常见病民间适宜治疗方法选》

【组成剂量】蜂蜜 30 g，鸡蛋 1~2 个。

【用法用量】将鸡蛋打散，加入蜂蜜调匀隔水蒸熟。

【功用主治】胃痛。

【编著说明】蜂蜜具有补中、润燥、止痛、解毒的功效，用于治疗脾气虚弱、脘腹挛急疼痛。

【方剂来源】《彝族地区常见病民间适宜治疗方法选》

【组成剂量】莼菜 200 g，嫩豆腐 250 g。

【用法用量】将莼菜洗净切碎，豆腐切片，共入沸水锅内继续煮至沸腾，以盐和芝麻油调味即可。

【功用主治】胃溃疡、慢性胃炎。

【编著说明】此乃彝族民间经验用药，具体机理不详。

【方剂来源】民间方

【组成剂量】芦子 15 g，小鸡屎 1 g（焙黄存性），炒谷子 20 g，孵出小鸡后的蛋壳 5 g。

【用法用量】泡酒服。

【功用主治】胃病。

【编著说明】此方为彝族民间经验方。

3. 大方

【方剂来源】民间方

【组成剂量】白泡果根 15 g，打破碗花根 15 g，杨梅根 15 g，翻白叶根 15 g，黄桷树花 10 g，青苗根 15 g，野坝蒿 15 g，羊食草根 15 g，小铜锤 15 g。

【用法用量】泡酒服。

【功用主治】胃病。

【编著说明】（1）白泡果根、黄桷树花、青苗根、羊食草根中医书籍无入药记录，具体功效不详，属于彝族民间经验用药。

（2）打破碗花根有毒，用时务必注意。

（四）调肝

1. 单方

【方剂来源】《贵州彝族民间传统医药》

【组成剂量】兔肝1具。

【用法用量】兑鸡蛋蒸，一次服，日服2次，连服3日。

【功用主治】头昏、夜盲。

【编著说明】此乃彝族民间经验用药，具体机理不详。

【方剂来源】沙学忠辑毕摩方

【组成剂量】天麻适量。

【用法用量】泡酒服。

【功用主治】头痛。

【编著说明】该方主治肝风内动之头痛。

【方剂来源】民间方

【组成剂量】碎蛇50g。

【用法用量】研末，每次3g，冲服。

【功用主治】黄疸。

【编著说明】碎蛇即脆蛇，中医书籍记录其有散瘀、祛风、消肿、解毒之功，用其治疗黄疸是彝族民间经验用药。

【方剂来源】民间方

【组成剂量】野姜黄根30g。

【用法用量】水煎服。

【功用主治】黄疸。

【编著说明】中医书籍无此功效和用法，此乃彝族民间经验方。

【方剂来源】民间方

【组成剂量】姜土根 50 g。

【用法用量】温开水泡服，也可包敷百会穴、涌泉穴，或百会穴、太阳穴。

【功用主治】黄疸。

【编著说明】中医书籍无收录，此乃彝医特殊用法。

【方剂来源】民间方

【组成剂量】黄花杜鹃根 30 g。

【用法用量】水煎服。

【功用主治】黄疸。

【编著说明】杜鹃根即中医杜鹃花根，有和血、止血、祛风、止痛之功。用其治疗黄疸乃彝族民间用法。

【方剂来源】民间方

【组成剂量】田螺数枚。

【用法用量】火烧熟吃。

【功用主治】黄疸。

【编著说明】此为民间经验用药，具体功效不详。

2. 小方

【方剂来源】民间方

【组成剂量】甜蕨菜根 25 g，甜白酒 20 g。

【用法用量】水煎服。

【功用主治】黄疸。

【编著说明】蕨菜中医书籍无甜蕨、苦蕨之分；蕨根主治湿热型黄疸，而酒湿热甚者忌服，此处用甜白酒可能是取其行药势之功，用时注意把握好适应证和甜白酒的用量。

【方剂来源】民间方

【组成剂量】木芋 20 g，白牛膝 25 g，秧草根 20 g。

【用法用量】水煎服。

【功用主治】黄疸。

【编著说明】（1）木芋即海芋，生品有毒；秧草根即龙须草。

（2）此方中医书籍不用于黄疸，此乃彝族民间特殊用法。

【方剂来源】民间方

【组成剂量】枣树根 50 g，瓦松 20 g。

【用法用量】水煎服。

【功用主治】黄疸。

【编著说明】枣树根具体功效不详，瓦松有清热解毒之功，中医书籍用其治疗肝炎，二者配伍治疗黄疸乃彝族民间用法。

【方剂来源】民间方

【组成剂量】绿壳鸭蛋数枚，万年青树尖 50 g。

【用法用量】炖服。

【功用主治】黄疸。

【编著说明】万年青树尖即中药万年青叶，有强心利尿、清热解毒、止血之功。

【方剂来源】民间方

【组成剂量】绿竹皮 15 g，百草霜 5 g，腊猪肝 50 g。

【用法用量】炖吃。

【功用主治】黄疸。

【编著说明】该方属于彝族民间经验方，取猪肝是以脏治脏，具体适用证型不详。

【方剂来源】民间方

【组成剂量】活鲤鱼 50 g，红糖 50 g。

【用法用量】红烧吃。

【功用主治】黄疸。

【编著说明】该方是彝族民间经验方。

【方剂来源】民间方

【组成剂量】大叶苦菜根 20 g，绿壳鸭蛋数枚。

【用法用量】炖吃。

【功用主治】黄疸。

【编著说明】（1）苦菜根中医不作药用，而是苦菜全草入药，其有清热、凉血、解毒之功。

（2）四川民间认为，绿壳鸭蛋有清热的作用。

【方剂来源】民间方

【组成剂量】火麻根 75 g，红糖 50 g。

【用法用量】水煎服。

【功用主治】乙型肝炎。

【编著说明】火麻根中医不作药用，具体功效不详。

【方剂来源】民间方

【组成剂量】两头毛 25 g，细芦苇根 20 g，大黄药 20 g，鱼腥草根 25 g。

【用法用量】水煎服。

【功用主治】肝炎。

【编著说明】（1）两头毛即彝族民间常用草药"瓦布友"，为紫葳科角蒿属植物两头毛的干燥或新鲜全草，民间又称为肝炎草，主治肝炎、细菌性痢疾等急性传染病。

（2）细芦苇根即芦根。

（3）大黄药即大黑头草。

【方剂来源】《彝族地区常见病民间适宜治疗方法选》

【组成剂量】鱼肝 1 个，鸡蛋 2 个，豆豉 15 g。

【用法用量】上三药加适量清水，蒸于锅中，熟后使用。

【功用主治】夜盲症。

【编著说明】此乃彝族民间经验用药，具体机理不详。

【方剂来源】《彝族地区常见病民间适宜治疗方法选》

【组成剂量】黑毛山羊肝 1 个，夜明砂 200 g

【用法用量】黑毛山羊肝和夜明砂用纱布包煎，与三大碗清水同置于砂锅中，煮沸约 20 分钟，取出纱布袋，再将整个羊肝用竹片切食，同时喝汤，一次吃不完，过半日再吃，不可放任何佐料，连服数次可愈。

【功用主治】夜盲症。

【编著说明】此乃彝族民间经验用药，具体机理不详。

【方剂来源】民间方

【组成剂量】两头毛 25 g，臭鸡矢藤根 20 g，菟丝子 20 g。

【用法用量】水煎服。

【功用主治】肝炎。

【编著说明】臭鸡矢藤即鸡屎藤，中医全草和根入药，此处单用根乃彝族民间特色。

【方剂来源】民间方

【组成剂量】两头毛根 75 g，红糖 50 g。

【用法用量】水煎服。

【功用主治】乙型肝炎。

【编著说明】肝病要适当吃糖，中医和彝医对此认识相似。

【方剂来源】陈尚兴辑民间方

【组成剂量】酸酸草 60 g，满天星 60 g，尿珠子根 60 g，水灯芯 15 g。

【用法用量】水煎服。

【功用主治】急性黄疸型肝炎。

【编著说明】（1）酸酸草即酢浆草。

（2）尿珠子根是尿珠根之误传，即中药薏苡根。

（3）水灯芯中医书籍无记录，具体功效不详。

【方剂来源】陈尚兴辑民间方

【组成剂量】干油菜鲜品 60~120 g。

【用法用量】加白糖或者红糖适量煮服。

【功用主治】急性黄疸型肝炎。

【编著说明】干油菜即蔊菜，有清热、利尿、活血、通经之功。

【方剂来源】陈尚兴辑民间方

【组成剂量】满天星 120 g，金钱草 120 g，夏枯草 120 g，车前草 120 g。

【用法用量】水煎服。

【功用主治】急、慢性肝炎。

【编著说明】方中诸药为鲜品。

【方剂来源】民间方

【组成剂量】千张纸 20 g，山香草 25 g，野三七 20 g，鸡矢藤 25 g。

【用法用量】水煎服。

【功用主治】黄疸。

【编著说明】千张纸即木蝴蝶，润肺，疏肝，和胃，生肌；山香草祛风除湿，舒经活络；三七止血散瘀，消肿止痛；鸡矢藤祛风活血，止痛解毒，消食导滞，除湿消肿。彝族民间用其治疗黄疸难以用中医理论分析。

【方剂来源】民间方

【组成剂量】软肋骨根 20 g，十大功劳根 20 g，金丝桃根 25 g。

【用法用量】水煎服。

【功用主治】黄疸。

【编著说明】（1）软肋骨根中医书籍无收录，具体功效不详。

（2）十大功劳中医以叶为药，彝族民间用根所取功效不详。

（3）金丝桃中医是全草入药。

【方剂来源】民间方

【组成剂量】大靛花根 25 g，淡竹根 20 g，金丝桃根 15 g。

【用法用量】水煎服。

【功用主治】黄疸。

【编著说明】（1）大靛花根即大靛根，《生草药性备要》记录其有"解虫毒"之功。

（2）淡竹根中医书籍有收录，但功效无统一认识。

（3）彝族民间用该方治疗黄疸属于经验用药。

【方剂来源】陈尚兴辑民间方

【组成剂量】十大功劳根 15 g，甘草 6 g。

【用法用量】水煎，每日 1 剂，分 2 次服。

【功用主治】急性黄疸型肝炎。

【编著说明】十大功劳中医书籍以叶入药，用根是彝族民间特殊用法，具体功效不详。

ZHONGGUO YIZU YIYAO YANJIU

中国彝族医药研究

3. 大方

【方剂来源】民间方

【组成剂量】大黄药 20 g，芦根 20 g，鲜鱼腥草 25 g，杨柳根 20 g，榕树叶 20 g，甜白酒 10 g。

【用法用量】水煎服。

【功用主治】黄疸。

【编著说明】（1）大黄药、杨柳根中医书籍无记录，具体功效不详。

（2）该方是彝族民间经验方，适用证型不详。

【方剂来源】陈尚兴辑民间方

【组成剂量】金钱草 60 g，满天星 60 g，花斑竹 15 g，苦荞头 30 g，臭草根 30 g，五谷子根 30 g，吊鱼杆 30 g，车前草 150 g，干油菜 60 g，水皂骨 30 g。

【用法用量】水煎，分 3 次服。

【功用主治】急性黄疸型肝炎。

【编著说明】（1）花斑竹即虎杖。

（2）五谷子根是五谷根之误传，即中药薏苡根。

（3）吊鱼杆有胡豆草之说。

（4）干油菜即薸菜。

（5）水皂骨可能是水皂角的误传。

（五）调肾

1. 单方

【方剂来源】《彝族地区常见病民间适宜治疗方法选》

【组成剂量】黑豆 500 g。

【用法用量】将上药加水 1 000 ml 文火熬煮，然后取出晾干，撒少许食盐，储于瓷瓶内，饭后服用，每次 6 g，每日 2 次。

【功用主治】治疗脂溢性脱发。

【编著说明】此乃彝族民间经验用药，具体机理不详。

【方剂来源】《彝族地区常见病民间适宜治疗方法选》

【组成剂量】米油。

【用法用量】每日早上用米油（车呷日）加入白糖或食盐服用，坚持服用 1 个月。

【功用主治】夜尿症。

【编著说明】《本草纲目拾遗》载米油"味甘，性平，滋阴长力，肥五脏百窍，利小便通淋"。此处为彝族民间经验用药，具体机理不详。

2. 小方

【方剂来源】《彝族地区常见病民间适宜治疗方法选》

【组成剂量】黑豆 30 g，狗肉 150 g。

【用法用量】将上两物慢火炖至肉烂，加盐、葱和酒等当菜吃。

【功用主治】小儿遗尿。

【编著说明】黑豆具有补肾的作用，狗肉温阳，为彝族民间经验用药。

3. 大方

目前未见。

五、彝医外治方

（一）内科疾病

1. 单方

【方剂来源】《贵州彝族民间传统医药》

【组成剂量】土一枝蒿鲜品适量。

【用法用量】绞汁滴耳内。

【功用主治】头风。

【编著说明】土一枝蒿具有祛风除湿、散瘀止痛、解毒消肿的功效。《云南思茅中草药选》载其"清热解毒，散瘀镇痛。治跌打损伤，骨折，风湿痹痛，肺痨咳血，支气管炎，扁桃体炎，吐血，闭经，痛经，腹中痞块，外伤出血，蛇咬伤"。一只耳内每次3滴，每日3次为宜。

【方剂来源】民间方

【组成剂量】柏枝叶。

【用法用量】烧烟熏屋。

【功用主治】风热感冒致头昏眼花。

【编著说明】中医用侧柏叶凉血、止血、祛风湿、散肿毒的功效，用其烧烟熏屋治疗感冒属于彝族民间特殊用法。

【方剂来源】民间方

【组成剂量】鸡矢藤全草适量。

【用法用量】捣碎外敷肚脐。

【功用主治】蛔虫腹痛。

【编著说明】鸡矢藤，主要具有祛暑、利湿、消积、解毒的功效，可用于治疗中暑、风湿痹痛、食积、小儿疳积、痢疾、黄疸、肝脾肿大，以及烫伤、湿疹、皮炎、跌打损伤等病症。此乃彝族民间特殊用法。

【方剂来源】沙学忠辑毕摩方

【组成剂量】接骨草叶（布赤尼且）适量。

【用法用量】捣烂加热后外敷。

【功用主治】四肢疼痛，腰痛。

【编著说明】彝族毕摩经书记载。

【方剂来源】《彝族地区常见病民间适宜治疗方法选》

【组成剂量】黄豆壳粉 6~9 g。

【用法用量】黄豆壳用火焙干后研成细粉，每次用开水送服 6~9 g，每日 2 次。

【功用主治】腹泻。

【编著说明】此乃彝族民间经验用药，黄豆壳用火焙干后研成细粉，具有收敛止泻作用。

【方剂来源】民间方

【组成剂量】枇杷（带皮）数枚。

【用法用量】将上药置于炭火上焙透，研末以温开水送服，每日 2 次，3 日为一疗程，成人每次 3 枚，7~14 岁用 2 枚，3~6 岁用 1 枚。

【功用主治】腹泻。

【编著说明】此乃彝族民间经验用药，枇杷于炭火上焙透后，具有收敛作用，故可用于止泻，和蒙脱石作用类似。

【方剂来源】民间方

【组成剂量】川三七研末备用。

【用法用量】温开水送服，每次 0.5~1 g，每日 3 次。

【功用主治】用于风火牙痛伴胃病。

【编著说明】此乃彝族民间经验方。

2. 小方

【方剂来源】凉山州彝族文化研究所甘木呷献方

【组成剂量】荞子花、豆浆、贯众、马粪、羊油各适量。

【用法用量】水煎外敷、外洗。

【功用主治】风湿病、面瘫、偏瘫。

【编著说明】此乃彝族民间经验方。

【方剂来源】民间方

【组成剂量】大将军根，绿蒿子，李子根。

【用法用量】煨水兑白酒服并外搽。

【功用主治】高热惊厥。

【编著说明】（1）大将军根从主治上分析应是大黄，别名将军。

（2）绿蒿子功效不详。

（3）李子根即水果李的根，有清热解毒之功。

【方剂来源】《贵州彝族民间传统医药》

【组成剂量】附子1枚，食盐适量。

【用法用量】捣为细末，洗头后，用药末揉头顶百会穴，1日3次。

【功用主治】头风。

【编著说明】附子是温里药，药味辛、甘，性大热，有毒，归心、肾、脾经，具有回阳救逆、补火助阳、散寒止痛的功效。

【方剂来源】民间方

【组成剂量】乱头发一团，熟鸡蛋1个，韭菜100 g。

【用法用量】蛋和韭菜混匀，共搓细，擦胸部，直至皮肤出现小水疱。

【功用主治】心悸。

【编著说明】该方是彝族民间特色用法，属于民间方，类似中医的天灸功效。乱头发用作熟鸡蛋、韭菜末的载体。

【方剂来源】《贵州彝族民间传统医药》

【组成剂量】巴豆仁2粒，苦楝子仁5粒，蓖麻仁2粒，均去皮。

【用法用量】捣烂，用膏药贴在两侧太阳穴上。

【功用主治】偏头痛。

【编著说明】此方为彝族民间经验用药，类似于中医的穴位贴敷疗法。

【方剂来源】陈尚兴辑民间方

【组成剂量】满天星，酸酸草，盐。

【用法用量】捣绒放于痛牙处。

【功用主治】牙痛。

【编著说明】该方共奏清热、凉血、解毒之效，宜用于风火牙痛。

【方剂来源】陈尚兴辑民间方

【组成剂量】大挖耳草，岩盐。

【用法用量】岩盐烧红后研成粉，取少量与大挖耳根鲜品的根皮一起用石碓窝捣烂，贴在痛处。

【功用主治】龋齿等引起的牙痛。

【编著说明】（1）贴时口内口水不能吞下，必须吐出。

（2）药不能沾铁器。

（3）大挖耳草即中医书籍记录之挖耳草，此处用其清热解毒之功。

3. 大方

【方剂来源】《贵州彝族民间传统医药》

【组成剂量】大蒜秆、辣椒、陈皮、艾叶、皂角、硫黄、蜂巢中的死蜂各等量。

【用法用量】研为细末，用皮纸裹成长条备用。用时一端点火，另一端让患者用鼻子吸烟雾，打喷嚏为止。

【功用主治】头痛。

【编著说明】彝族民间经验方，此方对头风痛极为有效。

【方剂来源】《贵州彝族民间传统医药》

【组成剂量】催生子 4 g，川芎 4 g，闹洋花 4 g，细辛 4 g，樟脑 4 g。

【用法用量】捣为细末，用棉花裹药末塞鼻孔内。

【功用主治】偏头痛。

【编著说明】催生子是一种小型海贝动物，属草食药用动物，主治脘腹痛、痢疾、淋病、痔瘘、疥癣，有微毒，用时需慎重。

【方剂来源】民间方

【组成剂量】两头毛 50 g，接骨木 50 g，曼陀罗 50 g，木瓜 25 g，续断 25 g，杜仲 25 g，防风 25 g，秦艽 25 g。

【用法用量】以上诸药研末，分装。水煎约 30 分钟，煮罐，拔罐于疼痛部位。

【功用主治】腰痛。

【编著说明】此为彝族民间药罐外治法。

【方剂来源】凉山州彝族文化研究所日木呷献方

【组成剂量】菊三七、接骨木、野八角、青蒿、花椒、续断各适量。

【用法用量】水煎外洗。

【功用主治】风湿病、皮肤病、胸背痛。

【编著说明】彝族毕摩经验方。

【方剂来源】民间方

【组成剂量】曼陀罗子 15 g，丁香 10 g，细辛 10 g，菜籽油 10 g。

【用法用量】前三味药物研细，过筛，与菜籽油混匀，每次适量，点燃，烟熏。

【功用主治】各种牙痛。

【编著说明】曼陀罗子具有平喘、祛风、止痛之功，《贵州民间方药集》载其可"熏治牙痛"。曼陀罗全株有毒，以种子最毒，吃 3 粒可引起中毒。

（二）皮肤疾病

1.单方

【方剂来源】民间方

【组成剂量】野棉花根 100 g。

【用法用量】舂烂包敷患处。

【功用主治】毛囊炎（深）久溃不愈。

【编著说明】野棉花根即打破碗花花，有毒。

【方剂来源】《彝族地区常见病民间适宜治疗方法选》

【组成剂量】杉木适量。

【用法用量】杉木适量煎水洗之。

【功用主治】漆疮。

【编著说明】杉木祛风止痛，散瘀止血，用于治疗慢性气管炎、胃痛、风湿关节痛；外用治跌打损伤、烧烫伤、外伤出血、过敏性皮炎。

【方剂来源】《彝族地区常见病民间适宜治疗方法选》

【组成剂量】桑叶 500 g。

【用法用量】将上物隔水蒸煎，干燥后备用，每日取 15 g，以沸水浸泡代茶饮，连续服用 1 个月。若皮肤干燥者，坚持用其水洗脸，有润肤美容效果。

【功用主治】女性面部褐斑。

【编著说明】汉族也使用此方法。

【方剂来源】《彝族地区常见病民间适宜治疗方法选》

【组成剂量】金钱草适量。

【用法用量】洗净捣烂取汁涂患处。

【功用主治】皮肤瘙痒、起红疹。

【编著说明】金钱草有清热利尿、祛风止痛、利湿退黄的功效。

【方剂来源】民间方

【组成剂量】皮哨子果树根。

【用法用量】研粉，调入鸡蛋中，剃除病发后涂搽患处。

【功用主治】黄癣。

【编著说明】皮哨子根中医不作药用，彝族民间用其治疗黄癣取其什么功效不详。

【方剂来源】《彝族地区常见病民间适宜治疗方法选》

【组成剂量】王不留行籽适量。

【用法用量】将王不留行籽文火焙干成黄褐色（或爆花），以不焦为度，研成细末，用鸡蛋清调成糊状，涂抹于患处，每日 3~5 次，连用 3~10 天。

【功用主治】带状疱疹。

【编著说明】此乃彝族民间经验用药。王不留行具有祛瘀生新的作用，又可以活血利水。

【方剂来源】《彝族地区常见病民间适宜治疗方法选》

【组成剂量】蜗牛适量。

【用法用量】将活蜗牛洗净连壳打碎，敷于溃烂腐肉或紫黯肿胀疼痛处，1~2 日换药 1 次，药面上用湿纱布覆盖，以防干燥，敷 5~6 次即可见效。

【功用主治】臁疮、血栓闭塞性脉管炎。

【编著说明】蜗牛主治跌打损伤、筋急和惊痫，以及各种肿毒痔漏，包括蜈蚣、蝎毒，多研烂涂敷。

【方剂来源】《彝族地区常见病民间适宜治疗方法选》

【组成剂量】肉桂粉 200 g。

【用法用量】取肉桂粉用醋调成糊状敷于患处，2 小时后去掉，如不愈隔 1 周后再涂 2 次，一般连用 1~3 次可愈。

【功用主治】神经性皮炎。

【编著说明】此处为彝族民间经验用药，具体机理不详。

【方剂来源】民间方

【组成剂量】叶上花髓心 20 g。

【用法用量】文火炒黄研细冲酒服。

【功用主治】风疹。

【编著说明】（1）中医书籍只有叶下花和叶上珠的记录。

（2）此方为彝族民间经验方。

【方剂来源】民间方

【组成剂量】马樱花适量。

【用法用量】水煎服。

【功用主治】紫癜。

【编著说明】（1）马樱花即杜鹃花，有活血调经之功，中医用于治疗月经不调、闭经、崩漏、跌打损伤、吐血、衄血等。

（2）此方乃彝族民间经验用药。

【方剂来源】民间方

【组成剂量】野高粱 50 g。

【用法用量】舂捣包敷患处。

【功用主治】腹部毛囊炎（浅）。

【编著说明】野高粱功效：《云南中草药》载其"行气止痛、活血散瘀"；《云南中草药选》载其"全草祛风除湿"。

【方剂来源】民间方

【组成剂量】伏龙肝 50 g。

【用法用量】泡水涂搽患处。

【功用主治】腹部毛囊炎（浅）。

【编著说明】伏龙肝即灶心土，汉族民间用其治疗各种痈肿溃疡。

【方剂来源】民间方

【组成剂量】王不留行 20 g。

【用法用量】水煎服。

【功用主治】头部毛囊炎。

【编著说明】捣绒外敷亦可治疗痈肿。

【方剂来源】民间方

【组成剂量】重楼 50 g。

【用法用量】舂捣包敷。

【功用主治】头部毛囊炎。

【编著说明】各种痈肿、疔疮均可内服和外用，但体虚、无实火热毒、阴证外疡者及孕妇忌服。

【方剂来源】民间方

【组成剂量】鸡嗉子果 50 g。

【用法用量】舂捣包敷患处。

【功用主治】稻田皮炎。

【编著说明】鸡嗉子果中医书籍无记录，此为民间经验用药，功效不详。

【方剂来源】民间方

【组成剂量】臭牡丹叶 50 g。

【用法用量】舂捣包敷患处。

【功用主治】稻田皮炎。

【编著说明】臭牡丹叶即中药臭牡丹，外用治疗稻田皮炎属于民间经验用药。

【方剂来源】民间方

【组成剂量】黄桷树脂 20 g。

【用法用量】调汁涂搽患处。

【功用主治】稻田皮炎。

【编著说明】黄桷树脂中医书籍无记录，功效不详，属于民间经验用药。

【方剂来源】民间方

【组成剂量】天油菜全草。

【用法用量】捣烂外敷局部。

【功用主治】湿疹。

【编著说明】天油菜中医书籍无收录，功效不详，乃民间经验用药。

【方剂来源】陈尚兴辑民间方

【组成剂量】酒谷草 30 g。

【用法用量】煎水调白糖服。

【功用主治】湿疹。

【编著说明】酒谷草即糯米（糯稻）脱粒后之茎叶，功效不详，乃民间经验用药。

【方剂来源】民间方

【组成剂量】甜树叶。

【用法用量】春烂外敷患处。

【功用主治】脓肿。

【编著说明】甜树叶中医书籍无收录，功效不详。

【方剂来源】民间方

【组成剂量】臭铃铛 40 g。

【用法用量】鲜品捣汁或者干品泡水涂搽患处。

【功用主治】胫前蜂窝织炎。

【编著说明】臭铃铛是臭灵丹的误传。

【方剂来源】民间方

【组成剂量】千里找根 40 g。

【用法用量】鲜品捣汁或者干品泡水涂搽患处。

【功用主治】胫前蜂窝织炎。

【编著说明】该药可用于一切痈疖肿毒。

【方剂来源】民间方

【组成剂量】大蒜汁。

【用法用量】涂搽患处。

【功用主治】牛皮癣。

【编著说明】大蒜的辛辣之性能止痒，但过量易引起局部疼痛，亦有发生接触性皮炎的可能。

【方剂来源】民间方

【组成剂量】大黑骨蛇 5 g。

【用法用量】烤黄研末冲服。

【功用主治】稻田皮炎。

【编著说明】大黑骨蛇无入药记录，可能是乌蛇，为彝族民间经验用药。

【方剂来源】民间方

【组成剂量】鸡肝散根 30 g。

【用法用量】水煎服或者舂捣包敷患处。

【功用主治】稻田皮炎。

【编著说明】该药中医书籍是全草入药，彝族民间用其根治疗稻田皮炎属于经验用药。

【方剂来源】民间方

【组成剂量】黄山药 50 g。

【用法用量】春捣调汁涂搽患处。

【功用主治】胫前蜂窝织炎。

【编著说明】黄山药即姜黄，是治疗痈肿之良药。

【方剂来源】民间方

【组成剂量】魔芋。

【用法用量】捣烂外敷患处。

【功用主治】脓肿。

【编著说明】魔芋即蒟蒻，有化痰散结、行瘀消肿之功。

【方剂来源】陈尚兴辑民间方

【组成剂量】红毛刺三甲叶。

【用法用量】研粉，有黄水者干粉外用，无黄水者调清油搽。

【功用主治】局限性湿疹。

【编著说明】红毛刺三甲是否就是刺三甲有待考证，后者以根或者根皮入药，此处用叶属于彝族民间经验用药，取其功效不详。

【方剂来源】民间方

【组成剂量】野花椒根 30 g。

【用法用量】温开水泡服。

【功用主治】牛皮癣。

【编著说明】野花椒根无具体功效记录，治疗牛皮癣的机理不详，属于民间经验用药。

2. 小方

【方剂来源】民间方

【组成剂量】雷公虫，野木姜油。

【用法用量】各适量，共熬油搽头部，脱皮即愈。

【功用主治】黄癣。

【编著说明】（1）雷公虫即中药蜈蚣。

（2）木姜即木姜子，中医书籍无木姜油记录，功效不详。

【方剂来源】民间方

【组成剂量】香油5 g，萝卜子10 g，陈瓦片30 g。

【用法用量】共舂捣为细末，酒调外用。

【功用主治】牛皮癣。

【编著说明】民间的牛皮癣，指西医的神经性皮炎。此方为彝族民间经验方，功效不详。

【方剂来源】民间方

【组成剂量】子母灰10 g，大蒜水10 g。

【用法用量】泡饮。

【功用主治】牛皮癣。

【编著说明】该方属于彝族民间经验用药。

【方剂来源】民间方

【组成剂量】生半夏10 g，斑蝥10 g。

【用法用量】共为细末，香油调，涂搽患处。

【功用主治】牛皮癣。

【编著说明】（1）原方中药物剂量为各等分。

（2）此方有强烈刺激性，可引起局部红肿、疼痛和溃烂，应注意使用频率和药量。

（3）本方治疗的牛皮癣，当指苔藓样变化较重的神经性皮炎。

【方剂来源】民间方

【组成剂量】三七 10 g，草豆蔻 50 g。

【用法用量】舂捣包敷患处。

【功用主治】稻田皮炎。

【编著说明】此乃民间经验方。

【方剂来源】民间方

【组成剂量】韭菜根、叶 60 g，酸猫草 60 g。

【用法用量】煎水去渣外洗，早晚各 1 次。

【功用主治】小儿痱子。

【编著说明】（1）酸猫草中医书籍无收录，功效不详。

（2）此乃彝族民间经验用药，机理不详。

【方剂来源】民间方

【组成剂量】香椿 250 g，茶叶 15 g。

【用法用量】煎水去渣外洗，早晚各 1 次。

【功用主治】接触性皮炎。

【编著说明】（1）香椿即椿叶，有消炎解毒之功，是治疗漆疮之良药。

（2）此处用茶叶是取其解毒功效。

【方剂来源】西昌市四合乡沙马瓦坡民间方

【组成剂量】菊三七、接骨木、野八角、达俄、桃树寄生各适量。

【用法用量】水煎，外洗。

【功用主治】荨麻疹。

【编著说明】此乃彝族民间经验用药，机理不详。该方亦可用于皮炎。达俄待考证。

【方剂来源】西昌市四合乡沙马瓦坡民间方

【组成剂量】野八角、青蒿各适量。

【用法用量】水煎，外洗。

【功用主治】荨麻疹。

【编著说明】彝族毕摩经验方。

【方剂来源】沙学忠辑毕摩方

【组成剂量】白杨树皮、黄连根各适量。

【用法用量】水煎，外洗。

【功用主治】荨麻疹。

【编著说明】白杨树皮有祛风的作用。

【方剂来源】民间方

【组成剂量】响叶杨 30 g，刺五加 30 g，老鸦花藤根 30 g。

【用法用量】水煎服。

【功用主治】背脓肿。

【编著说明】老鸦花藤根中医不作药用，功效不详。

【方剂来源】民间方

【组成剂量】猪胆 7 个，冰片适量。

【用法用量】猪胆置于锅内，用文火熬至滴水不散为度，趁热摊于油纸上，加冰片末一层，贴于患处。

【功用主治】胫前蜂窝织炎。

【编著说明】猪胆清热解毒，为治疗痈肿疔疮之良药。此方乃彝族民间特色用法。

【方剂来源】民间方

【组成剂量】白鲜皮 50 g，黄柏 25 g，苍术 40 g，硼砂 3.5 g。

【用法用量】拌匀共为细末，香油调敷患处。

【功用主治】胫前蜂窝织炎。

【编著说明】此方亦可用于其他痈疮疔疖。

【方剂来源】民间方

【组成剂量】陈石灰 7 g，章丹 7 g，酵面 25 g。

【用法用量】共为细末，敷于患处。

【功用主治】胫前蜂窝织炎。

【编著说明】章丹即黄丹，含铅有毒，慎用。

【方剂来源】民间方

【组成剂量】陈石灰 1 块，生桐油 50 g。

【用法用量】拌匀共捣为泥，敷于患处。

【功用主治】胫前蜂窝织炎。

【编著说明】此为彝族民间方，桐油有毒，并可以刺激皮肤发生过敏反应，慎用。

【方剂来源】民间方

【组成剂量】黄丹 50 g，净香油 50 g。

【用法用量】拌匀，共调如糊状，摊于油纸上敷贴患处。

【功用主治】胫前蜂窝织炎。

【编著说明】净香油即食用菜油。黄丹，含铅有毒，慎用。

【方剂来源】《彝族地区常见病民间适宜治疗方法选》

【组成剂量】陈石灰 1 团，芝麻油少许。

【用法用量】陈石灰用水发开，搅匀澄清，取上液和芝麻油，用鸡毛涂患处。

【功用主治】开水烫伤。

【编著说明】《本草撮要》载石灰入手足太阴、厥阴经，燥湿，杀虫，止血，定痛，蚀恶肉，治疥癣、湿疮、创伤出血、汤火烫伤、痔疮、脱肛、赘疣。

【方剂来源】民间方

【组成剂量】白及，野花椒。

【用法用量】晒干研粉，外敷疮面。

【功用主治】脓疱疮。

【编著说明】此为彝族民间方。

【方剂来源】民间方

【组成剂量】野艾（烧灰）50 g，梅片 2.5 g。

【用法用量】共为细末，加香油拌匀搽患处。

【功用主治】黄癣。

【编著说明】野艾即艾叶。此为彝族民间经验用药。

【方剂来源】民间方

【组成剂量】草乌 5 g，川乌 5 g，斑蝥 2.5 g，狼毒 2.5 g。

【用法用量】共为细末，醋调涂搽患处。

【功用主治】黄癣。

【编著说明】黄癣是难治的皮肤真菌感染性疾病。本方乃彝族民间经验用药，疗效虽佳，但四药具有大毒，并且可引起接触性皮炎，使用应该慎重。

【方剂来源】民间方

【组成剂量】硫黄粉 100 g，猪板油 100 g。

【用法用量】二者混合均匀，摊于 3 张火纸中并卷紧，然后点火，接油滴搽患处。

【功用主治】黄癣。

【编著说明】此方乃彝族民间经验用药。

【方剂来源】民间方

【组成剂量】蜈蚣 1 条，白芷 15 g，明雄黄 10 g。

【用法用量】共为细末，开水调匀贴敷患处。

【功用主治】毛囊炎（深）。

【编著说明】蜈蚣具有解毒的作用，为以毒攻毒之理。白芷为辛热药物，具有排脓消肿的作用。三药配伍，是为中医用法。

【方剂来源】民间方

【组成剂量】明矾 30 g，枯矾 15 g，明雄黄 5 g。

【用法用量】共为细末，用香油或凡士林调成膏涂搽患处。

【功用主治】毛囊炎（深）。

【编著说明】明雄黄有毒，阴亏血虚者及孕妇忌用。

【方剂来源】民间方

【组成剂量】野草果、红糖、茶叶各适量。

【用法用量】煎水外洗。

【功用主治】毛囊炎（浅）。

【编著说明】此方乃彝族民间经验用药。

【方剂来源】民间方

【组成剂量】干牛屎，菜油。

【用法用量】干牛屎烧灰，调菜油涂敷患处。

【功用主治】毛囊炎（浅）。

【编著说明】此方乃彝族民间经验用药，功效、机理不详。

【方剂来源】民间方

【组成剂量】蚯蚓数条，蜂蜜10 g，葱白5 g。

【用法用量】舂捣包敷患处。

【功用主治】腹部毛囊炎。

【编著说明】蚯蚓为洗净的活蚯蚓。

【方剂来源】民间方

【组成剂量】松香30 g，小白及50 g，草乌10 g，锅灰30 g。

【用法用量】研末外敷疮面。

【功用主治】脓疱疮。

【编著说明】（1）草乌有毒，注意用量，生品忌内服。

（2）锅灰亦称为百草霜，中医也用。

【方剂来源】民间方

【组成剂量】大黄、黄柏、炉甘石、青黛、冰片各等分。

【用法用量】共为细末，香油调敷患处。

【功用主治】脓疱疮。

【编著说明】大黄、黄柏用生品。

【方剂来源】《彝族地区常见病民间适宜治疗方法选》

【组成剂量】马尿50 g，醋300 g，火药300 g，熟鸡油200 g。

【用法用量】将上4物装入瓶中混匀，放置7天后可使用。用时将药糊直接涂在患处即可。

【功用主治】皮肤瘙痒。

【编著说明】此方乃彝族民间经验用药，火药含硝，具有祛风止痒作用，和醋则效力更强。

【方剂来源】《彝族地区常见病民间适宜治疗方法选》

【组成剂量】绿豆粉 30 g，蜂糖 10 g，醋 30 g。

【用法用量】取绿豆粉用锅炒成灰黑色，与蜂糖、醋混合成胶状，摊在油纸上，纸中间留孔，贴敷于患处即可。

【功用主治】湿疹、疼痛。

【编著说明】绿豆具有清热消暑，凉血解毒作用，主治暑热烦渴、痈肿疮疡、丹毒、烧烫伤、跌打损伤、肠风下血、酒毒。

【方剂来源】《彝族地区常见病民间适宜治疗方法选》

【组成剂量】干柏树枝 50 g，大黄 15 g，雄黄 15 g，冰片 3 g。

【用法用量】将干柏树枝烧灰，加入大黄、雄黄研细末。先取猪油适量放入勺内加热，待沸后倒入上述药末，搅匀，凉后再加入冰片拌匀，涂搽患处，每日 2 次。

【功用主治】带状疱疹。

【编著说明】雄黄，味辛、苦，性平，有毒，能败毒抗癌，祛痰镇惊，杀虫疗疮，消炎退肿。中医治疗带状疱疹的二味拔毒散，主要药物就是雄黄。

【方剂来源】《彝族地区常见病民间适宜治疗方法选》

【组成剂量】芝麻油，铁锈。

【用法用量】用芝麻油调铁锈涂之。

【功用主治】漆疮。

【编著说明】此方乃彝族民间经验用药，具体机理不详。

【方剂来源】《彝族地区常见病民间适宜治疗方法选》

【组成剂量】猪胰 1 块，花椒 3 钱。

【用法用量】猪胰去油，勿经水，花椒用好酒温热，将两味药同浸 2~3 日，用来搽手，然后微火烘之。

【功用主治】鹅掌风。

【编著说明】猪胰，健脾胃，助消化，养肺润燥，泽颜面色，主治脾胃虚弱、消化不良、消渴、肺虚咳嗽、咯血、乳汁不通、皮肤皲裂。汉族民间也使用猪胰腺治疗皲裂，甚效。

【方剂来源】《彝族地区常见病民间适宜治疗方法选》

【组成剂量】生杏仁适量，鸡蛋清。

【用法用量】取生杏仁捣烂，以鸡蛋清调如饼，夜晚洗面后敷之，30分钟后洗去，数十次即可。

【功用主治】面上暴生疮。

【编著说明】杏仁是常用的止咳平喘药物，此处用法为彝族民间经验用药，具体机理不详。

【方剂来源】《彝族地区常见病民间适宜治疗方法选》

【组成剂量】生姜汁，轻粉适量。

【用法用量】生姜捣汁调轻粉敷于破处（无瘢痕）。

【功用主治】指甲抓破面。

【编著说明】轻粉外用可以杀虫、攻毒、治臁疮，内服可以去痰消积、逐水通便。轻粉属于有毒物质，在适当的剂量下它可以治疗疥疮、顽癣及梅毒等（也包括疮疡和湿疹），孕妇禁用。

【方剂来源】《彝族地区常见病民间适宜治疗方法选》

【组成剂量】牛脚爪，芝麻油。

【用法用量】牛脚爪烧成灰存性为末，芝麻油调匀，涂于患处即可。

【功用主治】牛皮癣脚痒抓烂者。

【编著说明】此方乃彝族民间经验用药，具体机理不详。

【方剂来源】民间方

【组成剂量】苍术，黄柏，枯矾。

【用法用量】共为细末，香油调敷患处。

【功用主治】脓疱疮。

【编著说明】该方在民间流行甚广，亦可用于疔、疮、痈、疖破溃后渗液不止。

【方剂来源】民间方

【组成剂量】鸡子黄3个，海螵蛸5g，黄连5g。

【用法用量】鸡子黄炒至黄黑，与海螵蛸、黄连研为细末，香油调敷患处。

【功用主治】脓疱疮。

【编著说明】此方为民间常用验方，亦可用于疔、疮、痈、疖破溃后渗液不止。

3. 大方

【方剂来源】民间方

【组成剂量】金樱子根20g，柞桑树根20g，泽兰根15g，洗碗叶根15g，牙齿菜15g，棕榈根15g，王不留行30g，树头菜根20g，羊脆骨20g，大针金20g，水芹菜15g，香椿皮10g，两面针30g，草乌10g，木棉树20g，土茯苓根15g，桐油果皮15g。

【用法用量】共同舂捣，包敷疮头。

【功用主治】毛囊炎（深）。

【编著说明】（1）金樱子根即金樱根，中医不用于疮疡。

（2）柞桑树根、羊脆骨、大针金、桐油果皮中医书籍无收录，别名不详。

（3）泽兰根中医不作药用。

（4）牙齿菜即马齿苋。

（5）洗碗叶即野烟叶，其根中医不作药用。

（6）该方是彝族民间经验方。

【方剂来源】民间方

【组成剂量】黄连、黄柏、月石、炉甘石、青黛、松香各等分，梅片 1.5 g。

【用法用量】共为细末，香油调敷患处。

【功用主治】脓疱疮。

【编著说明】（1）月石即硼砂。

（2）黄柏为生品。

【方剂来源】民间方

【组成剂量】明雄黄 15 g，硫黄 15 g，黄柏 7.5 g，蝉蜕 10 g，银粉 2.5 g，松香 5 g。

【用法用量】合拌为细末，洗净头后涂搽患处。

【功用主治】黄癣。

【编著说明】本方具有燥湿、杀虫、止痒的作用，有毒，对黄癣有效。

【方剂来源】民间方

【组成剂量】五加皮 210 g，猫儿屎 210 g，重楼 150 g，桑皮 150 g，菊三七 150 g。

【用法用量】诸药泡酒，制成喷雾剂。喷雾或者涂搽患处。

【功用主治】关节炎。

【编著说明】此方为彝族毕摩经验方。猫儿屎是一种灌木，学名不详。

【方剂来源】民间方

【组成剂量】苦参 50 g，狼毒 50 g，蛇床子 50 g，威灵仙 50 g，归尾 50 g，鹤虱 50 g。

【用法用量】水煎熏洗。

【功用主治】外阴瘙痒。

【编著说明】（1）狼毒、鹤虱有毒，避免洗液入口。

（2）彝族民间认为瘙痒乃虫所致，故喜好使用杀虫药物。

六、待归类方剂

1. 单方

【方剂来源】民间方

【组成剂量】涩叶树皮 20 g。

【用法用量】研细冲服。

【功用主治】鼻出血。

【编著说明】中医书籍无此药名记录，有别名是大粘药之说，亦有别名是接骨木之说，但大粘药和接骨木均无治疗鼻衄的记录。

【方剂来源】《彝族地区常见病民间适宜治疗方法选》

【组成剂量】未熟小桃数个。

【用法用量】取未熟小桃数个，水煎代茶饮。

【功用主治】鼻血久治不愈。

【编著说明】此处为彝族民间经验用药，未熟小桃绿色，酸、涩，具有收敛作用，可用于局部止血。

【方剂来源】民间方

【组成剂量】川贝母研末。

【用法用量】取川贝母末 3~5 g 蒸鸡蛋服。

【功用主治】体虚者同房后出现头晕眼花、心悸心累。

【编著说明】此乃彝族民间特殊用法，鸡蛋可以补虚。

【方剂来源】《彝族地区常见病民间适宜治疗方法选》

【组成剂量】接骨木树枝粉。

【用法用量】取树枝砍成长 4~5 寸的块，晒干后切成片状，研成细末，使用时调成糊状外敷于骨折患处，再用合适的小夹板固定。两天换药一次，也可煎水内服，1 日 3 次，外敷和内服合用效果更佳。

【功用主治】骨折。

【编著说明】《本草纲目》载，接骨木以功而名，折伤，续筋骨，除风痒龋齿，可作浴汤。

【方剂来源】民间方

【组成剂量】续断全草 50~80 g。

【用法用量】水煎熏洗患眼直至汗出。

【功用主治】沙眼。

【编著说明】（1）彝医毕摩认为：不论男女，长时间夜间工作，或风邪袭眼引起的眼部红、肿、热、痒、痛、遇风流泪、眵多等，病程长，但无传染性的一类眼疾，为风眼病。

（2）续断中医以根入药，用其全草熏洗治疗眼疾乃彝族民间经验用药。

【方剂来源】民间方

【组成剂量】续断根适量。

【用法用量】捣碎敷枕部。

【功用主治】结膜炎。

【编著说明】此方乃民间经验用药。

【方剂来源】民间方

【组成剂量】续断叶适量。

【用法用量】捣烂取汁点眼。

【功用主治】白内障。

【编著说明】中医书籍无续断叶之功效记录，治疗云翳的机理不详。

【方剂来源】民间方

【组成剂量】野猪骨油。

【用法用量】加热化开外搽。

【功用主治】鼻前庭炎。

【编著说明】此方乃彝族民间经验用药，具体功效不详。

【方剂来源】《彝族地区常见病民间适宜治疗方法选》

【组成剂量】食盐 1.5 g。

【用法用量】将盐放于掌中，用指头蘸水少许和入盐中，两手掌合搓 40 下，将带盐水的两掌热擦洗眼眶 30 下，然后用清水洗净，每日数次。

【功用主治】风火赤眼。

【编著说明】此方乃彝族民间经验用药，具体机理不详。

【方剂来源】《彝族地区常见病民间适宜治疗方法选》

【组成剂量】鸡蛋清 1 个。

【用法用量】将纱布置于蛋清中浸透，敷于眼睛上，等蛋清快干时，再将纱布重新浸入蛋清中，如此反复敷用，只需 2~3 个蛋清即可治愈。

【功用主治】风火赤眼。

【编著说明】鸡蛋清有清火滋润的作用。

【方剂来源】《彝族地区常见病民间适宜治疗方法选》

【组成剂量】大蒜。

【用法用量】大蒜捣汁，滴入鼻内 3~5 滴。

【功用主治】跌打损伤、昏迷。

【编著说明】大蒜性温，味辛、甘，有温中健胃、消食理气之功。此处为彝族民间经验用药，具体机理不详。

【方剂来源】民间方

【组成剂量】坝黄花。

【用法用量】水煎服。

【功用主治】多汗症。

【编著说明】此处为彝族民间经验用药。具体机理不详。

【方剂来源】《彝族地区常见病民间适宜治疗方法选》

【组成剂量】火柴盒外侧磷片。

【用法用量】将火柴盒外侧磷片贴于患处。

【功用主治】刀伤流血。

【编著说明】此乃彝族民间经验用药，具体机理不详。

【方剂来源】《彝族地区常见病民间适宜治疗方法选》

【组成剂量】露蜂房适量。

【用法用量】将上药研成细粉，取一半炒成微黄，然后混合使用。每次 2~3 g，每日 2~3 次，开水冲服，服药 30 分钟后疼痛减轻，轻者服 1~2 次即可消退，重者3~5 日可愈。

【功用主治】痈疖、急性淋巴结炎、乳腺炎、皮下脓肿、牙龈炎及其他软组织感染。

【编著说明】《本草纲目》载露蜂房"阳明药也"，具有祛风止痛，攻毒消肿，杀虫止痒的功效。外科、口腔科及他病用之者，亦皆取其以毒攻毒，兼杀虫之功。

【方剂来源】《彝族地区常见病民间适宜治疗方法选》

【组成剂量】鲜韭菜 150 g。

【用法用量】取鲜韭菜洗净，带根捣成泥状，然后加入 75% 酒精或白酒 5 ml、甘油 5 ml 搅匀，外敷于患处，24 小时换药 1 次，3 次为 1 个疗程。

【功用主治】软组织损伤。

【编著说明】此乃彝族民间经验用药，韭菜具有温经的作用，汉族民间也这样使用。

【方剂来源】民间方

【组成剂量】菟丝子藤嫩尖。

【用法用量】上药晒干，研末，每次 3~5 g，煎鸡蛋内服。

【功用主治】蛔虫腹痛。

【编著说明】中医将菟丝子的果实入药。此乃彝族民间特殊用法。

【方剂来源】民间方

【组成剂量】八楞马根 15 g。

【用法用量】水煎服。

【功用主治】疟疾。

【编著说明】八楞马根中医书籍无收录，功效不详。

【方剂来源】民间方

【组成剂量】莲台夏枯草 20 g。

【用法用量】水煎服。

【功用主治】疟疾。

【编著说明】莲台夏枯草即宝盖草，有祛风、通络、消肿、止痛之功。彝族民间用其治疗疟疾的病机不详。

【方剂来源】《彝族地区常见病民间适宜治疗方法选》

【组成剂量】桑叶。

【用法用量】将鲜桑叶捣烂取汁，每次滴入耳内 1~2 滴，每日 3 次，2~3 日可愈。

【功用主治】化脓性中耳炎。

【编著说明】桑叶味甘、苦，性寒，归肺、肝经，功效为疏散风热，清肺润燥，平抑肝阳，清肝明目，凉血止血。

【方剂来源】《彝族地区常见病民间适宜治疗方法选》

【组成剂量】黄柏皮粉 3~6 g。

【用法用量】冷水调服。

【功用主治】食用病畜禽肉中毒。

【编著说明】黄柏具有清热燥湿，泻火解毒的作用，临床上它可以泻肾经的湿热，还可治疗骨蒸劳热。此乃彝族民间经验用药。

【方剂来源】《彝族地区常见病民间适宜治疗方法选》

【组成剂量】竹叶。

【用法用量】竹叶烧灰研细，敷于患处。

【功用主治】蚂蟥咬伤。

【编著说明】竹叶的功效为清热除烦，生津利尿。此乃彝族民间经验用药。

【方剂来源】《彝族地区常见病民间适宜治疗方法选》

【组成剂量】凤仙花。

【用法用量】凤仙花捣烂敷于患处。

【功用主治】猫咬伤。

【编著说明】凤仙花性温、味微苦，有小毒。其花入药可活血消胀，治跌打损伤；花外搽可治鹅掌风，又能除狐臭；种子煎膏外涂可活血通经，祛风除湿，止痛，解毒杀虫，主治风湿肢体痿废、腰胁疼痛、妇女闭经腹痛、产后瘀血未尽、跌打损伤、骨折、痈疽疮毒、毒蛇咬伤、白带异常、鹅掌风、灰指甲。

【方剂来源】《彝族地区常见病民间适宜治疗方法选》

【组成剂量】苦参根。

【用法用量】苦参根嚼烂敷于患处。

【功用主治】鼠咬伤。

【编著说明】苦参清热燥湿，祛风，杀虫，利尿，临床上多用于湿疹、阴囊潮湿、白带异常、湿疮的皮肤瘙痒。

【方剂来源】《彝族地区常见病民间适宜治疗方法选》

【组成剂量】鲜蒲公英。

【用法用量】捣烂敷于患处。

【功用主治】竹木刺伤。

【编著说明】蒲公英具有清热解毒、利尿消肿的功效。

【方剂来源】沙学忠辑毕摩方

【组成剂量】鸢尾花适量。

【用法用量】水煎服。

【功用主治】胸背痛。

【编著说明】彝族毕摩经书记载。鸢尾花彝医叫扁此，具有祛风除湿、止痛消炎的作用。

【方剂来源】陈尚兴辑民间方

【组成剂量】野峨眉豆根。

【用法用量】炖肉服。

【功用主治】风湿关节疼痛。

【编著说明】峨眉豆根即扁豆根，中医用其治疗便血、痔漏、淋浊，彝族民间用其治疗风湿关节疼痛乃经验用药。汉族民间治疗痛风、高尿酸血症，也使用同样的方法。

【方剂来源】陈尚兴辑民间方

【组成剂量】藿香 30 g。

【用法用量】水煎服。

【功用主治】缩阴症。

【编著说明】中医多用其化湿解表去暑，治疗缩阴症乃彝医特殊经验用药，且临床应用每收奇效。

【方剂来源】民间方

【组成剂量】老鹰草 30 g。

【用法用量】煨水服或泡酒服。

【功用主治】咯血。

【编著说明】老鹰草中医书籍无入药记录，功效不详，属于彝族民间经验方。

【方剂来源】《彝族地区常见病民间适宜治疗方法选》

【组成剂量】海带适量。

【用法用量】海带烤焦研末，以芝麻油调敷于患处。

【功用主治】口腔溃疡。

【编著说明】海带软坚散结，消肿利水，润下消痰。

【方剂来源】《彝族地区常见病民间适宜治疗方法选》

【组成剂量】金钱草 60 g。

【用法用量】捣汁，兑米酒服，药渣外敷于患处。

【功用主治】痈疽、疔疮。

【编著说明】金钱草有清热利湿的功效。

【方剂来源】《彝族地区常见病民间适宜治疗方法选》

【组成剂量】生姜汁 50 g。

【用法用量】用棉签或干净的鸡毛涂患处，每日 3~4 次。

【功用主治】水火烫伤。

【编著说明】《扶寿方》载，"刀斧金疮：生姜嚼敷，勿动。次日即生肉，甚妙"。

【方剂来源】《彝族地区常见病民间适宜治疗方法选》

【组成剂量】橘皮。

【用法用量】鲜橘皮适量，装入广口瓶内用纸封口，置背阳处，待橘皮表面生有黄毛时，用筷子捣碎成糊状，备用涂于患处，每日 2 次，一般 5~7 天即可痊愈。

【功用主治】水火烫伤。

【编著说明】此乃彝族民间经验用药，具体机理不详。

【方剂来源】民间方

【组成剂量】花椒寄生 30 g。

【用法用量】水煎服。

【功用主治】尿血。

【编著说明】花椒寄生中医书籍无记录，具体功效不详。

【方剂来源】沙学忠辑毕摩方

【组成剂量】玉米花适量。

【用法用量】兑水服。

【功用主治】癫痫病。

【编著说明】中医书籍无入药记录，具体功效不详，属于彝族民间经验方。

【方剂来源】民间方

【组成剂量】牛黄少许。

【用法用量】兑开水服。

【功用主治】伤寒麻脚症。

【编著说明】（1）彝族民间认为伤寒麻脚症是一种风邪所致的急性证候病，流行快、病势急、传染性强、死亡率高。初起时头昏眼花，头痛，四肢无力，发热，纳呆，继之头剧痛，脸青唇乌，目光呆滞，眼珠转动不灵，眼皮外翻，抽搐，皮下出血，昏迷不醒而亡或猝然倒地即亡。

（2）伤寒麻脚症乃病名。

【方剂来源】民间方

【组成剂量】臭壳虫5个。

【用法用量】温水泡服。

【功用主治】癫痫病。

【编著说明】臭壳虫即中医书籍记录的九香虫。用其治疗癫痫病乃彝族民间特色用法。阴虚阳亢者慎服。

【方剂来源】民间方

【组成剂量】刺头菜根适量。

【用法用量】煨服。

【功用主治】胸痛。

【编著说明】刺头菜根中医书籍无记录，具体功效不详。

【方剂来源】民间方

【组成剂量】四瓣草适量。

【用法用量】水煎服。

【功用主治】胸痛。

【编著说明】此药名中医书籍无记录，具体功效不详。

【方剂来源】《彝族地区常见病民间适宜治疗方法选》

【组成剂量】桑葚。

【用法用量】取成熟桑葚,每次 20~25 粒,口中含食,半小时内服完,不饮水,每日 3 次,3 天为 1 疗程。

【功用主治】慢性咽炎。

【编著说明】桑葚具有生津止渴、滋阴补血、补肝益肾等功效,服用期间忌烟酒及煎炸之物。

【方剂来源】民间方

【组成剂量】地榆 30~40 g。

【用法用量】水煎服或者泡酒服,亦可研末吞服,每次 3 g。

【功用主治】房中病。

【编著说明】此处所指的房中病,是在性交时受惊吓或者性交后喝冷水,或涉冷水、干重活引起血脉不通,久而成病者。表现为头昏、面黄肌瘦、全身或四肢瘫软无力、腰及双侧小腹急痛、小便不利等。

【方剂来源】民间方

【组成剂量】牛黄适量。

【用法用量】兑温开水服。

【功用主治】关节炎。

【编著说明】彝族民间认为牛黄有祛风除湿之功,故有此用法。

【方剂来源】民间方

【组成剂量】黄水倒水莲 25 g。

【用法用量】水煎服。

【功用主治】黄疸。

【编著说明】黄水倒水莲可能是黄花倒水莲之误传,中医书籍用其治疗急、慢性肝炎，用于黄疸乃彝族民间特殊用法。

【方剂来源】《彝族地区常见病民间适宜治疗方法选》

【组成剂量】豆豉 15 g。

【用法用量】取上药，水煎一二沸，绞汁顿服，不愈再服。

【功用主治】痢疾。

【编著说明】豆豉疏风解表，清热除湿，祛烦宣郁，解毒。此乃彝族民间经验用药，具体机理不详。

【方剂来源】《彝族地区常见病民间适宜治疗方法选》

【组成剂量】米油（车呷日）。

【用法用量】服用米油。

【功用主治】婴幼儿腹泻。

【编著说明】《本草纲目拾遗》载"米油滋阴长力，肥五脏百窍，利小便通淋"。此乃彝族民间经验用药，具体机理不详。

【方剂来源】《彝族地区常见病民间适宜治疗方法选》

【组成剂量】马鞭草。

【用法用量】取马鞭草碾碎，敷伤处立即止血。

【功用主治】止血，主治各种内外出血，特别是被刀械伤、跌打破口出血者，最为有效。

【编著说明】马鞭草清热解毒，活血散瘀，利水消肿，治外感发热、湿热黄疸、水肿、痢疾、疟疾、白喉、喉痹、淋病、经闭、癥瘕、痈肿疮毒、牙疳。

【方剂来源】《彝族地区常见病民间适宜治疗方法选》

【组成剂量】火麻 200 g。

【用法用量】取上药烧成炭，兑酒服，每日 3 次。

【功用主治】跌打扭伤。

【编著说明】《分类草药性》载，火麻"治跌打损伤，去瘀血，生新血"。彝医该用法与中医文献记载一致，且用法用量明确，临床更具参考价值。

【方剂来源】《彝族地区常见病民间适宜治疗方法选》

【组成剂量】三七粉 3 g。

【用法用量】温开水吞服，隔日 1 次，用药 6~12 次。

【功用主治】前列腺炎。

【编著说明】此处为彝族民间经验用药，具体机理不详。

【方剂来源】《彝族地区常见病民间适宜治疗方法选》

【组成剂量】水蛭粉。

【用法用量】每次服 1 g，每日 2 次，20 天为 1 疗程。

【功用主治】前列腺炎。

【编著说明】水蛭破血逐瘀，通络，主要用于血瘀经闭以及癥瘕积聚。

【方剂来源】《彝族地区常见病民间适宜治疗方法选》

【组成剂量】焙鸡内金 15 g。

【用法用量】每日分 3 次，以蜂糖水冲服，以后逐渐增至每日剂量为 30 g，共服 2 个月。

【功用主治】慢性肝炎。

【编著说明】此处为彝族民间经验用药。鸡内金彝语叫瓦黑布果，具消积食作用。

【方剂来源】《彝族地区常见病民间适宜治疗方法选》

【组成剂量】枇杷叶适量。

【用法用量】把枇杷叶切碎焙热，以纱布包裹热敷于患处，10 分钟后疼痛减轻，1 天 2 次，热敷 1 个月即可。

【功用主治】肩周炎。

【编著说明】中医文献未见相关记载。用枇杷叶外敷治疗肩周炎，系彝医特色用药经验。

【方剂来源】《彝族地区常见病民间适宜治疗方法选》

【组成剂量】枇杷叶 10 片。

【用法用量】把枇杷叶切细，加入焙热的粗盐，用纱布包好，固定于肛门与阴囊之间，以热水熏蒸 30 分钟，每日 1 次，连用数日。

【功用主治】前列腺肥大。

【编著说明】中医文献未见相关记载。用枇杷叶外敷治疗前列腺肥大，系彝医特色用药经验。

【方剂来源】《彝族地区常见病民间适宜治疗方法选》

【组成剂量】猪胆汁。

【用法用量】取猪胆汁外搽，每日 3 次。

【功用主治】消肿止痛，主治外痔。

【编著说明】猪胆汁益肺，补脾，润燥，主治消渴、便秘、黄疸、泄泻、痢疾、目赤、喉痹、盯耳、痈肿。此处为彝族民间经验用药，具体机理不详。

【方剂来源】《彝族地区常见病民间适宜治疗方法选》

【组成剂量】鸡蛋白 1 个。

【用法用量】将鸡蛋煮熟、去壳，从中间切成两半，去掉蛋黄，趁热将蛋白敷于病眼上，此时患者应仰卧，双目尽量睁开，待蛋白冷却即丢弃，每日 1 次，3 日即可生效。

【功用主治】夜盲症。

【编著说明】此处为彝族民间经验用药，也许和鸡蛋所含微量元素有关。

【方剂来源】《彝族地区常见病民间适宜治疗方法选》

【组成剂量】鸡蛋黄油。

【用法用量】取熟鸡蛋黄2个，放入锅中干炙，直至流出油脂，即蛋黄油，待凉后收集，用时以棉球吸入蛋黄油至饱和状态，放入耳中。每天上药2次，2周即可痊愈。

【功用主治】化脓性中耳炎。

【编著说明】蛋黄油就是从鸡蛋的蛋黄当中煎出的油，含有丰富的维生素，包括维生素A、维生素D和卵磷脂，它们可润肤生肌，对皮肤的再生和代谢有着重要的作用，是治疗轻度烫伤的良药。此处为彝族民间经验用药。

【方剂来源】陈尚兴辑民间方

【组成剂量】鲜火麻叶适量。

【用法用量】捣绒，酒调加热敷脐眼。

【功用主治】小儿肠炎。

【编著说明】火麻叶中医主要用于治疗疟疾、气喘、蛔虫，方中用法属于彝族地区特殊用法。

【方剂来源】《彝族地区常见病民间适宜治疗方法选》

【组成剂量】番木鳖1个。

【用法用量】煮水后滴入耳内。

【功用主治】中耳炎。

【编著说明】番木鳖具有消肿止痛的作用，中医用醋磨番木鳖治无名肿毒。

2. 小方

【方剂来源】《彝族地区常见病民间适宜治疗方法选》

【组成剂量】生半夏、生南星各少许。

【用法用量】上药各等分，研为末，取少许吹入鼻即可。

【功用主治】跌打损伤、昏迷。

【编著说明】生南星味辛、苦，性温，有毒，归肺、肝、脾经，功效为燥湿化痰，祛风止痉，消肿散结，用于治疗顽痰咳嗽、风痰眩晕、中风痰壅、口眼歪斜、半身不遂等。

生半夏味辛，性温，有毒，归肺、脾、胃经，功效为燥湿化痰，降逆止呕，消痞散结，用于治疗痰多咳喘、痰饮眩悸、呕吐反胃、胸闷痞满等。

【方剂来源】《彝族地区常见病民间适宜治疗方法选》

【组成剂量】大蒜头，米醋。

【用法用量】大蒜头适量装入坛中，加入米醋，以淹过蒜头为准，密封。一个月后，取醋液，每晚睡前将鼻孔对着醋液瓶口熏30分钟，7天换1次醋液。

【功用主治】过敏性鼻炎。

【编著说明】大蒜有杀菌、驱虫、祛瘀、解毒的功效；醋能解毒、解酒、消食、减肥、安神除烦、有益心血管。此乃彝族民间经验用药，具体机理不详。

【方剂来源】《彝族地区常见病民间适宜治疗方法选》

【组成剂量】螃蟹1只，老蜗牛数只。

【用法用量】上两药共捣烂成糊，敷于患处并包扎好。

【功用主治】拳械伤筋。

【编著说明】老蜗牛清热，消肿，解毒，主治风热惊痛、消渴、喉痹、疟腮、瘰疬、痈肿、痔疮、脱肛、蜈蚣咬伤。

【方剂来源】《彝族地区常见病民间适宜治疗方法选》

【组成剂量】蜗牛2只，蟹头2个，鲜蒲公英50 g。

【用法用量】上三药共捣烂加冰少许涂于患处。

【功用主治】拳械伤筋。

【编著说明】蒲公英性寒，味苦，有清热解毒、利尿消肿的作用。中医骨科医生在治疗跌打损伤时，也使用螃蟹。

【方剂来源】民间方

【组成剂量】巴豆皮 15 g，甜杏仁 15 g，黄芥子 15 g。

【用法用量】诸药焙干研细末，黄蜡 30 g 熔化，合药末为丸，绿豆大小，早晚空腹服 8 丸。

【功用主治】胸痛。

【编著说明】（1）巴豆皮具体功效不详。黄芥子中医书籍无记录，可能是黄荆子的误传。

（2）甜杏仁润肺平喘，配伍治疗胁痛乃彝族民间特殊用法。

【方剂来源】民间方

【组成剂量】黑竹 20 g，淡竹 20 g，死黑竹茎内积水 10 ml。

【用法用量】水煎服，甜酒为引。

【功用主治】疟疾。

【编著说明】（1）黑竹又名紫竹，中医取其根入药用。

（2）淡竹此处所取功效不详。

（3）此乃彝族民间经验方。

【方剂来源】民间方

【组成剂量】蒲公英、土三七、禹二花各适量。

【用法用量】捣烂，用酒或水调敷患处。

【功用主治】乳腺炎。

【编著说明】（1）禹二花又名禹密二花，即金银花。

（2）方中诸药外用治疗乳腺炎属于彝族民间特殊用法。

【方剂来源】民间方

【组成剂量】白蚁堆土 15 g，葱白 10 g。

【用法用量】舂捣包敷。

【功用主治】乳腺炎。

【编著说明】该方是彝族民间经验方。

【方剂来源】陈尚兴辑民间方

【组成剂量】乌梢蛇1条（去头、尾和皮），大蒿适量，龙胆草适量。

【用法用量】先把大蒿和龙胆草均匀铺一层在平整的石板上，放上乌梢蛇，用大蒿和龙胆草覆盖，再以石板盖上，待肉腐尽，取蛇骨泡酒内服。

【功用主治】腰腿痛及四肢疼痛。

【编著说明】（1）此药酒制法特殊，制作的药酒有一定毒性，开始应小剂量试服。

（2）献方者云：凡腰腿及四肢疼痛由风湿引起者，无论患病之久暂，常服特效。

【方剂来源】民间方

【组成剂量】冷草、鸡蛋壳、鸭蛋壳、接骨木各等分，苦荞粉适量。

【用法用量】水调为糊状烙粑外敷。

【功用主治】骨折。

【编著说明】此方为彝族民间经验方。

【方剂来源】民间方

【组成剂量】白及（粉碎为末）5~10 g，糯米50 g。

【用法用量】加少许熊胆（现为禁用药物，建议用其他相同功效药物代替）及蜂蜜内服。

【功用主治】胸痛。

【编著说明】此方乃彝族民间特殊用法。

【方剂来源】陈尚兴辑民间方

【组成剂量】金银花，石豇豆。

【用法用量】熬水，先熏后洗。

【功用主治】睑缘炎及其他眼疾。

【编著说明】石豇豆中医书籍无治疗眼疾之功效记录，彝族民间认为该药有清热、明目之功。

【方剂来源】《彝族地区常见病民间适宜治疗方法选》

【组成剂量】枯矾 5 g，鸡蛋清 1 个。

【用法用量】将枯矾研成细末，加鸡蛋清调匀，涂患处，一日 2~3 次。

【功用主治】麦粒肿。

【编著说明】枯矾又名煅白矾，枯矾的功效有消痰、燥湿、止泻、止血、解毒、杀虫。

【方剂来源】《彝族地区常见病民间适宜治疗方法选》

【组成剂量】食盐 15 g，明矾 10 g。

【用法用量】将上两味药用开水冲泡，待水澄清后分 3 份洗眼。

【功用主治】麦粒肿。

【编著说明】明矾性寒，味酸、涩，具有很强的收敛作用，中医认为明矾具有解毒杀虫、燥湿止痒、止血止泻、清热消痰的功效。

【方剂来源】民间方

【组成剂量】凤尾草，麦芽糖，地不容。

【用法用量】煨服。

【功用主治】死胎。

【编著说明】此乃彝族民间经验方，具体机理不详。

【方剂来源】《彝族地区常见病民间适宜治疗方法选》

【组成剂量】孩儿茶 15 g，凡士林 15 g。

【用法用量】孩儿茶研末与凡士林调匀。取少许塞入鼻孔中，双侧交替，每日 3 次。开始用药数天内有黄水流出，以后渐减，一般用药 15~30 天有良效。

【功用主治】鼻窦炎。

【编著说明】孩儿茶具有清热、化痰、止血、消食、生肌、止痛的功效。

【方剂来源】《彝族地区常见病民间适宜治疗方法选》

【组成剂量】生葱白 3 寸，生姜 1 个。

【用法用量】上两药共捣烂涂于患处。

【功用主治】小儿跌伤，面部青肿。

【编著说明】葱白的作用是发表、通阳、解毒，治伤寒寒热头痛、阴寒腹痛、虫积内阻、二便不通、痢疾、痈肿。生姜具有发汗解表、温中止呕、温肺止咳、解鱼蟹毒、解药毒的作用。此方为彝族民间经验用药，具体机理不详。

【方剂来源】《彝族地区常见病民间适宜治疗方法选》

【组成剂量】红花 5 g，冰片 1 g，芝麻油 50 g。

【用法用量】将红花、冰片共研成细末，用芝麻油混合均匀，4 小时后滴入耳中，1 日 2 次，每次 1~2 滴。

【功用主治】中耳炎。

【编著说明】此方是中医用法，相关功效与中医类似。

【方剂来源】《贵州彝族民间传统医药》

【组成剂量】朝天罐 30 g，蜘蛛香 15 g。

【用法用量】水煎内服。

【功用主治】痢疾、腹泻。

【编著说明】朝天罐为野牡丹科植物朝天罐的干燥根。《贵阳民间药草》载其酸涩，微寒，无毒。功能主治：补虚益肾，收敛止血。朝天罐可治痨伤咳嗽吐血、痢疾、下肢酸软、筋骨拘挛、小便失禁、白浊白带。

【方剂来源】民间方

【组成剂量】地板藤 30 g，刺木通 30 g，刺桐根 30 g。

【用法用量】春捣成细末，水、醋或酒调成糊，敷于小腹。

【功用主治】产后感染。

【编著说明】（1）地板藤即地瓜藤。

（2）刺桐根中医不作药用，功效不详。

（3）此方乃彝族民间经验方。

【方剂来源】《彝族地区常见病民间适宜治疗方法选》

【组成剂量】米醋适量，活蚯蚓 50 g。

【用法用量】先用米醋清洗患处，起到止痛和预防起疱的作用。取活蚯蚓用清水洗净，盛于碗中，加白糖使其慢慢形成黏液，用棉签或干净的鸡、鸭、鹅毛蘸取黏液涂于患处，一日 4 次。

【功用主治】水火烫伤。

【编著说明】此方乃彝族民间经验用药，具体机理不详。

【方剂来源】《彝族地区常见病民间适宜治疗方法选》

【组成剂量】麝香 0.5 g，白胡椒 7 粒。

【用法用量】上两药分别研成细末，装瓶备用。用时将麝香放入肚脐内，再将胡椒粉盖在上面，然后盖白纸一张，外用胶布贴紧。

【功用主治】前列腺炎。

【编著说明】麝香的功效主要有开窍醒脑、活血通经、止痛、催产。此处为彝族民间经验用药，取其通窍作用。

【方剂来源】《彝族地区常见病民间适宜治疗方法选》

【组成剂量】姜黄汁，大黄粉。

【用法用量】将姜黄汁与大黄粉调成软膏状，平摊于扭伤处，厚约 0.5 cm，并覆盖油纸，以保持湿润，覆盖纱布固定 12~24 小时，不愈者再敷。

【功用主治】急性腰扭伤。

【编著说明】姜黄有破血、行气、通经、止痛的作用，可以用来治疗月经不调、痛经和腹痛，同时它还具有通络止痛的功效。

【方剂来源】《彝族地区常见病民间适宜治疗方法选》

【组成剂量】茜草根 60 g，白酒 500 ml。

【用法用量】把茜草根置于白酒瓶中，半个月后开瓶服用。第一次喝时喝七八成醉，然后上床盖被发汗。以后每天服用 1 次，每次 1 小杯。

【功用主治】风湿性关节炎。

【编著说明】茜草味苦，性寒，有凉血止血、化瘀通经的作用，主治血热吐衄、崩漏下血、血瘀经闭、跌打损伤、风湿痹痛。由于茜草有活血通经的作用，临床上常用来治疗风湿痹痛。茜草泡酒可以治疗关节炎（风湿痹痛），不论是风寒湿痹，还是热痹，单用茜草都可以治疗。

【方剂来源】《彝族地区常见病民间适宜治疗方法选》

【组成剂量】羊胆 1 个，冰片 0.3 g。

【用法用量】取羊胆 1 个，加入冰片 0.3 g，置通风处挂干，用时以凉水化开，频敷于患处。

【功用主治】痔疮。

【编著说明】羊胆清火，明目，解毒，可治风热目赤、青盲、翳障、肺结核吐血、喉头红肿、黄疸、便秘、热毒疮疡。冰片，味辛、苦，性微寒，归心、脾、肺经，具有开窍醒神，清热止痛的功效，用于治疗热病神昏、惊厥、中风。

【方剂来源】《彝族地区常见病民间适宜治疗方法选》

【组成剂量】蜗牛1个，冰片少许，麝香少许。

【用法用量】蜗牛（有角者，去壳）研烂，入冰片、麝香各少许，用瓷器盛，次晨取汁，敷于痔疮处。

【功用主治】痔疮。

【编著说明】此为彝族民间经验用药，汉族民间曾有使用田螺，加入冰片、麝香，取田螺化的水，外用治疗痔疮的记载。

【方剂来源】《彝族地区常见病民间适宜治疗方法选》

【组成剂量】白胡椒10 g，白酒、麦粉适量。

【用法用量】将白胡椒研末，与适量麦粉拌匀，再加入适量白酒调成糊状，敷于患处。

【功用主治】无名肿毒、痈疽、淋巴结核或急性腰扭伤。

【编著说明】此为彝族民间经验用药，具体机理不详。

【方剂来源】《彝族地区常见病民间适宜治疗方法选》

【组成剂量】硫黄90 g，大葱根7颗。

【用法用量】将硫黄研成细末，与捣烂成泥的大葱根拌匀成硫黄泥膏，每晚睡前用酒精棉球消毒肚脐，将硫黄泥盖敷于局部，以纱布固定，次日早晨除去药膏，1剂药膏连用2次。

【功用主治】小儿久咳。

【编著说明】硫黄外用有解毒、杀虫、疗疮的作用，内服有补火、助阳、通便的作用，外用可以用于疥疮、湿疹、疮疡。此为彝族民间经验用药，而中医用此方法治疗老年肾阳虚、水液不固、夜尿频多。

【方剂来源】《彝族地区常见病民间适宜治疗方法选》

【组成剂量】鳝鱼血。

【用法用量】取鳝鱼（黑乌）几条，用刀剖开取血，趁热敷于患处，最好是每晚睡前外敷，每日1次，每次30分钟至1小时。

【功用主治】面瘫。

【编著说明】此为彝族民间经验用药，汉族民间治疗面瘫也使用此法。

【方剂来源】《彝族地区常见病民间适宜治疗方法选》

【组成剂量】生南星20 g，生姜汁5 g。

【用法用量】将生南星研为细末，以生姜汁调成泥状，贴敷于患部，每2天换药1次，3~5次为1疗程。

【功用主治】面瘫。

【编著说明】此为彝族民间经验用药。

【方剂来源】《彝族地区常见病民间适宜治疗方法选》

【组成剂量】蜈蚣草30 g，鸡蛋3个。

【用法用量】蜈蚣草加清水500 ml，先放3个鸡蛋，炖好汤药，当茶饮用，次数不拘。饮汤之前将鸡蛋吃了。4天为1个疗程。

【功用主治】肝硬化。

【编著说明】蜈蚣草具有祛风除湿、舒筋活络、解毒杀虫的功效，主治风湿筋骨疼痛、腰痛、肢麻屈伸不利、半身不遂、跌打损伤、疮毒、疥疮、蛔虫症、蛇虫咬伤。此为彝族民间经验用药。

3. 大方

【方剂来源】民间方

【组成剂量】菊三七、接骨木、野八角、青蒿、花椒、续断、生铁屑各适量。

【用法用量】水煎服。

【功用主治】精神分裂症。

【编著说明】此为彝族民间经验用药，具体机理不详，藏族医生曾有类似治疗方法。

（汪晓鲜　孔　丽　刘　志　吉子拉洛　张　艺　曾商禹）

第四章

彝医特色药物研究

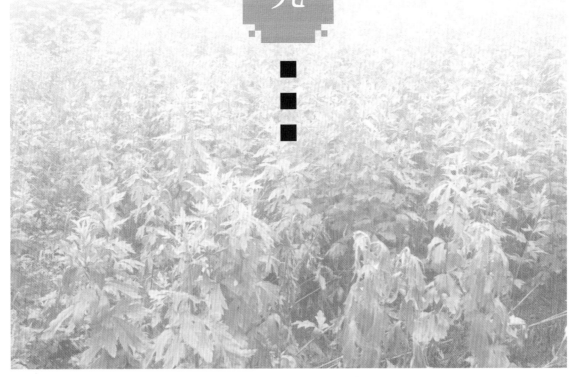

第一节 彝药概述

一、基本概念

彝药，是指在彝医药理论和传统用药实践经验指导下，用以预防、治疗疾病及康复保健的天然物质或制剂。正确理解彝药的概念，应该把握以下要素。

1. 理论基础

彝药是在彝医药理论和传统用药实践经验指导下认识和使用的天然物质或制剂，具有独特的理论体系、表达方式和运用形式。彝药本身赋有天人合一的整体观，以及由元气和清浊二气构成的三气理论，由清浊二气化生的五行学说、清浊二气六路学说、毒邪理论等彝医药理论体系的特有内涵，并用以阐述药物对机体的影响，指导彝药的临床实践。彝药拥有药物性味分类和识别、采收季节、炮制加工、配伍应用、择时辰服用和剂量等用药规律和实践经验，这是彝药的显著特征。

2. 实践基础

彝药的发现和应用历史悠久，《西南彝志》记载着相传"阿略居子时代"的原始时期，彝族先民已经通过"没有粮食吃，吃草籽树果"认识到青草与树皮可以用来治疗疾病。从中可说明彝族人民在生活实践过程中积累了大量用药知识和经验，并认识到各种药物在形态和功效上的区别。彝族对药物分类最早的记载始于《勒俄特衣》中的"雪衍十二族"，认为植物和动物都是由冰雪化生的，用"有血"和"无血"来划分动物药和植物药，可分为"有血的六种，无血的六种"，植物药被认为是"无血类药材"，动物药被认为是"有血类药材"。以上均是彝族先民在与自然和疾病做斗争的过程中发现和认识药物实践活动的真实写照。

3. 物质基础

彝药，必须基于实实在在的药物，不能空口治病。据古籍记载，彝药种类多达

1 270 种，其中植物药 1 107 种，动物药 145 种，矿物药 18 种，它们来源于自然界的植物、动物和矿物，其中以植物药和动物药的运用最为广泛。

二、彝药的使用特色

1. 配伍尚简

在漫长的岁月中，彝族族群分支众多，特定的用药经验只能在小范围内传播继承，彝医早期用药多为单方独味药或由两三味药的小复方组成，更多体现的是彝族原始的用药经验。例如《医病好药书》中单方或者 2~3 味彝药配伍的小复方占所有方剂的 80% 左右。后期因与汉地中医药等传统医药交流较多，彝药与中药配伍联合使用较多，但仍保留一定的当地彝药特色。

2. 生品鲜用

由于彝医使用药物并没有饮片或者专门的药材市场，也没有专门采集药物销售的人员，所以，就地取材、临时使用是多数彝药的使用方法。客观条件促使彝药形成了大多需要生品鲜用的特点，相当数量的彝药具有生品鲜用的记载，其中大多为直接捣、舂烂，多用于蛇咬伤、骨折、外伤出血、烫伤等的急救外伤治疗。

3. 擅用动物药

彝医动物药的使用源于原始社会时期彝族先民。10 世纪末的古彝文医书中已载有动物药的种类和功效；16 世纪中叶的《双柏彝医书》中收载了动物药 79 种，占全书药物的 1/3；清初的《献药经》中记载的动物药比重更大，占 92.8%。可见彝族对动物药的使用频率是较高的。清朝乾隆三年（1738 年）的《医病好药书》，收载动物药 152 种，包括野生动物及昆虫 89 种、家禽畜类 55 种等，其中很多是彝药特色的动物药。

4. 植物寄生类药物使用多

彝药最具鲜明特点的就是植物寄生类入药较多，这在其他少数民族药材中较为少用。常用植物寄生类药物有 50 余种，包括马缨花寄生、金刚钻寄生、蜜桶花寄生等。其中，松寄生、核桃寄生和桃寄生等是目前各中药本草名录尚未收录的药材。

5. 处方外用多

彝医特色外治法的优秀代表"彝医水膏药疗法"被列为国家级非物质文化遗产，此外，云南白药、拨云锭也是外用药中的典型代表。清朝彝族医药古籍《启谷署》共收方剂260首，其中有100余首是用于外治。

6. 方剂用酒多

彝族多居于云贵高原的高山峻岭，早晚温差较大。彝医为适应巨大的温差变化，多用酒辅助治疗疾病。据文献考证，在南诏时期彝族先民们已掌握了酿制毒酒的技术。43年，居住在凉山一带的彝族先民之一"邛人"，已经会酿制毒酒，并将其用于战争。相对于中医药方剂，在彝医方剂中用酒剂的频率较高，常见的内服方法有酒泡药、以酒为引煎药、以酒兑服药汁（或药粉）；外用方法有以酒调药外敷、点火酒等。

从879首彝医方剂中共收集彝医含酒方剂95首，利用统计报表功能，得出含酒方剂主要用于妇科疾病、骨关节病、跌打损伤等，见表4-1。利用关联规则挖掘方法，将支持度设置为3（表示该数据出现的频次至少为3），得到核心药物组合共13个，其中2味药的药物组合12个，3味药的药物组合1个，见表4-2。含酒方剂的药物关联规则见表4-3。药物之间关联的网络化展示，见图4-1。

表4-1 彝医含酒方剂的主治疾病统计

序号	主治疾病	频次	序号	主治疾病	频次
1	妇科疾病	20	8	胃病	3
2	骨关节病	17	9	颈椎病	2
3	跌打损伤	7	10	腮腺炎	2
4	眩晕	4	11	皮肤瘙痒	2
5	淋巴结炎	4	12	水肿	2
6	疮癣	4	13	睾丸炎	2
7	胰腺炎	3	14	腹泻	2

表4-2　彝医含酒方剂用药高频核心组合分析（支持度个数≥3，置信度≥0.6）

序号	药物模式	出现频次	序号	药物模式	出现频次
1	三七—酒	8	8	酒—狗椒	4
2	酒—醋	8	9	花椒—酒	4
3	红糖—酒	6	10	重楼—酒	3
4	蜂蜜—酒—醋	5	11	益母草—酒	3
5	蜂蜜—酒	5	12	鸡血藤—酒	3
6	蜂蜜—醋	5	13	胡椒—酒	3
7	酒—土细辛	4			

表4-3　彝医含酒方剂的药物关联规则分析（支持度个数≥3，置信度≥0.6）

序号	规则	置信度	序号	规则	置信度
1	三七->酒	1	8	蜂蜜->醋	1
2	红糖->酒	1	9	蜂蜜，醋->酒	1
3	土细辛->酒	1	10	蜂蜜，酒->醋	1
4	狗椒->酒	1	11	醋->蜂蜜	0.625
5	蜂蜜->酒	1	12	酒，醋->蜂蜜	0.625
6	醋->酒	1	13	醋->蜂蜜，酒	0.625
7	花椒->酒	1			

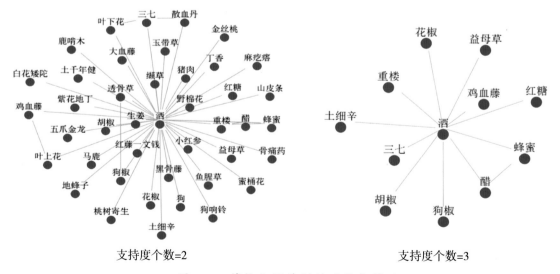

支持度个数=2　　　　　　　　　　支持度个数=3

图4-1　药物之间关联的网络化展示

从上可见，酒多与活血、行气、清热、温中类药物联用，如三七、红糖、土细辛、狗椒、重楼等（支持度个数=2），但其核心仍属理气活血药（支持度个数=3），因为酒为五谷精华凝炼而成，具有温性，能促进血液运行。

（冯兹阁　曾商禹　张艺）

第二节　彝族常用药物研究

◎ 附　子 ◎

一、本草学研究

（一）本草记载

《中国药典》2020 年版收载的附子为毛茛科植物乌头 *Aconitum carmichaeli* Debx. 的子根加工品。附子始载于《神农本草经》，列为下品。据《云南彝医药》记载，彝医使用附子治水肿、淤毒证。

（二）基原考证

唐代以前文献对乌头类药物如附子、乌头、天雄等的关系认识不清，各家说法相互矛盾。南宋赵与时《宾退录》卷 3 中所载杨天惠《彰明附子记》可以证明，宋代正式将四川平武、江油一带家种的 *Aconitum carmichaeli* Debx. 称为"川乌头"，其子根经特殊工艺处理后作为附子药材的唯一正品来源。《本草经集注》云："乌头与附子同根。"《本草纲目》载："初种为乌头，象乌之头也。附乌头而生者为附子，如子附母也。乌头如芋魁，附子如芋子，盖一物也。"根据以上本草所载乌头与附子的原植物应为同一种，即主根称为乌头，侧根称为附子。《名医别录》载："附子生犍为山谷及广汉，冬月采为附子，春采为乌头。"据考证，犍为和广汉即今四川省犍为县和广汉市，目前仍为附子产地之一，其原植物为毛茛科植物乌头（栽培品）。《本草图经》龙州乌头图和《本草纲目》所附乌头、附子图均为本种。

二、资源学研究

（一）原植物形态

多年生草本，高60~150 cm。块根倒圆锥形，长2~4 cm，粗1~1.6 cm。茎直立，圆柱形，下部老茎多带紫色，光滑无毛，中部之上散生少数伏柔毛。单叶互生；茎下部叶开花时枯萎，中部以上叶具长柄；叶片薄革质或纸质，卵圆状五角形，掌状2至3回深裂，两侧裂片再2裂，表面暗绿色，背面灰绿色，沿脉疏被短柔毛；叶柄长1~2 cm。总状圆锥花序顶生，花序轴及花梗密生反曲而紧贴的白色柔毛；小苞片生于花梗中部或以下，窄条形；萼片5个，蓝紫色，呈花瓣状，外被柔毛，上萼片高盔状，下缘微凹，喙不明显；花瓣无毛，拳卷状；雄蕊多数；心皮3~5个，离生，无毛或密被灰黄色短柔毛。蓇葖果长圆形，长约2 cm；种子长3~3.2 mm，三棱形，仅在二面密生横膜翅。花期6~7月，果期7~8月。见图4-2。

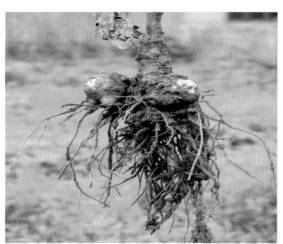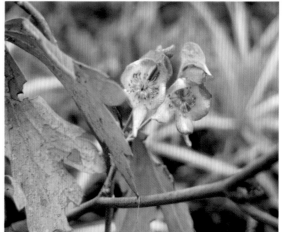

图4-2　附子原植物（刘圆供图）

（二）生境分布

附子为栽培品，主要种植于海拔500 m左右的涪江中下游两岸。该区域属川西平原的浅丘及平坝地带，地处北纬 31° 47′，东经 10° 40′ 至 10° 44′，为亚热带湿润季风气候，夏热冬暖，气候温和，年均日照总数达 1 362 小时，年均降雨量 1 020 mm，平均气温 16 ℃，平均绝对最高温度 36.3 ℃，平均绝对最低温度 −6.8 ℃，年均无霜期 323 天。土层深厚，疏松，肥沃；土壤为沙壤土，有机质含量高，含氮丰富，磷钾适中。

附子分布于四川、陕西、河北、江苏、浙江、安徽、山东、河南、湖北、湖南、云南、甘肃等省，仅四川、陕西部分地区栽培生产附子。四川江油、安县、绵竹、什邡、布托，陕西城固、勉县、南郑、汉中、户县，云南丽江、巍山等地适宜附子的生产；尤以四川江油最为适宜。见图 4-3。

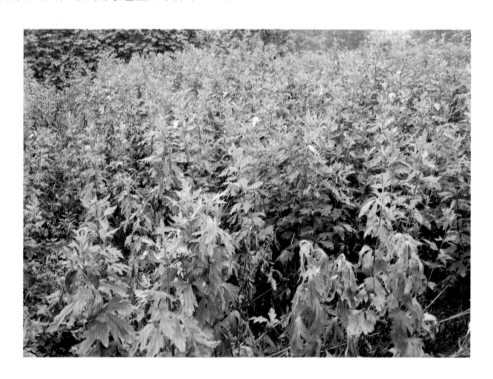

图4-3　附子生境（刘圆供图）

三、生药学研究

（一）药材性状

盐附子：呈圆锥形，长 4~7 cm，直径 3~5cm。表面灰黑色，被盐霜，顶端有凹陷的芽痕，周围有瘤状突起的支根或支根痕。体重，横切面灰褐色，可见充满盐霜的小空隙和多角形形成层环纹，环纹内侧导管束排列不整齐。气微，味咸而麻，刺舌。

黑顺片：为纵切片，上宽下窄，长 1.7~5 cm，宽 0.9~3 cm，厚 0.2~0.5 cm。外皮黑褐色，切面暗黄色，油润具光泽，半透明状，并有纵向导管束。质硬而脆，断面角质状。气微，味淡。

白附片：无外皮，黄白色，半透明，厚约 0.3 cm。

（二）理化鉴定

按《中国药典》2020 年版一部附子相关项下，采用薄层色谱法鉴别。取本品粉末 2 g，加氨试液 3 ml 润湿，加乙醚 25 ml，超声处理 30 分钟，过滤，滤液挥干，残渣加二氯甲烷 0.5 ml 使其溶解，作为供试品溶液。另用苯甲酰新乌头原碱对照品、苯甲酰乌头原碱对照品、苯甲酰次乌头原碱对照品，加异丙醇—二氯甲烷（1:1）混合溶液制成每 1 ml 各含 1 mg 的混合溶液，作为对照品溶液（单酯型生物碱）。再取新乌头碱对照品、次乌头碱对照品、乌头碱对照品，加异丙醇—二氯甲烷（1:1）混合溶液制成每 1 ml 各含 1 mg 的混合溶液，作为对照品溶液（双酯型生物碱）。按照薄层色谱法（《中国药典》2020 年版四部通则 0502 薄层色谱法）试验，吸取供试品溶液和对照品溶液各 5~10 µl，分别点于同一硅胶 G 薄层板上，以正己烷—乙酸乙酯—甲醇（6.4:3.6:1）为展开剂，置氨蒸汽饱和 20 分钟的展开缸内，展开，取出，晾干，喷以稀碘化铋钾试液。供试品色谱中，盐附子在与新乌头碱对照品、次乌头碱对照品、乌头碱对照品色谱相应的位置上，显相同颜色的斑点。黑顺片或白附片在与苯甲酰新乌头原碱对照品、苯甲酰乌头原碱对照品、苯甲酰次乌头原碱对照品色谱相应的位置上，显相同颜色的斑点。

四、化学研究

（一）化学成分

附子的主要成分是生物碱，还含有甾醇、多糖、微量元素等。

1. 生物碱

常见生物碱如乌头碱、中乌头碱、次乌头碱在结构式（图4-4）中的取代基团分别为：

	R1	R2	R3	R4
乌头碱	Et	OH	Ac	H
中乌头碱	Me	OH	Ac	H
次乌头碱	Me	H	Ac	H

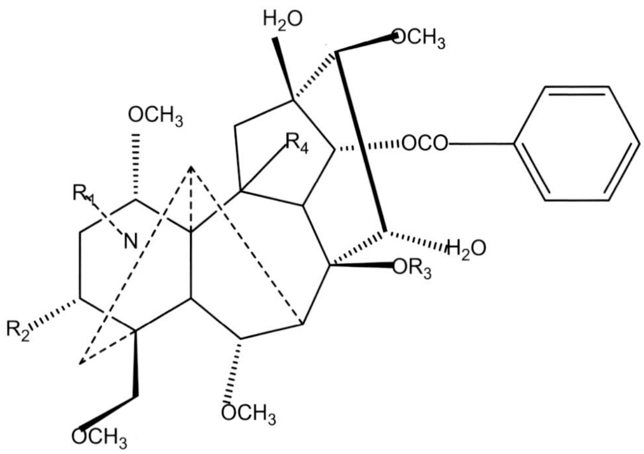

图4-4 生物碱的结构式

附子的生物碱是其主要药理活性成分。如乌头碱、中乌头碱、次乌头碱、塔拉乌头胺、和乌头胺（即消旋去甲基衡州乌药碱）、棍掌碱氯化物、异飞燕草碱、苯甲酰乌头碱、新乌宁碱、附子宁碱、北乌头碱、多根乌头碱、去氧乌头碱、附子亭碱、准噶尔乌头碱、新江油乌头碱、去甲猪毛菜碱等。

2. 其他

附子中还含有尿嘧啶、β-谷甾醇、多糖和丰富的微量元素。

（二）含量测定

按《中国药典》2020年版一部附子含量测定项下，按照高效液相色谱法（《中国药典》2020年版四部通则0512高效液相色谱法）测定。本品按干燥品计算，含苯甲酰新乌头原碱（$C_{31}H_{43}NO_{10}$）、苯甲酰乌头原碱（$C_{32}H_{45}NO_{10}$）、苯甲酰次乌头原碱（$C_{31}H_{43}NO_9$）的总量，不得少于0.010%。

五、药理学研究

（一）药效学研究

附子主要对心血管系统、神经系统、免疫系统有显著的作用。

1. 对心血管系统的影响

附子煎剂对正常状态或处于衰竭状态的动物心脏均有明显的强心作用。附子水溶性部分分离获得的尿嘧啶类化合物具有抗失血性休克的作用。如乌头碱类物质，乌头碱、中乌头碱、北草乌碱和次乌头碱均有强的致心律失常作用。

2. 对神经系统的作用

主要是镇痛作用。生附子还有一定的镇静作用，可减少小鼠自发活动，延长环己巴比妥钠所致麻醉时间，在附子所含的成分中，乌头碱有镇静作用。

3. 对免疫功能的影响

皮下注射附子注射液可明显促进绵羊红细胞免疫所致小鼠脾脏抗体形成细胞数及血清抗体的生成，可使玫瑰花结形成细胞数及 T 淋巴细胞转化率明显增加。

（二）安全性研究

1. 急性毒性

口服附子醇提液对小鼠的半数致死量（LD_{50}）为 23.04 g/kg，50% 熟附片注射液对小鼠静脉注射的 LD_{50} 为 19.5 g/kg。附子的毒性成分是脂溶性的二萜类生物碱，其中主要是乌头碱、中乌头碱和次乌头碱等。

2. 神经毒性作用

采用体内、外给药的方法将生川乌提取物给大鼠连续口服给药 90 天后，检测其对大鼠神经行为、血液 、血液生化及脑组织的影响，同时采用大鼠胚胎海马神经元体外培养的方法，研究生川乌对神经细胞的体外毒性。实验结果表明，经口服给药，大鼠的神经行为、血液与血液生化指标无变化，脑组织检查未见异常，但是对大鼠海马神经元具有一定毒性，呈剂量—效应关系。

3. 体内过程

乌头碱微溶于水，易从鼻黏膜吸收，在消化道及皮肤破损处易于吸收。大鼠食管吸收乌头碱的能力明显强于胃。乌头碱主要从唾液和尿中排出。其吸收和排泄均较快，故发生中毒的时间亦快，且无蓄积作用。

六、临床应用

《云南彝医药》记载，彝医使用附子治水肿、淤毒证。

七、综合开发利用

（一）须根、皮、秆综合利用

附子的须根和附子秆中部含有较多的中乌头碱、乌头碱和次乌头碱，上述三种生物碱是抗炎、镇痛的有效成分，因此采收过程中剩余的大量附子秆和须根可加以利用。附子皮中此三种生物含量亦相当可观，故在炮制黄、白附片时，大量的附子皮是有利用价值的。

（二）食疗

附子可用于食疗，如《太平圣惠方》中便有附子粥、附子酒的记载。且可用来炖猪蹄（腿），不仅营养丰富，且有健胃、散寒除湿、壮阳等功效，是理想的药疗保健膳食之一。

（刘 圆）

参考文献

[1]国家中医药管理局《中华本草》编委会. 中华本草[M]. 第3册. 上海: 上海科学技术出版社, 1999.

[2]赵中振, 陈虎彪. 中药显微鉴定图典[M]. 福州: 福建科学技术出版社, 2016.

[3]云南省彝医院, 云南中医学院. 云南彝医药 下卷·云南彝药[M]. 昆明: 云南科技出版社, 2007.

[4]国家药典委员会. 中华人民共和国药典 [M] . 一部. 北京: 中国医药科技出版社, 2020.

[5]彭成. 中华道地药材[M]. 北京: 中国中医药出版社, 2013.

◎ 野马桑 ◎

一、本草学研究

（一）本草记载

本品在古代中医本草书籍中未收载，仅见于现代中草药书中。在《中国彝族药学》中确定名称为"野马桑"。彝语称野马桑为"枝锡"，意译为"醋碳树"；也称为"阿摆摆"，意译为"洗疮药"。也名为水马桑（《昆明民间常用草药》《文山中草药》《云南中草药选》）、青蛙果（《昆明民间常用草药》）、紫桑（《文山中草药》）。在彝医药古籍《老五斗彝医书》《医病好药书》及《云南彝医药 下卷·云南彝药》中记载："马桑树皮适量，春兰外包治刀伤。"《云南省中药材标准 第四册·彝族药（Ⅱ）》（2005 年版）中记载："野马桑味涩、微苦，性凉，具毒。归心、肝路。主治：杀虫止痒，镇静，止痛。外治用于疥癞疮癣，皮肤瘙痒；内服用于癫狂，风湿痹痛。"彝医多采鲜品。

（二）基原考证

《中国植物志》记载本品为马桑科植物野马桑 *Coriaria nepalensis* Wallich，《云南省中药材标准 第四册·彝族药（Ⅱ）》（2005 年版）中记载其基原为马桑 *Coriaria sinica* Maxim。

二、资源学研究

（一）原植物形态

马桑 *Coriaria sinica* Maxim，又称：野马桑（云南）、马桑柴（贵阳）、乌龙须、醉鱼儿、闹鱼儿（成都）等。落叶灌木，高可达 6 m，分枝水平开展，小枝四棱形或成四狭翅，幼枝疏被微柔毛，后变无毛，常带紫色，老枝紫褐色，具显著圆形突起的皮孔；叶对生，纸质至薄革质，椭圆形或阔椭圆形，长 3~7 cm，宽 2~3.5 cm，微尖头，基部圆形，全缘，基脉 3 出，表面鲜绿色，两面均无毛。弧形伸至顶端，在叶面微凹，叶背突起；叶短柄，长 2~3 mm，疏被毛，紫色，基部具垫状突起物。

总状花序生于二年生的枝条上，长 4~6 cm，基脚不带叶，或仅有 1~2 片，雄花序先叶开放；花小形，萼片 5 个，覆瓦状排列；花冠 5 瓣，稍微带绿色或红色，花瓣较萼片为小，但于化后增大变成肉质，包被果实；雄蕊 10，花丝短；子房上位，心皮 5 个，分离，每个心皮内有倒生胚珠 1 颗，花柱分离，丝状，被有乳头状突起。瘦果 5 个，外包肉质花瓣，熟时花被由红色转为紫黑色，有甜味，但有毒，不可食。花期 4~5 月，果期 7~8 月。见图 4-5。

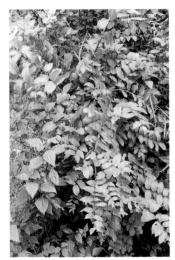 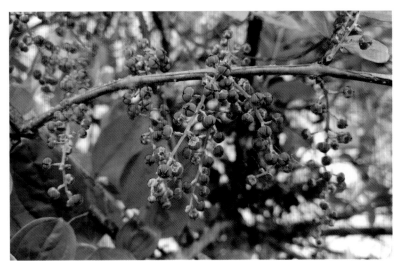

图4-5　野马桑原植物（张艺、王光志 供图）

（二）生境分布

产于我国云南、贵州、四川、湖北、陕西、甘肃、西藏等省区，以及印度、尼泊尔等地。生于海拔 400~3 200 m 的灌丛中。

三、生药学研究

（一）药材性状

本品茎呈圆柱形，多分支，直径 0.5~2.5 cm，表面暗棕色至紫褐色，具纵皱纹，皮孔点状突起，小枝略具四狭翅。质硬，断面黄绿色，中央髓部黄白色至棕色。气微，味微涩。也多脱落皱缩，破碎，完整叶片展开呈椭圆形至阔卵圆形，长2~7 cm，宽 1~4 cm，先端急尖，基部楔形，全缘，绿色，基部三出脉明显向背面凸起，叶柄短，近革质而脆。气微香。

（二）理化鉴定

取本品粉末 0.4 g，加乙醇 10 ml，超声处理 30 分钟，过滤，滤液蒸干，残渣加水 10 ml 使其溶解，用乙酸乙酯提取两次，每次 10 ml，合并乙酸乙酯液，蒸干，残渣加甲醇 1 ml 使其溶解，作为供试品溶液。另取野马桑对照药材 0.4 g，同法制成对照药材溶液。按照薄层色谱法（《中国药典》2020 年版四部通则 0502 薄层色谱法）试验，吸取上述两种溶液各 5 μl，分别点于同一硅胶 G 薄层板上，以三氯甲烷—甲醇—水（8：3：0.3）为展开剂，展开，取出，晾干，喷以 2% 香草醛硫酸溶液，在105 ℃加热至斑点显色清晰。供试品色谱中，在与对照药材色谱相应的位置上，显相同颜色的斑点。

四、化学研究

马桑果实及寄生叶含马桑毒素、羟基马桑毒素、马桑亭，种子含 19.33% 油脂，尚含鞣质、多糖、蛋白质及树脂等。种子油脂主要为肉豆蔻酸、棕榈酸、硬脂酸、油酸、亚油酸、亚麻酸、13-羟基-9，11-十八碳二烯酸。

五、药理研究

马桑内酯的化学与药理性质均与印防己毒素相似，其致痉作用比后者发生时间快而持续时间短，毒性也强于后者。马桑内酯对巴比妥类药物有拮抗作用，在致痉挛量以下静脉注射可引起动物血压持续上升，对动物耳血管、离体心房、肠、子宫及脑组织皆无作用。

六、临床应用

1. 贵州彝医治疗头癣：用马桑嫩叶捣烂，加少量硫黄粉、花椒粉、香油调敷。又用马桑叶煎水外洗，治疗疮疡肿毒。

2. 治疗刀伤：马桑适量，烧灰存性敷伤口。

3. 云南西部彝医用马桑根鲜品适量，煎水泡洗或捣敷，治疗跌打损伤、风湿疼痛、湿疹。

另外，野马桑有大毒，夏季其果实成熟时味甜，故有误食果实而致中毒者。彝医多用野马桑根或叶作外用药。

（刘　圆）

参考文献

[1] 云南省彝族医药研究所. 中国彝族药学[M]. 昆明: 云南民族出版社, 2004.

[2] 云南省彝医院, 云南中医学院. 云南彝医药 下卷·云南彝药[M]. 昆明: 云南科技出版社, 2007.

[3] 中国科学院中国植物志编辑委员会. 中国植物志[M]. 第45卷第1分册. 北京: 科学出版社, 1980.

[4] 云南省食品药品监督管理局. 云南省中药材标准 第四册·彝族药（Ⅱ）[S]. 2005年版. 昆明: 云南美术出版社, 2008.

[5] 国家中医药管理局《中华本草》编委会. 中华本草[M]. 上海: 上海科学技术出版社, 1999.

◎ 法落海 ◎

一、本草学研究

（一）本草记载

法落海，始载于明朝著作《滇南本草》，称"发落海，专治面寒、背寒、胃气、心气、肝气疼、肺部疼、两肋胀疼"；清朝赵学敏《本草纲目拾遗》记载，"法落海，产于云南东川府法戛地，治心痛如神"；雍正《云南通志》记载，"法落海出法戛，治心痛"；元代《一统志》记载，"出法戛，治心痛"；《东川府志》载，"叶类黄莱菔，茎红，花碎白如葱韭，治心腹冷痛"。《中国中药资源志要》中记载其具有"宽胸理气，健胃、止痛，用于面寒，胃痛，肋痛"的功效；《云南植物志》载其"有消炎，镇咳和镇痛的功效"；《云南省药品标准》（1974 年版）和《四川省中药材标准》（一九八七年版）将其收载为地方习用中药品种，"具有行气定痛，疏风止咳等功效；常用于风寒头痛，咳嗽，胃腹胀痛"。

（二）基原考证

法落海，为伞形科独活属植物，拉丁文名为 *Anglicaapaensis Shanet Yuan* [Heracleum apaensis（ShanetYuan）Shanet T.S.Wang]。

二、资源学研究

（一）原植物形态

法落海，多年生草本，高 1~2 m。根圆柱形至圆锥形，长达 20 cm，直径约 2.5 cm。茎粗壮，中空，表面红棕色，有纵沟纹，被有白色短柔毛。叶有柄，叶柄长 8~10 cm，叶柄基部膨大成广卵圆形阔兜状抱茎的叶鞘，长约 7 cm，宽 3.5~4 cm；叶片轮廓为长椭圆形或三角状卵形，二至三回羽状分裂，具 3~4 对羽状裂片，裂片柄极短或无，末回裂片长椭圆形或披针形，长 4~5 cm，宽 1.5~2.5 cm，羽状分裂，边缘有锯齿；茎上部叶渐简化，叶柄无，仅具宽阔叶鞘，叶片较小。复伞形花序顶生或腋生，直径达 20 cm，花序梗长 16~20 cm，被粗柔毛。无总苞；伞辐 28~35，长 6~15 cm，带紫色，有稀疏柔毛。小伞形花序有花 30 余朵；小总苞数片，线形，长 12~14 mm；萼齿不明显；花瓣白色，二型；花柱基短圆锥形。双悬果广椭圆形，黄棕色，质厚，长约 5 mm，宽 4~6 mm，光滑无毛；分生果棱槽中各有一油管，长达果中部以下，合生面无油管。花期 6~7 月，果期 8 月。见图 4-6。

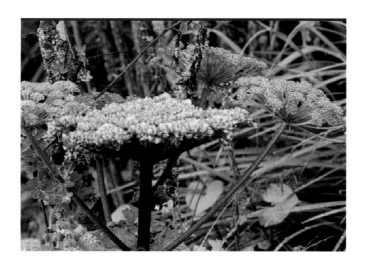

图4-6 法落海原植物（朱鑫鑫供图）

（二）生境分布

主要产于四川省（小金县）、云南省（东川县）。生长于海拔 3 800 m 左右的山坡阴湿林下草地或灌丛中。见图 4-7。

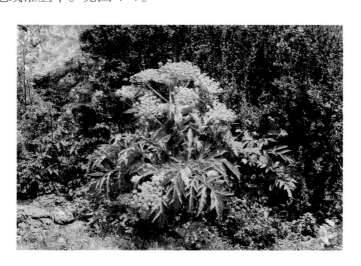

图4-7 法落海原植物生境（朱鑫鑫供图）

三、生药学研究

（一）药品性状

本品呈圆锥形或圆柱形，下部分有分支。长 7~22 cm，直径 1~4 cm，表面棕褐色至黑褐色，芦头具紫红色膜质叶鞘残基，习称"红缨"，主根上部有明显而密集的环纹，下部有纵皱纹。质疏松，易折断，断面棕黄色，呈放射状纹理（菊花心），多裂隙，具多数棕色油点，皮部尤多。有特异的浓烈香气，味苦，微麻。

（二）理化鉴定

取本品粉末 1 g，加甲醇 15 ml，加热回流 30 分钟，过滤，滤液蒸干，残渣加甲醇 1 ml 使其溶解，作为供试品溶液。另取法落海对照药材 1 g，同法制成对照药材溶液，按照薄层色谱法（《中国药典》2020 年版四部通则 0502 薄层色谱法）试验，吸取上述两种溶液各 2~4 μl，分别点于同一硅胶 G 薄层板上，以环己烷—乙酸乙酯（4∶1）为展开剂，展开，取出，晾干，置紫外灯（365 nm）下检视，供试品色谱中，在与对照药材色谱相应的位置上，显相同颜色的荧光斑点。

四、化学研究

（一）化学成分

其主要成分是以氧化前胡素为主的 6 种线型呋喃香豆素类化合物，分别是：氧化前胡素、异欧芹属素乙、氧化前胡素水合物、白当归素、白当归脑、香豆素，还有 β - 谷甾醇、γ - 谷甾醇、廿四碳（烷）酸，还有少量具有辛辣味的挥发油及两个微量成分。根含呋喃型香豆素类化合物、廿四酸、谷甾醇、橙皮苷等。

香豆素类化合物有：11-O-β-D-glucopyranosylthamnosmon、12-O-β-D-glucopyranosylgosferol、Isoimperatorin、Isobyakangelicin、Bergapter、Pabulenol、Anhydrobyakangelicin、Xanthotoxin。

（二）含量测定

按《中国药典》2020 年版一部法落海相关项下实验。

照挥发油含量测定法测定，本品挥发油不得少于 0.5%。

五、药理学研究

（一）镇痛作用

小白鼠（雄性 1/4，雌性 3/4）体重 18~20 g，分为 3 组，分别给予法落海根浸膏一定时间后腹腔注射 0.6% 的醋酸 0.3 ml，观察 15 分钟内扭体反应的小白鼠数，结果显示法落海根浸膏有明显的镇痛作用。

（二）抗炎作用

对蛋清性踝关节肿胀的影响：大白鼠 15 只（雄性，体重 130~150 g）分为 3 组（每组 5 只），分别给予生理盐水、法落海根浸膏、水杨酸钠。45 分钟后在每只大白鼠右后踝关节处皮下注射 0.1 ml 鸡蛋清，半小时后用软尺测量踝关节的周长，以左后踝关节周长为正常值，以左右踝关节周长之差为关节肿胀程度之指标。结果显示，在本实验条件下，法落海根浸膏对蛋清性关节炎有明显抑制作用。

（三）镇咳作用

法落海早在《滇南本草》中就有记载，其"专治面寒、背寒、胃气、心气、肝气疼、肺部疼、两肋胀疼"；《本草纲目拾遗》、雍正《云南通志》《一统志》《东川府志》中记载法落海是治疗心腹之疼痛的要药；《中国中药资源志要》中说它具有"宽胸理气，健胃、止痛，用于面寒，胃痛，肋痛"的作用；《云南植物志》中记载"有消炎，镇咳和镇痛的功效"；1973 年 6 月，昆明医学院及制药厂对法落海进行初步报道，通过实验证明其具有平喘、镇咳及抑菌作用。

六、临床应用

用于外感风寒、咳嗽、头身疼痛、脘腹冷痛、痛经、关节冷痛、跌打损伤。

（刘　圆）

参考文献

[1] 中国科学院中国植物志编辑委员会. 中国植物志[M]. 第55卷第3分册. 北京: 科学出版社, 1987.

[2] 郑宏钧, 詹亚华. 现代中药材鉴别手册[M]. 北京: 中国医药科技出版社, 2001.

[3] 云南省食品药品监督管理局. 云南省中药材标准 第二册·彝族药[S]. 2005年版. 昆明: 云南科技出版社, 2007.

[4] 孟衡玲, 文国松, 杨生超. 药用植物法落海的研究进展[J]. 现代中药研究与实践, 2008, 22 (1): 62-65.

[5] 肖伟烈. 四种药用植物的化成分及生物活性研究[D]. 昆明: 中国科学院昆明植物研究所, 2005.

[6] 卫珍, 邓士贤. 法落海的镇痛及消炎作用[J]. 云南医药, 1982 (5): 299-301.

◎ 草血竭 ◎

一、本草学研究

（一）本草记载

草血竭，彝医使用历史悠久，彝医古籍《齐苏书》已有记载，也是《滇南本草》中记载的品种。目前是《中国药典》《云南省药品标准》收载品种，称为"草血竭，沿用原名称"。彝医称草血竭为"多都莫""乌嘎背起"，意译为"推送大肠的药"。

《云南彝医药 上卷·云南彝医》中记载："草血竭治痧毒类疾病、细菌性痢疾、麻风、血栓闭塞性脉管炎。"在《云南彝医药 下卷·云南彝药》中记载："别名草血洁、四头草，老土峰。味涩、微苦，性寒。归心、肝、肾、胃、肠路。活血止血、顺气消积，解毒敛疮，固涩止血。草血竭称涩塞药。"

（二）基原考证

在《云南彝医药 下卷·云南彝药》中记载基原为 *Polygonum paleeaceum* Wall.。在《云南省中药材标准 第二册·彝族药》（2005 年版）中记载基原为 *Polygonum paleeaceum* Wall.ex Hook.。

二、资源学研究

（一）原植物形态

草血竭为蓼科植物草血竭 *Polygonum paleeaceum* Wall. 的根茎，是多年生草本。根状茎肥厚，弯曲，直径 2~3 cm，黑褐色。茎直立，高 40~60 cm，无毛，具细条棱，单生或 2~3。基生叶革质，狭长圆形或披针形，长 6~18 cm，顶急尖或微渐尖，基部韧性，稀近圆形，边缘全缘，脉端增厚，微外卷，上面绿色，下面灰绿色，两端无毛；叶柄长 5~15 cm；上部褐色，开裂，无缘毛。

总状花序呈穗状，长 4~6 cm，直径 0.8~1.2 cm，紧密；苞片卵状披针形，膜质，顶端长渐尖；花梗细弱，长 4~5 mm；花被 5 深裂，淡红色或白色，花被片椭圆形，长 2~2.5 mm；雄蕊 8；花柱 3，柱头头状。瘦果卵形，具 3 锐棱，有光泽，长约 2.5 mm，包于宿存花被内。花期 7~8 月，果期 9~10 月。

（二）生境分布

主要分布于四川、云南、贵州。生于山坡草地、林缘、海拔 1 500~3 500 m 的高山草原石间，以向阴山坡为多。印度东北部、泰国北部也有。

秋季采挖，去净茎、叶、泥沙，晒干；或洗净，切片晒干。

三、生药学研究

（一）药材性状

本品呈扁圆柱形，常弯曲，两端略尖，长 2~6 cm，直径 0.8~2 cm。表面紫褐色至黑褐色，一面隆起，另一面稍有凹槽，通体密具粗环纹，有残留须根或根痕。质硬，断面红棕色或灰棕色，可见静脉点（维管束）排列成环。无臭、味涩、微苦。见图4-8。

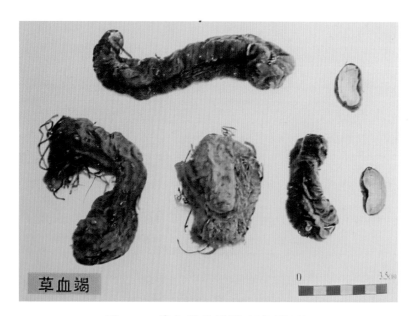

图4-8　草血竭药材图（刘圆供图）

（二）理化鉴定

取本品粉末 1 g，加甲醇 20 ml，加热回流 1 小时，过滤，滤液作为供试品溶液。另取草血竭对照药材 1 g，同法制成对照品药材溶液。按照薄层色谱法（《中国药典》2020 年版四部通则 0502 薄层色谱法）试验，吸取上述两种溶液各 5 μl，分别点于同一硅胶 G 薄层板上，以三氯甲烷—甲酸乙酯—甲酸（4.8∶6∶1.2）为展开剂，展开，取出，晾干，喷以 2% 铁氰化钾—1% 三氯化铁溶液（1∶1）的混合溶液。供试品色谱中，在与对照药材色谱相应的位置上，显相同颜色的斑点。

四、化学研究

杨艺茜等通过采用 90% 乙醇回流提取，利用硅胶、Sephadex LH-20、大孔树脂等柱色谱方法进行分离纯化，采用质谱、核磁共振等波谱方法对分离得到的化合物进行化学结构鉴定。研究表明，从草血竭乙醇提取物中分离得到 10 个化合物，分别鉴定为：绿原酸乙酯、绿原酸甲酯、山柰酚 -3-O-α-L- 吡喃鼠李糖苷、（－）-表儿茶素、paleaceolactoside、原儿茶酸、山柰酚、没食子酸、绿原酸、异槲皮苷。

五、药理学研究

毒性实验：取 18~22 g SPF 级 ICR 小鼠，雌雄各半，每组 10 只，共 5 组，将草血竭水煎液分别按 40 ml/kg 剂量灌胃给药（1∶0.75 等比稀释液）1 次，观察 14 天，记录各组小鼠的毒性反应和死亡数，用改进 Bliss 法计算小鼠的 LD_{50}。结果表明，草血竭水煎液小鼠灌胃给药的 LD_{50} 为 63.59 g/kg，95% 可信限为 52.79~76.60 g/kg。

中毒表现主要为活动减少、呼吸急促及死亡。死亡时间集中在给药后 48 小时内。观察死亡动物和结束后处死的小鼠，肉眼观察心、肝、脾、肺、肾等各主要脏器色泽、形状、大小等未见异常。

六、临床应用

1. 治风湿，遇冷关节疼痛，伸屈不利：用草血竭、雷公藤、透骨草、芦子叶，水煎服。

2. 云南哀牢山彝医用草血竭研粉或泡酒服用，治疗跌打损伤、瘀滞疼痛、闭经等。

3. 贵州彝医用草血竭、桑白皮、白茅根、鱼腥草、藕节各 20 g，水煎服或炖肉吃，治疗肺结核咳嗽、咯血。

4. 四川凉山彝族地区用草血竭治疗腹泻、痢疾、外伤出血、食积、腹痛。又用草血竭鲜品煎汁，加盐少许，治口腔溃疡。

5. 治疗食积，腹胀，腹痛：用草血竭 30 g，大树下蝴蝶数只，舂捣敷腹部。

6. 治疗腹泻：用本品加石榴、红糖、茶叶、虎骨，水煨服。

（刘　圆）

参考文献

[1] 云南省彝医院, 云南中医学院. 云南彝医药 下卷·云南彝药[M]. 昆明: 云南科技出版社, 2007.

[2] 云南省食品药品监督管理局. 云南省中药材标准 第二册·彝族药 [S]. 2005年版. 昆明: 云南科技出版社, 2007.

[3] 杨艺茜, 金永生, 陈海生. 草血竭化学成分研究[J]. 中药材, 2016, 39（1）: 110-112.

[4] 云南省彝族医药研究所. 中国彝族药学[M]. 昆明: 云南民族出版社, 2004.

◎ 白花丹 ◎

一、本草学研究

（一）本草记载

白花丹首载于《生草药性备要》，其中记载其"味苦，性寒，无毒""散疮消疮祛肿，祛风；治蛇咬、痢症、去眼膜，迎风下泪；擦癣疗癫，去毒俱妙"。《常用中草药手册》载本品"祛风除湿"；《福建中草药》载本品"治血瘀经闭"；《福建民间草药》载本品"治跌打损伤"；《广西药用植物图志》载本品"味辛，气烈，性热，有大毒，治厚皮癣，白花丹茎叶捣乱擦"；《四川中药志》记载其"性温、味淡、无毒，治痨伤吐血，虚弱带下及咳嗽心累"。《岭南采药录》记载其"叶捣烂敷跌打伤，能去瘀"；《南方主要有毒植物》记载其"白雪花，有毒部位，叶、根。含毒成分，蓝雪精（即矶松素）"。

（二）基原考证

白花丹，为白花丹科植物白花丹 *Plumbago zeylanica* Linn. 的干燥茎、叶，亦有文献记载白花丹为蓝雪科植物白雪花 *Plumbago zeylanica* L. 的全草及根。

二、资源学研究

（一）原植物形态

白花丹，常绿半灌木，高 1~3 m，直立，多分枝；枝条开散或上端蔓状，常被明显钙质颗粒，除具腺外无毛。叶薄，通常长卵形，长（3）5~8（13）cm，宽（1.8）2.5~4（7）cm，先端渐尖，下部骤狭成钝或截形的基部而后渐狭成柄；叶柄基部无或有半圆形的耳。穗状花序通常含（3）25~27枚花；总花梗长5~15mm；花序轴（2）3~8（15）cm（结果时延长可达1倍），总花梗皆有头状或具柄的腺；苞片长4~6（8）mm，宽（1）1.5~2（2.5）mm，狭长卵状三角形或披针形，先端渐尖或有尾尖；小苞长约2mm，宽约0.5mm。线形；花萼（开放的花）长10.5~11.5（结果时至13）mm，萼筒中部直径约2mm，先端有5枚三角形小裂片，几全长沿绿色部分着生具柄的腺；花冠白色或微带蓝白色，花冠筒长1.8~2.2cm，中部直径1.2~1.5mm，冠檐直径1.6~1.8cm，裂片长约7mm，宽约4mm，倒卵形，先端具短尖；雄蕊约与花冠筒等长，花药长约2mm，蓝色，子房椭圆形，有5棱，花柱无毛。蒴果长椭圆形，淡黄褐色；种子红褐色，长约7mm，宽约1.5mm，厚约0.6mm，先端尖。花期10月至翌年3月。果期12月至翌年4月。见图4-9。

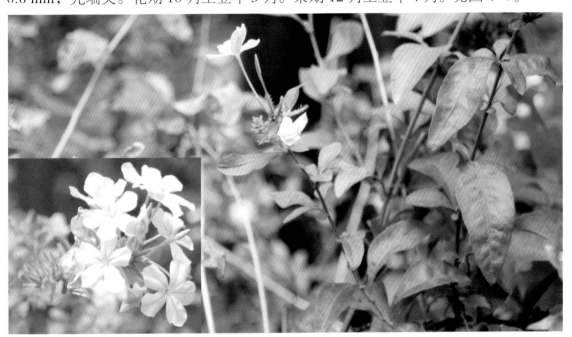

图4-9 白花丹原植物（李莹供图）

（二）生境分布

主要产于我国云南元江、新平、建水、福贡、富宁、宁洱、景东地区及我国贵州、四川、重庆、湖北、江西、浙江、福建、广东、广西、台湾、香港、海南、西藏等省区，以及亚洲南部。生长于海拔 150~2 200 m 的路边灌丛、草甸、疏林草丛及村边。见图4-10。

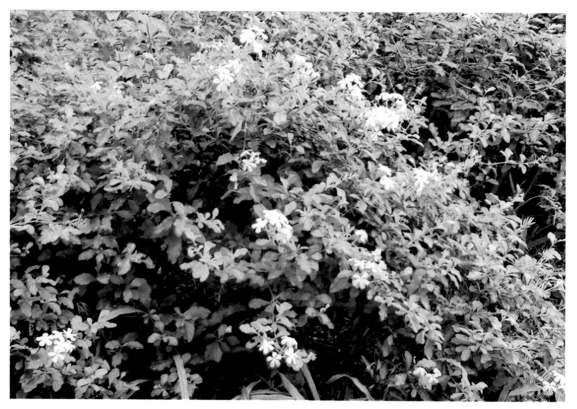

图4-10　白花丹原植物生境（李莹供图）

三、生药学研究

（一）药材性状

主根呈细长圆柱形，多分枝，长可达 30 cm，直径约 5 mm，略弯曲，上端着生多数细根，表面灰褐色或棕黄色。茎圆柱形，直径 4~6 mm，有分枝，表面黄绿色至淡褐色，节明显，具细纵棱，质硬，易折断，断面皮部呈纤维状，淡棕黄色，中间呈颗粒状，淡黄白色，质松，髓部白色。叶片多皱缩、破碎或脱落，完整叶片润湿展平后呈卵形或长圆状卵形，长 4~9 cm，宽 3~6 cm，表面淡绿色至黄绿色，背面淡灰绿色至淡黄绿色。穗状花序顶生，萼管状，被有柄腺体，花白色至淡黄绿色。气微，味辛辣。

（二）理化鉴定

薄层色谱供试品溶液的制备如下。

方法 1：取本品粉末 1 g，加乙酸乙酯 10 ml，超声处理 30 分钟，滤过，滤液蒸干，残渣加甲醇 1 ml 使溶解，作为供试品溶液。

方法 2：取本品粉末 1 g，加乙酸乙酯 10 ml，加热回流 1 小时，滤过，滤液蒸干，残渣加甲醇 1 ml 使溶解，作为供试品溶液。

方法 3：取本品粉末 1 g，加乙酸乙酯 10 ml，冷浸过夜，滤过，滤液蒸干，残渣加甲醇 1 ml 使溶解，作为供试品溶液。

薄层板：硅胶 G 薄层板。

点样量：2 μl、4 μl、5 μl、8 μl。

展开剂：环己烷—乙酸乙酯—甲醇（10：1：0.5）、正己烷—乙酸乙酯（9：1）、三氯甲烷—甲醇（13：7）、甲苯—乙酸乙酯—乙醇—甲酸（3：4：2：1）。

显色：置紫外光灯（365 nm）下检视；喷以 10% 硫酸乙醇溶液，105 ℃加热至斑点显色清晰；喷以 5% 香草醛硫酸溶液，105 ℃加热至斑点显色清晰。

试验结果表明，采用方法 1 制备供试品溶液，硅胶 G 薄层板，点样量 4 μl，以环己烷—乙酸乙酯—甲醇（10：1：0.5）为展开剂，展开，取出，晾干，喷以 5% 香草醛硫酸溶液，105℃加热至斑点显色，所得薄层色谱斑点清晰明显，分离好。

四、化学研究

（一）化学成分

全草含 β-谷甾醇、香草酸、白花丹酸、白花丹酚和白花丹醌；根含矶松素、3-氯矶松素、3，3-双矶松素、白花丹酮、异白花丹酮、茅膏醌、白花丹醌、蛋白酶、蔗糖酶、葡萄糖、果糖等。

白花丹酸异名为兰雪酸，分子式为 $C_{11}H_{12}O_5$，分子量 224.21，化学名 3- 甲基 -4- 羰基 -4（2，3- 二羟基苯）丁酮酸。白花丹醌异名为兰雪醌、白花丹精、矶松素、紫雪花精，分子式为 $C_{11}H_8O_3$，分子量 181.19，化学名 2- 甲基 -5- 羟基 -1，4 萘醌。结构式如图 4-11。

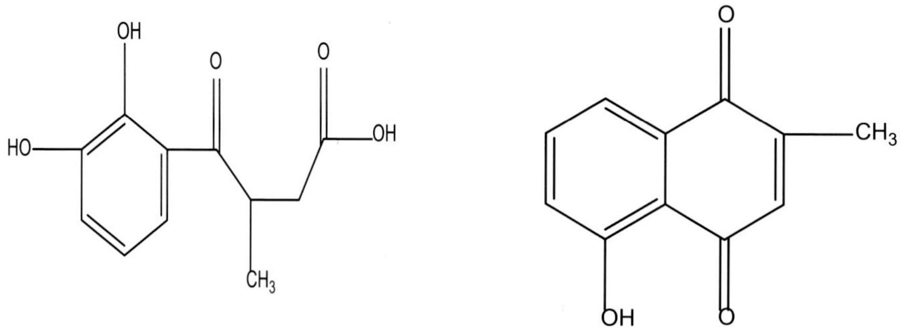

白花丹酸   白花丹醌

图4-11 白花丹酸和白花丹醌的结构式

（二）含量测定

按《中国药典》2020 版一部白花丹相关项下实验。

按照水溶性浸出物测定法项下的热浸法（《中国药典》2020 年版四部通则 2201 浸出物测定法）测定，浸出物不得少于 10.0%。

五、药理学研究

（一）抗菌作用

白花丹的花、茎、叶水浸液对溶血性链球菌有较强的抑菌作用，对金黄色葡萄球菌有一定抗菌作用。曾颖等用白花丹醌配成眼药水治疗沙眼患者，总有效率 90.9%，与 0.1% 利福平眼药水的疗效相似。

（二）抗炎和致炎作用

赵霞等研究发现，高浓度白花丹醌可抑制致炎物质白三烯 B4 和甘碳烯酸的产生，显示强烈的抗炎作用；中浓度则刺激花生四烯酸的代谢，从而增强 5-LO 和

12-LO 产物的生成，产生致炎作用；低浓度能明显降低 5- LO 产物的生成而产生抗炎作用。

（三）抗肿瘤作用

甘炳春等对白花丹素的体外活性实验研究表明，白花丹素对 4 种肿瘤细胞 Raji、Calu-1、HeLa 和 Wish 都表现出了较强的细胞毒活性。Srinivas 等研究了白花丹素诱导子宫癌细胞 ME-180 凋亡的作用及其可能机制，结果显示白花丹素可明显抑制 ME-180 细胞增殖，其可能机制是通过刺激 ME-180，细胞内活性氧产生，损伤线粒体，使其膜电位下降，引起 ME-180 细胞凋亡，而且 ME-180 细胞凋亡率与白花丹素浓度呈正相关性。

（四）抗肝损伤和肝纤维化作用

赵铁建等应用 CCl_4 建立化学性肝损害动物模型，观察到白花丹水煎液对 CCl_4 所致的急、慢性肝损伤有明显的保护作用，不同剂量白花丹水煎液能显著降低血中谷丙转氨酶、谷草转氨酶的活性和小鼠肝指数。赵艳丽等通过 NB4 细胞体外观察白花丹醌对细胞增殖及凋亡的影响，结果显示白花丹醌能够抑制急性早幼粒细胞白血病（APL）细胞系 NB4 的增殖，诱导细胞凋亡及阻滞细胞周期进程，其作用机制有待进一步研究。

（五）抗氧化作用

毛绍春等研究发现，白花丹提取物对单线态氧自由基、混合自由基、香烟烟气自由基的清除率分别是 53.3%、59.1%、26.0%，白花丹提取物具有较好的抗氧化能力，且抗氧化能力与其质量浓度呈正相关。

（六）升高血糖的作用

有研究表明，白花丹乙醇提取物可以升高血糖，对血液中己糖激酶和磷酸果糖激酶、丙酮酸激酶、乳酸脱氢酶活性有抑制作用，使糖原分解能力下降，减少糖原分解旁路，降低外周对糖的利用率，导致血糖升高。

（七）对中枢神经系统的兴奋作用

BoPaia 等评价白花丹根 50% 乙醇提取物对中枢神经系统的兴奋作用，结果发现实验组大鼠纹状体内的 DA 和 HVA 水平显著升高，10 mg/kg 剂量组的 DA 和 HVA 水平明显高于其他组，20 mg/kg、30 mg/kg 剂量组动物的 DA 和 HVA 水平虽有下降，但仍高于对照组，运动能力与纹状体内 DA 水平有逆向相关性，这可能是提取物中化合物在高浓度时调节了它们对纹状体 DA 系统的作用所致。

（八）杀螨作用

曾鑫年等研究发现，白花丹具有明显的杀螨和杀卵作用，经薄层层析和 GC-MS 检测，结果显示其杀螨主要活性成分为白花丹素。

（九）毒性作用

白花丹全草及根含有白花丹醌（又名矶松素），为有毒成分。外洗后用其外敷包扎，可引起局部红肿脱皮。多食中毒，可出现麻痹等，或引起流产。若皮肤中毒可用清水或硼酸水洗涤，糜烂时可用硼酸软膏敷患处，服鲜品中毒后应立即服蛋清、糖水、活性炭。

六、临床应用

彝医传统用于治疗软组织挫伤、肝炎、肝硬化、跌打劳伤、腰腿痛、癌症、骨关节疾病、痛痹、慢性前列腺炎。

（刘　圆）

参考文献

[1] 云南省食品药品监督管理局.云南省中药材标准 第四册·彝族药（Ⅱ）.[S]. 2005年版. 昆明: 云南科技出版社，2007.

[2] 贾敏如, 张艺. 中国民族药志词典[M]. 北京: 中国医药科技出版社, 2016.

[3] 中国科学院中国植物志编委会. 中国植物志[M]. 第60卷第1分册. 北京: 科学出版社, 1987.

[4] 刘勇民. 中国民族药志[M]. 北京: 人民卫生出版社, 1984.

[5] 刘圆, 钟熠, 高泽文, 等. 白花丹药材的研究进展[J]. 华西药学杂志, 2006, 21（1）: 71–73.

[6] 朱兆云, 赵毅, 王京昆. 云南天然药物图鉴[M]. 第1卷. 昆明: 云南科技出版社, 2003.

[7] 陈秀香, 黄汉儒. 略论广西民族药资源的开发利用[J]. 中国民族医药杂志, 1997, 3（2）: 40.

[8] 曾颖, 姚敏元. 白花丹的药理研究及在眼科中的应用[J]. 中国药房, 1997, 8（4）: 161–162.

[9] 赵霞. 不同剂量白花丹醌对猪多形核白细胞中花生四烯酸的代谢产生相反作用[J]. 中草药, 1996, 27（5）: 315.

[10] 甘炳春, 杨新全, 李榕涛. 黎族民间治疗外伤药用植物的收集整理[J]. 中国民族民间医药, 2005, 14（6）: 357–360.

[11] 赵铁建, 钟振国, 方卓, 等. 白花丹提取物抗小鼠肝纤维化作用的研究[J]. 广西中医药, 2005, 28（4）: 50–52.

[12] 赵艳丽, 陆道培. 白花丹醌对人急性早幼粒细胞白血病细胞的体外效应[J]. 中国实验血液学杂志, 2006, 14（2）: 208–211.

[13] 毛绍春, 李竹英, 李聪. 白花丹提取物抗氧化活性研究[J]. 应用科技, 2007, 34（1）: 58–60.

[14] 张秀兰. 中草药治疗急性软组织损伤79例[J]. 新中医, 1994（3）: 51.

[15] 韩建勇, 曾鑫年, 杜利香, 等. 几种植物的杀螨活性研究初报[J]. 广东农业科学, 2003（2）: 43–46.

[16] 韩建勇, 曾鑫年, 杜利香. 白花丹根提取物的杀螨活性[J]. 植物保护学报, 2004, 31（1）: 85–90.

◎ 石椒草 ◎

一、本草学研究

（一）本草记载

石椒草，据《滇南本草》记载："味苦寒，有小毒走经络，治腹胀痛寒冷胃气疼痛。"全草入药，有浓烈刺激性气味，能散瘀、杀虫，叶子含有芳香油。

（二）基原考证

石椒草为芸香科植物石椒草 *Boenninghausenia sessilicarpa* Levl. 的根。

二、资源学研究

（一）植物形态

多年生草本。叶互生，基部木质化，外皮淡黄色，有须根，茎圆柱形。聚伞花序顶生；花柱黏合，柱头略微增大；花白色，花期 8~9 月，子房有柄，开花后子房柄伸长；果成熟时子房柄长 4~8 mm。果实四瓣状，每份果瓣有种子数粒；种子呈肾脏形，黑褐色表面有瘤状小点凸起，胚乳肉质，胚弧状。见图 4-12。

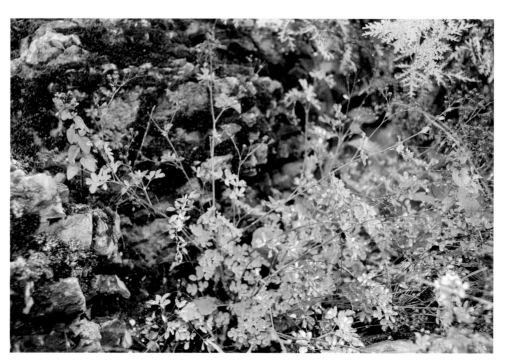

图 4-12　石椒草原植物（王光志供图）

（二）生境分布

石椒草属植物分布于亚洲东部及东南部、印度北部。生长于海拔 2 000~2 800 m 的山坡阔叶林边。

三、生药学研究

（一）药材性状

草本，有浓烈刺激性气味。叶互生，2~3回三出复叶；小叶片全缘，各部有油点。顶生聚伞圆锥花序，花枝基部有小叶片；花多，两性；萼片及花瓣均4片；花瓣覆瓦状排列；雄蕊8枚，着生于花盘基部四周，长短相间，花丝线状，分离；雌蕊由4个心皮组成，各心皮在基部贴生，花柱4枚，黏合，柱头稍增粗，每心皮有6~8胚珠。蓇葖果开裂为4分果瓣，内果皮与外果皮分离，每分果瓣有种子数粒；种子肾脏形，种皮有细微的瘤状体，胚乳肉质，胚弧状。

（二）理化鉴定

取本品粉末1g，加甲醇20ml，超声30分钟，滤过，滤液蒸干，残渣加甲醇1ml使溶解，作为供试品溶液。另取石椒草对照药材1g，同法制成对照品溶液。按照薄层色谱法（《中国药典》2020年版四部通则0502薄层色谱法）试验，吸取上述两种溶液各4μl，分别点于同一硅胶G薄层板上，以石油醚（60~90℃）—乙酸乙酯（7:3）为展开剂，展开，取出，晾干，置紫外光灯（254nm）下观察，供试品色谱中，在对照药材色谱相应的位置上，显相同颜色的荧光斑点。

四、化学研究

有关石椒草属植物化学成分的研究主要集中在其根、茎、叶和全草等器官部位。茎、叶含挥发油量较高。研究发现，石椒草属植物中含有的香豆素类含量比其他种属中香豆素类的含量要高出很多。

（一）香豆素类和生物碱类化合物

香豆素类化合物主要为：东莨菪内酯、伞形花内酯、7，7-二甲氧基-6，8-双香豆素、5，8- 二甲氧基 -2，2 二甲氧基吡喃并香豆素及芦丁。其中对东莨菪内酯、伞形花内酯、7，7- 二甲氧基 -6，8- 双香豆素进行了抑菌试验，试验发现对金黄色葡萄球菌有抑制作用。

石椒草属植物中分离出的生物碱有十几种，主要有石椒草碱、白藓碱、去甲山油柑碱、acronycin 等。

（二）挥发油和黄酮类等其他成分

黄酮类化合物芦丁在石椒草属植物中是普遍存在的，包括黄酮、黄酮醇、二氢黄酮、异黄酮、查耳酮、黄烷醇等与石椒草内酯 A。

五、临床应用

（一）传统应用

《彝医植物药续集》中载石椒草"能行气化滞，活血祛瘀，敛疮拔脓，定痛等"。民间临床用于治疗血栓闭塞性脉管炎、跌打损伤、痢疾。将石椒草的根和叶碾碎成粉末状，与加热的酒一起服用，可以治疗冷寒胃气疼痛。

（二）现代应用

1. 治疗咳喘

石椒草咳喘颗粒具有止咳平喘、清热化痰的作用，对治疗小儿支原体肺炎病、儿童咳喘病有很好的临床疗效，其还用于治疗急性支气管炎、慢性支气管炎引起的痰湿咳喘。

2. 治疗高胆固醇、高血糖

用单味石椒草煎汤内服，糖尿病患者在连服半月后血糖水平下降，初步证实其具有明显的降低血糖的作用。

（刘　圆）

参考文献

[1] 中国科学院中国植物志编辑委员会. 中国植物志[M]. 北京: 科学出版社, 1997.

[2] 朱兆云, 高丽. 云南民族药志[M]. 第2卷. 昆明: 云南民族出版社, 2009.

[3] 江苏省植物研究所. 江苏植物志（下册）[M]. 南京: 江苏科学技术出版社, 1982.

[4]《四川植物志》编委会. 四川植物志[M]. 第9卷. 成都: 四川人民出版社, 1981.

[5] 方志先, 廖朝林. 湖北恩施药用植物志（上册）[M]. 武汉: 湖北科学技术出版社, 2006.

[6] 罗思齐, 吕志坤, 王方材. 石椒草的化学成分研究[J]. 医药工业, 1987（5）: 216–218.

[7] 云南大学化学系有机组. 石椒草化学成分的研究[J]. 中草药通讯, 1977（6）: 11–13.

[8] Rozsa Z., Scendrei K., et al. The co-occurrence of rutacridone and noracronycine in the roots of *Boenninghausenia albiflora*[J]. Phytochemistry, 1978, 17（1）: 169–170.

[9] 李耕冬, 贺廷超. 彝医植物药续集[M]. 成都: 四川民族出版社, 1992.

◎ 蛇　莓 ◎

一、本草学研究

（一）本草记载

蛇莓始载于《名医别录》，又名三爪龙、三匹风、蚕莓等。《本草纲目》中记载其"甘、酸、大寒，有毒。主治胸腹大热不止，伤寒大热，及溪毒、射工毒，甚良。通月经"。《中国彝族药学》和《云南彝医药》记载"奢扣诗"以水煎服或鲜品捣烂外敷，治疗"疟腮、乳痈、疮疖、虫蛇咬伤、蜈蚣咬伤、风疹"。

（二）基原考证

本品经中国科学院昆明植物研究所鉴定为蔷薇科蛇莓属植物蛇莓 *Duchesnea india*（Andr.）Focke. 的干燥全草。

二、资源学研究

（一）原植物形态

蛇莓，多年生草本，全株被长柔毛。根茎短而粗，具长匍匐茎，30~100 cm，丝状，节处生不定根。三出复叶，茎生叶叶柄短，1~2.5 cm；基生叶多数，具 5 cm 左右长柄；托叶小，上部茎生托叶 3~5 裂；小叶卵圆形或卵状菱形，长 1~2.5 cm，宽 0.9~1.8 cm，基部全缘，广楔形或圆形，先端微尖或钝，边缘有钝齿，两面疏生柔毛；顶生小叶常有短柄，侧生小叶通常 2 浅裂，两面均为绿色，散生伏毛，沿脉较多，稍有光泽。花单生于叶腋，黄色，两性；萼片 5 枚，狭卵形，锐头，副萼片 5 枚，倒卵形，先端 3~5 齿裂，比萼片大；花瓣 5 枚；雄蕊多数；心皮多数，花柱侧生或近顶生；花托扁平，果期增大，肉质或海绵质，红色。瘦果小，近圆形，茎约 1 mm，红色，无毛，稍有光泽。花期 6~7 月，果期 7~8 月。见图 4-13。

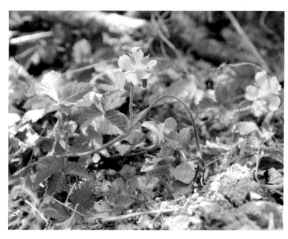 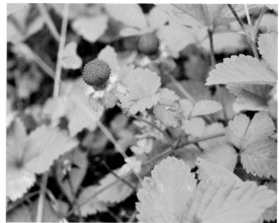

图4-13　蛇莓果实及全草（王光志、龙飞供图）

（二）生境分布

分布于云南、四川、贵州、广东、辽宁等省区。主要生长于山坡草丛、沟边、田边及路旁或杂草间等湿润肥沃之地。

三、生药学研究

（一）药材性状

本品根茎明显，匍匐茎 10~30 cm，呈淡绿色或紫红色，嫩枝被白色柔毛。三出掌状复叶，基生或互生，叶柄长达 8 cm，基部有 2 枚卵状披针形托叶；小叶菱状卵形，纸质，长 1.5~3 cm，宽 1.2~2 cm，先端钝，基部楔形，边缘具钝锯齿，两面散生柔毛或上面近无毛。卵形瘦果暗红色，附着于萎缩花托上（图 4-14）。以茎长叶多者为佳。气味微淡（《本草图鉴》）。

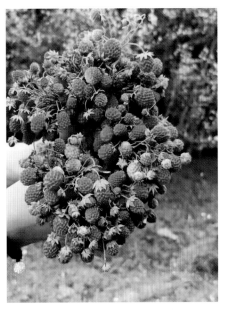

图 4-14 蛇莓（仁真旺甲供图）

（二）理化鉴定

取本品粉末 1 g，加甲醇 10 ml，超声处理 30 分钟，过滤，滤液作为供试品溶液。另取蛇莓对照药材 1 g，同法制成对照药材溶液。按照薄层色谱法（《中国药典》2020 年版四部通则 0502 薄层色谱法）试验，吸取上述两种溶液各 5 μl，分别点于同一硅胶 G 薄层板上，以甲苯—乙酸乙酯—甲酸（3：2：1）为展开剂，展开，取出，晾干，喷以 2% 铁氰化钾—2% 三氯化铁试剂。供试品色谱中，在与对照药材色谱相应的位置上，显相同颜色的斑点。

四、化学研究

蛇莓全草含有多种化学成分，目前已分离出来的化学成分主要包括三萜及其苷类化合物、香豆素类及其他成分。

三萜类化合物：研究表明，蛇莓中富含三萜类化合物，已分离出来的主要为乌苏烷型三萜，包括乌苏酸、熊果酸、委陵菜酸、野蔷薇苷等。

香豆素类化合物：主要有短叶苏木酚、蛇莓苷 A、蛇莓苷 B。

其他成分：除了上述化学成分外，还包括胡萝卜苷、β-谷甾醇等甾醇类；山奈酚、富马酸、富马酸甲酯等黄酮苷类化合物等。

五、药理学研究

（一）抗癌作用

蛇莓水提取物 5 mg/ml、10 mg/ml 作用于体外培养的人食管癌 Eca-109 细胞系，使其分裂指数明显抑制；10 mg/ml、15 mg/ml 可使 Eca-109 细胞密度降低，结构模糊，作用 48 小时后，细胞集落形成明显抑制，15 mg/ml 可使细胞完全丧失再繁殖能力；10 mg/ml、15 mg/ml 对 Eca-109 细胞 DNA 合成（3H-TdR 标记）有轻度抑制作用，说明蛇莓对食管癌细胞的作用可能主要是通过抑制细胞分裂和 DNA 合成两条途径。其多糖部分对移植 S/180 肉瘤小鼠，在 100 mg/kg、200 mg/kg 时显示出明显的抗肿瘤活性。

（二）增强免疫功能

蛇莓流浸膏（2 g/ml）能显著升高小鼠腹腔巨噬功能，表现为胞体显著增大，每个胞体吞噬的鸡红细胞为 7~8 个之多，但各级消化状态与对照组无显著差异。

（三）抗菌作用

蛇莓中分离的 F-Ⅰ、F-Ⅱ、F-Ⅲ 部分对金黄色葡萄球菌和志贺痢疾杆菌的生长呈抑制阳性，对绿脓杆菌呈弱阳性，对沙门副伤寒菌呈阴性。其 F-Ⅴ 部分对金黄色葡萄球菌、志贺痢疾杆菌、绿脓杆菌呈强阳性抑制生长，其抗菌活性存在于水溶性部分和不能溶于水但能溶于丙酮的部分。此外，其（0.5 g/ml 浓度以上）对白喉杆菌有抑制作用（塑料泡沫渗透—抑菌环法）。

（四）对心血管系统作用

其流浸膏对麻醉狗或兔有短暂的降压作用，并与剂量相关。对心脏收缩（狗）和心率（豚鼠）有抑制作用，并有增加冠状动脉血流量的作用。

（五）平滑肌的作用

其流浸膏对离体肠仅使其收缩振幅增大，张力无明显变化，且有随剂量增大抑制张力的作用；对家兔、豚鼠及大鼠的离体子宫均呈兴奋作用，0.2 ml/50 ml（含生药 0.4 g）的作用强度与 1 μl 垂体后叶素近似，妥拉苏林（0.25 mg/50 ml）不能对抗此种作用，在体（兔）试验表明其流浸膏 2 ml/kg 与垂体后叶素 1 μl/kg 作用强度相似。对豚鼠离体气管无明显影响。

（六）毒性

其注射剂给小鼠腹腔注射达 450 g（生药）/kg，未见死亡；静脉注射（0.3 ml/只）无异常或死亡。其流浸膏给小鼠灌服 50 g/kg，连续 14 天，未见中毒和其他异常。

（七）其他作用

蛇莓乙醚提取部分有雄激素样和组胺样效果，对红细胞膜无保护作用。

六、临床应用

（一）传统应用

《中国彝族药学》和《云南彝医药》记载，彝医使用蛇莓治疗痄腮、乳痈、疮疖、虫蛇咬伤、蜈蚣咬伤、风疹。

（二）现代研究

1. 治疗白喉

蛇莓鲜草捣成泥状，加 2 倍量的冷开水浸泡 4~6 小时，过滤即成 50% 浸剂。白喉治愈率可达 85%。泸州医学专科学校（现西南医科大学）治疗 1 127 例个型白喉，其中 352 例单用蛇莓治疗，775 例加用青霉素等抗菌药物，无一例用白喉抗毒血清，其退热、脱膜、细菌转阴时间及病死率与白喉抗毒血清合并青霉素组无明显差异，

352例蛇莓治疗患者有效率达100%。

2. 治疗癌症

与其他中药配伍，可用于食管癌、声带癌、肝癌、鼻咽癌、膀胱癌、直肠癌、肺腺癌等多种癌症的治疗，临床观察皆有较好疗效。

3. 治疗带状疱疹

与糯米捣烂取汁涂于局部，或加少量食盐捣烂，或鲜蛇莓汁外涂患处，或与活地龙共捣烂外涂患处，可治疗带状疱疹。用药者短时间内痊愈，治愈率可达100%。

4. 抗炎作用

水煎或与适量瘦猪肉煲水服用可治疗慢性咽炎且治愈率达100%；针刺后全草捣烂外敷患处可治疗腮腺炎；与食盐捣烂外敷内关穴可治乳腺炎初起者；与千里光、苦地胆等同用可治肾炎等。

5. 治疗各种蜂类蜇伤

新鲜蛇莓全草水调后敷于患处，可用于治疗各种蜂类蜇伤，患者无不良反应。

（刘圆）

参考文献

[1]中国科学院中国植物志编委会. 中国植物志[M]. 第37卷第1册. 北京: 科学出版社, 1980.

[2]云南省食品药品监督管理局. 云南省中药材标准　第四册·彝族药（Ⅱ）. [S].2005年版. 昆明: 云南科技出版社, 2007.

[3]李小洪, 焦文旭, 吕居娴, 等. 蛇莓的生药学及生物活性研究[J]. 西北药学杂志, 1996（3）: 107-110.

[4]Shoko T, Yoko I, Eri K, et al. Production of bioactive triterpenes by *Eriobotrya japonica* calli[J]. Phytochemistry, 2002, 59（3）: 315.

[5]鞠建华, 周亮, 林耕, 等. 枇杷叶中三萜酸类成分及其抗炎、镇咳活性研究[J]. 中国药学杂志, 2003, 38（10）: 752-757.

[6]李勇军, 何讯, 刘丽娜, 等. 苤草化学成分的研究[J]. 中国中药杂志, 2005, 30（6）: 444-446.

[7]泸州医学院药理教研组. 三匹风的药理作用与毒性研究[J]. 泸州医学院学报, 1979（1）: 1.

[8]梁薇, 梁莹, 应惠芳. 蛇莓抗菌作用的实验研究[J]. 咸宁学院学报, 2005, 19（3）: 167-168

[9]泸州医专三匹风治疗白喉科研组. 草药三匹风治疗各型白喉1127例疗效分析[J]. 四川中草药

通讯, 1977（2）: 25.

[10]张秀成. 现代实用抗癌中药[M]. 北京: 北京科学技术出版社, 1999.

[11]季宇彬. 抗癌中药药理与应用[M]. 哈尔滨: 黑龙江科学技术出版社, 1999.

[12]郁仁存. 中医肿瘤学（上）[M]. 北京: 科学出版社, 1983.

[13]杜玲湘. 蛇莓治疗带状疱疹14例[J]. 闽西科技, 1991, 45: 51–52.

[14]饶金成, 巫素满, 陈文娟. 蛇莓医治带状疱疹的初步探讨[J]. 中草药, 1996, 27（10）: 616.

[15]兰宝明. 蛇莓临床应用实例[J]. 浙江中医杂志, 1989, 24（5）: 226.

◎ 菊三七 ◎

一、本草学研究

（一）本草记载

菊三七在彝族用药史中具有较长历史，始载于《滇南本草》，记为"土三七"。用于"跌打损伤，生用破血，炙用补血"。《本草纲目》记载了菊三七的原植物特点："叶似菊艾而劲厚有岐尖，茎有赤棱……根叶味甘，治金疮折伤出血及上下血病，甚效，云是三七，而根大如牛蒡……"除此以外，《植物名实图考》及《中华本草》等均有记载。《云南中草药》记载："甘、苦、温，有毒。止血散瘀，消肿止痛。主治跌打损伤，风湿痛，痈肿，皮炎，无名肿毒，外伤出血。"《滇南本草》记载："味甘，微苦。无毒。入足、手阳明经，兼入血分，治跌打损伤，包敷患处即可痊愈。"《天宝本草》记载："治妇女血滞，腰脚痛，男子遗精，痢疾。"

（二）基原考证

《滇南本草》记载菊三七为菊科植物 *Gynura segetum*（Lour.）Merr.，名为土三七。《彝医植物药》中记载原植物为 *Gynura segetum*（Lour.）Merr.，为三七草，又名菊三七，彝族名为拉莫格尔，即块根粗大的意思，在彝医用药中，多为外用之法，主治跌打风湿、骨折诸痛。《中国彝族药学》中记载菊三七原植物为 *Gynura segetum*（Lour.）Merr. [*G. japonica*（Thun.）Juel; *G. pinnatifida*（L.）DC.]，又名土三七、菊叶三七、见肿消、破血丹。《云南中草药》中名为土三七，又名菊三七等名字。《云南省中药材标准　第二册·彝族药》（2005 年版）记载：本品经中国科学院昆明植物研究所鉴定为菊科植物 *Gynura japonica*（Thunb.）Juel.。根据《中国植物志》记载，《中华人民共和国卫生部药品标准》收载拉丁名 *Gynura segetum*（Lour.）Merr. 为菊三七异名，因此本品为菊科植物菊三七 *Gynura. japonica*（Thunb.）Juel. 的根及根茎。

二、资源学研究

（一）原植物形态

原植物菊叶三七 *Gynura japonica*（Thunb.）Juel. 为多年生草本植物，高 60~15 cm。宿根土褐色，肉质肥大，具疣状突起及须根，断面灰白色。茎直立，绿色，具纵棱，上部多分枝，光滑无毛或稍具细毛。匙形基生叶簇生，边缘有锯齿，花时凋落；茎上部叶渐小，卵状披针形，边缘羽状齿裂；茎下部和中部叶互生，长椭圆形，长 10~25 cm，宽 5~10 cm，羽状分裂边缘浅裂或有疏锯齿，两面近光滑或具细毛，先端渐尖，基部具 2~5 浅裂假托叶 2 枚。花序头状，直径 1.5~2 cm，成伞房状着生于枝顶；苞片 2 层，条状披针形；边缘膜质；筒状花两性，金黄色，花冠先端 5 齿裂，花柱基部小球形，分枝先端有细长线形具毛的尖端。瘦果狭圆柱形，具条纹，被梳毛；冠毛丰富，白色。花期 9~10 月。见图 4-15。

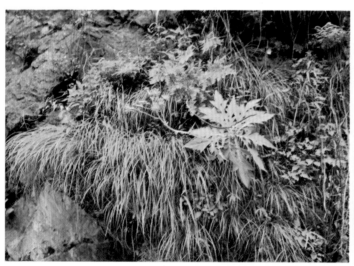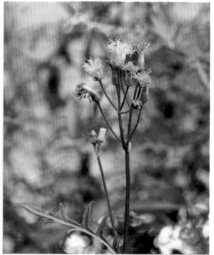

图4-15　菊三七原植物（王光志供图）

（二）生境分布

主要分布于云南西北部、中部至南部，以及安徽、贵州、四川、广东、广西、河北、江苏、湖北、湖南等地的山谷阴湿处及疏林下，海拔 1 500~3 000 m 均有分布。

三、生药学研究

（一）药材性状

本品为菊叶三七 *Gynura japonica*（Thunb.）Juel. 的根及根茎，呈不规则的肥厚团块，表面灰棕色或棕黄色，全体有瘤状突起及断续的纵皱和沟纹，顶端常有凹陷的茎痕或芽痕，下部有须根，痕质坚硬，不易折断，断面不平坦，灰黄色，角质样。气微，味甘淡、微苦。

（二）理化鉴定

取本品粉末 3 g，加乙醇 50 ml，加热回流 30 分钟，过滤，蒸干滤液，残渣加乙醇 2 ml 使溶解，作为供试品溶液。另取菊三七对照药材 3 g，同法制成对照药材溶液，照薄层色谱法（《中国药典》2020 年版通则 0502 薄层色谱法）试验，吸取上述两种溶液各 10 μl，分别点于同一硅胶 G 薄层板上，以三氯甲烷—甲醇—冰乙酸—水（14：4：1.6：0.6）为展开剂，展开，取出，晾干，喷以碘化铋钾试液。供试品色谱中，在与对照药材色谱相应的位置上，显相同颜色的斑点。

四、化学研究

到目前，学者们从菊三七的地下部分得到了生物碱、黄酮类、甾醇、有机酸类等化学成分。

（一）生物碱

包括千里光宁碱、菊三七碱甲和菊三七碱乙、千里光菲灵碱等双稠吡咯啶生物碱。

（二）黄酮类化合物

包括槲皮素、金丝桃苷、（－）-gynuraone。

（三）甾醇、有机酸及苷类化合物

包括 Seneciphyllic acid、琥珀酸、3-表-塞普屈姆苷元-3-β-D-吡喃葡萄糖苷和 3-表-薯蓣皂苷元-β-D-吡喃葡萄糖苷、（22E，24S）-7α-hgdroperoxystigmasta-5，22-dien-3β-01 和（22E，24S）-Stigmasta-1，4，22-dien-3-one，以及（24R）-Stigmasta-1，4-dien-3-one 等甾体化合物。

（四）其他类

除上述各类化学成分外，菊三七中还含有尿嘧啶、N-苯基-β-蔡胺、三十一烷等。

五、药理学研究

（一）止血作用

菊三七注射液可使小鼠凝血时间缩短，有研究表明菊三七乙酸乙酯提取部位为其止血的有效部位，千里光宁碱、千里光菲灵碱、千里光宁 N-氧化物 3 个单体化合物为止血有效成分。

（二）镇痛作用

通过热板法试验，发现菊三七可提高小鼠疼痛阈值，说明菊三七有镇痛作用。但也有试验发现菊三七不但不能止痛，反而会加剧疼痛，由此可以推断其可能是由其他成分发挥止痛作用。

（三）抗疟作用

不同提取方法的提取物的抗疟作用有较大区别。菊三七醇浸膏对疟原虫的抑制率可高达97%，而菊三七水提液对鼠疟原虫的抑制率为65%。

（四）局部麻醉作用

菊三七水提液对蛙、豚鼠有明显的表面浸润及传导麻醉作用；低浓度的菊三七水提液可引起蛙、兔的脊髓麻醉，且麻醉时间随着剂量的增加而延长。

六、临床应用

（一）传统应用

《云南彝医药》及《中国彝族药学》中记载彝医传统用于治疗乳腺炎、咽峡炎、扁桃体炎，以及外伤出血、风湿疼痛、跌打损伤、骨折、蛇虫咬伤、疖疮。《彝医植物药》中，彝医用药经验表示可用于治疗风湿关节疼痛、疮久不愈、干疮、跌打损伤、骨折、蛇虫咬伤等症。

（二）现代研究

1. 治疗大骨节病

将菊三七制成酊剂或煎液配成糖浆，用于成人及学龄儿童的大骨节病的治疗，经过1个月的观察，治愈率在80%以上。但可能出现关节疼痛，持续用药症状可消失，且酊剂疗效优于糖浆，用药后恶心、呕吐症状较少。

2. 治疗关节扭伤及外伤

将菊三七与大黄混合外敷，或将菊三七直接捣碎敷在关节扭伤处，有较好疗效。

3. 治疗痹证

将菊三七制成注射液，对痹证的治疗总有效率可达93%，其注射液对腰肌劳损、坐骨神经痛、急性肌损伤都有较好疗效。

4. 治疗妇科诸病

由于菊三七的止血、镇痛作用，菊三七加黑姜煎服可用于血晕、血痛、经水过多、血崩、产后恶露不下、白带异常、痛经等的治疗。

5. 其他临床应用

以菊三七为成分的处方煎服治疗血小板减少性紫癜，治愈率可达97%；用白酒浸泡内服，或菊三七鲜叶加鸡蛋清捣烂外敷，可用于骨质增生的治疗；搭配板蓝根、月季花根，猪油煎服治疗骨髓炎；鲜菊三七煎服治疗血痢、腹泻；加酒捣烂外敷治疗毒虫、虎、狼、狗咬伤。

（刘　圆）

参考文献

[1] 李莹, 雨田, 龙艳群, 等. 民族药菊三七的生药学研究[J]. 时珍国医国药, 2010, 21（2）：418-419.

[2] 唐世蓉, 吴余芬, 方长森. 菊叶三七抗疟成分的提取鉴定[J]. 中草药, 1980, 11（5）：193-195.

[3] 袁珊琴, 顾国明, 魏同泰. 菊叶三七生物碱成分研究[J]. 药学学报, 1990, 25（3）：191-197.

[4] Russell. ^{13}C NMR spectroscopy of pyrrolizidine alkaloids[J]. Phytochemistry, 1982, 11（5）：193.

[5] 蒋娟娟, 徐德然, 濮社班, 等. 菊三七地下部分的化学成分[J]. 药学与临床研究, 2008, 16（3）：178-180.

[6] Lin W Y, Kuo Y H, Teng C M, et al. Anti-platelet aggregation and chemical constituents from the rhizome of *Gynuraj aponica*[J]. Planta Med, 2003（69）：757-764.

[7] 朱军, 万丽, 袁海龙. 菊三七止血物质基础与物质控制研究[D]. 成都：成都中医药大学, 2007.

[8] 张铭龙, 刘文彬, 李星元. 菊三七生物碱的提取以及类似物的药理活性比较[J]. 吉林中医药, 1988, 29（4）：35-38.

[9] 唐世蓉, 吴余芬, 方长森. 菊叶三七抗疟成分的提取鉴定[J]. 中草药, 1980, 11（5）：193-195.

[10] 胡勇, 李维林, 林厚文, 等. 白背三七地上部分的化学成分[J]. 中国天然药物, 2006, 4（2）：156-158

[11] 黑龙江省大骨节病研究所. 东北水三七治疗大骨节病[J]. 中草药通讯, 1972（1）：29.

[12] 陈耀宗, 两种中药外敷治疗关节扭伤[J]. 人民军医, 1979（11）：2.

[13] 张有义. 菊叶三七治验三则[J]. 新中医, 1977（1）：45-46.

[14] 赵寿堂. 菊叶三七注射液治疗痹证85例[J]. 浙江中医药, 1988（2）：51.

[15] 吴永忠. 药用植物菊三七[J]. 中国农村医学. 1995, 23（12）: 706-707.

◎ 紫丹参 ◎

一、本草学研究

（一）本草记载

紫丹参又名丹参，始载于《神农本草经》，列为上品，以后历代本草均有收载。《本草纲目》中记载"处处山中有之，一枝五叶，叶如野苏而尖，青色，皱皮。小花成穗如蛾形，中有细子，其根皮丹而肉紫"，所以丹参又名"赤参""紫丹参""红根""紫党参"。紫丹参具有活血调经，祛瘀止痛，凉血消痈，清心除烦，养血安神的功效。明朝兰茂《滇南本草》所载紫丹参，据考证，主治月经不调、癥瘕积聚、胸腹刺痛、热痹疼痛、疮疡肿痛、心烦不眠、肝脾肿大、心绞痛等疾病。《中国彝族药学》记载"呆乃色"治疗心慌失眠、月经不调、哮喘、妇人血崩。《彝药本草》中记载紫丹参治疗外感热性传染病、疮疡肿毒、瘀血肿痛。

（二）基原考证

通过文献考证后认为，《滇南本草》记载的唇形科植物云南鼠尾草 *Salvia yunnanensis* C. H. Wright，中文学名紫丹参或滇丹参，是彝族聚居区常用的唇形科植物。《中国彝族药学》中记载的"呆乃色"和《彝药本草》中记载的"夺匹斋"分别为云南鼠尾草 *Salvia yunnanensis* C. H. Wright 和丹参 *Salvia miltiorrhiza* Bunge. 的根。综上，紫丹参为典型的汉彝公用的多基原民族药品种，其基原分别为云南鼠尾草和丹参。

二、资源学研究

（一）原植物形态

云南鼠尾草：多年生草本；根茎短缩而匍匐，向下生出块根及纤维状须根，块根通常 2~3，朱红色，纺锤形，长 3~5 cm，直径 3~6 mm。茎直立，高约 30 cm，钝四棱形，具槽，密被平展白色长柔毛。叶通常基出，稀有 1~2 对茎生叶；基出叶为单叶或三裂或为羽状复叶，具柄，柄长 2.5~10 cm，被长柔毛。轮伞花序 4~6 花，疏离，组成长 7~13 cm 顶生总状花序或总状圆锥花序；苞片椭圆状披针形，小，一般比花梗短，全缘，被短柔毛。花梗长约 3 mm，与花序轴被长柔毛及具腺微柔毛。花萼钟形，长 7~9 mm，背面常染紫色，外面沿脉被长柔毛。花冠蓝紫色，长 2.5~3 cm，外被短柔毛，内面在冠筒中下部散布微柔毛，冠筒长 13~15 mm，喇叭形，基部宽约 2.5 mm；侧裂片卵圆形，宽 2.5 mm。能育雄蕊 2，包在花冠上唇内，花丝扁平，长 3 mm，药隔长 6~10 mm，上臂长约为下臂的 2 倍，二下臂药室退化，顶端联合。花柱伸出，先端不相等 2 裂，后裂片较短。花盘前方略膨大。小坚果椭圆形，黑棕色，光滑。花期 4~8 月。

丹参：多年生直立草本；根肥厚，肉质，外面朱红色，内面白色，长 5~15 cm，直径 4~14 mm，疏生支根。茎直立，高 40~80 cm，四棱形，具槽，密被长柔毛，多分枝。叶常为奇数羽状复叶，叶柄长 1.3~7.5 cm，密被向下长柔毛，小叶卵圆形或椭圆状卵圆形或宽披针形，先端锐尖或渐尖，基部圆形或偏斜，边缘具圆齿，草质，两面被疏柔毛，下面较密，小叶柄长 2~14 mm，与叶轴密被长柔毛。轮伞花序 6 花或多花，下部者疏离，上部者密集，具长梗的顶生或腋生总状花序；苞片披针形，先端渐尖，基部楔形，全缘，上面无毛，下面略被疏柔毛，比花梗长或短；花梗长 3~4 mm，花序轴密被长柔毛或具腺长柔毛。花萼钟形，带紫色，花后稍增大，外面被疏长柔毛及具腺长柔毛，具缘毛，内面中部密被白色长硬毛，下唇与上唇近等长，深裂成 2 齿，齿三角形，先端渐尖。花冠紫蓝色，长 2~2.7 cm，外被具腺短柔毛，尤以上唇为密，内面离冠筒基部 2~3 mm 有斜生不完全小疏柔毛毛环，冠筒外伸，比冠檐短，基部宽 2 mm，向上渐宽，至喉部，冠檐二唇形，上唇长 12~15 mm，镰刀状，向上竖立，先端微缺，下唇短于上唇，3 裂，中裂片长 5 mm，宽达 10 mm，先端二裂，裂片顶端具不整齐的尖齿，侧裂片短，顶端圆形，宽约 3 mm。花期 4~8 月，花后见果。

（二）生境分布

《滇南本草》记载的云南鼠尾草分布于云南、四川、贵州等地，生长于海拔1 800~2 900 m的草地、林缘及疏林干燥处。

丹参分布于四川、贵州、湖南、湖北、江西、河南、宁夏、甘肃、辽宁、河北等地，生长于海拔1 200~1 300 m的山坡、林下草地或沟边。

（三）资源保护与种植基地建设

云南鼠尾草为医药工业的重要原料，需要量大，目前全国各地都有人工栽培。主产于四川、河北、安徽、江苏、山东、浙江等省。云南鼠尾草喜气候温暖、湿润、阳光充足的环境，在年平均气温17.15 ℃，平均相对湿度77%的条件下生长发育良好，在气温−5 ℃时，茎叶受冻害；地下根部能耐寒，可露天越冬，幼苗期遇到高温干旱天气，生长停滞或死亡。

丹参为深根植物，在土壤深厚肥沃、排水良好、中等肥力的砂质土壤中生长发育良好。土壤过于肥沃，参根生长不壮实；在水涝、排水不良的低洼地会引起烂根。土壤酸碱度近中性为好。过砂或过黏的土壤，丹参生长不良。

在科学的栽培技术指导下，建设云南鼠尾草和丹参种植基地将会大大缓解市场压力。

三、生药学研究

（一）药材性状

本品具有分枝的纺锤形，丹红色，数个簇生，长5~15 cm，直径0.4~1 cm；芦头具有密集的叶痕，成节，常拐曲。根表面有细根痕或纵皱纹，支根在分枝处常变细，略呈纺锤形。质坚脆，易折断；断面不整齐，浅棕黄色，外层有时暗棕色，边缘呈红紫色。气微，味甘，微苦涩。

（二）理化鉴别

粉末 5 g，加水 50 ml 煎煮 15~20 分钟，趁热过滤，滤液水浴浓缩到黏稠状，放冷后加入无水乙醇 3~5 ml 溶解，离心后，取上清液，照下述方法试验：

1. 取溶液 1 滴点于滤纸条上，吹干后，置紫外光下（365 nm）观察，显亮蓝灰色荧光，将滤纸条悬于氨水瓶中（不接触液面），20 分钟后，取出，斑点呈深黄色，紫外光下（365 nm）观察，呈淡亮黄绿色荧光。

2. 取溶液 0.5 ml，加入 4.5 ml 无水乙醇，$FeCl_3$（9%）1 滴，显污绿色。

3. 薄层鉴别

丹参酮 II A 的鉴别：分别取紫丹参、丹参粉末 1 g，加入 40 ml 无水乙醇，浸泡 12 小时，其间每 4 小时超声处理 15 分钟，共 4 次。过滤，挥去部分溶剂，定容于 10 ml，作为供试液。取丹参酮 II A 对照品适量，用无水乙醇定容，浓度约为 0.5 mg/ml，作为对照溶液。供试液 4 μl，对照溶液 1 μl，分别点于高效硅胶 G 板上，以苯—乙酸乙酯（19.5 : 0.5）为展开剂，约 6 ml，饱和 5 分钟，开展 20 分钟，挥去溶剂，日光下可见红色斑点，供试品色谱图中，在与对照品色谱相应的位置上，显相同的红色斑点。在紫外光下可见相应的浅蓝色荧光斑点。

原儿茶醛的鉴别：分别取紫丹参、丹参粉末约 4 g，加入 200 ml 水回流 1 小时，水提液浓缩至 20~30 ml，加入 95% 乙醇，使含醇量达 80%，放置约 2 小时，过滤，滤液挥去乙醇，残留水液用 1 mol/L 盐酸调 pH 值至 2，用乙醚萃取 2 次，每次 40 ml，醚液用无水硫酸钠脱水，水浴挥干，残渣用无水乙醇溶解并定容至 2 ml，作供试品溶液。取原儿茶醛对照品适量，用无水乙醇溶解，使浓度成 0.5 mg/ml，作为对照品溶液，取供试品、对照品各 4 μl，点于高效硅胶 G 板上，以苯—乙酸乙酯—甲酸（8 : 2 : 0.2）为展开剂，热风吹干，分别在可见光、紫外光（365 nm）下观察，在与对照品相应位置可见斑点，可见光下呈灰黄色，紫外光下无荧光。

四、化学研究

（一）化学成分

紫丹参根含有以下化学成分：

醌类化合物：丹参酮Ⅰ、ⅡA，丹参酮基内酯，隐丹参酮，异丹参酮，油酰丹参新醌，丹参内酯，鼠尾草酚酮，紫丹参甲素、乙素。

水溶性的酚酸类化合物：丹参酚酸、原儿茶酸、迷迭香酸甲酯、紫草酸甲酯、紫草酸、异阿魏酸。

寡聚咖啡酸类化合物：原紫草酸、紫草酸乙镁盐、二甲基丹参酸粉等。

脂肪酸类：亚麻酸、亚油酸、油酸及棕榈酸。

另外还含有黄芩苷、异欧前胡内酯、熊果酸、胡萝卜苷等。

（二）含量测定与指纹图谱

按照《中国药典》2020年版一部丹参相关项下试验。

色谱条件与系统适用性试验： 以十八烷基硅烷键合硅胶为填充剂；以乙腈为流动相A，以0.02%磷酸溶液为流动相B，按表4-4中的规定进行梯度洗脱；柱温为20℃；检测波长为270 nm。理论板数按丹参酮ⅡA峰计算应不低于60 000。

表4-4　梯度洗脱程序

时间/分钟	流动相A/%	流动相B/%
0~6	61	39
6~20	61→90	39→10
20~20.5	90→61	10→39
20.5~25	61	39

对照品溶液的制备： 取丹参酮ⅡA对照品适量，精密称定，置棕色量瓶中，加甲醇制成每1 ml含20 μg的溶液，即得。

供试品溶液的制备： 取本品粉末（过三号筛）约0.3 g，精密称定，置具塞锥形瓶中，精密加入甲醇50 ml，密塞，称定重量，超声处理（功率140 W，频率

42 kHz）30分钟，放冷，再称定重量，用甲醇补足减失的重量，摇匀，滤过，取续滤液，即得。

测定法： 分别精密吸取对照品溶液与供试品溶液各 10 ml，注入液相色谱仪，测定。以丹参酮ⅡA对照品为参照，以其相应的峰为 S 峰，计算隐丹参酮、丹参酮Ⅰ的相对保留时间，其相对保留时间应在规定值的 ±5% 范围之内。

本品按干燥品计算，含丹参酮ⅡA（$C_{19}H_{18}O_3$）、隐丹参酮（$C_{19}H_{20}O_3$）和丹参酮Ⅰ（$C_{18}H_{12}O_3$）的总量不得少于 0.25%。

五、药理学研究

（一）对中枢神经系统的作用

紫丹参对中枢神经系统有明显的抑制作用，小剂量使小白鼠安静，自主活动减少，大剂量使动物伏卧似"睡眠状"，但保持对传入刺激的反应性。紫丹参还能增强氯丙嗪等中枢抑制药的作用。丹参素对中枢神经系统也有明显的抑制作用，除了增强中枢抑制药的作用外，还增强吗啡的镇痛作用。静脉注射或侧脑室注射丹参素，使清醒的狗变得安静，脑电图由低幅快波变成高幅慢波，符合镇静时的脑电图变化。紫丹参既有抗心肌缺血的功效，又有中枢神经系统的抑制作用，这两者之间是否有联系，有待于进一步研究。

（二）对动物耐缺氧的影响

动物试验证实，在缺氧条件下，紫丹参、丹参201、丹参素等都能提高小鼠耐缺氧能力，延长动物在低压缺氧环境中的存活时间。小鼠腹腔注射丹参201后，在严重缺氧条件下，心脏和脑的乳酸含量不增加，说明丹参201提高机体在低氧状态下利用氧的能力，改善缺氧后引起的心肌代谢紊乱。

（三）对心血管系统的影响

试验证明，紫丹参和丹参素注射液都能明显增加狗的冠状动脉血流量，降低冠状动脉阻力，并认为这是冠状动脉被扩张的结果。丹参素还能显著舒张猪离体的冠状动脉。从血液流变学的观点来看，血液黏度改变是影响血流量的一个重要因素。丹参降低血液黏度，增加红细胞表面的负电荷，加快红细胞的电泳率，也可能是导致冠状动脉血流量增加的一个原因。

六、临床应用

（一）传统应用

《中国彝族药学》和《彝药本草》中记载紫丹参治疗心慌失眠、月经不调、哮喘、妇人血崩、外感热性传染病、疮疡肿毒、瘀血肿痛。

（二）现代研究

治疗冠心病：冠心病患者 100 例随机分为常规治疗组（对照组）和常规治疗加复方丹参滴丸组（治疗组），疗程为 4 周。结果治疗组与对照组治愈率分别为 85%、70%（$P < 0.05$），治疗组全血黏度、血浆黏度、全血还原黏度及血小板聚集率均明显降低（$P < 0.01$），血总胆固醇、甘油三酯及低密度脂蛋白明显下降，高密度脂蛋白升高（$P < 0.05$）。

治疗肺心病：54 例肺心病患者使用丹参注射液 250 ml，每日 1 次静滴，4 周为 1 个疗程，结果显示治疗后可使患者全血细胞比容、全血黏度、血浆黏度、红细胞刚性、黏附前后血小板数、纤维蛋白显著降低（$P < 0.05$），同时其显效率及总有效率亦差异显著（$P < 0.05$）。

七、综合开发利用

"丹参滴丸" "复方丹参滴丸" 已成为常用中成药。

（刘　圆）

参考文献

[1] 钱名堃, 杨保津, 顾文华, 等. 丹参有效成分的研究——I.丹参酮Ⅱ-A磺酸钠和次甲丹参醌的化学结构[J]. 化学学报, 1978, 36(3): 199-206.

[2] 黄秀兰, 杨保津, 黄慧珠, 等. 丹参有效成分的研究——Ⅲ.丹参酮Ⅱ-A的资源寻找[J]. 植物学报, 1980(22): 98.

[3] 杨保津, 钱名堃, 秦国伟, 等. 丹参有效成分的研究——V.紫丹参甲素和乙素的分离和化学结构[J]. 药学学报, 1981(11): 837-841.

[4] 周静, 谭宇蕙, 李杰芬, 等. 丹参酮Ⅱ-A对大鼠肝癌细胞CBRH7919的抑制及凋亡诱导作用[J]. 中药材, 2010, 33(6): 961-963.

[5] 徐克雷. 丹参酮ⅡA注射液对冠心病患者甲状腺激素水平的影响[J]. 中国医院药学杂志, 2010, 30(14): 1239-1240.

[6] 吴迎波, 孙海军, 严敏, 等. 丹参注射液对同种异体肌腱移植后粘连防治的实验研究[J]. 现代生物医学进展, 2010, 10(18): 3456-3459.

◎ 洗碗叶 ◎

一、本草学研究

（一）本草记载

洗碗叶在我国属于一种常见植物，并且历史悠久，在云贵地区分布较多，当地人用它的树叶来洗碗，故有洗碗叶之称。《生草药性备要》中记载洗碗叶可消黄肿。《岭南采药录》描述了其治风湿脚痛，煎水洗。在《陆川本草》中记载消肿止痛，治跌打肿痛，浸酒服或捣烂酒炒敷。而《南宁市药物志》中又载其杀虫，消肿，止血；内服治妇女血崩、化痰止咳、牙痛；外用洗烂疮。

（二）基原考证

洗碗叶（*Solanum verbascifolium* L.），又叫假烟叶树、野烟叶、土烟叶、山烟、茄树，属茄科（Solanaceae）茄属（*Solanum*）植物。灌木或小乔木，广布于亚洲及大洋洲，在我国福建、台湾、广东、海南、香港、广西、云南等地均有分布，生长于山坡、村边、路旁、河谷等多种生境。全年开花结实,种子繁殖。假烟叶树根、叶可入药,具有消肿、解毒的功效;主治疗疮、湿疹、皮炎、跌打损伤、外伤感染等,是一种常用药物,其药用成分主要为澳洲茄碱、澳洲茄边碱等。此外,其叶中还含有肉桂酰胺衍生物及其他化合物。假烟叶树能在华南地区多种生境旺盛生长,对茄科的青枯病有较好的抗性,野生资源丰富,且叶片具特殊气味的挥发油,但对其成分至今未见报道。

二、资源学研究

(一)原植物形态

小乔木,高 1.5~10 m,小枝密被白色具柄头状簇绒毛。叶大而厚,卵状长圆形,长 10~29 cm,宽 4~12 cm,先端短渐尖,基部阔楔形或钝,上面绿色,被具短柄的 3~6 不等长分枝的簇绒毛,下面灰绿色,毛被较上面厚,被具柄的 10~20 不等长分枝的簇绒毛,全缘或略作波状,侧脉每边 7~9 条,叶柄粗壮,长 1.5~5.5 cm,密被与叶下面相似的毛被。聚伞花序多花,形成近顶生圆锥状平顶花序,总花梗长 3~10 cm,花梗长 3~5 cm,均密被与叶下面相似的毛被。花白色,直径约 1.5 cm,萼钟形,直径约 1 cm,外面密被与花梗相似的毛被,内面被疏柔毛及少数簇绒毛,5 半裂,萼齿卵形,长约 3 mm,中脉明显;花冠筒隐于萼内,长约 2 mm,冠檐深 5 裂,裂片长圆形,端尖,长 6~7 mm,宽 3~4 mm,中脉明显,在外面被星状簇绒毛,雄蕊 5 枚,花丝长约 1 mm,花药长度约为花丝的 2 倍,顶孔略向内;子房卵形,直径约 2 mm,密被硬毛状簇绒毛,花柱光滑,长 4~6 mm,柱头头状。浆果球状,具宿存萼,直径约 1.2 cm,黄褐色,初被星状簇绒毛,后渐脱落。种子扁平,直径 1~2 mm。几全年开花结果。

(二)生境分布

产于我国四川、贵州、云南、广西、广东、福建和台湾等地,常见于荒山、荒地、灌丛中,海拔 300~2 100 m。广泛分布于亚洲、大洋洲、南美洲。

三、生药学研究

（一）药材性状

本品为圆柱形，直径 1~3（~6）cm。多已加工成段或不规则的段或片。皮部狭窄，厚 1~3 mm，外表面呈灰黄棕色或绿褐色，有点状突起或一字形皮孔，有的有枝痕。切面皮层窄，木质部宽广，黄白色至淡黄色。髓部类白色。质坚硬，不易折断。气微，味淡。

（二）理化鉴定

取本品粉末 1 g，加乙醇 25 ml，超声处理 10 分钟，滤过，滤液浓缩至 1 ml，作为供试品溶液。另取洗碗叶对照药材 1 g，同法制成对照药材溶液。照薄层色谱法（《中国药典》一部附录）试验，吸取上述两种溶液各 10~15 μl，分别点于同一硅胶 G 薄层板上，以三氯甲烷—丙酮—甲醇—氨水（4∶4∶2∶1）为展开剂，展开，取出，晾干，喷以新配制的三氯化锑—冰醋酸（1∶1）的混合溶液，加热至斑点显色清晰。供试品色谱中，在与对照药材色谱相应的位置上，显相同颜色的主斑点。

四、化学研究

1. 洗碗叶的叶含澳洲茄胺 57%，澳洲茄 -3，5- 二烯 3.0%，密花茄碱 8.0%，西红柿烯胺 23.0%，薯蓣皂苷元 8.5%，微量的魏斯泼蒂灵和 5，16- 娠二烯醇酮，还含野烟叶碱、西红柿胺、澳洲茄碱、澳洲茄边碱。

2. 茎含澳洲茄胺 71.0%，澳洲茄 -3，5- 二烯 3.5%，薯蓣皂苷元 25.0% 和微量密花茄碱，还含澳洲茄碱。

3. 果实含澳洲茄胺 50.0%，澳洲茄 -3，5- 二烯 3.5%，密花茄碱 11.0%，薯蓣皂苷元 10.0%，魏斯泼蒂灵 10.0%，5，16- 娠二烯醇酮 10.0%，微量 △ 10-5α- 娠烯醇酮。

4. 地上部分含野烟叶苷Ⅰ、Ⅱ、Ⅲ和野烟叶醇A、B。

五、药理学研究

（一）对平滑肌和骨骼肌的作用

叶或全草的水提取物（加酒精除去沉淀者）0.013 g鲜生药/ml，可引起离体豚鼠回肠收缩，其强度相当于乙酰胆碱引起的最大收缩的65%，阿托品及麦角酰二乙胺（BOL）可部分阻断其收缩作用。但是，本品又可使乙酰胆碱、组胺及氯化钡引起的收缩分别减少60%、60%及30%。煎剂对回肠则无明显作用。水提取物可使离体兔十二指肠张力增加，继之产生痉挛。煎剂对离体大鼠子宫和蟾蜍腹直肌有轻度兴奋作用。

（二）对心血管系统的作用

水提取物对离体兔心迅速引起心收缩不全，以后逐渐地部分恢复。煎剂在大鼠后肢灌流试验中无明显作用。给麻醉狗静脉注射有降压作用。

（三）对中枢神经系统的作用

小鼠腹腔注射鲜生药水提取物5 g/kg，可显著延长受环己巴比妥钠影响的睡眠时间。

（四）有抗肿瘤作用

洗碗叶能促进抗体的形成，煎剂对小鼠腹水癌有抑制作用。

（五）有毒成分龙葵苷能溶解血细胞

煎剂过量能引起中毒现象：头痛，咽喉、食管及胃部有烧灼感，呕吐，腹泻，瞳孔散大，脉迟缓，呼吸急促，甚则精神失常，渐至昏迷。

六、临床应用

（一）败毒抗癌，用于癌瘤积毒

白血病：洗碗叶的根 9~18 g，水煎 3 次分服。连服 25 天后，可使白细胞下降，脾肿大缩小，症状缓解，延长生存期，宜用于慢性粒细胞型白血病。膀胱癌：洗碗叶的叶、土茯苓、车前草各 30 g，蜀羊泉 15 g，水煎 3 次分服，能使膀胱刺激症状缓解，肿瘤缩小。

（二）消炎退肿，用于炎症肿痛

风湿性关节炎：洗碗叶的根、忍冬藤、五加皮各 30 g 粉碎，用米酒 500 g 浸泡 1 周，每次服 15 ml，每天 3~6 次。睑缘炎：洗碗叶的鲜叶捣烂，调人乳外敷眼睑。

（刘　圆）

参考文献

[1]陈封怀.广东植物志[M].第2卷.广州：广东科技出版社，1991.

[2]江苏新医学院.中药大辞典（下册）[M].上海：上海科学技术出版社，1997.

[3]吴修仁.广东药用植物简码[M].广州：广州高等教育出版社，1989.

[4]南京药学院《中草药学》编写组.中草药学（下册）[M].南京：江苏科学技术出版社，1980.

[5]Zhou L X, Ding Y. A cinnamide derivative from *Solanum verbascfolium* L[J]. J Asian Nat Prod Res，2002,4（3）：185-187.

[6]Ning Z. Study on the characters of some anti-disease species of Solanaceae and its application prospect [J]. Guihaia, 2002, 22（6）：572-576.

◎ 菊状千里光 ◎

一、本草学研究

（一）本草记载

《滇南本草》记载："九里光"，别名为"千里光"；《中国药典》（一九七七年版一部）收载"千里光"，来源为 *Senecio laetus* Edgew.，药用部位为全草。与千里光 *Senecio scandens* Buch.-Ham. ex D.Don 容易混淆，为与千里光植物区别，根据《中国植物志》记载植物名"菊状千里光"，确定名称为"菊状千里光"。《云南省中药材标准》记载：菊状千里光有清热解毒、利咽明目、祛风止痒的功效。用于目赤羞明、咽喉肿痛、风热咳嗽、皮肤瘙痒，除小儿胎毒。

（二）基原考证

本品经中国科学院昆明植物研究所鉴定为菊科植物菊状千里光 *Senecio laetus* Edgew.。

二、资源学研究

（一）原植物形态

多年生根状茎草本，具茎叶，稀近葶状。茎单生，直立，高 40~80 cm，不分枝或有花序枝，被疏蛛丝状毛，或变无毛。基生叶在花期生存或凋落。基生叶和最下部茎叶具柄，全形卵状椭圆形，卵状披针形至倒披针形，长 8~10（~20）cm，宽 3~7 cm，顶端钝，基部微心形至狭楔状，具齿，不分裂或大头羽状分裂，侧裂片 1~4 对，向叶基部小，纸质，上面无毛，下面有疏蛛丝状毛，或多少变无毛，羽状脉，侧脉 8~9 对；叶柄长达 10 cm，基部扩大；中部茎叶全形长圆形或倒披针状长圆形，长 5~22 cm，宽 2~7 cm，大头羽状浅裂或羽状浅裂，裂片多变异，顶生裂片大至小，卵形至长圆状披针形，具齿或细裂，侧裂片 5~8 对，长圆形至狭长圆状披针形，全缘或通常有不规则锯齿状齿或细裂，开展或稍上升，基部具耳；耳具齿或细裂，半抱茎；上部叶渐小，长圆状披针形或长圆状线形，具粗羽状齿。头状花序有舌状花，多数，排列成顶生伞房花序或复伞房花序；花序梗长 5~25 mm，或多或少被蛛丝状绒毛或黄褐色短柔毛，或变无毛，有线形苞片和 2~3 片线状钻形小苞片。总苞钟状，长 3~4 mm，宽 3~4 mm，具外层苞片；苞片 8~10 片，线状钻形，长 2~3 mm；总苞片 10~13 片，长圆状披针形，渐尖，上端黑褐色，有柔毛，草质，边缘宽干膜质，向基部有黄褐色短柔毛。舌状花 10~13 朵，管部长 2.5 mm；舌片黄色，长圆形，长约 6.5 mm，宽 2 mm，钝，上端具 3 细齿，有 4 脉；管状花多数，花冠黄色，长 5~5.5 mm，管部长 2.5 mm，檐部漏斗状；裂片卵状三角形，长 0.8 mm，尖；花药长 2 mm，基部具钝耳；附片卵状披针形；花药颈部稍伸长，向基部稍膨大。花柱分枝长 1 mm，顶端截形，有乳头状毛。瘦果圆柱形，全部或管状花的瘦果有疏柔毛，有时舌状花或全部小花的瘦果无毛。冠毛长约 4 mm，污白色、禾秆色或稀淡红色，全部瘦果存在冠毛，或有时舌状花的瘦果无冠毛；或脱落。花期 4~11 月。

（二）生境分布

本种自巴基斯坦西北部、印度西北和东北部至中国西南部及中部有广泛的分布。体态、叶形、瘦果的毛被、冠毛的颜色等方面多变异。舌状花瘦果具少数淡红色冠毛或无冠毛，与莱菔叶千里光往往难以区别。此两种居群间的关系有待野外观察和研究。生于海拔 1 100~3 750 m 的林下、林缘、开旷草坡、田边和路边。

三、生药学研究

（一）药材性状

本品根茎短粗，根呈马尾状，簇生，细根多数长约 10 cm，直径 1~3 mm，表面黄色或黄棕色；质脆，易折断，断面白色至淡黄色。茎单生，少分枝，圆柱形，直径 0.3~0.8 cm，表面绿色、淡黄色或紫色，具纵棱，被疏柔毛；质韧，易折断，断面髓部白色。基生叶卵状披针形，较大，顶端钝圆，基部楔形，叶缘具钝圆粗齿，不分裂或下部有羽状分裂。茎生叶较小，呈羽状深裂，下面有疏柔毛，绿色。头状花序，花冠黄色，总花序顶生，聚伞状排列。气微，味淡。

（二）理化鉴定

取本品粉末 1 g，加甲醇 1 ml，超声处理 30 分钟，过滤，滤液蒸干，残渣加甲醇 3 ml 使溶解，作为供试品溶液。另取菊状千里光对照药材溶液 1 g，同法制成对照药材溶液。照薄层色谱法（《中国药典》一部附录）试验，吸取上述两种溶液各 10 μl，分别点于同一硅胶 G 薄层板上，以石油醚（60~90 ℃）—乙酸乙酯—水—甲酸（2：7：0.5：0.5）为展开剂，展开，取出，晾干，喷以 10％三氯化铝乙醇溶液，晾干，置紫外灯光（365 nm）下检视。供试品色谱中，在与对照药材色谱相应的位置上，显相同颜色的荧光斑点。

四、临床应用

《中国彝族药学》记载，彝医使用菊状千里光解毒清火，明目退翳，杀虫止痒。用于梅毒、无名肿毒、夜盲症、痈疽、梅毒溃烂、烂头疮、慢性结膜炎、痔疮、疥癣。

（刘　圆）

参考文献

[1] 云南省食品药品监督管理局. 云南省中药材标准　第四册·彝族药（Ⅱ）[S]. 2005年版. 昆明：云南科技出版社，2007.

[2] 中国科学院中国植物志编委会. 中国植物志[M]. 第77卷第1册. 北京：科学出版社，1999.

◎ 火 草 ◎

一、本草学研究

（一）本草记载

火草系菊科（Asteraceae）火绒草属（*Leontopodium*）植物，在我国的东北、西北、华北及西南地区广泛分布，是我国多民族药用植物之一，具有疏风解表，清热解毒，凉血止血，益肾利水，消炎利尿的功效。民间常用于治疗急慢性肾炎、尿道炎、蛋白尿、血尿、风热感冒及创伤出血等多种病症。为汉族、藏族、蒙古族、彝族等多民族药用植物。《彝医植物药（续集）》中记载为"乞委"（中文名华火绒草、火草），菊科火绒草属华火绒草 *Leontopodium sinense* Hemsl.。彝族用药经验（四川凉山地区）：彝医以全草入药，主伤风、头痛、腹中有虫作痛，具散寒解表、发汗祛风、通经活络、止头痛、安蛔驱蛔、止腹痛之功。

（二）基原考证

火草炙术和火草灸属四川省凉山彝族自治州一带的彝医外治特色适宜技术。火草炙术主要使用的药物为彝族习用药材火草和木姜子，用之治疗术后胃肠功能紊乱。曾商禹在文章中提到火草是多年生植物，所采集的火草产区在四川省凉山彝族自治州高原地区，彝族祖先主要用火草引燃火种故得名"火草"，基原为菊科火绒草属火绒草 *Leontopodium leontopodioid*（Wild.）Beauv. 或华火绒草 *L. sinense* Hemsl.。

二、资源学研究

（一）原植物形态

华火绒草为多年生草本，高 5~45 cm。地下茎粗壮，为短叶鞘所包裹，有多数簇生的花茎和与花茎同形的根出条，且束生，木质，无莲座状叶丛。花茎直立，较细，被灰白色长柔毛或白色近绢状毛，不分枝或有时上部有伞房状或近总状花序枝，下部有较密、上部有较疏的叶，间节长 5~20 mm，上部有时达 10 cm。叶直立，单叶互生，条形或条状披针形，长 2~4.5 cm，宽 0.2~0.5 cm，无鞘，无柄或具短柄，上面灰绿色，被柔毛，下面被白色或灰白色密绵毛或有时被绢毛，且叶边缘反卷，背面脉突起。苞叶少数，较上部叶稍短，长圆形或条形，两面或下面被白色或灰白色厚绒毛。头状花序大，呈盘状，黄色，具短总梗，雌株的直径 7~10 mm，3~7 个密集，稀 1 个或较多，在雌株常有较长的花序梗排列成伞房状；总苞半球形，长 4~6 mm，被白色绵毛；总苞片约 4 层，常狭尖，稍露出毛茸，草质，上部褐色呈干膜质。花单性异株或为异性花序，边缘有少数雌性花，中央为两性花；雄花花冠长约 3.5 mm，狭漏斗状，有小裂片；雌花花冠丝状，花后生长，长 4.5~5.0 mm；冠毛白色或污白色，基部结合成环状，长约 4 mm；雄花冠毛有锯齿或毛状齿，且先端稍增厚；雌花冠毛有微齿；不育的子房无毛或有乳头状突起。瘦果长圆形，黄褐色，长约 1 mm，有乳头状突起或密粗毛。花期 6~8 月，果期 8~10 月。

（二）生境分布

分布于我国东北、华北和西北，蒙古、朝鲜、日本、西伯利亚及远东地区，南美洲寒带、温带、亚热带和热带也有分布。生长于海拔 100~3 200 m 的干旱草原、黄土坡地、石砾地、山区草地，稀生于湿润地。见图 4-16。

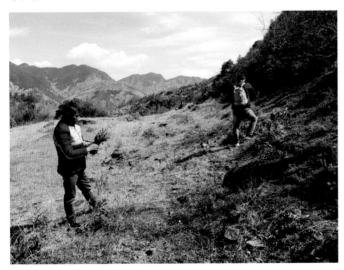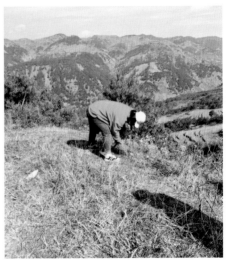

图4-16　火草生境（张艺供图）

三、生药学研究

（一）药材性状

茎长 5~45 cm，圆柱形，表面淡绿色被灰白色柔毛。单叶互生，条形或条状披针形，长 2~4.5 cm，宽 0.2~0.5 cm，无鞘，无柄或具短柄，上面灰绿色，被柔毛，下面被白色或灰白色密绵毛或有时被绢毛，且叶边缘反卷，背面脉突起。体轻，质脆。气微，味微苦。见图 4-17。

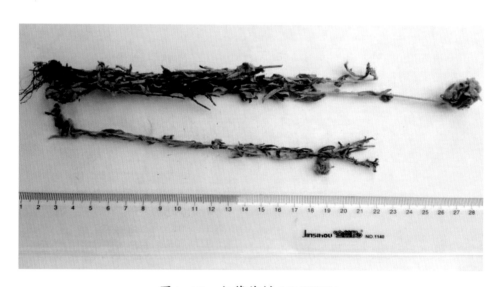

图 4-17　火草药材（张艺供图）

（二）理化鉴定

精密称定火绒草粉末 2 g，用移液管转移 50 ml 蒸馏水至圆底烧瓶中，浸没药材，称重，电热套上加热 1 小时，放凉后再称重，用蒸馏水补足减失重量，过滤，取滤液，过 0.45 μm 的微孔滤膜，作为供试品溶液。分别取经中国食品药品检定研究院检定的对照品绿原酸、咖啡酸适量加甲醇制成对照品溶液为 1 mg/ml。按照薄层色谱法试验，分别吸取上述两种溶液各 5 μl，分别点于同一聚酰胺薄膜上，以 36% 乙酸作为展开剂，展开，取出，晾干，在 254 nm 下检视，在与对照品色谱相应的位置上，显相同颜色的斑点。

四、化学研究

火绒草含有多种化学成分，迄今从中分离并获得的有挥发油类、倍半萜类、苯丙素类、黄酮类、甾体类、有机酸类化合物及微量元素。

目前已知含量较高的化学单体有：咖啡酸、绿原酸、原儿茶酸、原儿茶醛、阿魏酸等（图4-18）。

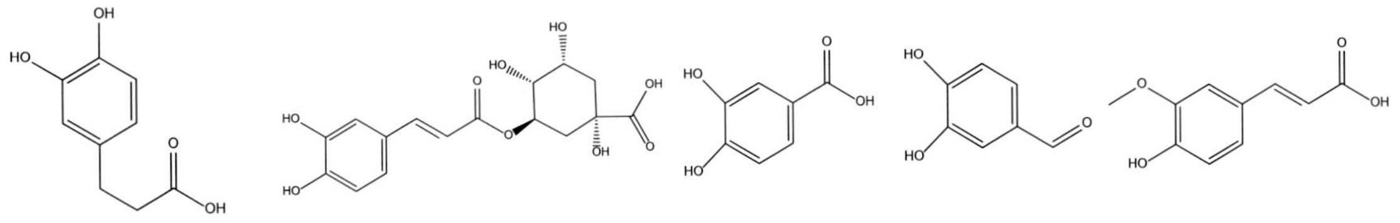

| 咖啡酸 | 绿原酸 | 原儿茶酸 | 原儿茶醛 | 阿魏酸 |

图4-18 火绒草中含量较高的化学单体

五、药理学研究

（一）降血糖

火绒草的水煎剂 30 g/kg 给小鼠灌胃 10 日可降低正常小鼠的血糖，对四氧嘧啶引起的小鼠糖尿病有明显的预防和治疗作用，并可抑制因肾上腺素和葡萄糖引起的血糖升高。说明火绒草可能具有减弱四氧嘧啶对胰岛 β 细胞的损伤或改善受损的 β 细胞和抑制肾上腺素促进糖原分解的功能。

（二）利尿

通过大鼠代谢笼法观察火绒草水提液对大鼠尿量及 Na^+、K^+、Cl^- 含量的影响，结果发现火绒草水提液具有明显的利尿作用，与氢氯噻嗪的强度相似。此外，火绒草水提液可增加 Na^+、K^+、Cl^- 的含量。并初步认为火绒草水提液可能通过增加尿 Na^+、K^+、Cl^- 的排出量而引起利尿，也许和火绒草中的原儿茶醛有关。具体的原因还有待研究。

（三）抗炎

以二甲苯所致小鼠耳郭肿胀急性炎症模型，针对火绒草3种水溶性组分（水煎液、水体醇沉液、醇提水溶部分），以地塞米松作为阳性对照药物，比较实验组与对照组小鼠耳郭肿胀度的差异，结果显示：3种水溶性提取物对因二甲苯所致小鼠耳郭肿胀急性炎症显示了很强的抗炎活性。

此外，采用动物RPA及抗鼠血清兔血清引起的变态反应性炎症模型，证明了火绒草的95%乙醇提取物对动物RPA反应时局部组织水肿、出血灶的形成均有抑制作用，且其作用不依赖于肾上腺的完整存在。试验进而表明，无论是完整膜或破裂膜溶酶体均能抑制其局部出血及血管通透性增加作用，并非依赖于溶酶体膜的完整存在，试验也证明了火绒草提取物对白细胞移行有显著的抑制作用。

（四）抗菌

体外抑菌试验结果表明，火草8种提取物对金黄色葡萄球菌有较强的抑制作用，而对鸡白痢沙门氏菌、沙门氏菌等7种细菌抑菌作用较差或无抑菌作用。进一步试验表明，火绒草醇提物及石油醚和乙酸乙酯部分对金黄色葡萄球菌具有很强的抑菌作用，火绒草醇提物中抗金黄色葡萄球菌活性部位主要在火绒草醇提物低极性部分（石油醚和乙酸乙酯部分）；而火绒草醇提物正丁醇部分和水溶部分对大肠杆菌和沙门氏菌具有较强的抑制作用，抗大肠杆菌和沙门氏菌的活性部位主要是在醇提物的极性部位（正丁醇部分和水溶部分）。而且，试验表明火草水煎液、水体醇沉液、醇提水溶部分3种水溶性组分对奶牛乳腺多形核白细胞的体外吞噬活性也具有良好的调节作用。

目前，研究人员已从火绒草中分离和鉴定出咖啡酸、香草酸、原儿茶醛、反式桂皮酸、β_2谷甾醇和阿魏酸6种化学成分，其中前3种成分已证明具有抗炎作用，是治疗急、慢性肾炎的主要有效成分。此外，咖啡酸还具有抗菌、抗病毒活性，香草酸具有抗细菌和抗真菌活性，反式桂皮酸具有抗细菌和抗霉菌活性，原儿茶醛也具有广谱抗菌活性。

六、临床应用

火绒草 *L. leontopodioides* 是东北民间治疗蛋白尿、血尿等肾脏疾病的常用药之一。据文献记载，有清热凉血、消炎利尿、消除尿蛋白及血尿等作用。汤剂的常用量为 15~20 g/d。吉林省中医中药研究所用火绒草 70% 乙醇提取物的正丁醇部分治疗急、慢性肾炎，取得了较满意的效果。长春中医学院用以火绒草为主的复方制剂治疗小儿急、慢性肾炎，疗效也较好。常桂荣用火绒草乙醇制剂治疗慢性肾炎 45 例，其中男性 29 例，女性 16 例，年龄 12~69 岁。治疗结果显示，清除尿蛋白有效率达 87%，肾功能恢复率为 53%~58%，血尿恢复正常。经过 3 年临床观察，总有效率为 77.8%。何凤先采用以火绒草为主的方剂治疗肾炎 100 例，效果明显。尹秀玲等用火绒草水煎剂和酒浸两种方法对 1 000 名糖尿病患者分别给药，发现火绒草对糖尿病有显著的治疗作用，服药后尿糖、血糖明显降低，特别是对病情较轻者疗效明显。同时该植物还有稳定血糖的作用，对人体的副作用小。

火绒草在彝医中常用于特色适宜技术火草灸和火草熨法。彝医将火绒草制作成灸，用于治疗寒湿凝滞型原发性痛经、老年阳虚失眠、寒湿型肩周炎等，火草熨法用于治疗术后腹胀或胃肠功能紊乱。四川省凉山彝族自治州彝医医院通过对 125 例病例进行观察、记录和统计，可以看出，火草熨法和小茴香热熨法均对术后胃肠功能障碍的恢复疗效优于无治疗组。其中，两种疗法在肠鸣音恢复情况和排便功能的恢复上疗效差距不大。在缩短患者术后胃肠功能紊乱的病程和促进肛门排气方面，火草熨法疗效优于小茴香热熨法。总体火草熨法有效，且较优于小茴香热熨法。

（褚棋棋）

参考文献

[1] 中国科学院中国植物志编辑委员会. 中国植物志[M]. 北京: 科学出版社, 1979.

[2] 梁军. 火绒草的研究进展[J]. 黑龙江医药, 2007（5）: 464-466.

[3] 武彦文, 高文远, 苏艳芳, 等. 火绒草属植物的化学成分和药理活性研究进展[J]. 中国中药杂志, 2005, 30（4）: 6-9.

[4] 黄利权,伍义行. 火绒草及火绒草属植物研究进展[J]. 中兽医医药杂志,2004,1（3）：24-26.

[5] 阿子阿越. 彝族医药[M]. 北京：中国医药科技出版社,1998.

[6] 王敏,朱踞元. 楚雄彝州本草[M]. 昆明：云南人民出版社,1998.

[7] 云南省楚雄彝族自治州卫生局药检所. 彝药志[M]. 成都：四川民族出版社,1983.

[8] 李耕冬,贺廷超. 彝族植物药（续集）[M]. 成都：四川民族出版社,1986.

[9] 李晓岑,李云. 中国西南少数民族的火草布纺织[J]. 云南社会科学,2010（2）：64-67.

[10] 王钰瑾. 云南石林彝族撒尼人火草布研究[J]. 艺术大观,2020（6）：85-86.

[11] 王俊颖. 彝族火草布外观设计及其在现代女装设计中的应用[D]. 重庆：西南大学,2017.

[12] 曾商禹. 彝医药方药知识数据挖掘和火草熨法治疗术后胃肠功能紊乱的临床观察研究[D]. 成都：成都中医药大学,2019.

[13] 王维佳. 火草灸治疗寒湿凝滞型原发性痛经的临床疗效观察[D]. 成都：成都中医药大学,2013.

[14] 张力之. 彝医火草灸与中医艾条灸治疗寒湿凝滞型原发性痛经的临床疗效对比研究[D]. 成都：成都中医药大学,2020.

[15] 阮文海,王超. 彝医火草灸治疗老年阳虚失眠的临床疗效评价研究[J]. 世界最新医学信息文摘,2019,19（13）：42-44.

[16] 江澄,梁丽珠,邓祥,等. "肩三针"针刺联合火草灸治疗肩周炎寒湿型疗效观察[J]. 实用中医药杂志,2018,34（10）：1240-1241.

◎ 重　　楼 ◎

一、本草学研究

（一）本草记载

重楼在我国药用历史悠久，以"蚤休"之名始载于《神农本草经》，列为下品。民族药学典籍《滇南本草》始以"重楼"作为其正式药名。《本草纲目》首次对"蚤休"做了详尽的解释，"虫蛇之毒，得此治之即休，故有蚤休、螫休诸名"；同时，首次记载了重楼的别名"七叶一枝花"，并附有民谣"七叶一枝花，深山是我家，痈疽如遇者，一似手拈拿"，生动地描述了重楼的生境和功效主治，从此"七叶一枝花"作为重楼的别名在民间广为流传。《中国彝族药学》和《云南彝医药》记载"扭拍勒"（多叶重楼）治干疮、毒疮、大疮、关节肿胀、蛇咬伤、打摆子、喉痛、心口痛（胃脘痛）、惊痫、咳嗽。《彝医植物药》记载重楼治疮、癣、痈、肿等各种皮肤病和毒蛇咬伤、腮腺炎、疟疾、咽喉炎、风湿病、类风湿病、外伤瘀肿流血、胃病。

（二）基原考证

《重楼属植物》通过文献考证后认为，《神农本草经》记载的"蚤休"和《本草纲目》记载的"七叶一枝花"，其原植物为 *Paris.polyphylla* Smith var. *chinensis*（Franch.）Hara.，现在中文学名为华重楼或七叶一枝花；《滇南本草》记载的"重楼"，原植物为 *P. polyphylla* Smith var. *yunnanensis*（Franch.）Hand.-Mazz.，现在中文学名为云南重楼或滇重楼，也是云南彝族聚居区常用的重楼属植物。进入现代，历版《中国药典》将重楼收载为百合科植物云南重楼 *P. polyphylla* Smith var. *yunnanensis*（Franch.）Hand.-Mazz. 或七叶一枝花 *P. polyphylla* Smith var. *chinensis*（Franch.）Hara. 的干燥根茎，但是实际入药的重楼属植物极多，除药典收载的两种外，还有不少种在各地区和各民族习用。《中国民族药辞典》记载彝药重楼包括多叶重楼 *P. polyphylla* Smith、狭叶重楼 *P. polyphylla* Smith var. *stenophylla*、七叶一枝花或云南重楼的干燥根茎；《重楼属植物》记载四川凉山彝族所用"慢勃勃"原植物为毛重楼 *P. mairei* Levl.。综上，彝药重楼应包括多叶重楼种下 4 个变种及毛重楼的干燥根茎，共 5 类重楼属植物，其中包含《中国药典》收载的基原，见表4-5，显然，重楼为一典型的汉、彝共用的多基原民族药品种。

表4-5　彝药重楼原植物

种名	拉丁学名	彝药名	文献出处
多叶重楼	*P. polyphylla* Smith.	扭拍勒	《中国民族药辞典》
狭叶重楼	*P. polyphylla* Smith var. *stenophylla*	麻补	《中国民族药辞典》
七叶一枝花	*P.polyphylla* Smith var. *chinensis*（Franch.）Hara.	扭拍勒	《中国民族药辞典》
云南重楼	*P. polyphylla* Smith var. *yunnanensis*	扭拍勒	《中国民族药辞典》
毛重楼	*P. mairei*	慢勃勃	《重楼属植物》

二、资源学研究

（一）原植物形态

多叶重楼：根状茎粗壮，长达 11 cm，粗 1~3 cm；茎高 25~86 cm，无毛。叶 5~11 枚，绿色，长圆形，倒披针形至长椭圆形，膜质至纸质，长 7~17 cm，宽 2.2~6 cm，叶柄长 0.1~3.3 cm。花梗长 1.8~3.5 cm，花基数 3~7。萼片绿色，披针形；花瓣狭线形或丝状，常比萼片长，黄绿色；雄蕊 2 轮，花药长 5~10 mm，药隔突出部分不明显或长 0.5~2 mm；子房绿色，光滑或有瘤，1 室，胎座 3~7，花柱基紫色，常角盘状，花柱紫色，稀白色。果近球形，绿色，不规则开裂；种子多数卵球形，有鲜红色的假种皮。花期 4~6 月，果期 10~11 月。见图 4-19。

华重楼：相对于多叶重楼，特征在于叶数较少，5~8 片，叶片长圆状披针形、倒卵状披针形或倒披针形。花瓣细线形，宽 1~1.5 mm，长为萼片的 1/3 至近等长，上部不扩宽，常反折；花药长 1.2~2 cm。见图 4-19。

云南重楼：相对于多叶重楼，特征在于叶较宽，为倒卵状长圆形或倒披针形，先端锐尖或渐尖，常具一对明显的基出脉；花瓣较宽，线形或丝状，上部常扩大为宽 2~5 mm 的狭匙形；雄蕊 2 轮，部分为 3 轮，花药的药隔突出较明显，长 1 ~ 2 mm。见图 4-19。

狭叶重楼：相对于多叶重楼，特征在于叶数多，8~13（~22）枚，狭长，有时略微弯曲呈镰刀状，具短叶柄；花瓣狭条形，远比萼片长；雄蕊 2 轮，较短，花药长 5~8 mm；药隔突出部分极短，长 0.5~1 mm。见图 4-19。

毛重楼：相对于多叶重楼，特征在于植株全株被有短柔毛；叶披针形、倒披针形或椭圆形，中部以下稍狭缩，叶背、叶缘被有短柔毛，叶脉区常淡绿色。花瓣长条形，与花萼等长或超过花萼；雄蕊的药隔突出部分长 0.5~1.5 mm。见图 4-19。

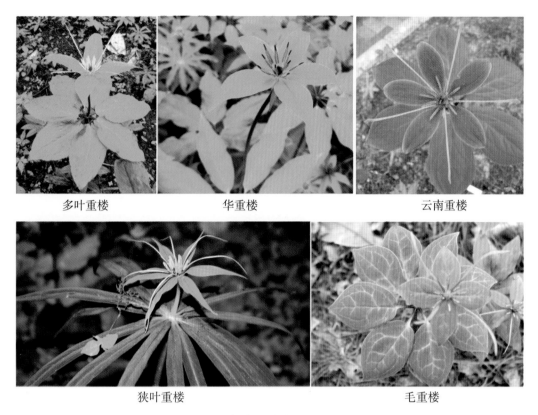

多叶重楼　　　　　　　华重楼　　　　　　　云南重楼

狭叶重楼　　　　　　　　　　毛重楼

图4-19　重楼原植物（尹鸿翔供图）

（二）生境分布

主要分布于阔叶林、针阔叶混交林、竹林、灌丛或草坡的湿润处，海拔800~3 000 m；多叶重楼、狭叶重楼、华重楼主要产于我国西南地区及长江中下游各省，云南重楼、毛重楼主产于西南地区的云南、贵州、四川等。见图4-20。

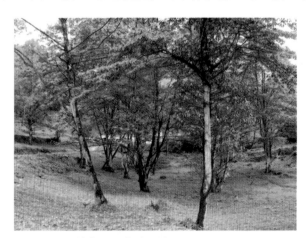
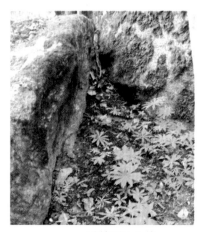

重楼仿野生栽培环境　　　　　　　　重楼野生生境

图4-20　重楼原植物生境（尹鸿翔供图）

（三）资源保护与种植基地建设

我国西南地区是重楼的主产区，随着近年来制药工业的发展，产区采挖量迅速增大，远超资源自然再生能力，致使区内资源蕴藏量、药材收购量连年下降。到2010年后，国内主产区年采挖量已不足300吨，而全国制药工业的需求量达2 000余吨，供需矛盾尖锐，导致多个以重楼为原料的中成药品种限产，并推动市场价格不断上涨。随着国内野生资源的紧张和枯竭，从毗邻国家的进口量也在增大，来自越南、老挝的"水重楼"和来自喜马拉雅山地区的"尼泊尔重楼"也充斥药材市场，至2013年全国重楼进口量200余吨，约占当年全国需求量的1/4。重楼资源的紧张可见一斑，也为野生种群的保护和人工栽培提出了紧迫的要求。

虽然重楼野生资源迅速枯竭，但是彝药重楼的原植物尚未列入《国家重点保护野生植物名录》，仅有5种同属植物被列入《中国物种红色名录》。目前，主产区的重楼人工栽培研究和种质资源保护正在起步，发展速度很快。由于彝药重楼是著名民族药品牌云南白药的主要原料，云南省政府已经将重楼产业列入"十大云药"品种进行重点支持。据悉，云南白药集团近年来积极致力于重楼的良种选育和规范化栽培研究，2001年在该省武定县投资4 000余万元建立了云南重楼规范化种植示范基地，该基地为国内开展云南重楼人工繁育研究较早的机构，2004年获国家"十五"攻关计划资助，在重楼的种质资源保藏、驯化繁育、仿野生栽培、病虫害防治方面取得了一定的成果，已建成全世界品种最齐全的重楼属植物种质资源保藏中心，技术成熟，规模大。同时，云南丽江高山药用植物园立足于本地适宜的自然生态环境，对滇西北优势种群滇重楼和毛重楼开展了人工栽培研究，主要方向是优良品种选育、栽培年限对皂苷含量、植物激素水平的影响等，在技术上现已取得阶段性成果。另外，云南省的昆明、大理、丽江、玉溪、昭通、曲靖、怒江、红河等市、州也有大量民营企业在开展重楼的人工栽培和繁育研究，均已建成上百亩的种植基地。

四川省的重楼种植发展也很快，在盆地边缘山区和凉山彝族自治州各县均有不同规模人工试种，其中彭州市、崇州市、安县、北川县、石棉县、天全县、会理县、德昌县、攀枝花市等地种植规模较大，当地企业和农户合作，实行农户包种、企业包销，并向农户提供一定补贴的产销组织模式，各县的发展规模均达到上千亩，示范作用明显，前景看好。

三、生药学研究

（一）药材性状

药材干品呈结节状扁圆柱形，略弯曲，长 5~12 cm，直径 1.0~4.5 cm。表面黄棕色或灰棕色，外皮脱落处呈白色；密具层状凸起的粗环纹，一面结节明显，结节上具椭圆形凹陷茎痕，另一面有疏生的须根或疣状须根痕。顶端具鳞叶及茎的残基。质坚实，断面平坦，白色至浅棕色，粉性或角质。无臭，味微苦、麻。

（二）理化鉴定

按《中国药典》2020 年版一部重楼相关项下，采用薄层色谱法鉴别。取本品粉末 0.5 g，加乙醇 10 ml，加热回流 30 分钟，过滤，滤液作为供试品溶液。另取重楼对照药材 0.5 g，同法制成对照药材溶液。按照薄层色谱法（《中国药典》2020 年版四部通则 0502 薄层色谱法）试验，吸取供试品溶液和对照药材溶液各 5 μl 及含量测定项下对照品溶液 10 μl，分别点于同一硅胶 G 薄层板上，以三氯甲烷—甲醇—水（15：5：1）的下层溶液为展开剂，展开，取出，晾干，喷以 10% 硫酸乙醇溶液，在 105 ℃ 加热至斑点显色清晰，分别置日光和紫外光灯（365 nm）下检视。供试品色谱中，在与对照药材色谱和对照品色谱相应的位置上，显相同颜色的斑点或荧光斑点。

四、化学研究

（一）化学成分

现已从重楼药材中分离鉴定了 50 余种化合物，主要有 C27 甾体皂苷、C21 孕甾烷苷、脂肪酸酯、甾醇及其苷、黄酮苷、β－蜕皮激素及多糖。其中甾体皂苷 40 余种，占化合物总数的 80% 以上，为其主要有效成分。

1. C27 甾体皂苷类：按苷元的不同主要有两类，一类为薯蓣皂苷元的糖苷，另一类为偏诺皂苷元的糖苷。此外还有 24α- 羟基偏诺皂苷元、27- 羟基偏诺皂苷元、23，27- 羟基偏诺皂苷元、25S- 异纽替皂苷元、纽替皂苷元、prototype saponin、pregna-5，16-dinen-3-ol-20-one 及呋甾烷醇类皂苷元、C21 甾类皂苷元等共计 12 种。连接的糖主要有 β-D- 葡萄糖、α-L- 鼠李糖和 α-L- 呋喃阿拉伯糖 3 种，苷元与糖多在 3 位连接成苷。

2. 黄酮类：主要含 kaempferol-3-O-α-L-rha（1 → 2）-β-D-glu、kaempferol-3-O-β-D-glu（1 → 4）-β-D-glu、7-O-β-D-glu-kaempferol-3-O-α-L-rha（1 → 2）-β-D-glukaempferol-3-O-β-D-glu（1 → 6）-β-D-glu 及 7-O-α-L-rha-kaempferol-3-O-β-D-glu（1 → 6）-β-D-glu。

3. 氨基酸类：主要含丙氨酸、天冬酰胺、γ- 氨基丁酸、β- 氨基异丁酸、天冬氨酸、丝氨酸和谷氨酸等。

4. 其他成分：蚤休甾酮、肌酸酐、糅质、胡萝卜苷、蔗糖和微量元素。

（二）含量测定与指纹图谱

按《中国药典》2020 年版一部重楼相关项下试验。

色谱条件与系统适用性试验：以十八烷基硅烷键合硅胶为填充剂；以乙腈为流动相 A，以水为流动相 B；按表 4-6 中的规定进行梯度洗脱；检测波长为 203 nm。理论板数按重楼皂苷峰 I 计算应不低于 4 000。

表4-6　梯度洗脱程序

时间/分钟	流动相A / %	流动相B / %
0~40	30→60	70→40
40~50	60→30	40→70

对照品溶液的制备：取重楼皂苷 I 对照品、重楼皂苷 II 对照品、重楼皂苷 VI 对照品及重楼皂苷 VII 对照品适量（图 4-21），精密称定，加甲醇制成每 1 ml 含 0.4 mg 的混合溶液，即得。

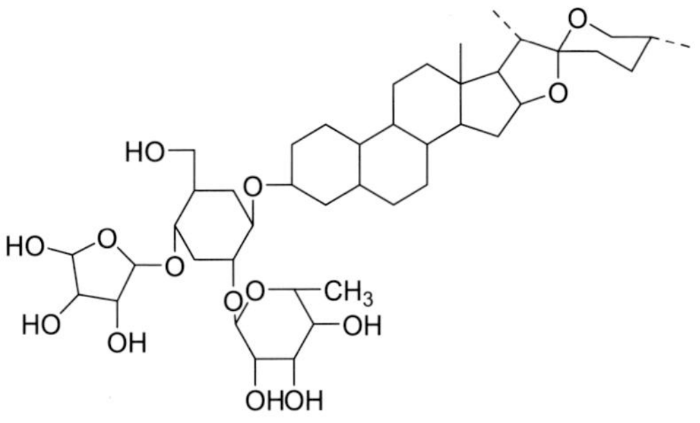

重楼皂苷 Ⅰ 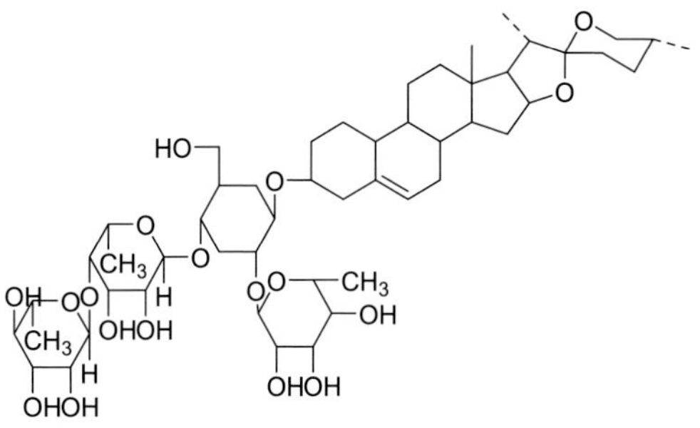   重楼皂苷 Ⅱ

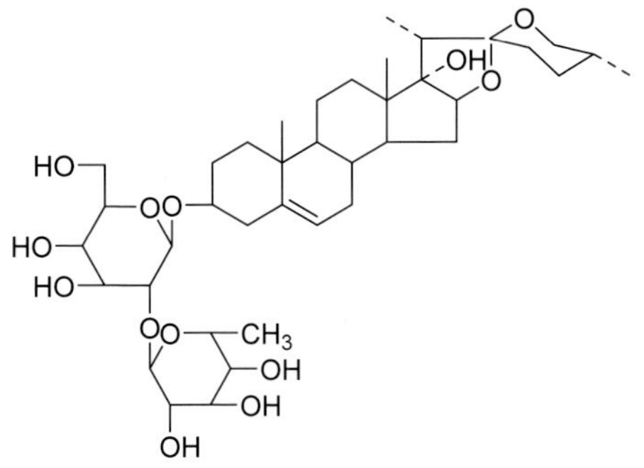

重楼皂苷 Ⅵ 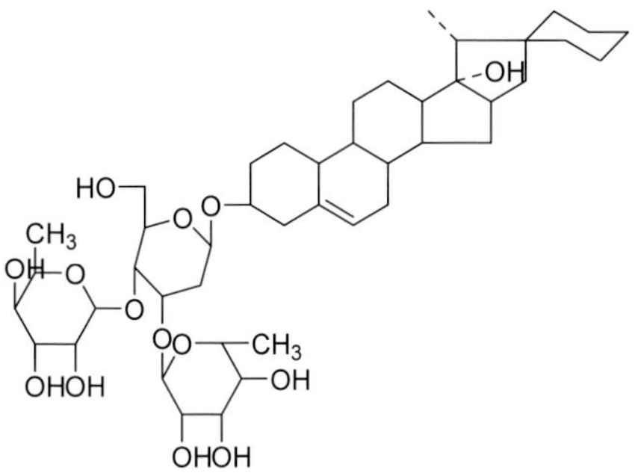   重楼皂苷 Ⅶ

图4-21 重楼皂苷 Ⅰ、Ⅱ、Ⅵ、Ⅶ

供试品溶液的制备：取本品粉末（过三号筛）约 0.5 g，精密称定，置具塞锥形瓶中，精密加入乙醇 25 ml，称定重量，加热回流 30 分钟，放冷，再称定重量，用乙醇补足减失的重量，摇匀、过滤即得。

测定法：分别精密吸取对照品溶液与供试品溶液各 10 μl，注入液相色谱仪，测定，即得。

本品按干燥品计算，含重楼皂苷 Ⅰ 对照品、重楼皂苷 Ⅱ 对照品、重楼皂苷 Ⅵ 对照品及重楼皂苷 Ⅶ 对照品的总量不得少于 0.6%。

五、药理学研究

（一）止血作用

重楼总皂苷能显著缩短健康家兔凝血时间，使正常日本大耳兔主动脉条收缩，使血液流速减慢；使正常小鼠腹腔血管壁致密，毛细血管通透性降低。重楼皂苷 C 对正常大鼠、小鼠均具有显著止血作用，能显著缩短凝血时间，缩短大鼠血浆复钙时间；可诱导家兔主动脉条收缩，降低小鼠腹腔毛细血管通透性，其止血作用机理可能为促进内源性凝血系统功能和收缩血管。小鼠灌胃 7 种重楼脱脂甲醇提取物，均呈较强的止血作用。偏诺皂苷 C（偏诺皂苷元的三糖苷）在浓度很低时体内试验即呈现较强的止血作用。此外，亦发现重楼皂苷Ⅲ、Ⅴ、Ⅵ、Ⅶ也存在显著止血活性。

（二）抗肿瘤作用

试验证明，重楼的水、甲醇和乙醇提取物对人肺癌 A-549、人乳腺癌 MCF-7、人结肠腺癌 HT-29、人肾腺癌 A-496、人胰腺癌 PACA-2、人前列腺癌 PC-3 六种人体肿瘤细胞均有抑制作用。甾体皂苷是重楼抗肿瘤的主要活性成分，体外试验发现，重楼皂苷Ⅰ、Ⅱ具有较强细胞毒性，对白血病 P388、L1210 和鼻咽癌 KB 细胞的 ED_{50} 分别为 0.94 μg/ml、0.14 μg/ml、0.16 μg/ml 和 0.22 μg/ml、0.43 μg/ml、0.029 μg/ml。而重楼皂苷 H、Ⅲ、Ⅴ对 HeLa 和 L929 癌细胞也显示出了较强的细胞毒性作用，其抑制率均在 80% 以上。

（三）免疫调节作用

重楼皂苷Ⅰ、Ⅱ、Ⅲ在小鼠成纤维细胞 L-929 培养基中可引起 ConA 诱导小鼠淋巴细胞增殖效应，并能促进小鼠粒 / 巨噬细胞克隆形成细胞（GM-CFC）增殖。重楼皂苷Ⅱ是作用较强的免疫调节剂，对 PHA 诱导的人外周血淋巴细胞有促有丝分裂作用，体内试验能增强 C3H/HeN 小鼠的自然杀伤细胞活性，诱导干扰素产生，并可抑制 S- 抗原诱导的豚鼠自身免疫性眼色素层炎（EAU）的发生、发展。

（四）抗病毒作用

试验证明，用鸡胚接种法的重楼水及醇提取物对甲型和亚洲甲型流感病毒有较强的抑制作用。体外试验中，重楼煎剂能抑制乙肝病毒脱氧核苷酸的合成。

六、临床应用

清热解毒，消肿止痛，凉肝定惊。用于疔疮痈肿、咽喉肿痛、毒蛇咬伤、跌扑伤痛、惊风抽搐。

（一）传统应用

《中国彝族药学》和《云南彝医药》记载，彝医使用重楼治干疮、毒疮、大疮、关节肿胀、蛇咬伤、打摆子（疟疾）、喉痛、心口痛（胃脘痛）、惊病、咳嗽。《彝医植物药》记载彝医使用重楼治疮、癣、痈、肿等各种皮肤病和毒蛇咬伤、腮腺炎、疟疾、咽喉炎、风湿病、类风湿病、外伤瘀肿流血、胃病。

干疮、毒疮、大疮：本品舂烂，捣绒，敷患处；或泡酒搽；或晒干为末敷撒。

"列呷扑鲁"：本品趁鲜捣烂取汁涂搽患处，或干品为末兑酒搽；或配布什都杂（南星）共为末，兑酒搽。

"波夹"：本品磨水取汁敷搽患处；或新鲜本品舂烂包敷。

关节肿胀：本品同草乌、雄黄捣烂敷。

蛇咬伤：取根磨酒搽患处，或磨水搽洗，或趁鲜舂烂敷。同时用本品少量煎水内服。

外伤、肿痛、流血：本品晒干为末，敷撒伤处；或配草乌共捣烂，外敷。

疟疾：本品趁鲜磨水内服。

喉痛：本品趁鲜磨水内服。

"补依莫"：本品晒干，为末，兑水服。

心口痛：本品晒干，为末，兑水服。

（二）现代研究

1. 治疗痛症、血症

以重楼为主要成分的云南白药多年来用于内、外、妇、伤科各种痛症和血症。重楼根粉制成的宫血宁胶囊用于妇科各型子宫出血症，疗效显著。

2. 治疗癌症

应用重楼治疗癌症常用复方，含重楼的方剂常用于食管癌、喉癌、直肠癌、肺癌、宫颈癌等癌症的治疗。如以重楼为主组成的止痛抗癌丸，对癌症晚期有较好的止痛效果；有报道联合运用含重楼的莲花片治疗原发性肿瘤，疗效优于单用五氟尿嘧啶。

3. 治疗女性支原体、衣原体感染

有报道采用重楼粉阴道给药治疗支原体生殖道感染 200 例，局部无不良刺激，未发现有不良反应，用药后隔日观察，药粉已溶化，不显余粉，宫颈糜烂得以较快修复，治愈率为 68.5%，总有效率为 100%，且未发现副作用。采用重楼粉宫颈上药治疗女性生殖道衣原体感染 80 例，总有效率在 95% 以上，衣原体 DNA 转阴率 85%。

七、综合开发利用

（一）云南白药

该产品是从彝族名医曲焕章先生的验方"万应百宝丹"发展而来，主要成分包括重楼、三七、麝香、独定子等云南地产药材。云南白药集团在传统配方基础上，开发出的云南白药现代制剂（粉剂、喷雾剂），多年来用于内、外、妇、伤科的各种痛症和血症，疗效显著，经济效益和社会效益良好，云南白药作为祖国传统民族医药的瑰宝，被纳入国家基本药物目录，其配方被列为国家保密配方。近年推向市场的云南白药牙膏，因含有重楼提取物，有助于口腔疾病的愈合，也广受欢迎。

（二）宫血宁胶囊

该产品是重楼在止血药品开发方面的又一个成功范例，宫血宁胶囊以云南重楼根粉为主要原料制成，临床上用于妇科各型子宫出血症，疗效显著。

（三）季德胜蛇药片

重楼是民间治疗毒蛇咬伤使用最为广泛的草药。以江南名医季德胜先生的经典验方开发的季德胜蛇药片，是治疗蛇虫咬伤的一剂良药，疗效卓著，多年来在民间广泛应用，口碑相传。

（尹鸿翔）

参考文献

[1]云南省彝医院,云南中医学院.云南彝医药 下卷·云南彝药[M].昆明:云南科技出版社,2007.

[2]李耕冬,贺廷超.彝医植物药 [M].成都:四川民族出版社,1990.

[3]贾敏如,张艺.中国民族药辞典[M].北京:中国医药科技出版社,2016.

[4]赵飞亚,陶爱恩,管鑫,等.重楼非药用部位化学成分、药理作用和资源化利用模式的研究进展[J].中草药,2021,52(8):2449-2457.

[5]管鑫,李若诗,段宝忠,等.重楼属植物化学成分、药理作用研究进展及质量标志物预测分析[J].中草药,2019,50(19):4838-4852.

[6]张亚茹,彭献娜,王彩虹,等.重楼活性化学成分与药理作用研究进展[J].亚太传统医药,2015,11(2):39-40.

[7]张秋萍,毕慧欣,谢琳.重楼的药理作用及其临床应用研究进展[J].医学综述,2018,24(20):4113-4117.

[8]肖女,盖丽,罗斌,李红英,等.重楼药理作用研究进展[J].世界最新医学信息文摘,2016,16(67):51.

◎ 金铁锁 ◎

一、本草学研究

（一）本草记载

金铁锁首载于《滇南本草》，谓："金铁锁，味辛、辣，性大温，有小毒，吃之令人多吐。专治面寒疼，胃气心气疼。攻疮痈排脓。"《植物名实图考》载于蔓草卷，云："昆明沙参即金铁锁，生昆明山中。柔蔓拖地，对叶如指，厚脆，仅露直纹一缕。夏开小淡红花，五瓣极细。独根横纹，颇似沙参，壮大如萝卜，亦有数根攒生者。"《滇南本草图谱》载:"本属一种,产滇省西部(丽江、永宁、永北)及东北部(东川、昆明),沿金沙江各支流诸山中温暖地带,海拔 2 600~3 200 m。喜生松林内,沙质、石灰质、荒地或山坡。花期六至九月,果稍后成熟。"《云南彝医药》记载"赊贤卓"活血止血,除湿止痛,消肿排脓,止痛。《中国民族药辞典》和《彝医植物药》(续集)记载"史卓"主胃痛、风湿痛、跌打损伤、下肢瘫痪、手足麻木、骨折、外伤流血、咳嗽,具散寒胜湿,行气止痛,活血祛瘀,止血,止咳,强筋骨,接骨生肌之功。另有别名独丁子(《昆明药用植物调查报告》)、金丝矮坨坨、独定子、蜈蚣七、对叶七、白马分鬃、麻参(《云南中草药》)、夜翻草、独根、白暗消、小麻药、独脚暗消(《红河中草药》)、小马桑、巴地蜈蚣(《西昌中草药》)、独鹿角姜、百步穿杨、穿石甲、爬地蜈蚣、异翻叶、铃儿草根、象牙七(云南)。

(二)基原考证

根据上述记载,考其文图,金铁锁为石竹科金铁锁属植物金铁锁 *Psammosilene tunicoides* W. C. Wu et C. Y. Wu.。金铁锁最早由英国人 Forrest 于 1906 年在云南丽江采得标本,后由德国柏林植物园的 Diels 鉴定为蝇子草属一新种,并于 1912 年发表在爱丁堡植物园札记卷五上,定名为 *Silenecry ptantha* Diels。后来我国植物学家吴蕴珍及吴征镒先生在昆明采到本种标本,经研究发现其解剖结构特别是花和果实的结构与蝇子草属植物不同,并将其独立定为一单种属,即金铁锁属(*Psammosilene* W.C.Wu et C.Y.Wu.),并被后人所认可。进入现代,历版《中国药典》将金铁锁收载为石竹科植物金铁锁 *Psammosilene tunicoides* W. C.Wu et C. Y. Wu. 的干燥根。

尚有一种始载于《滇南本草》,亦被《云南省中药材标准》收载的瓦草,为石竹科蝇子草属植物粘萼蝇子草 *Silene viscidula* Franch. 的根。其产地分布、植物形态、药材性状均与金铁锁近同,商品极易互混。因二者药用功效不同,且金铁锁毒性较大,应特别注意鉴别。

二、资源学研究

（一）原植物形态

金铁锁为多年生宿根草本植物，根单生，肉质，粗壮，长圆锥形，长 20~30 cm，外皮棕黄色。茎平卧，呈圆柱形，中空，二叉或三叉状分枝，长 30~35 cm，紫绿色，中、上部节间较长，具细毛，茎柔弱易折断。单叶对生，几无柄，长 1.3~2 cm，宽 0.8~1.2 cm，先端渐尖，基部宽楔形至圆形，稍带肉质，全缘，上部疏生细柔毛，下部叶渐小，沿中脉有柔毛。花为聚伞花序，着生于枝顶，花小近于无柄；萼片狭漏斗形，具 15 条棱线及头状腺毛；花冠筒状钟形，紫堇色，花瓣 5 片，狭匙形，顶截形至圆形，花丝近圆形；子房上位到披针形；花柱线形，2 枚，柱头点状，不明显。蒴果，长棍棒形，长约 7 mm，内有种子 1 粒，呈长倒卵形，长 3 mm，种皮褐色，种子扁平。花期 6~9 月，果期 7~10 月。见图 4-22。

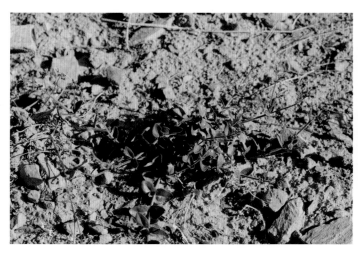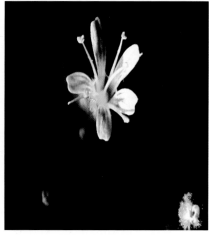

图 4-22　金铁锁原植物（倪月龙、向春雷供图）

（二）生境分布

金铁锁为我国特有，分布于云南西北部德钦、中甸、维西、宁蒗、丽江、剑川、永胜及昆明、东川，西藏东部林芝、芒康，四川西昌至西南部巴塘、乡城、稻城、木里、米易及贵州西部威宁，海拔 1 500~3 800 m 地带。金铁锁为喜光植物，分布于沿金沙江各支流诸山的温暖地带，多沿干热河谷、草坡或沙质、石灰质荒地生长在向阳岩石山坡的石缝中及沙质微酸性土壤中，耐寒性强，耐旱性亦强。常生于云南松林下或生于以南烛、美丽马醉木、毛杭子梢、水红木等为优势的灌丛和以旱茅、四脉金茅、白茅、鸭茅、菅草、蕨、翻白草、龙胆草、百脉根、白花苜蓿、苔草等为优势种的草坡中，也可有矮杨梅、白栎等灌木生长。见图4-23。

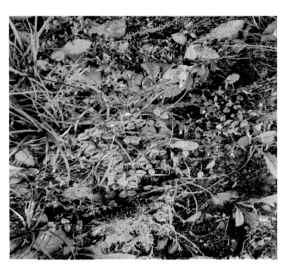 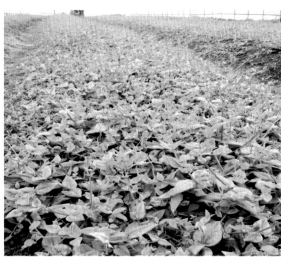

金铁锁野生生境　　　　　　　　　　　金铁锁种植基地环境

图4-23　金铁锁原植物生境（刘恩德供图）

（三）资源保护

金铁锁为单种属的多年生草本植物，是中国西南地区特有的彝族草药，500多年前就已广泛利用，在"云南白药"等中成药中均用作主要原料。由于商品药材全部来自野生，通过长期的过度破坏性采集，野生居群生存受到威胁，另外受自然气候影响及金铁锁本身自然繁殖力等因素，资源日趋减少，现已作为稀有濒危物种列入《中国植物红皮书》，定为国家二级重点保护植物。

对金铁锁药用植物种质资源进行有效保护和研究引起了相关人士的高度重视，对于野生金铁锁的保护已全面展开。在贵州威宁县，当地合作社对有野生金铁锁分布的区域进行了野生抚育保护，并进行了金铁锁种子繁殖和栽培研究。

由于金铁锁1枚果实中仅有一粒种子，且种子即使在人工条件下萌发率也仅有37%~56%，生长缓慢，一般要2~3年，对环境的要求较高，大规模的栽培推广还存在一定的难度，因此大力发展人工栽培来保护其自然资源非常必要。经过多年的试验，采用种子繁殖的技术已较为成熟，野生变家种工作也已获得成功，并总结出人工栽培技术。金铁锁的离体培养和快速繁殖也取得了一定的成果，为规模化生产金铁锁提供了技术支持。

三、生药学研究

（一）药材性状

本品呈长圆锥形，有的略扭曲，长8~25 cm，直径0.6~2 cm。表面黄白色，有多数纵皱纹和褐色横孔纹。质硬，易折断，断面不平坦，粉性，皮部白色，木部黄色，有放射状纹理。气微，味辛、麻，有刺喉感。

（二）理化鉴定

按《中国药典》2020年版一部金铁锁相关项下，采用薄层色谱法鉴别。取本品粉末1 g，加70%甲醇30 ml，超声处理1小时，滤过，滤液蒸干，残渣加50%甲醇1 ml使溶解，作为供试品溶液。另取金铁锁对照药材1 g，同法制成对照药材溶液。按照薄层色谱法（《中国药典》2020年版四部通则0502薄层色谱法）试验，吸取上述两种溶液各2~3 μl；分别点于同一硅胶G薄层板上，以正丁醇—醋酸—水（3：1：1）为展开剂，展开，取出，晾干，喷以茚三酮试液，105℃加热至斑点显色清晰。供试品色谱中，在与对照药材色谱相应的位置上，显相同颜色的斑点。

四、化学研究

金铁锁根中主要为皂苷类成分，近年来提取分离并鉴定了金铁锁中一系列环肽成分、内酰胺类化合物，此外还含有糖类、氨基酸和有机酸等。

（一）三萜皂苷元

主要有：刺叶丝石竹酸、棉根皂苷元、表棉根皂苷元、16- 表皂皮酸、16- 表皂皮酸甲酯、35- 羟基 -28- 去甲齐墩果 -12，17- 二烯 -23- 醛、3β- 羟基 -27- 去甲齐墩果 -12，14- 二烯 -28- 酸。

（二）三萜皂苷

主要有：3α，16α- 二羟基 -12- 齐墩果烯 -23，28- 二酸 -28-O-β-D- 吡喃葡萄糖基（1→3）β-D- 吡喃葡萄糖基（1→6）-β-D- 吡喃葡萄糖苷、3α，16α- 二羟基 -12- 齐墩果烯 -23，28- 二酸 -28-O-β-D- 吡喃葡萄糖基（1→6）-[β-D- 吡喃葡萄糖基（1→3）]-β-D- 吡喃葡萄糖苷。

（三）环肽类

包括七个环二肽：环（丙—丙氨酸）、环（丙—缬氨酸）、环（丙—亮氨酸）和环（丙—异亮氨酸）、环（脯—缬氨酸）、环（脯—丙氨酸）、环（脯—脯氨酸），以及金铁锁环肽 A 和金铁锁环肽 B；两个环八肽：cyclo（-Pro1-Phe1-Pro2-Phe2-Phe3-Ala-Pro3-Leu）和 cyclo（-Pro1-Gly-Phe1-Val-Pro2-Phe2-Thr-Ile）。

（四）内酰胺类

主要有：α- 吡咯烷酮、焦谷氨酸、焦谷氨酸乙酯和焦谷氨酸丙酯。

（五）其他成分

主要有：尿囊素、D-3-O- 甲基肌醇、正十八烷酸、豆甾醇、正二十六烷醇、大豆脑苷 I、β- 谷甾醇、胡萝卜苷、α- 菠甾醇、鸢尾苷等。

五、药理学研究

近 10 年，有关金铁锁药理活性方面的研究报道有所增多，但研究范围和深度还不够，且内容多集中在镇痛、抗类风湿及免疫方面。

（一）镇痛作用

目前，对于金铁锁在镇痛方面的药理作用研究报道较多，研究表明其水煎液、醇提液及总皂苷均具有显著的镇痛作用，进一步研究表明其总皂苷为镇痛的主要有效部位。

1. 水煎液镇痛作用

徐建阳等以弗氏完全佐剂建立大鼠试验性类风湿性关节炎（RA）疼痛模型，采用不同剂量金铁锁水煎浸膏，并设立空白对照组、模型组、中药阳性对照组和西药阳性对照组治疗，检测大鼠痛阈、皮肤肿胀度和疼痛级别的变化。结果金铁锁水煎浸膏对实验性 RA 关节痛具有显著的镇痛效应，能明显提高痛阈，减轻皮肤的肿胀度，降低疼痛级别，降低血清一氧化氮 / 一氧化氮合酶的含量等。随后，王美娥等同样在以弗氏完全佐剂建立大鼠试验性 RA 疼痛模型的基础上，采用不同剂量金铁锁水煎浸膏，并设立空白对照组、模型组、中药阳性对照组和西药阳性对照组治疗，检测大鼠痛阈和脑组织神经递质的变化。结果表明金铁锁水煎浸膏对试验性 RA 关节痛具有显著的镇痛效应，明显提高痛阈并显著提高大鼠脑中 5- 羟色胺（5-HT）、5- 羟吲哚乙酸（5-HTAA）、5- 羟色氨酸（5-HTP）的含量，降低脑组织神经递质多巴胺和去甲肾上腺素（NE）的含量。

2. 总皂苷镇痛作用

有研究报道，以佐剂性关节炎（AA）为动物模型，观察金铁锁总皂苷（TSPT）对 AA 大鼠炎性痛阈，足肿胀，关节炎指数，炎性组织液中促炎细胞因子白细胞介素 -1β（IL-1β）、肿瘤坏死因子 -α（TNF-α）水平及丙二醛（MDA）和皮质醇（Cor）水平的影响，以探讨其镇痛抗炎作用及其作用机理，结果表明 TSPT 能有效提高 AA 大鼠致炎足的痛阈、抑制关节肿胀率及关节炎指数、降低 AA 大鼠炎性组织液中促炎细胞因子 IL-1β、TNF-α 的水平及炎性组织液中 MDA 的含量并具有双向调节 Cor 水平的作用，进而推测其镇痛作用机制可能与抑制促炎细胞因子 IL-1β、TNF-α 的水平及降低 MDA 含量，调节 Cor 水平有关。而杨莲等以热板法和扭体法动物为模型，并设立空白对照组、西药阳性对照组、金铁锁浸膏组、金铁锁总皂苷组及金铁锁去总皂苷组，通过测定小鼠痛阈来探索金铁锁镇痛的活性部位及作用特点，结果表明金铁锁具有明显的镇痛作用，镇痛成分与所含的总皂苷有关，且镇痛作用部位可能在外周，但作用机制尚不清楚。

（二）对免疫功能的影响

郑维发等以 80、250 mg/kg 环磷酰胺分别诱导小鼠迟发性超敏反应（DTH）增强和抑制模型，观察不同剂量的金铁锁总苷（TGP）对小鼠 DTH 的影响；以 0.6% 巯基乙醇酸钠诱导、制备和培养小鼠腹腔单层巨噬细胞模型，观察不同浓度的 TGP 对巨噬细胞产生 IL-1 的影响；以刀豆蛋白 A（Con A）诱导小鼠脾淋巴细胞和胸腺淋巴细胞增殖反应，观察不同剂量 TGP 在给药的第 5 天、10 天、15 天对小鼠脾淋巴细胞的增殖反应和生成 IL-2 的影响。结果表明，60~100 mg/（kg·d）TGP 均能显著提高细胞免疫抑制小鼠的 DTH 反应（$P < 0.01$）；20~100 mg/（kg·d）能显著下调细胞免疫增强小鼠的 DTH（$P < 0.01$）；3 μg/ml TGP 能显著提升小鼠巨噬细胞产生 IL-1 的水平；20~80 mg/（kg·d）的 TGP 对小鼠脾淋巴细胞增殖反应均有明显的促进作用；80 mg/（kg·d）的促进作用最为显著（$P < 0.01$），而 100 mg/（kg·d）时，这种促进作用减弱；20~80 mg/（kg·d）的 TGP 在给药的第 15 天均能显著提升小鼠脾淋巴细胞产生 IL-2 的水平，以 60 mg/（kg·d）最为显著，80 mg/（kg·d）以上这种提升作用反而减弱。因此，可以看出适当剂量的 TGP 既是小鼠细胞免疫的增强剂，又是调节剂。

六、临床应用

（一）功效主治

祛风除湿，散瘀止痛，解毒消肿，用于治疗风湿痹痛、胃脘冷痛、跌打损伤、外伤出血。

（二）传统应用

1.《滇南本草》：食之令人多吐，专治面寒疼痛，胃气、心气疼，攻痈疮，排脓。细末，每服五分，烧酒送下。

2.《云南中草药》：止血止痛，活血祛瘀，除风湿。治跌打损伤、创伤出血、风湿疼痛、胃痛。

3.《四川常用中草药》：治肺痈吐脓、痈疡疼痛。

4. 处方

（1）治跌打损伤，风湿疼痛，胃痛：每次用金铁锁 0.9~1.5 g，水煎服，或泡酒服（《云南中草药》）。

（2）治创伤出血：外用金铁锁研粉，撒布患处（《云南中草药》）。

（3）治蛔虫症：先服半个油煎鸡蛋，隔半小时，再服金铁锁粉末 0.6 g 及剩余半个油煎鸡蛋（《云南中草药》）。

（4）治胃痛：金铁锁根 1.5 g，青藤香 3 g。为末，开水送服（《西昌中草药》）。

（5）治慢性咳、喘：①金铁锁根 1.5 g，金盆 3 g。为末，开水送服。②金铁锁根 6 g，叶下花根 9 g，松毛参 12 g，淫羊藿 15 g，泡酒 500 g。每天服 15 g（《西昌中草药》）。

（6）治小儿惊风：金铁锁 3 g，八爪金龙 9 g，樟木果 9 g，楠木香 9 g，枳实 9 g，共研末。每次开水送服 0.6 g，每日 3 次（《红河中草药》）。

（三）现代应用

1. 镇痛

现代研究表明金铁锁有显著的镇痛作用。

（1）处方：百宝丹胶囊

药物组成：三七 7.5 g，滇草乌（制）80 g，金铁锁 100 g，重楼 62.5 g。

功能主治：散瘀消肿，止血止痛。用于刀枪伤、跌打损伤、月经不调、经痛经闭、慢性胃痛及关节疼痛。

（2）处方：肿痛搽剂

药物组成：七叶莲 18 g，滇草乌 18 g，三七 18 g，雪上一枝蒿 18 g，金铁锁 18 g，火把花根 18 g，八角莲 18 g，金叶子 18 g，玉葡萄根 18 g，披麻草 18 g，重楼 18 g，灯盏细辛 18 g，栀子 18 g，白芷 18 g，白及 18 g，薄荷脑 6 g，甘草 6 g，冰片 6 g，麝香 0.08 g。

功能主治：消肿镇痛，活血化瘀，舒筋活络，化痞散结。用于跌打损伤、风湿关节痛、肩周炎、痛风性关节炎、乳腺小叶增生。

2. 治疗风湿病

金铁锁对风湿痹痛有良好治疗效果。

处方：杜仲壮骨胶囊

药物组成：杜仲 81 g，人参 32.4 g，三七 32.4 g，细辛 16.2 g，乌梢蛇 13.5 g，金铁锁 16.2 g，川芎 48.6 g，当归 48.6 g，秦艽 64.8 g，独活 48.6 g，白术 64.8 g，狗骨胶 13 g，桑枝 81 g，石楠藤 81 g，淫羊藿 81 g，木瓜 48.6 g，续断 48.6 g，附片 32.4 g，大血藤 54 g，威灵仙 48.6 g，寻骨风 81 g，黄芪 81 g，防风 48.6 g。

功能主治：益气健脾，养肝壮腰，活血通络，强健筋骨，祛风除湿。用于风湿痹痛、筋骨无力、屈伸不利、步履艰难、腰膝疼痛、畏寒喜温。

七、综合开发利用

（一）云南白药

金铁锁自古作为云南白药和百宝丹系列中成药的主要原料，临床用于治疗出血已有全面总结和报道。云南白药集团在传统配方基础上，开发出的云南白药现代制剂（粉剂、喷雾剂），多年来用于内、外、妇、伤科各种痛症和血症，疗效显著，经济效益、社会效益良好，云南白药作为祖国传统民族医药的瑰宝，被纳入国家基本药物目录，其配方被列为国家保密配方。

（二）金骨莲胶囊

由贵州苗药成方"痹痛灵"研制的金骨莲胶囊，治疗风湿痹阻引起的肌肉酸痛、关节红肿疼痛、屈伸不利等症总有效率为 93.4%。

（三）痛血康胶囊

适用于月经不调、痛经、闭经、月经量过多或淋漓日长、血性白带、产后瘀血症。对于各种癌症引起的剧烈疼痛具有显著镇痛作用。外伤出血、宫颈活检、宫颈息肉摘除时外敷药粉可止血，可用于胃及十二指肠出血、跌打损伤及疖肿。

（尹鸿翔）

参考文献

[1] 吴其濬. 植物名实图考[M]. 北京：中华书局，1963.

[2] 云南省彝医院，云南中医学院. 云南彝医药　下卷·云南彝药[M]. 昆明：云南科技出版社，2007.

[3] 贾敏如，张艺. 中国民族药辞典[M]. 北京：中国医药科技出版社，2016.

[4] 李耕冬，贺廷超. 彝医植物药（续集）[M]. 成都：四川民族出版社，1990.

[5] 国家中医药管理局《中华本草》编委会. 中华本草（第二册）[M]. 上海：上海科学技术出版社，1999.

[6] 金虹，谭克勤. 西南民族药金铁锁的研究现状及展望[J]. 中医药导报，2005，11（12）：66-67，73.

[7] 国家药典委员会. 中华人民共和国药典[S]. 一部. 北京：中国医药科技出版社，2015.

[8] 云南省食品药品监督管理局. 云南省中药材标准　第二册·彝族药[S]. 2005年版. 昆明：云南科技出版社，2007.

[9] 钟雁，赵承友，王用平，等. 金铁锁生物学特性及保护研究[J]. 中华中医药杂志，2007，22（12）：848-850.

[10] 杨丽云，陈翠，赵菊，等. 金铁锁生态学初步研究[J]. 中国农学通报，2009，25（18）：367-371.

[11] 张翔宇，唐映军，周茂嫦，等. 药用植物金铁锁的研究进展[J]. 贵州农业科学，2013，41（10）：67-69，73.

[12] 张庆滢，刘小烛，毛常丽. 药用植物金铁锁的研究进展[J]. 云南农业大学学报，2009，24（1）：139-143.

[13] 房楠，吴玟萱，明全忠，等. 苗药金铁锁质量标准完善研究[J]. 药物分析杂志，2015（2）：344-350.

[14] 屈燕, 虞泓, 周湘玲. 珍稀濒危药用植物金铁锁研究进展[J]. 中华中医药杂志, 2011, 26 (8): 795–797.

[15] 丁中涛, 保志娟, 杨雪琼, 等. 金铁锁根中的3个环二肽[J]. 中国中药杂志, 2003 (4): 52–54.

[16] 丁中涛, 汪有初, 周俊, 等. 金铁锁根中的环肽成分[J]. 云南植物研究, 2000, 22 (3): 331–336.

[17] 丁中涛, 周俊, 谭宁华. 金铁锁中的四个环二肽[J]. 中草药, 2000, 31 (11): 5–7.

[18] 赵保胜, 桂海水, 朱寅荻, 等. 金铁锁化学成分、药理作用和临床应用研究进展[J]. 中国实验方剂学杂志, 2011 (18): 288–291.

[19] 南京中医药大学. 中药大辞典[M]. 第2版. 上海: 上海科学技术出版社, 2006.

◎ 凉山虫草 ◎

一、本草学研究

（一）本草记载

凉山虫草在四川有较长的民间药用历史，始载于《四川通志》。《四川省中药材标准》记载凉山虫草具有补肺益肾，止咳化痰功效。治久咳虚喘、劳嗽咯血、阳痿遗精、虚损体弱、腰膝酸痛。《中华本草》和《中药大辞典》记载凉山虫草具补肺益肾功效，治肺肾两虚之咳喘。《中药材真伪鉴别彩色图谱大全》记载凉山虫草补肺益肾，止咳化痰。《西南地区大型经济真菌》记载凉山虫草民间作虫草用，功效与冬虫夏草类似。《彝医动物药》记载凉山虫草彝医用药经验为治体弱无力、虚瘦、血瘀腹痛、咳嗽、睡不好、不思饮食、怕冷、面黄、手脚关节痛。

（二）基原考证

凉山虫草，1979年凉山州药检所对其进行鉴定研究，确定其真菌为虫草属新种，命名为凉山虫草 *Cordyceps liangshanensis* Zang, Liu et Hu.。《四川省中药材标准》记载的凉山虫草，来源于麦角菌科真菌凉山虫草 *Cordyceps liangshanensis* Zang,

Liu et Hu. 寄生在鳞翅目昆虫幼虫上的子座及幼虫尸体的干燥复合体。《中华本草》记载的凉山虫草，来源于麦角菌科凉山虫草的菌核及子座。《中药大辞典》记载的凉山虫草，来源于麦角菌科虫草属真菌凉山虫草的菌核及子座。综上，彝药凉山虫草基原明确，为麦角菌科凉山虫草 *Cordyceps liangshanensis* Zang，Liu et Hu. 寄生在鳞翅目昆虫幼虫上的子座及幼虫尸体的干燥复合体。

二、资源学研究

（一）原植物形态

彝药凉山虫草 *Cordyceps liangshanensis* Zang, Liu et Hu. 子座多数或单生，细而坚硬，常曲折，高 20~30 cm，粗 1.5~2.3 mm。头部圆柱状或棒状，褐色至黑褐色，顶端具有不孕性的角状，具有假薄壁组织的皮层。子囊壳椭圆形或卵形，(400~700) μm×(300~450) μm，黑褐色，表面突起，呈天南星果序状。子囊圆柱形，(260~480) μm×(8~12) μm，子囊孢子透明或微黄，线状，多分隔，(160~350) μm×(2.5~3.5) μm。孢子释放后断裂为小节，每节为 (10~20) μm×(2.5~3.5) μm。寄生于鳞翅目昆虫上。见图4-24。

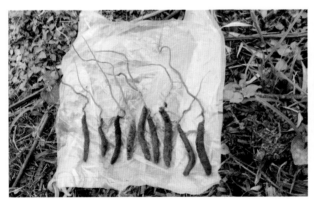 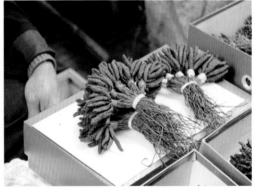

图4-24 凉山虫草鲜药材（文飞燕供图）

（二）生境分布

分布于云南、四川等地。主要生长于海拔 1 500~2 200 m 的温热潮湿筇竹和箭竹林中，广泛分布有凉山虫草、蛹虫草、半翅目虫草、粉背虫草、蝉虫草等几个种属，但以凉山虫草分布较广，数量较大。采集地点一般在海拔低、气温高的江边、河谷地区，采收季节一般在 9 月中下旬至 10 月中下旬。见图 4-25。

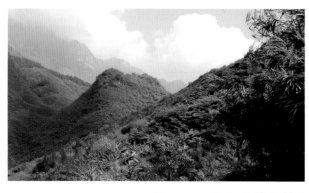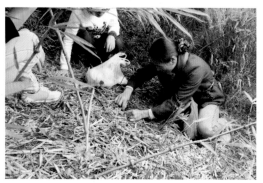

图4-25　凉山虫草原植物生境（文飞燕供图）

（三）资源保护

由于以前我国对凉山虫草的研究很少，所以一直以来凉山虫草都被国家列为正品冬虫夏草的伪品。对凉山虫草的化学成分和药理作用的研究，使凉山虫草的疗效、用途不断地被发现。从近年来的经济发展和市场综合分析看，凉山虫草市场空间大，市场需求量大，价格稳中有升。

由于其化学成分与冬虫夏草类似，目前已收入 2010 年版《四川省中药材标准》。现在通过很多人对凉山虫草的深入研究证明，凉山虫草化学成分、功效与名贵药材冬虫夏草相似，且分布海拔较低、资源量丰富，人工培育具有很大潜力，极可能发展成为冬虫夏草的替代资源。

凉山虫草目前以野生为主，尚无人工培养。

三、生药学研究

（一）药材性状

凉山虫草，由虫体和虫头部长出的真菌子座相连而成。虫体外形似蚕，较粗，稍弯曲，长 2.5~5 cm，直径 0.5~0.9 cm，虫体表面覆盖大量菌丝膜，与泥土混合故显黑褐色或棕褐色；无菌丝膜覆盖部分，可见红棕色虫皮，具光泽，足和气门不明显；虫体表面有环纹 20~30 条，近头部处环纹较密，头部红褐色，圆形或棒形，表面可见黑褐色小点（子囊壳突出于表面），不孕顶端长 3~5 mm，除去表面附着泥土及粗皮后，可见腹足四对明显，呈圆盘状。子座细长，圆柱形，多单生，上部有时分枝，长10~30 cm，直径1.5~2.5 mm；表面黄棕色、黄褐色、褐色至黑褐色，具纵棱；距子座顶端1.5 cm处有明显环状突起；少数具子囊壳者上部呈棒状，子囊壳表生，褐色或黑褐色。质脆易断，断面类白色，气微腥，味淡。

（二）理化鉴定

取本品粉末2 g，加入50%乙醇20 ml，超声处理30分钟，滤过。滤液浓缩至约1 ml，加入无水乙醇2 ml，摇匀，冷藏静置过夜。离心，取上清液，浓缩至1 ml，作为供试品溶液。另取腺苷对照品，加90%甲醇制成每1 ml中含0.1 mg的溶液，作为对照品溶液。照薄层色谱法（《中国药典》一部附录Ⅵ B）试验，吸取上述两种溶液各8~10 μl，分别点于同一硅胶GF254薄层板上，以三氯甲烷—乙酸乙酯—异丙醇—水—浓氨水（5：2：6：0.6：0.13）为展开剂，展开，取出，晾干。置紫外光灯（254 nm）下检视。供试品色谱中，在与对照品色谱相应的位置上，显相同颜色的斑点。

四、化学研究

（一）化学成分

凉山虫草中含有氨基酸、甘露醇、核苷、麦角甾醇、硬脂酸、生物碱及有机酸，其中主要成分为氨基酸、甘露醇。由于其化学成分与冬虫夏草类似，目前已收入2010年版《四川省中药材标准》。

1. 核苷类：主要含虫草素（3-去氧腺苷）、尿嘧啶、次黄嘌呤、尿苷、腺嘌呤、肌苷、鸟苷、腺苷等核苷类成分。

2. 多糖类：主要含两类多糖成分，即中性（CPS1）、酸性（CPS2）。CPS1单糖由葡萄糖、甘露糖、半乳糖、阿拉伯糖组成；CPS2单糖由葡萄糖、甘露糖、半乳糖、半乳糖酸、木糖、阿拉伯糖、鼠李糖组成。

3. 氨基酸类：凉山虫草中的氨基酸含量占34.21%，由天冬氨酸、苏氨酸、丝氨酸、谷氨酸、甘氨酸、丙氨酸、缬氨酸、蛋氨酸、亮氨酸、酪氨酸、脯氨酸、苯丙氨酸、赖氨酸、组氨酸、精氨酸、胱氨酸、半胱氨酸、色氨酸组成，包括了人体 8 种必需氨基酸，其中谷氨酸、精氨酸及丙氨酸含量最高。

4. 甘露醇类：目前分离出了甘露醇单体，结构为 D- 甘露醇，含量为 5.02％。

5. 甾醇类：含有 D- 甘露醇、蕈糖、麦角甾醇、麦角甾醇过氧化物、胡萝卜苷、胆固醇、谷甾醇等。

6. 无机元素：目前已检测出 37 种元素。其中，以铁和锌的含量最高，其次是镁、锰、钒、硼、钙、锶、铬、铅，再次是镍、钴、镉。

（二）含量测定与指纹图谱

照高效液相色谱法（《中国药典》2020 年版一部附录ⅥD）测定。

色谱条件与系统适用性试验：以十八烷基硅烷键合硅胶为填充剂；以甲醇—磷酸盐缓冲液（pH 值 6.5）[取 0.01 mol/L 磷酸二氢钠 68.5 ml 与 0.01 mol/L 磷酸氢二钠 31.5 ml 混合（pH 值 6.5）]（20∶80）为流动相；检测波长为 260 nm。理论板数按腺苷峰计算应不低于 2 000。

对照品溶液的制备：精密称取腺苷对照品适量，加 90％ 甲醇制成每 1 ml 含 20 μg 的溶液，摇匀，即得。

供试品溶液的制备：取本品粉末（过三号筛）约 1 g，精密称定，置具塞锥形瓶中，精密加入 90％ 甲醇 20 ml，密塞，摇匀，称定重量。加热回流 30 分钟，放冷，再称定重量。加 90％ 甲醇补足减失的重量，摇匀，滤过，取续滤液，即得。

测定法：分别精密吸取对照品溶液 10 μl 与供试品溶液 20 μl，注入液相色谱仪，测定，即得。

本品按干燥品计算，含腺苷（$C_{10}H_{13}N_5O_4$）不得少于 0.004％。

五、药理学研究

（一）免疫作用

通过对 2，4- 二硝基氯苯所致皮肤迟发型超敏反应和小鼠腹腔巨噬细胞吞噬功能的研究，发现凉山虫草能增强小鼠的细胞免疫和非特异性免疫功能。虫草具有增强免疫力的作用，其虫草多糖扮演着重要角色，主要体现在以下几个方面。①通过促进脾脏 DNA 的生物合成，增加核酸和蛋白质的含量，促进脾淋巴细胞的增殖而影响免疫器官的重量。②对单核—巨噬细胞系统的影响：单核—巨噬细胞属于机体的非特异性免疫系统。研究认为，虫草对该系统有广泛的激活作用：可使腹腔黏附细胞、脾脏巨噬细胞等体积增大、胞浆增多、核质疏松，而呈激活状态，可明显提高血浆碳清除率和肝、脾吞噬指数。③对细胞免疫功能的调节作用。④对体液免疫的影响：可增加血清中 IgG 含量，表明对机体体液免疫功能有促进作用，从而在抗癌、抗病毒感染中起重要作用。同时，虫草对免疫功能的调节作用是双向的，既可以表现为持续增强免疫力，以提高机体抵抗疾病的能力；又可以表现为免疫抑制作用，能够在器官移植术后有效地抑制排斥反应。其中虫草抗肿瘤作用的研究发展较快，其免疫药理研究为虫草作为抗肿瘤药物提供了有利证明。由于通过化疗方法在治疗恶性肿瘤的同时也损害了宿主的免疫系统，虫草能减轻化疗造成的免疫功能损害。与化学抗癌药物不同，其虫草多糖可通过提高机体的特异性或非特异性免疫功能，增强寄主机体免疫力，从而发挥抗肿瘤作用，而没有或较少有副作用。

（二）对肾脏的作用

凉山虫草归肾经，主要由于虫草多糖对肾损伤具有独特的疗效：提高肾功能障碍病人的肾功能；提高肾中超氧化物歧化酶的水平；防止卡那霉素、庆大霉素和环孢菌素 A 的肾毒性作用。其对于肾脏的作用机制主要体现在以下几个方面：

1. 虫草对 IgA 肾病的治疗中，虫草子实体中分离出的粗甲醇提取物 F2 成分可以明显抑制系膜细胞的增殖。另一方面，建立 IgA 肾病动物模型并对其饲以 1% 的多糖 F2 组分后发现，可以明显减少大鼠的蛋白尿及血尿，显著改善其组织病理学损伤。

2. 在对肾脏移植的用药中，虫草提取物能显著下调肿瘤坏死因子 TNF-α 及炎症因子 MCP-1 的表达，明显提高肾功能。

3. 对肾小管间质纤维化的治疗中，研究结果显示，百令胶囊可以诱导肝细胞生长因子（HGF）的表达，促使肾小管上皮细胞的增殖和修复，同时 HGF 又抑制

TGF-β 的表达和单核细胞浸润，使 TGF-β 表达减少，减轻肾脏纤维化程度。

4. 对被动性 Heymannn 肾炎（PNH）的治疗中，虫草可能抑制抗体与肾小球上皮细胞固有抗原表位结合，减少 C3 沉积。也可能抑制 MAC 的形成，降低了滤过屏障的损伤作用，也可以通过减少负电荷的丢失和排列紊乱，实现其屏障功能，减少蛋白尿。

5. 对肾小管上皮细胞的作用可能与诱导肾小管细胞持续高水平地表达 C-myc 原癌基因 mRNA 有关，从而促进损伤、坏死的肾小管细胞再生、修复，有益于急性肾衰的治疗。因此在临床上，虫草可以减轻慢性肾小球疾病患者的肾小管功能及临床症状。

（三）对呼吸系统的作用

由于虫草含有 D-甘露醇和虫草酸，具有保肺抗炎、止咳化痰和舒张肺支气管平滑肌等作用。通过肺支气管平滑肌灌流试验发现，凉山虫草能使灌流速率增加，说明凉山虫草水浸剂对肺支气管平滑肌有明显扩张作用。

（四）抗菌消炎作用

真菌感染昆虫后，被虫草菌寄生的昆虫组织并不会腐烂。现经研究已表明，虫草中的虫草素有抑制细菌的效果，对枯草杆菌、鸟结核杆菌、牛型结核分枝杆菌、梭菌、链球菌、鼻疽杆菌、炭疽杆菌、猪出血性败血症杆菌及石膏样小芽孢癣菌等均有一定抑制作用。原本虫草素只对革兰氏阴性菌枯草杆菌有较强的抑菌作用，而对革兰氏阳性菌金黄色葡萄球菌和真菌白色念珠菌并无抑制作用。后来的研究中，对虫草素进行化学结构修饰，经过化学修饰后的虫草素（N-正辛酰胺虫草素）对枯草杆菌的抑菌作用大大增强，对金黄色葡萄球菌和白色念珠菌也产生了一定的抑菌作用。

研究发现，虫草多糖对巴豆油所致耳肿胀和醋酸所致毛细血管通透性的增高均有显著抑制作用，证明其具有良好的抗炎作用。同时，也考察了 CMPS 对机体免疫功能的影响：溶血素的测定和 DTH 试验反映了体液免疫与细胞免疫的两个经典指标。CMPS 显著减少小鼠血清溶血素的生成，而不影响 DTH 反应，说明其对特异性免疫环节具有一定的选择性，对小鼠的碳粒廓清功能和免疫器官指数都没有影响。虫草素对被脂多糖活化的巨噬细胞 RAW264.7 的抗炎作用，是通过抑制 NF-κB 活性、Akt 及 p38 的磷酸化促使诱导型一氧化氮合酶及环氧化酶 -2 基因的表达下调，进而抑制一氧化氮的产生来实现。

（五）镇静作用

凉山虫草水浸剂腹腔注射对阈下催眠剂量的戊巴比妥钠具有协同作用，并且能明显延长戊巴比妥钠的睡眠作用时间。

（六）抗缺氧作用

通过凉山虫草水浸剂对耐缺氧能力影响试验发现，凉山虫草水浸剂能显著提高小鼠常压耐缺氧能力，并延长其存活时间。凉山虫草能提高机体耐缺氧能力，除与机体能量代谢有关外，还与虫草提取物含有蛋白质、17 种氨基酸、虫草素、虫草酸、虫草多糖、超氧化物歧化酶和维生素 E 等有关，特别是亮氨酸、异亮氨酸、缬氨酸等支链氨基酸为肝外代谢氨基酸，支链氨基酸也是唯一在骨骼肌中代谢的氨基酸，在体内为骨骼肌供应能量，所以起到加强肌肉力量、提高运动肌肉耐力的功能。

（七）毒性作用

对小鼠灌胃剂量达到 120 g 生药 /kg，动物均未见严重毒性反应，证明凉山虫草药材无明显急性毒性。且对凉山虫草 60 天长期毒性试验的观察结果表明，大鼠血液细胞学、血液生化学检测均属正常范围，肝、肾组织病理学检查，与对照组比较无明显差异，亦未见其他明显副反应。有研究学者认为，凉山虫草在化学成分与药理作用方面与正品虫草相似，且毒性比正品虫草低，提出凉山虫草可作为正品虫草的代用品。

六、临床应用

（一）传统应用

《彝医动物药》记载凉山虫草彝医用药经验为治体弱无力、虚瘦、血瘀腹痛、咳嗽、睡不好、不思饮食、怕冷、面黄、手脚关节痛。

（二）现代研究

彝药凉山虫草与冬虫夏草的药理作用基本相似，所以现代研究较多，发现其临床可用于肿瘤、高脂血症、心律失常、冠心病、慢性支气管炎、性功能障碍、肾功能衰竭、慢性病毒性肝炎、慢性乙型肝炎、肝硬化等的治疗。虫草或其制剂可用于治疗原发性血小板减少性紫癜、腹水性晚期血吸虫病、血红蛋白减小、血小板减小、糖尿病、过敏性鼻炎、耳鸣、类风湿性关节炎和红斑狼疮等疾病。

七、综合开发利用

从近年来凉山虫草的经济发展和市场综合分析看，市场空间大，市场需求量大，价格稳中有升。目前凉山虫草仅有原药材销售，尚未进一步开发，没有相关的产品销售。

（尹鸿翔）

参考文献

[1]四川省食品药品监督管理局.四川省中药材标准[M].成都：四川科学技术出版社，2011.

[2]国家中医药管理局《中华本草》编委会.中华本草[M].第2册.上海：上海科学技术出版社，1999.

[3]江苏新医学院.中药大辞典[M].上海：上海科学技术出版社，1986.

[4]黎跃成.中药材真伪鉴别彩色图谱大全[M].成都：四川科学技术出版社，1994.

[5]应建浙，臧穆.西南地区大型经济真菌[M].北京：科学出版社，1994.

[6]贺廷超，李耕冬.彝医动物药[M].成都：四川民族出版社，1986.

[7]陈抒云.彝药凉山虫草的生药与基于DNA条形码的分析鉴定研究[D].福州：福建中医药大学，2014.

[8]周亚兴，查云盛.凉山虫草的资源开发和利用探讨[J].中国民族民间医药，2012，21（15）：43-44.

[9]吴廷俊，曹共民，尹光华，等.凉山虫草与冬虫夏草中微量元素的分析比较[J].中药通报，1988（10）：40-41.

[10] 范卫强, 尹鸿萍, 周长林. 虫草多糖的分离、纯化和初步药效活性研究[J]. 生物加工过程, 2008 (1): 69–73.

[11] 张晓峰, 刘海青, 黄立成, 等. 中国虫草[M]. 西安: 陕西科学技术出版社, 2008.

[12] 金永日, 张甲生, 何玲, 等. 蚕蛹虫草和冬虫夏草中D–甘露醇的分析[J]. 白求恩医科大学学报, 1992 (1): 47–49.

[13] 严冬, 梁举春. 冬虫夏草化学成分研究综述[J]. 黑龙江科技信息, 2013 (5): 96.

[14] 李吉珍, 黄良月, 张白嘉, 等. 凉山虫草与冬虫夏草的药理作用比较[J]. 中药材, 1990 (3): 34–36.

[15] 国家药典委员会. 中华人民共和国药典[S]. 一部. 北京: 中国医药科技出版社, 2015.

[16] 李连德, 李增智, 樊美珍. 虫草多糖研究进展（综述）[J]. 安徽农业大学学报, 2000, 27 (4): 413–416.

[17] 郭亭芳, 郭亭艳. 冬虫夏草的药理作用研究及临床应用[J]. 晋东南师范专科学校学报, 2000 (3): 70–71, 73.

[18] 章力建, 张红城, 董捷, 等. 冬虫夏草辅助蜂胶抗肿瘤及其体外免疫作用研究初报[J]. 中国蜂业, 2010 (5): 7–10.

[19] 胡贤达, 黄雪, 王彪, 等. 冬虫夏草抗肿瘤及免疫调节作用的研究进展[J]. 药物评价研究, 2015 (4): 448–452.

[20] 王尊生, 俞永信, 袁勤生. 虫草属真菌的生物活性成分[J]. 中草药, 2004, 35 (10): 130–133.

[21] 宫壮, 张晓良, 刘必成. 冬虫夏草研究现状及治疗进展[J]. 东南大学学报（医学版）, 2008 (2): 140–144.

[22] 程晓霞, 陈洪宇, 王永钧. 多毛孢菌菌粉对肾小管间质损伤保护作用的临床研究[J]. 中国中西医结合肾病杂志, 2003, 4 (12): 718–720.

[23] 李祝, 刘爱英, 梁宗琦. 虫草菌素的生物活性及检测方法[J]. 食用菌学报, 2002, 9 (1): 57–62.

[24] 程显好, 白毓谦. 冬虫夏草菌丝体及发酵液中抗菌活性物质的初步研究[J]. 中国食用菌, 1995 (3): 37–38.

[25] 宾文, 宋丽艳, 于荣敏, 等. 人工培养蛹虫草多糖的抗炎及免疫作用研究[J]. 时珍国医国药, 2003, 14 (1): 1–2.

[26] Kim H G, Shrestha B, Lim S Y, et al. Cordycepin inhibits lipopolysaccharide–induced inflammation by the suppression of NF–κB through Akt and p38 inhibitionin RAW 264.7 maerophage cells[J]. European Journal of Pharmacology, 2006, 545 (2–3): 192–199.

[27] 王洪军, 吕真麟, 张博平, 等. 北虫草提取物对小鼠体能的影响[J]. 解放军预防医学杂志, 2009, 27 (3): 165–167.

[28] 陈璐, 万德光, 赵那, 等. 冬虫夏草替代资源—凉山虫草的急性毒性研究[J]. 西南军医, 2013, (2): 145–146.

[29] 陈万群, 陈古荣. 冬虫夏草代用品研究进展[J]. 中草药, 1994, 25 (5): 269–271.

[30] 周亚兴, 查云盛. 凉山虫草的资源开发和利用探讨[J]. 中国民族民间医药, 2012, 21 (15): 43–44.

◎ 昆明山海棠 ◎

一、本草学研究

（一）本草记载

昆明山海棠系我国传统中药材及民族药，又名火把花、紫金皮、紫荆皮、莫阿宰尼（哈尼语）、车油根（苗族语）、姑妹班（彝族语）等。昆明山海棠具有祛风除湿，活血舒筋的功效，主治风湿痹痛、半身不遂、疝气痛、痛经、出血不止、急性传染性肝炎、慢性肾炎、红斑狼疮、癌肿等。雷公藤属植物系卫矛科植物，中国雷公藤全属有 3 个种：雷公藤 (*Tripterygium. wilfordii* Hook)、昆明山海棠 [*T.hypoglaucum* (Levl.) Hutch.] 和东北雷公藤 (*T. regelii* Sprague et Takeda.)，该属植物在分类学上一直存在一定的争议，修订版 *Flora of China* 将上述 3 个种合并为雷公藤 (*T. wilfordii*)。昆明山海棠一名始载于清朝吴其浚《植物名实图考》卷三十六，据记述曰："夏开五瓣小白花，绿心黄蕊，密簇成攒旋，结实如风车，形与山药子相类，色嫩红可爱。"火把花一名始载于《本草纲目》："生滇南者花红，呼为火把花。"《云南草药品标准》以火把花为其中文植物名，火把花根为其药材名予以收载。《滇南本草》（1476 年）中曾以"紫金皮"为其药物名称作以记载。《彝族植物药》记载彝族药名为"罗古什"，《云南彝医药》《中国彝族药学》记载为"多争唯噜"，皆为昆明山海棠，《中国民族药志》也有对其的记载。

（二）基原考证

通过文献考证，《本草纲目》所记载"钩吻"和《滇南本草》（1476 年）中的"紫金皮"为昆明山海棠 [*T.hypoglaucum* (Levl.) Hutch.]。清朝吴其浚《植物名实图考》所记载实为雷公藤（*T. wilfordii* Hook. f.），雷公藤始载于《神农本草经》。《本草纲目拾遗》中所载雷公藤为蓼科植物杠板归。

湖南省中药材标准（2009 年版）、上海市中药材标准（1994 年版）、广东省中药材标准第一册（2004 年版）、广西中药材标准（1990 年版）中昆明山海棠药材收载品种均为卫矛科植物昆明山海棠 [*T.hypoglaucum*（Levl.）Hutch.] 的干燥根。

二、资源学研究

（一）原植物形态

藤本灌木，高 1~4 m，小枝常具 4~5 棱，密被棕红色毡毛状毛，老枝无毛。叶薄革质，长方卵形、阔椭圆形或窄卵形，长 6~11 cm，宽 3~7 cm，大小变化较大，先端长渐尖，短渐尖，偶为急尖而钝，基部圆形、平截或微心形，边缘具极浅疏锯齿，稀具密齿，侧脉 5~7 对，疏离，在近叶缘处结网，三生脉常与侧脉近垂直，小脉网状，叶面绿色偶被厚粉，叶背常被白粉呈灰白色，偶为绿色；叶柄长 1~1.5 cm，常被棕红色密生短毛。圆锥聚伞花序生于小枝上部，呈蝎尾状多次分枝，顶生者最大，有花 50 朵以上，侧生者较小，花序梗、分枝及小花梗均密被锈色毛；苞片及小苞片细小，被锈色毛；花绿色，直径 4~5 mm；萼片近卵圆形；花瓣长圆形或窄卵形；花盘微 4 裂，雄蕊着生近边缘处，花丝细长，长 2~3 mm，花药侧裂；子房具三棱，花柱圆柱状，柱头膨大，椭圆状。翅果多为长方形或近圆形，果翅宽大，长 1.2~1.8 cm，宽 1~1.5 cm，先端平截，内凹或近圆形，基部心形，果体长仅为总长的 1/2，宽近占翅的 1/4 或 1/6，窄椭圆线状，直径 3~4 mm，中脉明显，侧脉稍短，与中脉密接。见图 4-26。

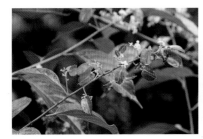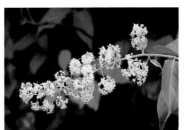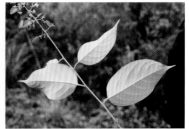

图4-26　昆明山海棠原植物（陈一龙供图）

（二）生境分布

昆明山海棠 *T. hypoglaucum* (Levl.) Hutch. 分布于四川、贵州、重庆、云南、湖北西部、湖南、广西等省区。生长在海拔 600~3 000 m 山野向阳的灌木丛中或疏林下。昆明山海棠自东向西分布海拔逐渐升高，在湖南中部 600~1 200 m，重庆 1 000~1 700 m，四川米易 1 300~2 300 m，云南大理 2 000~3 000 m。昆明山海棠为喜光植物，四川西昌、攀枝花地区和云南楚雄、大理、腾冲地区由于日照量大，生长于这些地方的昆明山海棠的种群密度、群落内总生物量、群落内成熟植株等明显强于生长在湖南、重庆、湖北、贵州的昆明山海棠。见图 4-27。

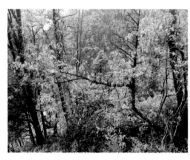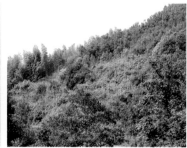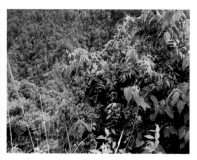

图4-27　昆明山海棠生境（陈一龙供图）

（三）植物保护与种植基地建设

昆明山海棠在四川德昌、江西遂川、云南大理等地均有连片几十公顷的野生群落，但资源破坏十分严重，资源蕴藏量已经很少。由于昆明山海棠药材主要来源于野生，其自然生长需 4~5 年，更新缓慢，野生资源及蕴藏量已急剧减少，同时人工种植周期长，导致原料供应匮乏。对此采取的建议如下：

1. 加强野生种质资源保护与管理

现今昆明山海棠资源蕴藏量正在锐减，有的甚至面临灭绝的危险，如果继续任其"野生无主，谁采谁有"，若干年后种质资源就将灭绝。为此，必须根据《中华人民共和国森林法》和《中华人民共和国野生植物保护条例》，依法加强对野生昆明山海棠资源的保护和管理，严禁乱采乱挖野生昆明山海棠。

2. 加强昆明山海棠种质资源的调查与收集

种质资源是药材生产的源头，是培育优良品种的遗传物质基础，在药材优良品质形成过程中起着关键的作用。加强昆明山海棠种质资源的调查与收集，建立种质资源库，选育出优质、高产的品种资源，以及发掘药材品种的基因资源，用以提高地产药材质量。

3. 制定昆明山海棠药材生产标准，建立昆明山海棠 GAP 基地

随着中药现代化、国际化进程的加快，全面系统地研究、总结雷公藤生产质量管理技术，根据《中药材生产质量管理规范》等，研究、制定既适合国情又能与国际接轨的《昆明山海棠药材生产质量标准》，并建立 GAP 基地，以提供昆明山海棠药材原料。

三、生药学研究

（一）药材性状

昆明山海棠直径 2.5 cm，外表棕红色至红黄色，具横向、色淡且细的条纹。栓皮松软易剥落，皮部厚 1.5 cm，棕褐色，断面颗粒状；木质部淡褐黄色，质地坚硬，具明显纹理，横断面肉眼可察见导管孔，射线明显，橘黄色，呈菊花心。皮部味微苦、涩。

（二）理化鉴定

取昆明山海棠粉末 4.0 g，加石油醚（60~90℃）50 ml，超声处理 30 分钟，滤过，滤液蒸干，用乙醇 1 ml 使溶解，作为供试品溶液。另取雷公藤红素对照品，加乙醇制成每 1 ml 含 0.5 mg 的溶液，作为对照品溶液。按照薄层色谱法（《中国药典》2020 年版四部通则 0502 薄层色谱法）试验，吸取上述供试品溶液 10 μl、对照品溶液 3 μl，分别点于同一硅胶 G 薄层板上，以三氯甲烷—甲醇（12∶1）为展开剂，展开，取出，晾干。供试品色谱中，在与对照品色谱相应的位置上，显相同颜色的斑点。

四、化学研究

（一）化学成分

昆明山海棠化学成分主要为生物碱、倍半萜、二萜及三萜类化合物等，萜类 63 种，生物碱 37 种，黄酮类 4 种，甾体类 4 种，鞣质类 3 种，其中雷公藤甲素、雷酚内酯、雷公藤内酯三醇、雷公藤三萜酸 A 等二萜类成分和雷公藤红素、雷公藤内酯甲等三萜类成分被认为是特征性活性成分。部分成分的结构式如图 4-28。昆明山海棠素（如昆明山海棠素 A、D、K 等）被认为是昆明山海棠中的特有化学成分。

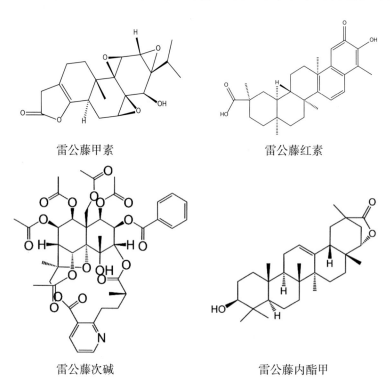

雷公藤甲素　　　　　　　　　　　雷公藤红素

雷公藤次碱　　　　　　　　　　　雷公藤内酯甲

图4-28　昆明山海棠部分成分的结构式

1.萜类

（1）倍半萜类包括：1α-acetoxy-6β，9β-dibenzoyloxy-4β-hydroxy-dihydroag-arofuran、1β-benzoyl-8α-cinnamoyl-4α，5α-dihydroxydihydroagarofuran。

（2）环氧二萜类包括：雷公藤内酯三醇、雷藤素丙、雷公藤内酯。

（3）雷酚内酯型二萜类包括：11-O-β-D-glucopyranosyl-neotritophenolide、雷酚

内酯、雷酚新内酯、昆明山海棠素 K、雷酚酮内酯。

（4）雷酚萜型二萜类包括：雷酚萜甲醚、雷酚萜 H、雷酚萜醇、雷酚萜、雷藤二萜酸、雷藤二萜酸 B、雷酚萜 A、雷酚萜 D、雷酚萜 J、雷酚萜 L。

（5）贝壳杉烷型二萜类包括：山海棠二萜内酯 A。

（6）松香型二萜醌类包括：雷藤二萜醌 A、雷藤二萜醌 B、雷藤二萜醌 H、quinone 21。

（7）齐墩果烷型三萜类包括：3- 乙酰氧基齐墩果酸、任卡漆 -5- 烯 -3β，28- 二醇、雷公藤内酯甲、3- 氧代齐墩果酸、雷公藤三萜酸 A。

（8）齐墩果烷型三萜类包括：triptocallic acid D、triptocallic acid C、3-epikatonic acid、oleanoic acid 3-O-acetate、mesembryanthemoidigenic acid。

（9）木栓烷型三萜类包括：海棠果醛、木栓酮、polpunonic acid、雷公藤红素。

（10）乌苏烷型三萜类包括：3β-acetoxy-urs-12-ene-28-oic acid。

（11）其他三萜类包括：hypoglaside A、triptohypol D、triptohypol E、triptohypol F、hypodiol。

2. 生物碱

生物碱包括：hypoglaunine F、hypoglaunine E、雷公藤春碱、雷公藤晋碱（雷公藤吉碱）、雷公藤定碱、tripfordine C、peritassine A、hypoglaunine C。

3. 黄酮类

黄酮类包括：(+)-儿茶素、(-)-表儿茶素、4′-O-(-)甲基-表没食子儿茶素、(2R，3R)-3，5，7，3′、5′-五羟基黄烷。

4. 甾体类

甾体类包括：β- 谷甾醇、胡萝卜苷、ergosta-4，6，8（14），22-tetraen-3-one、stigmast-4-en-3-one。

5. 鞣质类

鞣质类包括：原花青素 B3、原花青素 B4、原花青素 B2。

6. 其他

二十三烷酸、硬脂酸、富马酸、棕榈酸、对羟基苯甲酸、3，4-二羟基苯甲酸、3- 甲氧

基 -4 - 羟基苯甲酸。

（二）含量测定

色谱条件与系统适用性试验：以十八烷基硅烷键合硅胶为填充剂 [Inertsil ODS-4（3 μm，4.6 mm×250 mm）]；乙腈—1% 磷酸水溶液（30：70）洗脱；流速：0.75 ml/min；检测波长：220 nm；柱温：30 ℃；理论板数按雷公藤甲素计算应不低于 4 000。

对照品溶液的制备：精密称取雷公藤甲素适量，加入甲醇溶解并稀释至刻度，摇匀即得含甲素 0.064 4 mg/ml 的对照品溶液。

供试品溶液的制备：取昆明山海棠粉末（过三号筛）0.5 g，精密称定，置于具塞离心试管中，精密加入 0.6 mol/L [BMIm]PF6 乙酸乙酯溶液 2 ml，超声萃取 30 分钟，乙酸乙酯补足初重，离心 5 分钟（12 000 r/min），上清液微孔滤膜滤过，即得。

测定法：分别精密吸取对照品溶液与供试品溶液各 10 μl，注入液相色谱仪，测定，即得。

本品按干燥品计算，含雷公藤甲素对照品不得少于 8 μg/g。

五、药理学研究

昆明山海棠的药理作用主要有抗炎、抗肿瘤、免疫抑制、影响生殖功能、镇痛及解热等，临床用作免疫抑制剂效果良好。

（一）抗炎作用

昆明山海棠有很好的抗炎作用，能降低炎症过程中毛细血管的通透性，减少炎性渗出物和水肿。据报道，昆明山海棠对 CIA 和 AA 大鼠模型都具有积极的治疗效果，可能是通过抑制外周血、滑膜组织中的缺氧诱导因子 -1α（HIF-1α）表达或降低血清中白细胞介素 -6（IL-6）、IL-17、γ 干扰素（IFN-γ）、IL-1β、肿瘤坏死因子 -α（TNF-α）等细胞因子水平来抑制滑膜细胞和炎症细胞生长，从而产生抗炎作用；目前，昆明山海棠根的乙醇提取物被制成片剂，供临床治疗类风湿性关节炎；还用从其根中提取的生物碱治疗类风湿性关节炎，临床观察服用该生物碱剂量为18~27 mg时，疗效显著且无不良反应。

（二）抗肿瘤作用

昆明植物研究所首先报道，从昆明山海棠中提取的雷公藤甲素通过动物试验，在0.25 mg/kg剂量时对小鼠白血病L615有很好治疗效果。另据报道，昆明山海棠中的雷公藤内酯以0.2 mg/kg或0.25 mg/kg腹腔注射，对L615白血病有明显的疗效，不仅可使部分小鼠长期存活，而且可使长期存活的小鼠虽遭数次攻击却不引起白血病；同时昆明山海棠总生物碱（THHta）具有很好的抗肿瘤作用，THHta可以抑制肺癌细胞A549、白血病细胞及结肠癌细胞HCT116增殖，并诱导其凋亡。

（三）免疫抑制作用

研究证明，昆明山海棠水提取物（片）具有较强的免疫抑制作用，能抑制网状内皮系统的吞噬功能，抑制小鼠特异性抗体IgM的生成，且对迟发型超敏反应的抑制作用最强，其在具有明显免疫抑制效应的剂量下并不引起胸腺、脾脏等免疫器官萎缩，甚至还有增重的趋势；对佐剂关节炎的原发和继发性损害也均有明显抑制作用。另外，昆明山海棠提取物可以缓解异基因骨髓移植小鼠移植物抗宿主病（GVHD），发挥的免疫抑制作用机制可能与升高$CD_4^+CD_{25}^+$ T细胞水平和增加Foxp3 mRNA的表达有关。

（四）镇痛及解热作用

试验证明，昆明山海棠总碱及醇提取物对小鼠有镇痛作用，对大鼠有降低体温作用，对家兔也有解热作用，无论对正常体温及发热体温均有影响，与传统具有抗炎作用的解热镇痛药水杨酸类及吡唑酮类药物的药理作用很相似，但作用机制还不清楚。

（五）抗生育作用和生殖毒性

研究表明，昆明山海棠会对大鼠睾丸的生精细胞产生损伤，损伤程度与昆明山海棠存在一定的量效关系和时效关系，其作用机制可能与睾丸功能相关酶的异常表达有关。从昆明山海棠去皮根的水溶性部分中分离到 1- 表儿茶酸、卫矛醇等，经药理筛选发现 1- 表儿茶酸具有雄性抗生育作用，无毒剂量的乙醇提取物可致雄性大鼠不育；同时昆明山海棠的提取物对雌性小鼠抗着床、抗早孕有非常显著的作用，口服及宫内注入均有效。

六、临床应用

（一）类风湿性关节炎

研究表明，用火把花根片对 12 例 RA 患者进行治疗，平均治疗 82.7 天后综合评定，显效 4 例，好转 7 例，无效 1 例，总有效率 91.7%。老年类风湿性关节炎（EORA）起病急，致残率和致死率明显高于青、中年起病的 RA。试验表明，用昆明山海棠联合小剂量甲氨蝶呤（MTX）治疗 EORA，治疗组 40 例患者，24 周后疗效达到 82.5%，日常生活能力、关节肿胀指数等指标方面都优于对照组。

（二）银屑病

银屑病是一种慢性炎症性皮肤病，较难治愈。昆明山海棠治疗 123 例寻常型银屑病患者，有效率为 90.2%，显效率为 57.7%，显效多在治疗后 2~4 周。复方昆明山海棠联合复方甘草酸苷治疗 86 例寻常性银屑病，两药合用的效果比单一用药好，而且昆明山海棠对关节型和脓疱型银屑病均具有较好的治疗效果。

（三）系统性红斑狼疮

昆明山海棠制剂用于治疗红斑狼疮已有较多的临床使用案例，结果显示有治疗起效快、疗效好和副作用小的优点，但是制剂的组分没有报道。鉴于此，科研工作者通过多种动物模型进行了其作用机制的研究探讨，说明其机制可能在于它能对系统性红斑狼疮的多个免疫环节起作用，它不仅能抑制 T 细胞的功能，还能直接抑制亢进的 B 细胞功能。其抑制 IgG 产生的主要作用环节可能在于抑制 B 细胞的活化、增殖阶段，而不是分化、分泌阶段。

七、综合开发利用

（一）火把花根片

火把花根片是采用卫矛科雷公藤属植物昆明山海棠之根加工而成，有祛风除湿，舒筋活络，清热解毒等功效，具有明显的抑制病理性免疫反应和抗炎镇痛的作用，主要用于治疗类风湿性关节炎、红斑狼疮。

（二）昆明山海棠片

昆明山海棠片可用于治疗类风湿性关节炎、甲状腺功能亢进症、红斑狼疮、原发性血小板减少性紫癜、银屑病、自身免疫性溶血性贫血、掌跖脓疱病、白塞氏综合征、原发性肾小球疾病及恶性肿瘤等。

（陈一龙）

参考文献

[1] 谢晨琼, 周萍, 李祥, 等. 昆明山海棠化学成分及药理作用和临床应用研究进展[J]. 中草药, 2015, 46（13）: 1996–2010.

[2] 中国科学院中国植物志编辑委员会. 中国植物志[M]. 第45卷第3分册. 北京: 科学出版社, 1999.

[3] Chinese Academy of Sciences China flora editorial board. Flora of China[M]. Vol.11. Beijing: Science Publishing Company, 2008.

[4] 吴其俊（清）. 植物名实图考[M]. 北京: 商务印书馆, 1957.

[5] 李时珍. 本草纲目（校点本）[M]. 北京: 人民卫生出版社, 1977.

[6] 李耕冬, 贺廷超. 彝族植物药[M]. 成都: 四川民族出版社, 1990.

[7] 云南省彝医院, 云南中医学院. 云南彝医药 下卷·云南彝药[M]. 昆明: 云南科技出版社, 2007.

[8] 杨本雷. 中国彝族药学[M]. 昆明: 云南民族出版社, 2004.

[9] 李瑞淋. 雷公藤名实初考[J]. 中药材科技, 1984 (6): 51-52.

[10] 秦万章. 国产雷公藤属四种植物生药监定[C]//中国中西医结合学会皮肤性病专业委员会. 第四次全国雷公藤学术会议论文汇编. 中国中西医结合学会皮肤性病专业委员会, 2004: 4.

[11] 斯金平, 阮秀春, 郭宝林, 等. 雷公藤资源现状及可持续利用的研究[J]. 中药材, 2005, 26 (1): 10-11.

[12] 张帆, 邹惠美, 崔道林, 等. THH对胶原诱导性关节炎大鼠模型病理评分的影响 [J]. 中国医学创新, 2014, 11 (8): 13-14.

[13] 骆耐香, 陈森洲, 李莎莎, 等. 昆明山海棠对胶原诱导型关节炎大鼠的作用及可能机制 [J]. 现代免疫学, 2012, 32 (4): 287-292.

[14] 白玲, 陈森洲, 梁爽, 等. 昆明山海棠对CIA大鼠模型中HIF-1α表达的影响 [J]. 细胞与分子免疫学杂志, 2011, 27 (10): 1061-1064.

[15] 张帆, 邹惠美, 崔道林, 等. 昆明山海棠对CIA大鼠IL-6、IL-17及IFN-γ含量的影响 [J]. 中外医学研究, 2014, 12 (13): 138-139.

[16] 张覃沐. 雷公藤内酯的抗肿瘤作用及对小鼠免疫功能的影响[J]. 中国药理学报, 1981, 2 (2): 128.

[17] 刘乐斌, 刘胜学, 胡孝贞, 等. 昆明山海棠总生物碱诱导肺腺癌A549细胞凋亡与细胞周期改变 [J]. 第三军医大学学报, 2007, 29 (1): 18-20.

[18] 黄晓春, 敖琳, 杨录军, 等. 昆明山海棠总生物碱诱导白血病细胞凋亡及其体外抗白血病活性[C]//中国抗癌协会, 国家抗癌联盟. 第五届中国肿瘤学术大会论文集. 石家庄: 河北医科大学, 2008.

[19] 晓春, 刘晋祎, 周燕虹, 等. 昆明山海棠总生物碱对人结肠癌HCT116细胞增殖和凋亡的影响 [J]. 第三军医大学学报, 2009, 31 (22): 2246-2248.

[20] 邓文龙, 刘家示, 聂仁吉, 等. 昆明山海棠的药理作用研究——II. 对免疫功能的影响[J]. 中草药, 1981, 12 (10): 458.

[21] 李晟, 徐开林, 李振宇, 等. 昆明山海棠提取物对异基因骨髓移植小鼠调节性T细胞的影响[J]. 中国中西医结合杂志, 2009, 29 (10): 910-914.

[22] 张宝恒, 王丽英, 郑爱真, 等. 昆明山海棠总碱药理作用的研究[J]. 中草药, 1985, 16 (8): 24.

[23] 黄思行, 刘剑毅, 黄文涛, 等. 昆明山海棠片所致大鼠睾丸损伤的病理学研究[J]. 生殖与避孕, 2011, 31 (8): 514-519.

[24] 刘剑毅, 罗先钦, 黄思行, 等. 昆明山海棠对大鼠睾丸功能相关酶活性的影响[J]. 毒理学杂志, 2011, 25 (4): 290-292.

[25] 方娜娜. 昆明山海棠男性抗生育有效成分的研究（I）[J]. 华西药学杂志, 1987, 2 (3): 145.

[26]王士民.昆明山海棠对雄性大鼠抗生育作用的研究[J].江苏医药,1987,13(12):659.

[27]陈梓樟,胡尧碧.昆明山海棠提取物对大、小鼠的抗生育作用及机理研究[J].生殖与避孕,1990,10(4):47.

[28]陈梓樟,胡尧碧,张全梁,等.昆明山海棠提取物对雌雄性大小鼠的抗生育作用[J].中草药,1990,21(9):24.

[29]张忠祥,马朝俊.火把花根片治疗类风湿关节炎12例疗效观察[J].中药药理与临床,1990(5):44.

[30]范仰钢,李国华.昆明山海棠联合甲氨蝶呤治疗老年起病类风湿关节炎[J].现代医药卫生,2006,22(4):478-480.

[31]徐艳,万屏,何黎.复方昆明山海棠联合复方甘草酸苷治疗寻常性银屑病疗效观察[J].临床皮肤科杂志,2008,37(5):330.

[32]朱虹,葛忠民,柳雅玲.雷公藤制剂治疗系统性红斑狼疮临床双盲对照观察[J].泰山医学院学报,1998(4):333-334.

[33]王超.雷公藤叶的化学成分及生物活性研究[D].北京:北京协和医学院,2013.

[34]虞海燕,秦万章,吴厚生.雷公藤治疗系统性红斑狼疫免疫机制的研究[J].中国现代应用药学,1999,16(2):1-6.

◎ 青阳参 ◎

一、本草学研究

（一）本草记载

青阳参,又名青羊参、青洋参、阿努拖、肉已勃齐、尼迟色等,在中医本草中少见收载,是一味彝医常用的草药。《中国彝族药学》和《云南彝医药》记载"尼迟色"味甜、苦,性热,有小毒,归心、肝、肾路,能强筋健骨、活血止痛、解毒、安神。《中国民族药辞典》和《楚雄彝州本草》记载"青阳参"根治骨折、腰肌劳损、跌扑闪挫、癫痫、狂犬咬伤、腰痛、荨麻疹等。

（二）基原考证

《中国彝族药学》和《云南彝医药》记载"尼迟色"为萝藦科植物青羊参的根。

《楚雄彝州本草》《彝药志》和《彝药本草》中记载"阿努拖"原植物为萝藦科牛皮消属植物 Cynanchum otophyllum Schneid.，《中国植物志》记载青羊参 Cynanchum otophyllum Schneid. 为萝藦科鹅绒藤属 Cynanchum 植物。

二、资源学研究

（一）植物形态

多年生草质藤本；根圆柱状，灰黑色，直径约 8 mm；茎被两列毛。叶对生，膜质，卵状披针形，长 7~10 cm，基部宽 4~8 cm，顶端长渐尖，基部深耳状心形，叶耳圆形，下垂，两面均被柔毛。伞形聚伞花序腋生，着花 20 余朵；花萼外面被微毛，基部内面有腺体 5 个；花冠白色，裂片长圆形，内被微毛；副花冠杯状，比合蕊冠略长，裂片中间有 1 小齿，或有褶皱或缺；花粉块每室 1 个，下垂；柱头顶端略为 2 裂。蓇葖双生或仅 1 枚发育，短披针形，长约 8 cm，直径 1 cm，向端部渐尖，基部较狭，外果皮有直条纹；种子卵形，长 6 mm，宽 3 mm；种毛白色绢质，长3 cm。花期 6~10 月，果期 8~11 月。见图 4-29。

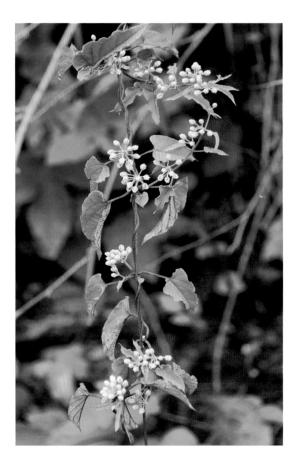

图4-29　青阳参原植物（王光志供图）

（二）生境分布

产于湖南、广西、贵州、云南、四川和西藏等省区。生长于海拔 1 500~2 800 m 的山地、溪谷疏林中或山坡路边。

（三）资源保护

粗放种植、加工炮制不规范、农药残留污染等问题严重影响了青阳参原材料的质量，这与现代医药工业生产要求还有很大差距。青阳参药材野生变家种，为野生中药资源的保护和永续利用积累了一定的经验，为当地农民增收致富开辟了一条门路。

三、生药学研究

（一）药材性状

根呈长圆锥形或圆柱形，不分枝或少分枝，长 20~40 cm，直径 1~3 cm，表面黄褐色至棕褐色，有纵皱纹和纵沟槽，具明显横向突起的皮孔；外皮脱落处显黄褐色。质硬，易折断，折断时有粉尘散落，断面类白色，形成层环类圆形，可见黄色放射状纹理。气微，味淡。

（二）理化鉴定

1. 取本品粉末 0.4 g，加 75% 乙醇 25 ml，加热回流 1 小时，滤过，滤液蒸干，残渣加水 10 ml 使溶解，用乙酸乙酯提取两次，每次 10 ml，合并乙酸乙酯提取液，蒸干，残渣加无水乙醇 1 ml 使溶解，作为供试品溶液。另取青阳参对照药材溶液 0.4 g，同法制成对照药材溶液。照薄层色谱法（《中国药典》一部附录）试验，吸取上述两种溶液各 5 μl，分别点于同一硅胶 G 薄层板上，以甲苯—乙酸乙酯—甲酸（5∶1∶0.5）为展开剂，展开，取出，晾干，置紫外光灯（365 nm）下检视。供试品色谱中，在与对照药材色谱相应的位置上，显相同颜色的荧光斑点。

2. 取本品粉末 2 g，加乙醇 20 ml，加热回流 20 分钟，滤过，取滤液 2 ml 置白色蒸发皿中，蒸干，残渣加醋酐 2 ml 使溶解，再滴加硫酸 2 滴，溶液显紫红色，渐变为绿色，最后显蓝绿色。

四、化学研究

（一）化学成分

青阳参主要有 C21 甾体类、过氧化物、苯乙酮类、有机酸等化学成分。其中 C21 甾体类为其主要有效成分。

1. C21 甾体类化合物

主要存在 8 种类型的苷元，即告达亭、青阳参苷元、去乙酰萝藦苷元、萝藦苷元、肉珊瑚苷元、12-β-O-乙酰基-20-O-（2-甲基丁酰基）—肉珊瑚苷元、开德苷元及罗素他命。与苷元相连的糖多数为去氧糖，常见的有毛地黄毒糖、加拿大麻糖、夹竹桃糖、黄花夹竹桃糖等。李祥等从青阳参氯仿萃取物分离到 11 个 C21 甾体类化合物，分别为青阳参苷乙、告达亭 -3-O-β-D- 加拿大麻吡喃糖基 -（1→4）-β-D- 夹竹桃吡喃糖基 -（1→4）-β-D- 加拿大麻吡喃糖基 -（1→4）-β-D- 加拿大麻吡喃糖苷、告达亭 -3-O-β-D- 夹竹桃吡喃糖基 -（1→4）-β-D- 夹竹桃吡喃糖基 -（1→4）-β-D- 加拿大麻吡喃糖基 -（1→4）-β-D- 加拿大麻吡喃糖苷、告达亭 -3-O-β-D- 夹竹桃吡喃糖基 -（1→4）-β-D- 毛地黄毒吡喃糖基 -（1→4）-β-D- 加拿大麻吡喃糖苷、青阳参苷 O、加加明 -3-O-β-D- 夹竹桃吡喃糖基 -（1→4）-β-D- 加拿大麻吡喃糖基 -（1→4）-β-D- 加拿大麻吡喃糖苷、sinomarinoside B、mucronatosides C、wallicoside J、stephanoside H、青阳参苷元 -3-O-β-D- 夹竹桃吡喃糖基 -（1→4）-β-D- 加拿大麻吡喃糖基 -（1→4）-β-D- 毛地黄毒吡喃糖苷。

2. 过氧化物

从青阳参根茎的乙酸乙酯提取物中分离得到了 7 种过氧化物，分别为 1-[4- 甲氧基 -3-（6- 甲氧基 -3- 乙酰基苯基过氧）苯基] 乙酮、1-（3- 羟基 -7- 乙酰基萘 -2- 基）乙酮、1-（3，4- 二羟基苯基）乙酮、1-（2，4- 二羟基苯基）乙酮、1-[3-（3，6- 二羟基 -2- 甲基苯甲酰基）-2，4- 二羟基苯基] 乙酮（白首乌二苯酮）、N，N- 二甲基乙胺和 2- 氧代 -2- 苯基乙酸。

3. 苯乙酮类

从乙醇提取物分离得到 6 种苯乙酮类化合物，分别为 2，4- 二羟基 -6- 甲氧基苯乙酮、4，6- 二羟基 -2- 甲氧基苯乙酮、对羟基苯乙酮、白首乌二苯酮、2，4- 二羟基苯乙酮、2，5- 二羟基苯乙酮。

部分成分的结构式如图 4-30。

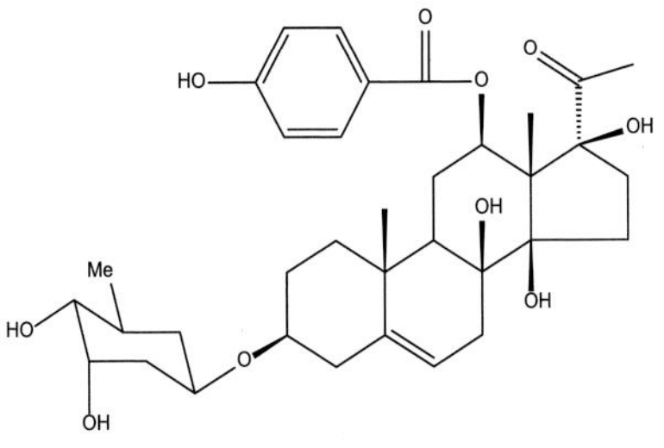

青阳参苷元

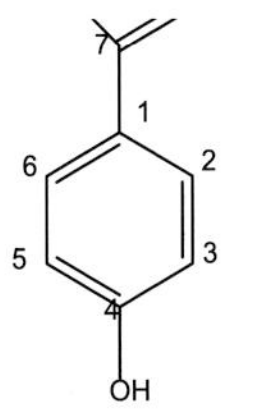

对羟基苯乙酮

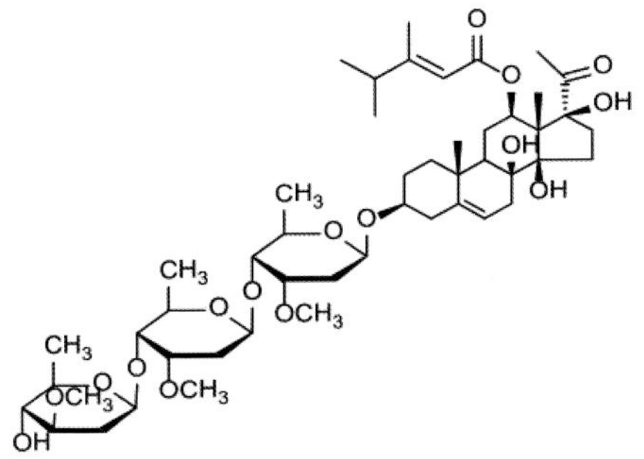

青阳参苷乙

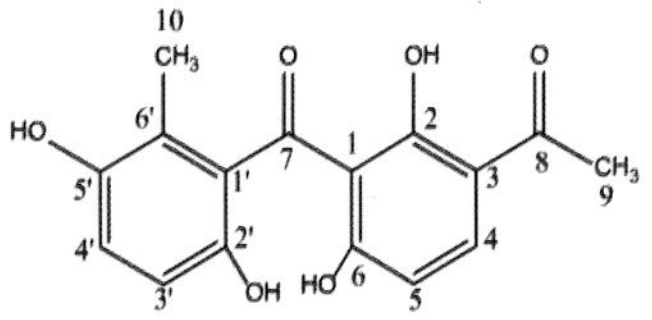

白首乌二苯酮

图4-30　青阳参部分成分的结构式

（二）含量测定与指纹图谱

青阳参药材标准收录于《云南省中药材标准　第四册·彝族药（Ⅱ）》（2005 年版）和《湖南省中药材标准》（2009 年版），因缺乏对照品，标准中均缺乏含量测定项。有文献报道了青阳参中青阳参苷乙、对羟基苯乙酮、白首乌二苯酮、7 个 C21 甾体皂苷含量测定的方法，这些研究为其药材质量标准的制定提供了参考依据。

五、药理学研究

（一）肝保护作用

青阳参总苷对 CCl_4 诱导的急性化学性肝损伤具有明显的保护作用，其机制可能与抗氧化和减少炎性细胞因子的释放有关。

（二）抗癫痫作用

李先春等在大鼠听源性惊厥试验中，发现青阳参皂苷对大鼠听源性惊厥发作、"点燃"效应及硫酸亚铁诱导的癫痫发作也有明显的对抗作用，表现出显著的抗癫痫效应。陈阳美等用大鼠杏仁核点燃癫痫模型、免疫组化技术观察青阳参皂苷对点燃癫痫大鼠脑内 c-los、c-jun 基因表达的影响，发现青阳参能使点燃癫痫鼠皮层与海马的 c-los、c-jun 表达减弱，阳性细胞数减少，可见青阳参抗癫痫机制与降低脑内 c-los、c-jun 基因表达有关。

（三）抗抑郁作用

杨庆雄等通过青阳参和对照药剂灌胃对小鼠强迫游泳不动时间，小鼠悬尾不动时间，小鼠 5 分钟内活动次数（自主活动），利血平所致眼睑下垂、运动不能等试验现象和数据进行分析，发现青阳参皂苷具有一定的抗抑郁作用。

（四）抗衰老作用

陈诗芸等研究了青阳参 C21 甾体酯苷类化合物对免疫受抑小鼠淋巴细胞的影响，发现它具有保护淋巴细胞 DNA 的作用，从而保护 ANAE 阳性淋巴细胞，这一研究揭示了青阳参 C21 甾体酯苷类化合物在抗衰老方面具有一定的作用。

六、临床应用

（一）传统应用

《彝药志》记载，彝医使用青阳参治疗虚咳、食积胃痛、腹胀、疳积、惊风、蛔虫、风湿关节痛、经期腰痛、头昏、白带、风疹瘙痒、癫痫、毒蛇咬伤、狂犬病、肠风下血、痔漏疮痈。《彝药本草》记载，彝医使用青阳参治疗腰膝酸软、四肢无力、关节疼痛、头风眩晕。

（二）现代研究

治疗癫痫：赵希光等对 20 例顽固性癫痫患者辅以青阳参片口服，联合服药总有效率为 85%。杜忠德等以丙戊酸钠、卡马西平、苯妥英钠、苯巴比妥钠、安定为常规治疗药物，加青阳参片辅助治疗 30 例癫痫患者，一年半后复查脑电图，有 6 例脑电图属正常范围，其他患者的脑电图表现均较前次好转，为轻度异常脑电图。

七、综合开发利用

（一）青阳参片

该产品为青阳参总苷经加工制成的片剂，能平肝补肾、豁痰镇痉、定痫，常用于治疗癫痫、头昏头痛、眩晕、耳鸣、腰膝酸软等症。

（二）通便消痤胶囊（青阳参是其中的重要组成药）

该胶囊能益气活血，通便排毒，用于气虚血瘀，热毒内盛所致便秘、痤疮、颜面色斑，高脂血症。

（三）排毒养颜胶囊（青阳参是其中的组成药）

该产品能益气活血，通便排毒，用于气虚血瘀、热毒内盛所致便秘、痤疮、颜面色斑。

（范　刚）

参考文献

[1] 杨本雷, 于惠祥. 中国彝族药学[M]. 昆明: 云南民族出版社, 2004.

[2] 云南省彝医院, 云南中医学院. 云南彝医药 下卷·云南彝药[M]. 昆明: 云南科技出版社, 2007.

[3] 贾敏如, 张艺. 中国民族药辞典 [M]. 北京: 中国医药科技出版社, 2016.

[4] 王敏, 朱琚元. 楚雄彝州本草[M]. 昆明: 云南人民出版社, 1998.

[5]云南省楚雄彝族自治州卫生局药检所.彝药志[M].成都:四川民族出版社,1983.

[6]张之道.彝药本草[M].昆明:云南科技出版社,2006.

[7]中国科学院中国植物志编辑委员会.中国植物志[M].北京:科学出版社,2004.

[8]张晓松.彝族药业面临生存危机[N].中国改革报,2004-09-30(003).

[9]高丽丽.彝州野药家种有新进展[N].云南政协报,2003-03-06(A02).

[10]杨竹雅,杨树德,钱子刚.青阳参及其近缘种的生药学比较[J].云南中医学院学报,2008(4):17-20.

[11]云南省食品药品监督管理局.云南省中药材标准 第四册·彝族药(Ⅱ)[S].昆明:云南科技出版社,2005.

[12]湖南省食品药品监督管理局.湖南省中药材标准[S].长沙:湖南科学技术出版社,2009.

[13]龚运淮,郑朝德,杨有富.青阳参苷元的分子结构研究[J].华西药学杂志,1987,2(2):64-67.

[14]李祥,张牧,向诚,等.青阳参中C12甾体成分研究[J].中国中药杂志,2014,39(8):1450-1456.

[15]赵益斌,任虹燕,左国营,等.青阳参提取物成分分析[J].西南国防医药,2009,10(19):961-965.

[16]昝珂,过立农,郑健,等.民族药材青阳参的化学成分研究[J].中国中药杂志,2016,41(1):101-105.

[17]昝珂,张睿,郑健,等.HPLC法测定民族药材青阳参中青阳参苷乙的含量[J].中国药事,2016,30(10):1004-1008.

[18]昝珂,郑健,过立农,等.HPLC法测定民族药材青阳参中对羟基苯乙酮的含量[J].中国药事,2015,29(12):1310-1314.

[19]昝珂,张欣,刘杰,等.HPLC法测定民族药材青阳参中白首乌二苯酮的含量[J].中国药事,2016,30(5):472-476.

[20]杨金铧,殷敏敏,张健,等.HPLC波长切换法测定青阳参中7个C21甾体皂苷的含量[J].中国药科大学学报,2014,45(2):200-204.

[21]孙树凯,翟玉娥.青阳参总苷对小鼠四氯化碳肝损伤的保护作用[J].青岛大学医学院学报,2012,48(2):148-150.

[22]李先春.青阳参总苷抗癫痫作用的分子机理研究[D].上海:华东师范大学,2005.

[23]陈阳美,曾可斌,谢运兰,等.青阳参对点燃癫痫大鼠脑内c-fos、c-jun基因表达的影响[J].中药药理与临床,2003,19(5):26-27.

[24] 杨庆雄. 人工栽培青阳参化学成分及抗抑郁活性研究[J] .贵州科学, 2007（S1）: 421-
　　 426.

[25] 陈诗芸, 李力燕, 陈渝, 等. 青阳参 C21甾体酯苷类化合物对免疫受抑小鼠淋巴细胞的影响[J].
　　 中药药理与临床, 1988, 4（4）: 51-52.

[26] 赵希光, 唐丽君. 青阳参治疗顽固性癫痫 20例疗效观察[J].陕西医学杂志, 1985（8）: 22-24.

[27] 杜忠德, 高学广. 青阳参片辅助治疗癫痫 30例临床分析[J]. 中华临床医药, 2004, 5（16）: 116.

◎ 五气朝阳草 ◎

一、本草学研究

（一）本草记载

五气朝阳草首载于《昆明药植调查报告》，又名龙须草、草本水杨梅、追风七、阿努其他彪、乌金丹。五气朝阳草能祛风除湿，活血消肿，主治腰腿痹痛、痢疾、崩漏、白带异常、跌打损伤、痈疽疮疡、咽痛等疾病。《云南彝医药》记载其能补虚安神，止咳润肺，活血止痛，调经；《彝药志》记载可用于治疗慢性支气管炎咳嗽；《聂苏诺期》记载可用于治疗骨折。此外，云南省民间常用本品煮鸡或炖猪肉食，治疗肾虚腰痛、体虚、头晕目眩、月经不调、不孕、虚火牙痛等症。

（二）基原考证

五气朝阳草药材的基原较多，由于不同地方、各个民族的使用习惯不同，造成了同名异物或同物异名的情况，《云南彝医药》通过文献考证后认为，五气朝阳草为蔷薇科 Rosaceae 水杨梅属植物水杨梅 *Geum aleppicum* Jacq. 的干燥全草及根。但是民间尚存诸多混用品种，其中有羽裂水杨梅 *Geum aleppicum* Jacq var. *bipinnatum* （Batal.）F. Bolle ex Hand.、南水杨梅 *Geum japonicum* Thunb.，甚至有的将大戟科的水柳 *Homonoia riparia* Lour. 作为来源，还有的将毛茛科的石龙芮 *Ranunculus sceleratus* L、茴茴蒜 *Ranunculus chinensis* Bunge. 作为来源。

二、资源学研究

（一）原植物形态

　　蔷薇科水杨梅属植物水杨梅 *Geum aleppicum* Jacq.，为多年生草本。须根簇生。茎直立，高 30~100 cm，被开展粗硬毛稀几无毛。基生叶为大头羽状复叶，通常有小叶 2~6 对，连叶柄长 10~25 cm，叶柄被粗硬毛，小叶大小极不相等，顶生小叶最大，菱状广卵形或宽扁圆形，长 4~8 cm，宽 5~10 cm，顶端急尖或圆钝，基部宽心形至宽楔形，边缘常浅裂，有不规则粗大锯齿，锯齿急尖或圆钝，两面绿色，疏生粗硬毛；茎生叶羽状复叶，有时重复分裂，向上小叶逐渐减少，顶生小叶披针形或倒卵披针形，顶端常渐尖或短渐尖，基部楔形；茎生叶托叶大，绿色，叶状，卵形，边缘有不规则粗大锯齿。花序顶生，疏散排列，花梗被短柔毛或微硬毛；花直径 1~1.7 cm；花瓣黄色，几圆形，比萼片长；萼片卵状三角形，顶端渐尖，副萼片狭小，披针形，顶端渐尖稀 2 裂，比萼片短 1 倍多，外面被短柔毛及长柔毛；花柱顶生，在上部 1/4 处扭曲，成熟后自扭曲处脱落，脱落部分下部被疏柔毛。聚合果倒卵球形，瘦果被长硬毛，花柱宿存部分无毛，顶端有小钩；果托被短硬毛，长约 1 mm。花果期 7~10 月。见图 4-31。

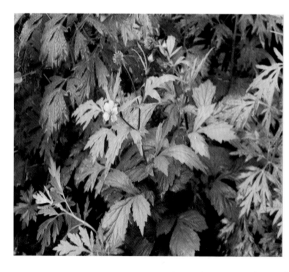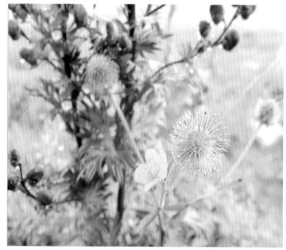

图 4-31　五气朝阳草的原植物（范刚供图）

（二）生境分布

产于黑龙江、吉林、辽宁、内蒙古、山西、陕西、甘肃、新疆、山东、河南、湖北、四川、贵州、云南、西藏。生于海拔200~3 500 m的山坡草地、沟边、地边、河滩、林间隙地及林缘。广布北半球温带及暖温带。见图4-32。

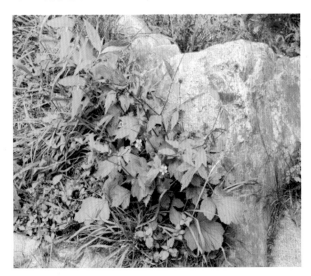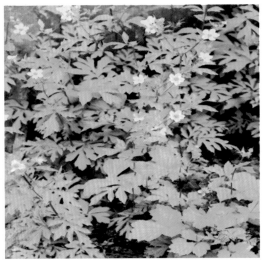

图4-32　五气朝阳草的生境（范刚供图）

（三）资源保护与种植基地建设

五气朝阳草分布广泛，其资源较为丰富，目前未见人工引种栽培的报道。

三、生药学研究

（一）药材性状

药材切成短节状。根茎不规则形，直径0.5~1 cm。根多数簇生，直径1~3 mm，表面黄棕色，少有须根。茎圆柱形，中空，直径4~12 mm，表面灰绿色或棕色，被有白色长刚毛，质脆，易折断，断面黄白色。叶多易碎，上表面颜色深，下表面颜色浅，呈黄绿色，上下表面均被白色长刚毛。花多皱缩，黄色，花瓣宽卵形至近圆形，先端圆，聚合瘦果长球形，直径9~12 mm。气微，味苦、涩。

（二）理化鉴定

称取样品粗粉 10 g，加 95% 乙醇 150 ml，于水浴上加热至 80 ℃，提取 1 小时，过滤。①取滤液于滤纸上，滴加 1% 三氯化铁—1% 铁氰化钾试液（1:1），在紫外光灯（365 nm）下观察，显蓝色荧光（查酚类、鞣质）。②取滤液蒸干，用冰醋酸溶解，溶解液加硫酸 1~3 滴，显淡红色—深紫红色—污绿色（查皂苷）。称取样品粗粉 5 g，加 50 ml 蒸馏水，于 60℃水浴上热浸 40 分钟，过滤，取水浸液 1 ml 于试管中，加 α-萘酚乙醇液 3 滴，摇匀，沿管壁滴加浓硫酸 1 ml，上层污绿色，交界面紫红色（查糖、多糖）。薄层层析样品制备：取前文所述的乙醇提取液 1 ml，水浴上加热挥发至 0.5 ml 备点样用。吸附剂：硅胶 G（青岛海洋化工厂）3.5 g，加 0.5% 羧甲基纤维素钠水液 8 ml，制板成 20 cm×5 cm，干燥后在 110 ℃下活化 2 小时，备用。展开剂：苯—醋酸—水（1:1:2），展距 14 cm，得到 2 个黄色斑点，在紫外光灯（365 nm）下观察，2 个斑点仍显黄色。

四、化学研究

五气朝阳草的化学成分研究较少，相关研究表明，其中含有鞣质、乌苏烷型三萜类、多糖等化合物。未见其单体化合物成分的报道。

五、临床应用

（一）传统应用

根据《彝医植物药（续集）》中所记载，五气朝阳草的全草或根主治胃病、泻痢、肿毒、月经不调、阳虚头昏、风湿关节疼痛。《云南彝医药》中记载，可用于治疗肾虚腰痛、脑神经衰弱、慢性支气管炎咳嗽、骨折等疾病。

（二）现代研究

五气朝阳草的现代研究薄弱，目前仅有少数报道。临床用于治疗风湿、跌打损伤失血、痈疽结核、子宫肌瘤、咳嗽等疾病。其有效性的相关科学依据还需进一步研究。

（范　刚）

参考文献

［1］杨永安,刘培波,杨发成. 两种补养类彝药的红外光谱研究[J]. 楚雄师范学院学报, 2009, 24
　　（6）：35-39.

［2］王怡林,杨群,姚杰. HATR和FTIR分析彝药四块瓦和五气朝阳草[J]. 光散射学报, 2007, 19
　　（2）：185-189.

［3］李树钿,廖龙样. 五气朝阳草的临床应用[J]. 中国民族民间医药, 1999, 8（4）：213-214.

［4］韦群辉. 云南民间习用水杨梅的品种论述[C]//中国自然资源学会天然药物资源专业委员会.中
　　国自然资源学会天然药物资源专业委员会成立大会暨第一次学术研讨会会刊. 南京: 中国自
　　然资源学会天然药物资源专业委员会, 1994.

［5］廖心荣,韦群辉,游春,等. 云南民间习用水杨梅——五气朝阳草的生药鉴定[J]. 云南中医学院
　　学报, 1994（1）：19-22.

◎ 皮寒药 ◎

一、本草学研究

（一）本草记载

皮寒药又名米口袋、米布袋,米皮袋之名早在 15 世纪的《救荒本草》中就有记载,称"米布袋生田野中,苗塌地生,叶似泽漆叶而窄,其叶顺茎排生,梢头攒结三四角,中有种子如黍粒大微扁,味甘"。在《本草纲目》中,米布袋被列为紫花地丁的别名。《植物名实图考》对其进行了更详细的描述,其所载米布袋项下的图文皆来自《救荒本草》。皮寒药一词始见于《西昌中草药》一书,在《云南植物志》中亦有记载。皮寒药现已被《四川省中药材质量标准》（2010 年版）收载。皮寒药的来源为豆科米口袋属植物川滇米口袋 *Gueldenstaedtia delavayi* Franch., 全草入药。其具

有发汗解表、止痛作用，常用于外感发热、头痛、四肢酸软、咽痛、喘咳。

（二）基原考证

皮寒药为四川省攀西地区习用药材。在主产地采集的对口植物标本经鉴定为豆科米口袋属植物川滇米口袋 *Gueldenstaedtia delavayi* Franch. 干燥全草。此外，还有同属植物米口袋 *Gueldenstaedtia multiflora* Bgun. 的干燥全草，但以前者为主流品种，在四川攀西地区药用历史悠久。几种与彝药川滇米口袋易混淆的品种如表4-7所示。

表4-7　彝药川滇米口袋原植物与常混淆品

种名	拉丁学名	真伪	文献出处
川滇米口袋	*Gueldenstaedtia delavayi* Franch.	正品	《西昌中草药》
米口袋	*Gueldenstaedtia multiflora* Bgun.	代用品	《植物名实图考》
白花米口袋	*Gueldenstaedtia delavayi* Fr.*f.alba* H.P.Tsui.	混淆品	《大理中药资源志》
狭叶米口袋	*Gueldenstaedtia stenophylla* Bge.	混淆品	《中国高等植物图鉴》
滇西米口袋	*Gueldenstaedtia flava* Adamson.	混淆品	《云南种子植物名录》
黄花米口袋	*Gueldenstaedtia forrestii* Ali.	混淆品	《云南种子植物名录》
云南米口袋	*Gueldenstaedtia yunnangensis* Franch.	混淆品	《云南种子植物名录》《西藏植物志》

二、资源学研究

（一）原植物形态

川滇米口袋 *Gueldenstaedtia delavayi* Franch. 为多年生草本，全株被白色柔毛。主根长圆锥形，长 4~23 cm，直径 1.5~13 mm。分茎极短，叶及总花柄于分茎上丛生。托叶宿存，狭三角形，基部贴生于叶柄，被长柔毛，边缘具牙齿状腺体。奇数羽状复叶，通常长 2~11 cm，小叶 5~11 片，椭圆形或卵圆形，长 3~18 mm，宽 2~10 mm，顶端钝，具细尖，两面均被长柔毛，上面较稀疏。伞形花，2~4 朵花，总花梗花期与叶等长，果期较叶短，且较叶柄粗；花萼钟状，二萼齿较大；花冠紫色，旗瓣宽卵形，顶端微缺，翼瓣狭长，龙骨瓣短，子房圆筒状，花柱内卷。荚果长圆柱形，短而被白色柔毛，花萼宿存，长 8~12 mm；种子肾形，具凹窝，有光泽。花期 3~5 月，果期 7~8 月。见图 4-33。

此外，栽培品与野生品的区别在于：主根长 5~24 cm，直径 3~10 mm；叶长 2~14 cm，小叶长 3~18 mm，宽 2~10 mm，其余均同野品。

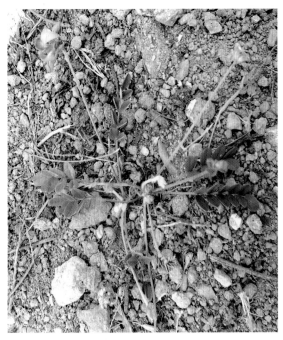
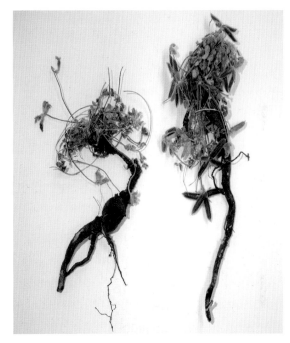

皮寒药原植物　　　　　　　　　　　　皮寒药药材

图 4-33　皮寒药原植物及药材（蒋桂华供图）

（二）生境分布

川滇米口袋主要分布于四川省凉山州西昌、冕宁、德昌、普格等县市，即安宁河流域，云南省西北部亦有分布。生长于河畔土埂、田边及海拔 2 500 m 左右的山区路边、草坡；气候干湿分明，冬无严寒，夏无酷暑，光热丰富，雨量充沛，立体气候特征明显。见 4-34。

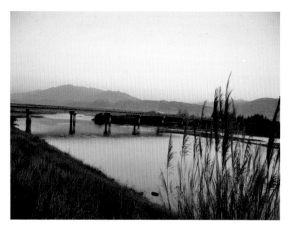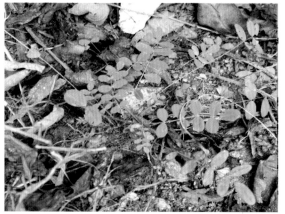

图4-34　皮寒药原植物生境（蒋桂华供图）

三、生药学研究

（一）药材性状

主根长圆锥形，长3~21 cm，直径0.5~12 mm。表面棕黄色，有纵皱纹和横向突起的皮孔，易折断，断面纤维状，略见菊花心。奇数羽状复叶丛生，质脆、多破碎，完整小叶椭圆形或卵圆形，淡灰绿色，长3~15 mm，宽2~10 mm，全缘，两面均被白色柔毛。叶轴细长。花总梗纤细，伞形花序，蝶形花，花冠紫色或淡紫色，皱缩易脱落，尖端有一个凹陷的缺口。荚果长圆形8~12 mm，表面黄棕色。种子肾形，具凹窝，墨绿色或棕褐色。气微、味淡，嚼之微有豆腥味。

（二）理化鉴定

取皮寒药不同产地样品10批，加乙醇加热回流滤过，取滤液25 ml，滤液蒸干，残渣加三氯甲烷溶解，滤过，取滤液，在水浴上浓缩至1 ml制成供试品溶液。取β-谷甾醇对照品适量，精密称定，加三氯甲烷制成1 ml/mg的溶液，作为对照品溶液。皮寒药对照药材溶液的制备方法按供试品溶液方法制样，以皮寒药对照药材和谷甾醇对照品为对照。分别点于同一硅胶薄层板GF254上，以正己烷—乙酸乙酯（10∶3）为展开剂，展开，取出，晾干，喷10%的硫酸乙醇试液，至105 ℃加热至粉红色斑点出现，置紫外光灯（254 nm）下检视，供试品色谱中，在与对照药材和对照品色谱相应位置上，显相同颜色的斑点。

四、化学研究

（一）化学成分

皮寒药全草中含有苷类、黄酮类、植物甾醇、鞣质、酚性类等成分。通过系统溶剂法及多种色谱技术的应用，从皮寒药全草的乙酸乙酯、正丁醇部位分离得到 12 种化合物。经理化常数测定和光谱分析，暂鉴定出 5 种化合物的结构。分别为：7，2′-二羟基-4′-甲基-异黄酮、高丽槐素（马卡因）、芒柄花素-7-O-β-D-葡萄糖、芒柄花素、腺苷。其中最主要的有效成分为芒柄花素、高丽槐素，其结构如图 4-35。

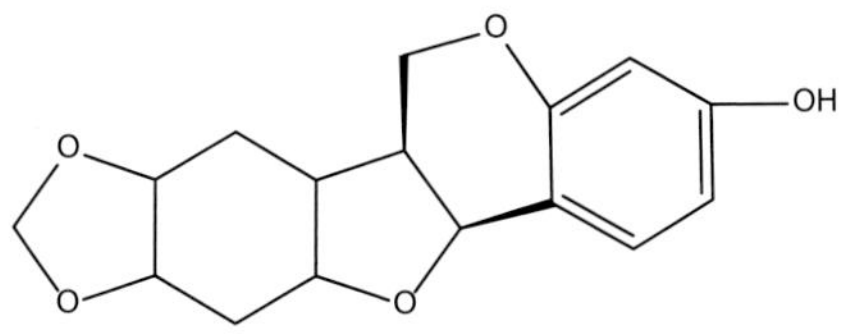

芒柄花素 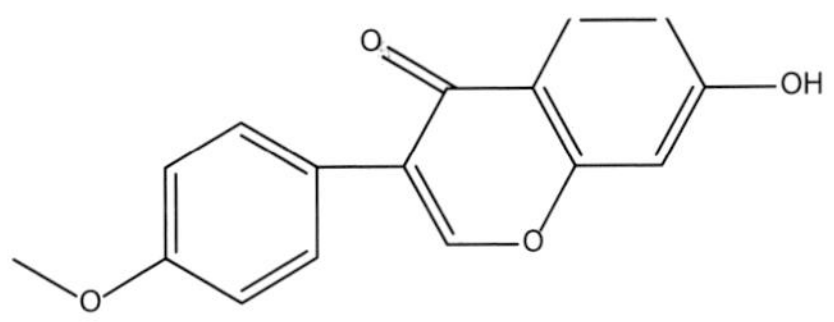　　　　　　　　　　　　　　高丽槐素

图4-35　芒柄花素、高丽槐素的结构式

（二）含量测定

色谱条件与系统适应性试验： 十八烷基硅烷键合硅胶为填充剂；以甲醇—水（70∶30）为流动相，流速：1 ml/min，柱温：25 ℃，检测波长：310 nm，分析时间：25 分钟。理论塔板数高丽槐素、芒柄花素不低于 4 000。

样品液的制备： 取皮寒药药材粗粉约 3 g，精密称定，置于 150 ml 锥形瓶中，加乙酸乙酯 80 ml，超声处理（功率 300 W，频率 50 Hz）1 小时，取出，滤过，残渣用乙酸乙酯洗涤，回收溶剂至干，加甲醇溶解，定容至 10 ml，作为样品溶液。进样前用 0.45 μm 微孔滤膜过滤。

对照品溶液的配置： 取适量的芒柄花素对照品和高丽槐素对照品，加适量甲醇，制成对照品溶液，备用。

测定法： 分别精密吸取对照品溶液及供试品溶液 10 μl，注入液相色谱仪，测定，即得。

五、药理研究

（一）解热作用

皮寒药水提液低浓度能显著抑制 2% 2，4- 二硝基苯酚所致大鼠发热。

（二）镇痛作用

皮寒药水提液高浓度能明显减少冰醋酸致小鼠扭体次数。

（三）抗菌作用

皮寒药水提液与醇提液的抗菌作用试验发现，水提液和醇提液在生药浓度 1 g/ml 时对表皮葡萄球菌皆表现出抑制作用，且水提液的作用大于醇提液，醇提液还对金黄色葡萄球菌表现出抑制作用。对部分革兰氏阳性菌和阴性菌有一定抑制作用，且抗炎效果显著，能增强免疫力和抗疲劳能力。

（四）毒性作用

急毒试验动物均未出现中毒和死亡现象。

六、临床应用

（一）传统应用

在《西昌中草药》中记载："全草入药，四季可采；性寒，味辛苦，清热解毒、镇痛。"在攀西地区，皮寒药为药食两用中药。皮寒药不仅可单用或炖食，一些中医在治疗风寒感冒时，也常以皮寒药为药引，以增强临床疗效。

（二）现代应用

何德昭对四川省凉山州彝族人民利用皮寒药治疗感冒进行了总结和验证，并研究了 72 例皮寒药配伍陈皮治疗感冒的案例，观察其临床疗效，结果痊愈 46 例，占 63.89%；显效 21 例，占 29.17%；有效 5 例，占 6.94%。发现皮寒药治疗感冒疗效显著。

七、综合开发利用

四川省绵阳市中医医院拟开发皮寒感舒颗粒，以抗流感病毒为切入点，结合彝医辨证的用药思想，开发出宜于规模化生产的预防或治疗季节性流行感冒的安全、有效、价廉物美的彝药制剂。

（蒋桂华）

参考文献

[1] 钱子刚，韦群辉，戴蓉. 米口袋与地丁的学名修订[J]. 云南中医学院学报，2000，23（1）：21–23.

[2] 中国科学院昆明植物所.云南植物志[M]. 北京：科学出版社，2006.

[3] 四川省食品药品监督管理局. 四川省中药材标准[M]. 成都：四川科学技术出版社，2011.

[4] 陈立，王军宪，栗燕，等. 米口袋属植物研究概况[J]. 陕西中医，2001，22（3）：184–185.

[5] 段旭静，李佳，张永清. 米口袋属药用植物研究[J]. 山东中医药大学学报，2010，34（2）：181–183.

[6] 韦群辉，邹海舰，钱子刚，等. 川滇米口袋和白花米口袋的生药学研究[J]. 中草药，1999，30（3）：216–218.

[7] 何德昭. 凉山州民间草药"皮寒药"加陈皮治疗感冒72例[J]. 成都中医药大学学报，2004，27（3）：11.

◎ 肾 茶 ◎

一、本草学研究

（一）本草记载

肾茶首载于广州部队后勤部卫生部《常用中草药手册》，谓："猫须草（肾茶），甘淡微苦，凉。清热祛湿，排石利水。用于急慢性肾炎，膀胱炎，尿路结石，风湿性关节炎。"《全国中草药汇编》载："猫须草别名肾茶、猫须公。唇形科猫须草属植物猫须草，以茎、叶入药。甘、微苦，凉。清热祛湿，排石利尿。用于急慢性肾炎、膀胱炎、尿路结石、胆结石。"《中华本草》记载，其为唇形科植物肾茶的全草，味甘、淡、微苦，性凉，功能清热利湿，通淋排石，主治急慢性肾炎、膀胱炎、尿路结石、胆结石、风湿性关节炎，并对其原植物形态、生境分布、栽培、药材性状、显微鉴别、用法用量、化学成分、药理作用等做了详细的描述。《中药大辞典》以猫须草收载，异名猫须公（《常用中草药手册》）、肾菜（《福建药物志》）。《福建药物志》记载"主治胆囊炎"。《云南省药品标准》1974年版、1996年版均收载有该药。另傣族称其"牙努妙"。

综上，肾茶的来源及功效主治记载都较稳定，各类书籍记载基本相近。另海南猫须草 *Clerodendranthus rubicundus* var. *hainanensis* [*Orthosiphon rubicundu*s var. *hainanensis* Sun] 与其类似，亦同等入药。

（二）基原考证

根据上述记载，考其文图，肾茶为唇形科植物猫须草 *Clerodendranthus spicatus*（Thunb.）C. Y. Wu。《道地药和地方标准药原色图谱》记载肾茶来源于唇形科植物猫须草 *Clerodendranthus spicatus*（Thunb.）C. Y. Wu. 的干燥地上部分。《中国植物志》《云南植物志》均记载其为唇形科肾茶属 *Clerodendranthus* 植物地上部分入药。

肾茶属植物在全世界有 5 个种，主要分布在东南亚的印度尼西亚、马来西亚，澳大利亚及周边岛屿；在我国仅有 1 个种，主要分布在福建、台湾、海南、广西、广东和云南。由此可见，肾茶的基原一直较明确且稳定。

二、资源学研究

（一）植物形态

多年生草本，高 1~1.5 m。茎直立，四棱形，被倒向短柔毛。叶对生；叶柄长 0.4~3 cm，被短柔毛；叶片卵形、菱状卵形或卵状椭圆形，长 2~8.5 cm，宽 1~5 cm，先端渐尖，基部宽楔形或下延至叶柄，边缘在基部以上具粗牙齿或疏圆齿，齿端具小突尖，两面被短柔毛及腺点。轮伞花序具 6 朵花，在主茎和侧枝顶端组成间断的总状花序，长 8~12 cm；苞片圆卵形，长约 3.5 mm，先端柔尖，下面密被短柔毛，边缘具缘毛；花萼钟形，长 5~6 mm，外面被微柔毛及腺点，花后增大，上唇大，圆形，下唇具 4 齿，齿三角形，先端具芒尖，正中 2 齿比侧 2 齿长 1 倍，边缘均具短缘毛；花冠浅紫色或白色，外面被微柔毛，上唇具腺点，花冠筒极狭，长 9~19 mm，直径约 1 mm，冠檐大，二唇形，上唇大，外反，3 裂，中裂片较大，先端微缺，下唇直伸，长圆形，微凹；雄蕊 4 枚，极度超出花冠筒外 2~4 cm，前对略长，花药小；子房 4 裂，花柱长长地伸出，柱头 2 浅裂；花盘前方呈指状膨大。小坚果卵形，深褐色，具皱纹。花期 5~11 月，果期 6~12 月。

（二）生境分布

在我国分布于云南南部、广西、广东、海南、福建、台湾等地。印度、缅甸、尼科巴群岛、泰国、中南半岛、马来西亚、印度尼西亚东达伊里安岛、菲律宾至大洋洲及萨摩亚和邻近岛屿也有分布。生于海拔 700~1 000 m 的林下潮湿处或草地上，喜高温多湿环境，怕寒，怕旱，忌积水，较耐阴。更多的为栽培。

三、生药学研究

（一）药材性状

全草长 30~70 cm 或更长。茎枝呈方柱形，节稍膨大；老茎表面灰棕色或灰褐色，有纵皱纹或纵沟，断面木质，周围黄白色，中央髓部白色；嫩枝对生，紫褐色或紫红色，被短小柔毛。叶对生，皱缩，易破碎，完整者展平后呈卵形或卵状披针形，长 2~5 cm，宽 1~3 cm，先端尖，基部楔形，中部以下的叶片边缘有锯齿，叶脉紫褐色，两面呈黄绿色或暗绿色，均有小柔毛。叶柄长约 2 cm。轮伞花序每轮有 6 花，多已脱落。气微，茎味淡，叶味微苦。以茎枝幼嫩、色紫红、叶多者为佳。

（二）理化鉴定

取肾茶样品粉末约 3.0 g，精密称定，加 95% 乙醇 50 ml 于三角瓶中超声提取 40 分钟，静置放冷，提取液滤纸过滤，滤液蒸干，不溶物用氯仿甲醇溶解，作为供试品溶液。另取槲皮素对照品适量，用甲醇制成 1 ml/mg 溶液作为对照品溶液。按照薄层色谱法（《中国药典》 2020 年版四部通则 0502 薄层色谱法）试验，吸取供试品溶液、对照品溶液各 2 μl，分别点于同一硅胶 G 薄层板上，以甲苯—醋酸乙酯—甲酸（5∶2∶1）溶液为展开剂，展开，取出，晾干，在 365 nm 紫外灯下观察，供试品色谱中，在与对照品色谱的相应位置上，显一相同的黄色荧光斑点。

四、化学研究

肾茶主要化学成分有黄酮类、酚类、二萜类、三萜类、木脂素类、色原烯类、烷基糖苷类、甾体皂苷类、蒽醌类化合物及氨基酸、多肽、蛋白质、维生素、矿物质、有机酸等。

（一）黄酮类化合物

迄今已从肾茶的地上部分分出 22 种黄酮类化合物，包括 2 个二氢黄酮类化合物洋李苷、（2S）- 柚皮素。黄酮类成分和二氢黄酮类化合物的结构式如图 4-36。

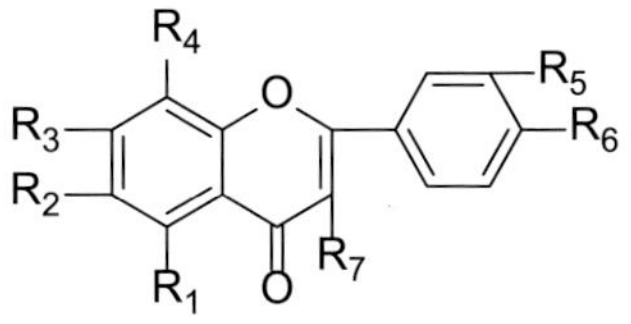

（2S）-柚皮素　R=OH

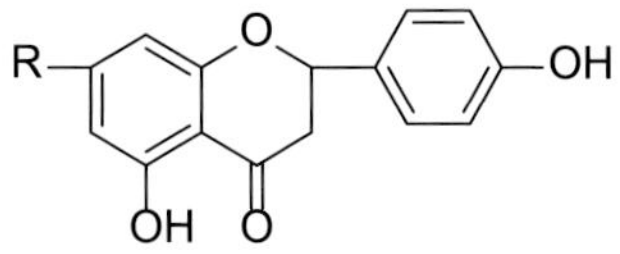

洋李苷　　R=O-glu

图4-36　黄酮类成分和二氢黄酮类化合物的结构式

（二）酚类化合物

从肾茶中分离出了 14 种酚类化合物，包括迷迭香酸、顺迷迭香酸、咖啡酸衍生物及其他，其中迷迭香酸是肾茶抗炎有效成分之一。酚类化合物的结构式如图 4-37。

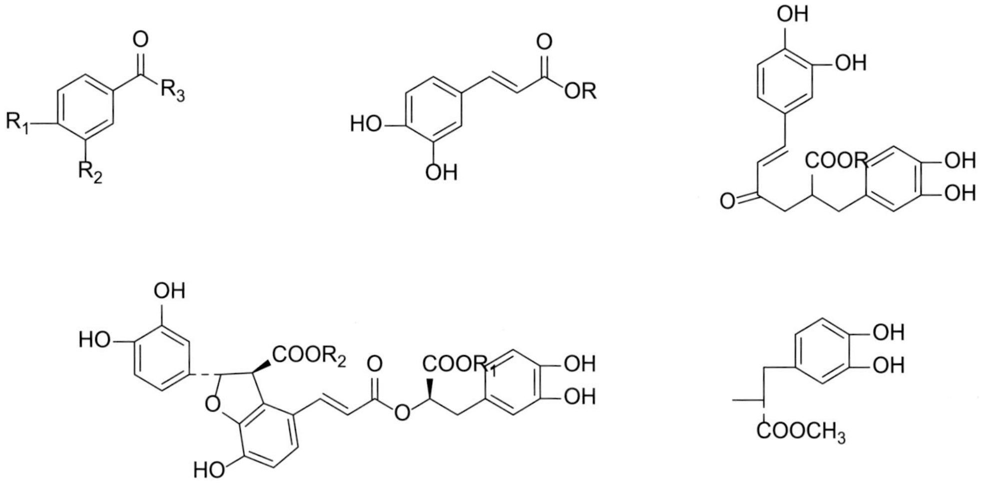

图4-37　酚类化合物的结构式

（三）二萜类化合物

肾茶中含有 54 种二萜类化合物，分别是鸡脚参醇（肾茶二萜醇）A、B、D-Y，断鸡脚参醇（断肾茶二萜醇）A-C，新鸡脚参醇（新肾茶二萜醇）A 、B，悉丰醇 A-E，斯塔醇

A-D,降斯塔醇 A-C 等。

（四）三萜类化合物

主要为熊果酸、齐墩果酸、白桦脂酸、山楂酸、委陵菜酸等成分。三萜类成分的结构式如图4-38。

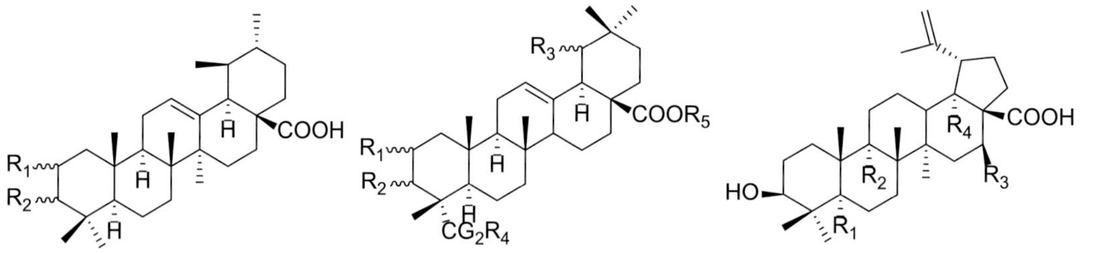

白桦脂酸R₁=R₂=R₃=R₄=H
肾茶三萜酸R₁=R₂=R₃=R₄=OH

图4-38　三萜类成分的结构式

（五）木脂素类化合物

从肾茶中分离得到了4种木脂素类化合物，分别为8-羟基-松脂醇、丁香脂素、1-羟基-丁香脂素、丁香脂素-4′-O-β-葡萄糖。木脂素类成分的结构式如图4-39。

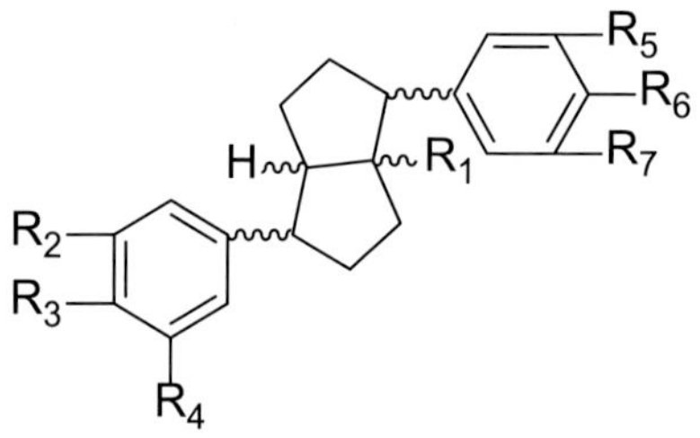

图4-39　木脂素类成分的结构式

（六）氨基酸及维生素、矿物质

从肾茶中鉴定出17种氨基酸，分别是天冬氨酸（茎中0.70%，叶中1.70%）、苏氨酸（茎0.19%，叶0.65%）、丝氨酸（茎0.12%，叶0.34%）、谷氨酸（茎1.08%，叶2.43%）、甘氨酸（茎 0.40%，叶 1.05%）、丙氨酸（茎 0.41%，叶 1.11%）、胱氨酸（茎 0.16%，叶 0.20%）、缬氨酸（茎 0.53%，叶 1.20%）、蛋氨酸（茎 0.07%，叶 0.23%）、异亮氨酸（茎 0.32%，叶 0.86%）、亮氨酸（茎 0.59%，1.70 %）、酪氨酸（茎 0.25%，叶 0.59 %）、苯丙氨酸（茎 0.43%，叶 1.00%）、赖氨酸（茎 0.31%，叶 0.80%）、组氨酸（茎 0.14%，叶 0.31%）、精氨酸（茎 0.26%，叶 0.92%）、脯氨酸（茎 0.51%，叶 0.83%）。同时肾茶中还含有维生素、矿物质等。

（七）其他成分

还含有色原烯类，挥发油，有机酸，多糖，肌醇及肾茶苷 A、B，其中肌醇是利尿的有效成分之一。

肾茶脂溶性部分主要以多甲氧基取代的黄酮为主，而水溶性部分以酚类化合物居多。

五、药理学研究

（一）利尿、降尿酸、排石作用

肾茶是一种天然利尿剂，在民间普遍应用，试验证明肌醇为其利尿成分。利尿是治疗肾结石的重要因素，腺苷 A1 受体拮抗剂能诱导利尿和促进钠排泄，肾茶甲醇／水提取物分离出的 7 种甲基黄酮化合物能与腺苷 A1 受体结合，发挥拮抗作用。迷迭香酸能有效防止大鼠草酸钙结石的形成。多糖能增加尿草酸和 Ca^{2+} 的排泄，抑制草酸结石的形成。其作用机制与下调肾组织骨桥蛋白（OPN）表达，从而增加尿草酸和 Ca^{2+} 的排泄。

（二）健肾、改善肾功能

肾茶可通过促进体内毒性代谢产物排出，增加肾流量及肾小球滤过率，抗氧化清除自由基及抑制纤维细胞增生，改善肾功能。马来西亚民间喜欢用肾茶代茶，以洗肾排毒。

（三）抗氧化清除自由基及抗炎作用

肾茶是一种天然抗氧化剂，国内外大量研究表明，肾茶有较强的抗炎症活性。其所含的萜类、多酚和黄酮类化合物均有抗炎症活性，可通过抗氧化清除自由基，抑制诱导型氧化氮合成酶（iNOS）和环氧化酶 -2（Cox-2）的表达，从而减少一氧化氮（NO）和前列腺素 E2（PGE2）的产生，阻止产生炎症的多条途径。

（四）抗菌作用

肾茶对金黄色葡萄球菌的最低抑菌浓度（MIC）为 1/32，对大肠杆菌的 MIC 为 1/4，对变形杆菌的 MIC 为 1/4，对溶血链球菌的 MIC 为 1/8，对白色念珠菌无效。

（五）免疫调节作用

研究表明，肾茶低、中剂量（分别为 5 g/kg、10 g/kg）能够显著增强腹腔巨噬细胞的吞噬功能，提高 Con A 诱导的脾淋巴细胞增殖反应及自然杀伤细胞活性，增加溶血空斑形成细胞（PFC）数目；而肾茶高剂量（20 g/kg）却无此作用。说明适宜剂量的肾茶能够全面提高正常小鼠特异性及非特性免疫功能，具有免疫调节活性。

六、临床应用

（一）功效主治

清热祛湿，排石利水，主治急慢性肾炎、膀胱炎、尿路结石、风湿性关节炎。

（二）用法用量

内服，煎汤，50~100 g（鲜者 150~200 g）。

（三）传统应用

肾茶性甘淡，味苦、凉，具有清热祛湿，排石利水等功效，在民间常作为草药用于治疗急慢性肾炎、膀胱炎、尿路结石及由结石引起的尿频、腰痛等症，并且被历代医家和宫廷尊为"圣茶"。肾茶深受民众喜爱，常用其叶作为茶叶和药用，用来治疗泌尿系统疾病。

七、综合开发利用

1. 尿路感染

现代研究表明，肾茶 60~150 g 水煎当茶饮，治疗慢性尿路感染，总有效率为 90.0%。

2. 尿路结石

现代研究表明，肾茶（猫须草）治疗泌尿系结石效果良好。有报道利用猫须草合剂治疗尿路结石 50 例，总有效率为 90.0%。

处方：猫须草合剂

药物组成：猫须草 30~60 g，金钱草 30~60 g，海金沙 15 g，鸡内金 10 g，石韦 15~30 g，川牛膝 10 g，枳实 10 g，白芍 15 g，甘草 6 g，莪术 10 g。

3. 对慢性肾衰竭的治疗

慢性肾衰竭是指发生在各种慢性肾脏疾病后期的一种临床综合征。临床研究表明，虫草肾茶方能缓解慢性肾衰竭患者的临床症状，改善肾衰竭患者的肾功能及微炎症状态，保护肾单位，降低尿毒症的发生率，减少并发症，延缓 CRF 病程的进展，提高患者生活质量。

处方：虫草肾茶方

由冬虫夏草、黄芪、大黄、水蛭、草豆蔻、猫须草等药组成。

4. 对糖尿病肾病的治疗

临床研究中发现，治疗组采用基础治疗加服虫草肾茶，虫草肾茶每日 1 剂，早晚 2 次分服，有效率达 76.7%，与对照组（46.3%）比较，有明显差异，表明虫草肾茶在治疗糖尿病肾病方面有一定的功效。

5. 对肾病综合征的治疗

临床研究中发现，肾茶联合泼尼松对肾病综合征的治疗有较好的作用。

综合上述疗效研究，对肾茶有如下一些综合开发利用。

（1）保健茶：1993年，云南农业大学茶学系与云南省思茅地区民族传统医药研究所开发出了肾茶系列的保健配方，其系列产品有复方健肾绿茶、复方健肾普洱茶、复方健肾红茶。并在1993中国茶叶学会首届青年学术研讨会上作了报道，得到了与会专家的高度评价。其产品经试饮用及专家审评认为，其配方弥补了猫须草单方饮用药味重、消费者难以接受、市面复方配方单一、茶和猫须草配比不协调的缺陷，又对茶叶的滋味、香气均有所改善，并对中低档茶的品质也有明显提高。

（2）复方肾茶颗粒：复方肾茶颗粒是由肾茶、甘草、地黄、虎杖、土茯苓等药物组成，具有清热解毒，利湿通淋之功效，主治湿热淋证而见尿频、尿急、尿道灼热刺痛、尿色黄赤等症。

（3）猫须草胶囊：意大利DocteurNature有限责任公司研发了猫须草精华口服胶囊。马来西亚研发出了Orifera猫须草萃取精华胶囊。

（古　锐）

参考文献

[1] 焦爱军, 冯洁. 肾茶的生药学鉴别研究[J]. 广西医科大学学报, 2013, 30（2）: 190-191.

[2] 王立群, 袁经权. 肾茶药材质量标准研究[J]. 中国当代医药, 2012, 19（7）: 57-58.

[3] 许娜, 许旭东, 杨峻山. 猫须草的研究进展[J]. 中草药, 2010, 41（5）: 12-15.

[4] 谭俊杰, 谭昌恒, 陈伊蕾, 等. 肾茶化学成分的研究[J]. 天然产物研究与开发, 2009, 21（4）: 618-611, 592.

[5] 柳丹萍, 黄荣桂. 肾茶研究新进展[J]. 海峡药学, 2013, 25（11）: 56-59.

[6] 李金雨, 康龙泉. 猫须草的研究和开发利用进展[J]. 江西农业学报, 2010, 22（3）: 99-104.

[7] 姜帅, 邹德志, 徐建平, 等. 肾茶的传统应用调查与研究进展[J]. 中国现代中药, 2015, 17（9）: 980-987.

[8] 广州部队后勤卫生部. 常用中草药手册[M]. 北京: 人民卫生出版社, 1969.

[9] 国家中医药管理局中华本草编委会. 中华本草[M]. 上海: 上海科学技术出版社, 1999.

[10] 南京中医药大学. 中药大辞典（下册）[M]. 上海: 上海科学技术出版社, 2006.

◎ 小红参 ◎

一、本草学研究

（一）本草记载

小红参为云南茜草 *Rubia.yunnanensis*（Franch.）Diels. 的干燥根及根茎，以紫参之名始载于《滇南本草》，曰"紫参，味苦、甘平，性微温。通行十二经络"。临床主要用于治疗冠心病、月经不调、跌打损伤、风寒湿痹、银屑病、贫血等。

在本草著作中，唐代陈藏器描述小红参效用为"至虫疮疥癣，浸酒服之"；宋代苏颂在《本草图经》中载"主诸疮疥，痂瘘蚀及牛马诸疮"；《普济本事方》第五卷载用小红参膏"治劳瘵涂血损肺，及血妄行"之症；《昆明民间常用草药》中记载其"舒筋活血，祛瘀生新"；《云南中草药》中记载其"温经通络，调养气血"；《红河中草药》中记载其"凉血止血，通经行血，祛癣止痛"。

（二）基原考证

小红参又名滇紫参、小活血、小红药、小舒筋。其基原为茜草科茜草属植物云南茜草（又名滇茜草、紫参）*Rubia.yunnanensis*（Franch.）Diels. 的干燥根及根茎。小红参以紫参之名始载于《滇南本草》，别名有滇紫参（《云南中草药选》）、小活血（《昆明民间常用草药》）、云南茜草（《云南中草药》）、红根、色子片（普米族药名）等。

二、资源学研究

（一）植物形态

小红参为多年生斜生草本，高 15~30 cm。根簇生，细长柱状，肥厚。外皮红褐色，根茎粗短，节密。茎绿色，具少数分枝，四方形，具四棱，棱脊有倒向小刺状糙毛。叶 4 片轮生，无柄或近无柄，近革质，矩圆形或披针形，有时卵形，长 8~25 mm，宽 3~10 mm，3 脉。聚伞花序顶生和腋生，花小，直径约 2 mm，绿黄色，有短梗。浆果球状，直径约 5 mm，成熟后黑色。花期 7~8 月，果期 8~10 月。

（二）生境分布

小红参喜温暖和湿润的环境，怕高温，忌强光，怕涝。在平均气温 20 ～ 25 ℃时生长旺盛，气温超过 30 ℃植株停止生长，在气温 15 ℃，地温 10℃时缓慢发芽、发根。植株地上部分在气温 0 ℃以下易受冻害，冬季倒苗后能耐 -7 ℃以下低温，因此小红参主要生长在凉爽、湿润的气候环境中。其主要分布在海拔 500~1 700 m 的山区路旁、山野灌丛及林缘、林下。其生长的土壤含丰富腐殖质，具有肥沃、深厚、疏松、湿润、排水性好的特点。小红参主产于云南昆明、鹤庆、丽江等地。

三、生药学研究

（一）药材性状

小红参药材为干燥根条丛生，呈细圆柱形，微弯曲，长 10~15 cm，直径 3~6 mm，表面红棕色，有细纵纹。断面黄红色或深红色。气微，味甘、微苦，以粗壮、色红者为佳。

（二）理化鉴定

采用薄层色谱法鉴别：以 1- 羟基 -4-O-β-D- 葡萄糖萘酚苷为对照品，对小红参进行薄层色谱定性鉴别。取小红参药材粉末 2 g，加甲醇液 20 ml，超声处理 30 分钟，滤过，挥干，残渣加 20 ml 热水溶解，先用氯仿萃取 3 次，每次 20 ml；然后用乙酸乙酯萃取 3 次，每次 20 ml，收集乙酸乙酯萃取液，蒸干，残渣用甲醇溶解，移至 2 ml 容量瓶作为供试品溶液。取对照品 0.5 mg，加甲醇 2 ml 溶解作为对照品。按照薄层色谱法（《中国药典》2020 年版四部通则 0502 薄层色谱法）试验，吸取上述两种溶液各 2~4 μl，分别点于同一硅胶 G 薄层板上，以氯仿—乙酸乙酯—甲醇—乙酸（7 : 4 : 2.5 : 0.5）为展开剂，展开，取出，晾干，以 5% 香草醛—浓硫酸溶液显色，100 ℃加热2~5分钟至斑点显色清晰，供试品色谱在与对照品相同的位置处，显相同颜色的斑点。

以小红参醌苷为对照品，对小红参进行薄层色谱定性鉴别。称取本品粉末2 g，加甲醇5 ml，超声处理30分钟，滤过，稍浓缩，作为供试品溶液。取小红参醌苷作为对照品。按照薄层色谱法（《中国药典》2020年版四部通则0502薄层色谱法）试验，吸取上述两种溶液各2 μl，分别点于同一硅胶G薄层板上，以氯仿—甲醇—甲酸（7∶2∶0.1）为展开剂，展开。在日光下观察，供试品色谱在与对照品色谱相应的位置处，有相同的亮黄色斑点。

四、化学研究

（一）化学成分

小红参药材所含的化学成分主要包括蒽醌类、萘醌类、萘酚类、环己肽类和三萜类等化合物，分述如下。

1. 蒽醌类及蒽醌苷类化合物

从小红参中分离得到的蒽醌类及蒽醌苷类化合物都以蒽醌母核为结构基础，如图4-40。

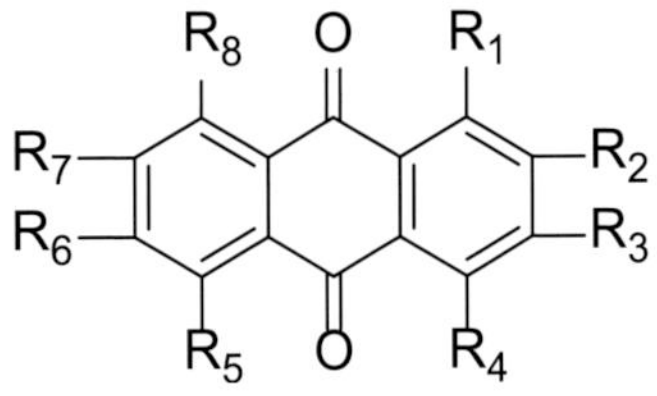

图4-40　蒽醌母核结构示意图

（1）1-羟基-2-甲基蒽醌，R_1=OH，R_2=CH$_3$，R_3=R_4=R_5=R_6=R_7=R_8=H。

（2）2-甲基蒽醌，R_1=R_3=R_4=R_5=R_6=R_7=R_8=H，R_2=CH$_3$。

（3）1，2-二羟基蒽醌，R_1=R_2=OH，R_3=R_4=R_5=R_6=R_7=R_8=H。

（4）1，5-二羟基蒽醌，R_1=R_5=OH，R_2=R_3=R_4=R_6=R_7=R_8=H。

（5）1，8-二羟基蒽醌，R_1=R_8=OH，R_2=R_3=R_4=R_5=R_6=R_7=H。

（6）1，2，4-三羟基蒽醌，R_1=R_2=R_4=OH，R_3=R_5=R_6=R_7=R_8=H。

（7）1，3-二羟基-2-甲基蒽醌，R_1=R_3=OH，R_2=CH$_3$，R_4=R_5=R_6=R_7=R_8=H。

（8）1, 8-二羟基 -3- 甲基蒽醌，$R_1=R_8=OH$，$R_2=R_4=R_5=R_6=R_7=H$，$R_3=CH_3$。

（9）1, 3, 6- 三 羟 基 -2- 甲 基 蒽 醌，$R_1=R_3=R_6=OH$，$R_2=CH_3$，$R_4=R_5=R_7=R_8=H$。

（10）1, 2, 5, 8- 四羟基蒽醌，$R_1=R_2=R_5=R_8=OH$，$R_3=R_4=R_6=R_7=H$。

（11）1, 4-二羟基 -6- 甲基蒽醌，$R_1=R_4=OH$，$R_2=R_3=R_5=R_7=R_8=H$，$R_6=CH_3$。

（12）1, 3- 二 羟 基 -2- 甲 醛 基 蒽 醌，$R_1=R_3=OH$，$R_2=CHO$，$R_4=R_5=R_6=R_7=R_8=H$。

（13）1, 3-二羟基蒽醌 -3-O-β-D- 葡萄糖苷，$R_1=OH$，$R_3=O-β-D-glc$，$R_2=R_4=R_5=R_6=R_7=R_8=H$。

（14）1, 3, 6- 三羟基 -2- 甲基蒽醌 -3-（6′ -O- 乙 酰 基）-β-D- 葡 萄 糖（2 → 1）-α-L- 鼠李糖苷，$R_1=R_6=OH$，$R_2=CH_3$，$R_3=-O-（6′ -O-AC）-β-D-Glc$（2 → 1）-α-L-Rham，$R_4=R_5=R_7=R_8=H$。

（15）1, 3, 6- 三羟基 -2- 甲基蒽醌 -3-O-β-D- 吡喃木糖基 -（1 → 2）-β-D-（6′ -O- 乙酰基）吡喃葡萄糖苷，$R_3=-O-β-D-xylopyranosyl-（1 → 2）-β-D-（6′ -O-ethanoyl）pyranogyranyl$，$R_1=R_6=OH$，$R_2=CH_3$，$R_4=R_5=R_7=R_8=H$。

（16）2-methyl-1, 6-dihydroxy-anthranquinone-3-O-α，$R_1=R_6=OH$，$R_2=CH_3$，$R_3=-O-glc（2 → 1）rham$，$R_4=R_5=R_7=R_8=H$。

（17）Lucidin primevemside，$R_1=OH$，$R_2=CH_2OH$，$R_3=-O-α-D-glc（6 → 1）xyl$。

（18）1, 4-dihydroxy-2-hydroxymethylanthraquinone，$R_1=R_4=OH$，$R_3=R_5=R_6=R_7=R_8=H$，$R_2=CH_2OH$。

（19）2-hydroxymethylanthraquinone，$R_2=CH_2OH$，$R_1=R_3=R_4=R_5=R_6=R_7=R_8=H$。

（20）rubiayannone-A，$R_2=-O-glc（6 → 1）xyl$，CH_2OH，$R_1=R_4=oh$，$R_3=R_5=R_6=R_7=R_8=H$。

（21）munjistin，$R_2=CO_2H$，$R_1=R_3=OH$，$R_4=R_5=R_6=R_7=R_8=H$。

（22）rubianthraquinone，$R_2=CH_3$，$R_1=OCH_3$，$R_3=R_6=OH$，$R_4=R_5=R_7=R_8=H$。

（23）2-carbomethoxyanthraquinone，$R_2=CO_2CH_3$，$R_1=R_3=R_4=R_5=R_6=R_7=R_8=H$。

（24）2-formylanthraquinone, R_2=CHO, R_1=R_3=R_4=R_5=R_6=R_7=R_8=H。

（25）1, 4-dihydroanthraquinone, R_1=R_2=R_3=R_4=R_5=R_6=R_7=R_8=H。

2. 萘醌类化合物

小红参中主要萘醌和萘酚类化合物的结构式如图4-41、图4-42。

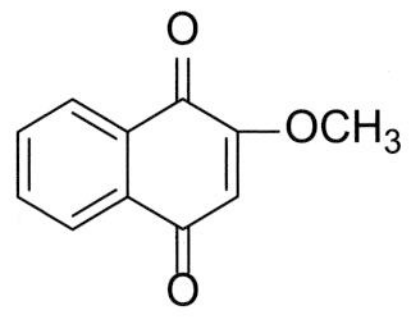

图4-41　萘醌类化合物的结构式 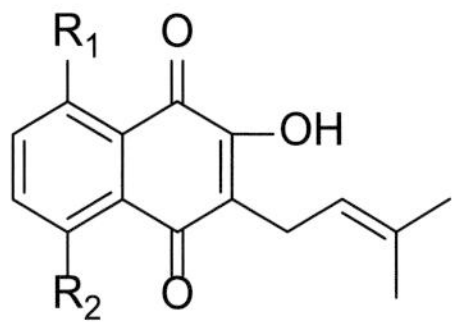　　　图4-42　萘酚类化合物的结构式

（1）R_1=H, R_2=OCH_3。

（2）R_1=OCH_3, R_2=H。

（3）2-methoxy-1, 4-naphthoquinone。

3. 萘及其苷类化合物（图4-43）

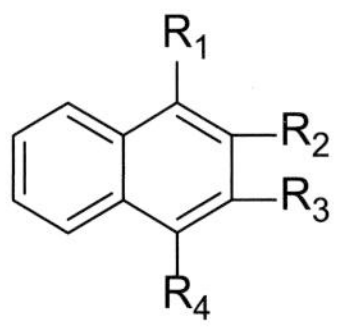

图4-43　萘及其苷类化合物的结构式

（1）rubinaphthin A, R_1=OH, R_2=CO_2H, R_3=H, R_4=Oglc。

（2）rubinaphthin B, R_1=Oglc, R_2=R_3=H, R_4=Oglc。

（3）rubinaphthin C, R_1=OH, R_2=CO_2H, R_3=CH_2CH(OH)CH(CH_3)CO_2H, R_4=Oglc。

（4）rubinaphthin D, R_1=OH, R_3=CH_2CH(OH)CH(CH_3)CO_2H, R_4=Oglc(6→1)glc, R_2=CO_2H。

（5）2-carbomethoxy-3-prenyl-4-O-B-D-glueoside, R_1=OH, R_3=CH_2CH=C(CH_3)$_2$, R_4=Oglc, R_2=$CO_2$$CH_3$。

（6）2-carbomethoxy-3-1, 4-di-O-B-D-glucoside, R_1=Oglc, R_3=CH_2CH=C(CH_3)$_2$, R_2=$CO_2$$CH_3$, R_4=Oglc。

4.环己肽类化合物

从小红参中分离得到一个环己肽苷,命名RY-Ⅰ,它是2个L-丙氨酸,1个D-丙氨酸,3个N-甲基-L-酪氨酸,6个氨基酸经肽键缩合与1个葡萄糖构成环己肽苷,6个氨基酸缩合形成十八元环,其中两个酪氨酸之间的苯环经氧桥连接又形成一个具有较大张力的十四元环;与此同时还得到一环己肽RA-Ⅴ,是已报道的该类成分中抗癌活性很强的化合物之一,也是RY-Ⅰ的苷元。从小红参分离得到另一个抗癌环己肽苷,命名为RY-Ⅱ。RY-Ⅱ结构与RY-Ⅰ类似,但由一个丝氨酸代替了RY-Ⅰ的一个L-丙氨酸(图4-44)。

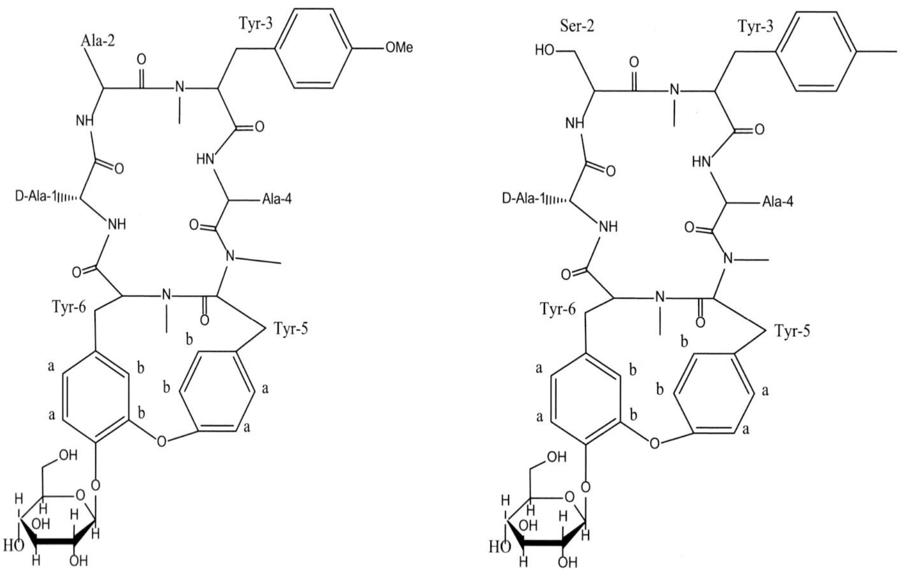

图4-44 环己肽苷RY-Ⅰ和RY-Ⅱ

(1) RA-Ⅰ。

(2) RA-Ⅴ。

(3) RY-Ⅰ。

(4) RY-Ⅱ。

(5) rubiyunnanin A。

(6) rubiyunnanin B。

(7) rubiyunnanin C。

(8) rubiyunnanin D。

(9) rubiyunnanin E。

（10）rubiyunnanin F。

（11）rubiyunnanin G。

（12）rubiyunnanin H。

5. 三萜类化合物

1）乔木烷型

乔木烷型三萜如图 4-45。

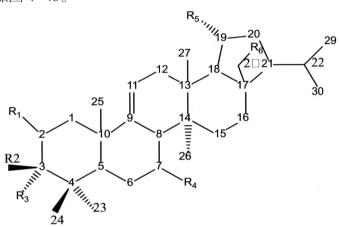

图4-45　乔木烷型三萜

（1）rubiarbonol A，$R_1=R_3=H$，$R_2=R_4=R_5=R_6=OH$。

（2）rubiarbonol B，$R_1=R_3=R_6=H$，$R_2=R_4=R_5=OH$。

（3）rubiarbonol F，$R_1=R_3=R_4=R_5=R_6=OH$，$R_2=H$。

（4）rubiarbonol G，$R_1=R_3=H$，$R_2=R_4=R_6=OH$，$R_5=OAc$。

（5）rubiarbonol K，$R_1=R_3=R_4=R_6=H$，$R_2=R_5=OH$。

（6）rubiarbonol L，$R_1=R_3=R_4=H$，$R_2=R_5=R_6=OH$。

（7）rubiarbonol C，$R_1=R_4=R_5=R_6=OH$，$R_2/R_3=O$。

（8）rubiarbonol D，$R_1=R_4=R_5=OH$，$R_2/R_3=O$，$R_6=OAc$。

（9）rubiarbonone A，$R_1=H$，$R_2/R_3=O$，$R_4=R_6=OH$，$R_5=OAc$。

（10）rubiarbonone B，$R_1=H$，$R_2/R_3=O$，$R_4=R_5=R_6=OH$。

（11）rubiarbonone C，$R_1=H$，$R_2/R_3=O$，$R_4=R_5=OH$，$R_6=OAc$。

（12）rubiarboside A，$R_1=OAc$，$R_2=\beta-glu$，$R_3=H$，$R_4=R_5=R_6=OH$。

（13）rubiarboside B，$R_1=OAc$，$R_2=\beta-glu$，$R_3=R_6=H$，$R_4=R_5=OH$。

（14）rubiarboside C, R_1=OAc, R_2=β-glu, R_3=H, R_4=OH, R_5/R_6=O。

（15）rubiarbonone D, R_1=R_6=H, R_2/R_3=O, R_4=R_5=OH。

（16）rubiarbonone F, R_1=H, R_2/R_3=O, R_4=R_5=OH, R_6=O_2。

（17）rubiarboside F, R_1=R_4=R_5=R_6=OH, R_2=Oglc, R_3=H。

（18）rubiarboside G, R_1=R_3=H, R_4=R_5=R_6=OH, R_2=Oglc（6→1）glc。

（19）rubianol-a, R_1=R_4=R_5=R_6=OH, R_2/R_3=O。

（20）rubianol-b, R_1=R_4=R_5=OH, R_2/R_3=O, R_6=OAc。

（21）rubianol-c, R_1=R_3=H, R_2=R_4=R_5=OH, R_6=OAc。

（22）rubianol-d, R_3=H, R_1=R_2=R_4=R_5=OH, R_6=OAc。

（23）rubianol-e, R_1=R_6=OAc, R_3=H, R_2=R_4=R_5=OH。

（24）rubianoside Ⅱ, R_1=R_3=R_6=H, R_2=Oglc, R_4=R_5=OH。

（25）rubianoside Ⅲ, R_1=R_3=H, R_2=Oglc, R_4=R_5=R_6=OH。

（26）rubianoside Ⅳ, R_3=H, R_2=Oglc, R_1=R_4=R_5=R_6=OH。

2）齐墩果烷型

（1）oleanolic acid, R=H。

（2）3-0-acetyloleanolic acid, R=$COCH_3$。

（3）rubiprasin-A, R=OH。

（4）rubiprasin-A, R=H。

6. 香豆素类化合物

（1）rubilatin-A。

（2）O-methylcedrelopsin。

（3）scopolin。

7. 木酚素、木质素

（1）（+）-lariciresinol。

（2）5′-methoxylariciresinol。

（3）（+）-isolariciresinol。

（4）（-）-secoisolariciresinol。

8. 芳酸类化合物

（1）4-hydroxy-3，5-dimethoxybenzoic acid。

（2）vanillic acid。

9. 固醇、甾酮

（1）β-sitosterol。

（2）β-sitosteryl glucoside。

（3）stigmasterol。

10. 类黄酮

baicalin。

（二）含量测定

1. 小红参总蒽醌的含量测定

对照品溶液的制备： 取小红参醌苷对照品适量，精密称定，加甲醇制成1 ml含0.048 8 mg的溶液，即得。

标准曲线的绘制： 精密移取小红参醌苷对照品溶液0.5 ml、1.0 ml、1.5 ml、2.0 ml、2.5 ml，分别置于10 ml容量瓶中，水浴挥干甲醇，再用0.5%乙酸镁—甲醇溶液溶解定容至刻度，作为标准梯度对照品，以0.5%乙酸镁甲醇溶液为空白，按照紫外—可见分光光度法（《中国药典》2020年版四部通则0401紫外—可见分光光度法），在511 nm的波长处测定吸光度，以吸光度为纵坐标、浓度为横坐标，绘制标准曲线。

测定法： 取本品粉末约0.5 g，精密称定，置具塞锥形瓶中，精密加入甲醇50 ml，称定重量，超声提取30分钟，放冷，再称定重量，用甲醇补足减失的重量，摇匀，滤过，取滤液5 ml，回收溶剂，加20 ml热水溶解，过聚酰胺柱，用水洗至无色，再用95%乙醇洗脱，收集乙醇洗脱液，挥干，加甲醇溶解并转移定容至25 ml，精密移取5 ml于10 ml容量瓶中，挥去甲醇，用0.5%乙酸镁甲醇溶液溶解定容，以0.5%乙酸镁甲醇溶液为空白，从标准曲线上读出供试品溶液中含总蒽醌的重量（mg），计算，即得。

2. 小红参醌苷的含量测定

色谱条件与系统适用性试验： 色谱柱Hypersil-ODS C18（200 mm×4.6 mm，

5 μm）；以甲醇—1% 乙酸溶液（60∶40）为流动相；检测波长为 280 nm；流速为 0.8 ml/min；柱温为 30 ℃。

对照品溶液的制备：取小红参醌苷对照品适量，精密称定，加甲醇制成每 1 ml 含 0.472 mg 的溶液，即得。

供试品溶液的制备：取本品粉末约 5 g，精密称定，置具塞锥形瓶中，精密加入甲醇 50 ml，称定重量，超声处理（25 kHz，500 W）30 分钟，放冷，再称定重量，用甲醇补足减失的重量，摇匀，滤过，取续滤液，即得。

测定法：分别精密吸取对照品与供试品溶液各 10 μl，注入液相色谱仪，测定，即得。

五、药理学研究

（一）抗癌作用

小红参中的环己肽类化合物对白血病、腹水癌、P388、L1210、B-16 黑色素瘤和实体癌、结肠癌、Lewis 肺癌和艾氏腹水癌均有明显的抑制作用。小红参的提取物小红参醌经试验证明具有较强的抗癌活性，吴德政等应用离心淘洗法同步化细胞研究小红参醌在体外培养细胞中细胞毒作用的时相特异性时发现：P388 细胞经小红参醌 80 μg/ml 处理 2 小时后，细胞毒的时相特异性非常显著，其中 G2M 细胞最敏感，S 细胞居中，G1 细胞相对的敏感性最低，其经处理后存活率分别为 1.4%、4.8% 及 10.3%。应用流式细胞光度术研究其对细胞周期进程的影响时发现：P388 细胞经小红参醌 80 μg/ml 作用 16 小时后，可见 G2M 期阻断作用，药物处理前的 G1/G2M 比值为 3∶1，药后比值倒置为 0.27。邹澄等从小红参中分离得到的环己肽配糖体（环己肽苷）RY-Ⅰ 为抗癌活性新化合物，它由 L- 丙氨酸、D 丙氨酸、N- 甲基 -L- 酪氨酸等组成，RY-Ⅰ 对 P-388 白血病具有抗癌活性，它的苷元 RA-Ⅴ 也具有抗癌活性。同时，RY-Ⅱ 也具有抗癌活性。

（二）抗心肌缺血作用

文献报道，小红参水溶部分的提取物Ⅱ-A具有多方面的生物活性，如能对抗大鼠体内血栓的形成；对ADP引起的大鼠血小板聚集有解聚作用；对麻醉狗的急性心肌缺血有保护作用；使心肌损伤范围减少，损伤程度减轻，并能增加冠状动脉血流量，减少冠状动脉阻力和总外周阻力；增加小鼠耐缺氧和减压耐缺氧的能力；明显增加其心肌和脑组织中ATP的含量等。药理试验证明，小红参醌能增加小鼠耐缺氧能力，增加离体豚鼠心脏冠状动脉血流量，对抗垂体后叶素诱发的缺血性心电图改变和缩小急性心肌梗死大鼠的心梗范围等。宸雪涛等研究证实，小红参乙酸乙酯提取物可显著对抗Pit引起的急性心肌缺血，并能明显增强SOD活性，降低MDA含量，从而对心肌细胞发挥一定的保护作用。孔春芹等研究发现，小红参提取物B、C段物质在抗心肌缺血方面具有协同作用，推测两极性段物质为抗心肌缺血的活性部位，这一作用可能与抗氧化有关。

（三）治疗银屑病的作用

研究表明：一定浓度的小红参体内给药（腹腔注射）能抑制经Con A诱导的T细胞增殖反应及其产生IL-2的能力，且随着给药剂量增加，对T细胞产生IL-2能力的抑制作用增强。但对经LPS诱导的B细胞增殖反应无影响，推测小红参治疗银屑病可能是通过T淋巴细胞的功能而发挥作用。戴军等对小红参治疗银屑病的作用机制进行了探讨，研究发现小红参含药血清能够明显抑制T淋巴细胞对链球菌抗原的增殖作用；小红参含药血清可以抑制链球菌抗原诱导的小鼠腹腔巨噬细胞NO的分泌。通过研究，小红参提取物蒽醌类及三萜类化合物质量浓度在30~100 μg/ml时，体外给药对Con A诱导的正常人外周血T淋巴细胞增殖反应均有抑制作用，结果表明小红参治疗银屑病是通过蒽醌类及三萜类化合物等免疫活性成分影响T淋巴细胞的功能而发挥作用的。

（四）升白细胞的作用

苏秀玲等通过观察发现，茜草和小红参对环磷酰胺引起的小鼠白细胞降低均有不同程度的升高作用，而后者较前者作用更为明显。马立人等发现从茜草中提出的茜草酸苷Ⅰ和Ⅱ均具有使正常狗外周血白细胞升高的作用，而小红参的提取物小红参苷与茜草酸苷结构相似，它可能就是小红参的"升白"活性成分。

（五）其他作用

小红参能明显促进呼吸道分泌物的分泌，有祛痰作用；小红参体外对卡他球菌呈一定的抑制作用；小红参中所含 Co、Ni 能刺激造血，促进红细胞再生并能稳定凝血中的易变因子，因此对防治某些血液病和骨髓型放射病可能产生良好影响；早期用小红参可补 Cu、Cr，可减少主动脉和冠状动脉硬化等心血管病与骨病的发生；小红参醌有较强的抗氧化作用，可以明显减轻烧伤所致 PMN 功能损伤，可以提高 4 ℃时储存皮肤的活力，但在深低温保存中的作用不明显。红参醌能抑制烫伤小鼠肠道细菌易位。

六、临床应用

（一）传统应用

彝族医药文献中记载了小红参可以治疗疾病，如《医病好药书》中记载：治疗跌打损伤，小红参、松笔头、小马桑叶、地丁等煎水内服；治疗不孕，小红参、酸浆草、天门冬、胡椒、红糖与头窝鸡蛋一起食用。《彝族验方》中记载：治疗脉管炎，小红参 10~15 g，满山香 6~22 g，鸡肉参 20~30 g，天麻 10~15 g，土连翘 10~25 g，水煎内服。《彝药本草》中记载：撕补（彝药名），意译为走血经的药，主治头昏头痛、妇女经期腹痛、四肢麻木、关节疼痛；用法：药用根，头昏头疼、妇女经期腹痛煨红糖水吃，四肢麻木、关节疼痛泡酒服用，用量在 20~50 g。文献记载：小红参味苦、甘，性平、微温，通行十二经络。风寒湿痹、手足麻木、筋骨疼痛、半身不遂、久年痿软、远年流痰等均可治疗。《云南彝医药》中记载：乃佐色（彝药名），味甜微苦，性热，具有活血通络、补血宁心、润肺止咳的功能，彝医传统用于治疗不孕、跌打劳伤、痛经闭经等。治疗痛经：小红参21g，大叶艾纳香根21g，大叶子珠根21g，水煎服用；四川凉山地区彝医用小红参内服治疗心悸、咳嗽、咯血，外用为将其炒焦研粉撒敷治疗水火烫伤等，此为彝医的独特应用。

（二）现代应用

1. 治疗银屑病

应用小红参治疗银屑病取得了较好的临床疗效。如应用小红参治疗银屑病47例，对其疗效进行观察发现，小红参治疗前后，患者血液流变学及甲皱微循环等多项指标有显著性差异，临床有效率为78.8%。说明小红参有较好的活血化瘀作用，此作用是治疗银屑病的主要机理之一。另外检测小红参治疗前后银屑病患者外周血T淋巴细胞亚群的变化发现：$CD3^+$、$CD2^+$及$CD4^+$T细胞数值均无明显改变，而$CD8^+$T细胞由治疗前异常增高降到正常范围，提示小红参具有调节T细胞群的作用，小红参治疗银屑病的机理尚可能与对细胞免疫的调节作用有关。如以小红参为主的消银胶囊对银屑病有较好的治疗效果。

2. 用于血瘀、痛症、炎症

小红参常用于治疗血瘀、痛症、炎症等，如治疗肿块、血管瘤、坐骨神经痛等均具有较好的疗效。常用的滴丸制剂小红参滴丸具有较好的镇痛作用和抗炎作用。

3. 用于补虚、降血脂、降血压

以小红参配合鹿含草、马尾参、叶下花泡酒服，治疗头晕、心悸、四肢酸软、全身无力等疗效显著。小红参酒，具有较好的补虚作用。以小红参为主要成分的排毒养颜胶囊对用于脾气虚引起的便秘及痤疮、颜面色斑、肥胖症、高脂血症、高血压、早衰、腹胀、腹痛等具有较好的疗效。

七、综合开发利用

（一）排毒养颜胶囊

排毒养颜胶囊是以中医"六腑通降为和"理论为基础，以排毒、解毒、调补、养生及中医临床通补并施为原则，内含小红参、西洋参、大黄、荷叶等，其中小红参是排毒养颜胶囊的主要原料，泻下且补虚。其具有通便排毒，健脾益肾，补血化瘀，降脂养颜的功效，用于脾气虚引起的便秘及痤疮、颜面色斑、肥胖症、高脂血症、高血压、早衰、腹胀、腹痛、胃炎等的辅助治疗。

（二）消银胶囊

消银胶囊是在治疗寻常型银屑病血热证汤剂的基础上，根据方中各种药物的理化性质等形成的胶囊剂，方便患者长期服用，提高疗效。消银胶囊由小红参、水牛角、生地、丹皮、紫草、白花蛇舌草、重楼、生地榆、生槐花、红花、丹参组成。小红参有凉血、活血之功效。

（三）调经养颜胶囊

调经养颜胶囊主要由地板藤、黄芪、女贞子、小红参、玉带草、三七组成，中医上用于补血益气，调经养颜，主要治疗妇女月经不调及其所引起的痛经、面色淡暗或有暗斑。

（刘友平）

参考文献

[1] 吴征镒. 新华本草纲要[M]. 第2册. 上海：上海科学技术出版社，1991.

[2] 吴煜秋，高秀丽，张荣平. 中药小红参的研究概况[J]. 时珍国医国药，2004，15（1）：45-47.

[3] 王坚. 中药小红参研究进展[J]. 内蒙古中医药，2012（23）：129-132.

[4] 黎光南. 云南中药志[M]. 昆明：云南科技出版社，1990.

[5] 罗春梅，邱璐. 野生小红参组织培养的初步研究[J]. 中药研究与信息，2005，7（1）：18-20.

[6] 刘爱民. 小红参栽培技术研究[J]. 中药研究与信息，2004，5（12）：21-23.

[7] 李准. 民族药小红参质量标准规范化研究[D]. 成都：成都中医药大学，2007.

[8] 王素贤，华会明，吴立军，等. 中药茜草的研究进展[J]. 沈阳药学院学报，1990，7（4）：303.

[9] 吴政德，刘东平，赵小平. 三种抗癌药的细胞动力学特性研究[J]. 癌症，1990，9（3）：200-203.

[10] 邹澄，郝小江，陈昌详，等. 小红参的抗癌环己肽甙和乔木萜烷型三萜新成分[J]. 云南植物研究，1992，14（1）：114.

[11] 邹澄, 郝小江, 周俊. 小红参的抗癌环己肽配糖体[J]. 云南植物研究, 1993, 15(4): 399-402.

[12] 王淑仙, 谢顺华. 小红参、茜草和丹参提取物对小鼠心肌、脑ATP含量的影响[J]. 中草药, 1986, 17(10): 19-21.

[13] 王升启, 马立人. 茜草属药用植物的化学成分及生物活性[J]. 军事医学科学院院刊, 1991, 15(4): 254-259.

[14] 宸雪涛, 张国伟. 小红参不同溶剂提取物对心肌缺血实验性指标的影响[J]. 中国药业, 2008, 17(22): 23-25.

[15] 曹东, 尚云青, 张国伟. 小红参不同提取部位对大鼠离体主动脉环的影响[J]. 云南中医中药杂志, 2008, 29(8): 43-44.

[16] 孔春芹, 陈普, 刘斌. 小红参抗心肌缺血活性部位的筛选研究[J]. 云南中医中药杂志, 2011, 32(11): 70-72.

[17] 陈东, 张荣平, 邹澄. 小红参治疗银屑病的药学基础研究(摘要)[J]. 昆明医学院学报, 2006, 27(2): 122.

[18] 戴军, 邓学端. 小红参含药血清对链球菌抗原刺激小鼠的免疫药理学研究[J]. 中国中医药信息杂志, 2006, 13(2): 34-36.

[19] 吕昭萍, 李玉叶, 李谦. 银屑病患者用小红参治疗外周血T淋巴细胞亚群的变化[J]. 云南医药, 2000, 21(4): 289-290.

[20] 苏秀玲, 周远鹏. 茜草、小红参药理作用的比较研究[J]. 中国中药杂志, 1992, 17(6): 377.

[21] 何黎, 杨竹生, 陈昆昌, 等. 小红参对正常人外周血T淋巴细胞的增殖反应研究[J]. 中华皮肤科杂志. 2002, 35(2): 151.

[22] 贾晓明, 纪晓峰, 朱兆明. 小红参醌对低温储存皮肤活力的影响[J]. 军医进修学院学报, 2000, 21(4): 248-250.

[23] 施志国, 王亚平, 于勇, 等. 小红参醌抑制烫伤小鼠肠道细菌易位[J]. 中国微生态学杂志, 1991, 3(1): 1-4.

[24] 关祥祖, 方文才编译注释. 医病好药书[M]. 北京: 中国医药科技出版社, 1991.

[25] 王正坤. 彝族验方[M]. 昆明: 云南科技出版社, 2007.

[26] 张之道. 彝药本草[M]. 昆明: 云南科技出版社, 2006.

[27] 云南省彝医院, 云南中医学院. 云南彝医药 下卷·云南彝药[M]. 昆明: 云南科技出版社, 2007.

[28] 代夫, 王正文, 王朝凤. 小红参对银屑病活血化瘀作用的研究[J]. 昆明医学院学报, 1994, 15(4): 70.

[29] 杨竹生, 李玛琳, 何黎. 小红参对小鼠T、B细胞功能的影响[J]. 美国中华医学与管理杂志, 2000, 1(4): 13-14.

[30]宋明宪.民族药成方制剂[M].北京:人民卫生出版社,2014.

◎ 苦　荞 ◎

一、本草学研究

（一）本草记载

苦荞即苦荞麦,学名鞑靼荞麦,别名荞叶七、野南荞、万年荞、菠麦、乌麦、花荞,是药食同源的天然产物。苦荞在我国历史悠久,《本草纲目》记载:苦荞性味苦、平、寒,实肠胃、益气力,续精神,利耳目,能练五脏滓秽,降气宽肠,磨积滞。《千金要方》《中药大辞典》及相关文献记载,其有安神、活气血、降气宽肠、清热肿风痛、祛积化滞、清肠、润肠、通便、止咳、平喘、抗炎、抗过敏、强心、减肥、美容等功效。彝文称苦荞为果卡、噶诺、作兹麻,《中国彝族药学》和《云南彝医药》中记载果卡为清火药,清火解毒,活血止痛,健胃消食,利尿消肿。

（二）基原考证

苦荞,其原植物为蓼科植物苦荞麦 *Fagopyrum tataricum*（L.）Gaertn. 的根及种子。苦荞是一年生草本双子叶植物,属蓼科,荞麦属,禾谷类作物,其种植起源于亚洲东北部,是我国最古老的栽培作物之一。

二、资源学研究

（一）原植物形态

一年生草本。茎直立,分枝,光滑,红色,稀具乳头状突起,高 40~110 cm。叶互生心状三角形成三角状箭形,有的近五角形,长 2.5~5 cm,宽 2~4 cm,先端渐尖,下部裂片圆形或渐尖,基部近心形或戟形,叶脉被乳头状突起;下部叶有长柄,上部叶无柄；托鞘膜质，短筒状，早落；总状伞房花序腋生和顶生，短而密集成簇；花梗长；花白色或淡粉红色，具细长的小花梗，基部有小苞片；花被深 5 裂，裂片卵形或椭圆形；雄蕊 8 枚；花柱 3 枚，柱头头状，子房 1 室，具 3 棱。瘦果三角状卵形或三角形，先端渐尖，具 3 棱，棕褐色，光滑。花果期 7~8 月。霜降前后种子成熟时收割，打下种子，晒干。见图 4-46、图 4-47。

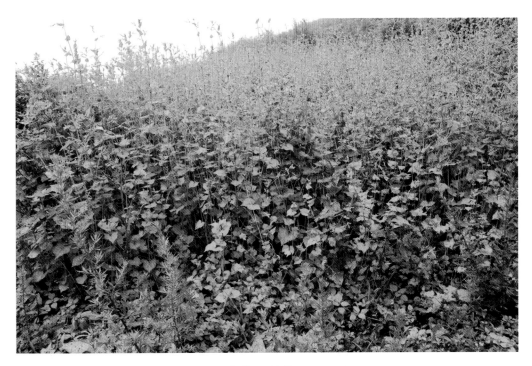

图4-46　苦荞原植物（王光志供图）

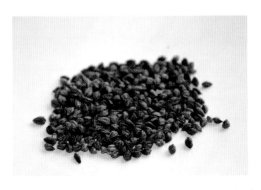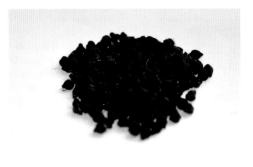

图4-47　苦荞种子（邹亮供图）

（二）生境分布

我国各地均有栽培，主要分布于云南、四川、贵州等地。苦荞生长于海拔 1 000~2 600 m 的湿润沟谷、村边、山地中，多为种植。中国苦荞 80% 集中种植在云贵川高原、青藏高原、甘肃甘南、鄂湘武陵山区丘陵山地和秦巴山区南麓，属低纬度、高海拔、穿插以丘陵地区，一年一作，多春播。

四川省凉山州是苦荞麦的发源地之一，而凉山州昭觉县是全国最大的苦荞麦产区，被誉为"苦荞麦"之乡。北方春荞麦区的苦荞种植地约占中国苦荞的20%，隶属于中国优质小杂粮产业带区域，东起内蒙古通辽、赤峰，沿长城内外的河北张家口坝上、山西大同、陕西榆林、宁夏盐池、固原、甘肃定西等高纬度、高海拔、缓坡丘陵、穿插山峁地带，多一年一作，春播。见图4-48。

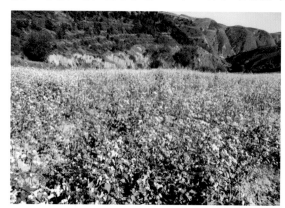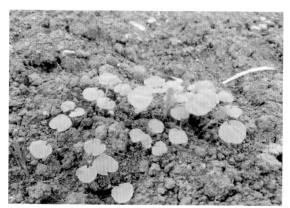

图4-48　苦荞原植物生境（邹亮供图）

三、生药学研究

（一）药材性状

苦荞籽粒呈三棱锥状卵形，面上有3条较深的沟槽，槽从苦荞麦籽粒萌部发至基部，面结合处为3条紧密的圆钝棱脊，形成3条生理纹将苦荞麦外壳分为3片。苦荞麦麦仁较脆，仁紧贴外壳，隙很小。

（二）理化性状

薄层色谱鉴别：以 β-谷甾醇为对照品，吸取苦荞供试液、对照品溶液 10 μl 分别点于同一含 0.3% 羧甲基纤维素钠为粘贴剂的硅胶 G 板上，以石油醚—乙醚（7∶3）为展开剂，展开，取出后晾干，并喷以 10% 硫酸溶液，于 105 ℃烘干至斑点显色，日光检视。结果，β-谷甾醇能与其他成分较好地分离，对照品与苦荞样品对应位置上显示相同颜色的斑点，显色效果明显。

四、化学研究

（一）化学成分

苦荞含有黄酮类化合物、蛋白质、有机酸、淀粉、膳食纤维、微量元素和一些其他化学成分，其中黄酮类化合物有机酸是其主要成分。

1. 黄酮类化合物

苦荞中富含芦丁，其含量占总黄酮含量的 70%~90%。除芦丁外，槲皮素也是苦荞中常见的黄酮类化合物。目前，相继从苦荞中分离鉴定定出荭草素、牡荆葡基黄酮、异牡荆黄素、异荭草素、山奈酚、山奈酚 -3-O- 芸香糖苷、槲皮素 -3- 芸香糖苷 -7- 半乳糖苷、槲皮素 -3- 双鼠李糖苷、原儿茶酸、杨梅素、木犀草素等黄酮类化合物。

苦荞中部分黄酮类化合物的结构式如图 4-49。

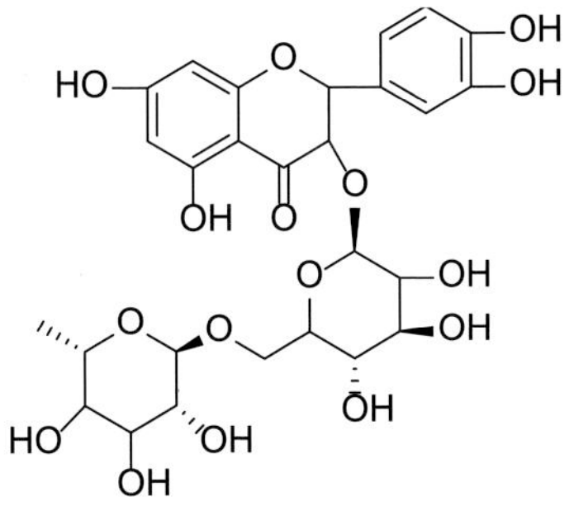

芦丁 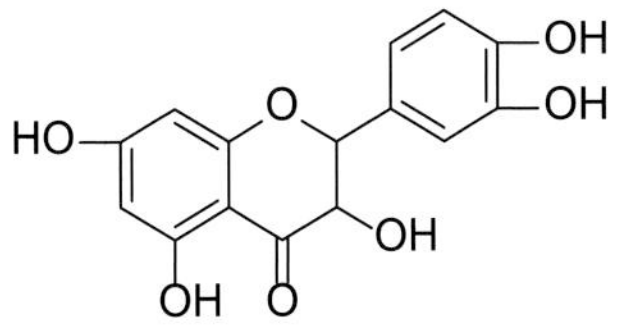　　　　　　　　　　　　　　　槲皮素

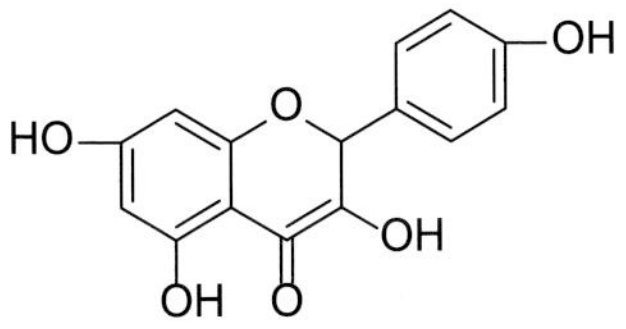

山奈酚 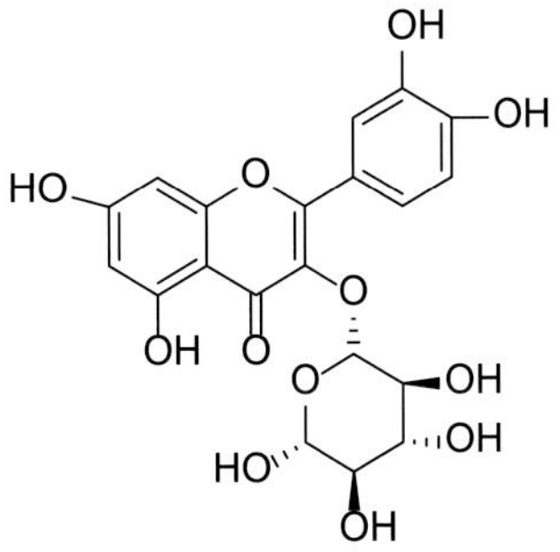　　　　　　　　　　　　　　异槲皮苷

图4-49　苦荞中部分黄酮类化合物的结构式

2. 有机酸

苦荞的脂肪含量为 2.1%~2.8%，和大多粮食作物不相上下，但脂肪的组成较好。它含多种脂肪酸，主要是油酸、亚油酸和亚麻酸，均为人体必需脂肪酸，也含

棕榈酸、花生酸、芥酸、硬脂酸、肉豆蔻酸等，另外还有没食子酸、原儿茶酸、对羟基苯甲酸、香草酸、咖啡酸、丁香酸、p- 香豆酸、阿魏酸、o- 香豆酸、原花青素等化合物。

3. 蛋白质

苦荞含蛋白质一般为 9.3%~14.9%，其蛋白质组成不同于一般植物蛋白质。研究表明，荞麦蛋白质中清蛋白和球蛋白占蛋白质总量的 38%~44%，谷蛋白、醇溶蛋白和其他蛋白含量分别为 21%~29%、2%~5% 和 28%~37%。另有报道，商品荞麦粉中含有 40%~77% 的清蛋白和球蛋白，0.7%~2.0% 的醇溶蛋白，23%~59% 的谷蛋白及其他蛋白。苦荞麦蛋白质不仅具有人体必需的 8 种氨基酸，同时富含维持老年人和婴幼儿正常生理功能所必需的精氨酸、组氨酸和赖氨酸。

4. 矿物质元素

苦荞中的矿物质元素含量十分丰富，钾、镁、铜、铬、锌、钙、锰、铁等含量都大大高于禾谷类作物，还含有硼、碘、钴、硒等微量元素。其中钾、镁、铜含量比小麦高 2~4 倍，镁的含量是小麦的 3~4 倍。

5. 其他化学成分

研究者还从苦荞种子、籽粒面粉和麸皮中分离得到豆甾 -4- 烯 -3，6- 二酮、β- 谷甾醇棕榈酸酯、β- 谷甾醇、胡萝卜苷、乌苏酸、7- 羟基香豆素、大黄素、尿嘧啶、荞麦碱、麦角甾醇过氧化物、大黄素和尿嘧啶及糖醇等化合物。

五、药理学研究

（一）降血糖、血脂作用

服用复方苦荞后可明显缓解 STZ 大鼠糖尿病的症状，能降低血糖及血清中的 TNF-α、PAI-1 的含量，促进胰岛素分泌，具有改善胰岛素抵抗的作用。苦荞类黄酮可使高血脂小鼠的甘油三酯水平和高血脂大鼠的胆固醇及甘油三酯水平明显降低。

（二）抗疲劳

苦荞麦蛋白质的生物价值非常高，其氨基酸组成中的 F 因子可抑制 5- 羟色胺的形成，降低对中枢神经系统的抑制作用。在抗疲劳、提高运动能力测试中，苦荞麦蛋白可以显著提高小鼠的负重游泳时间、爬杆时间和肝糖原的量，有效降低血清尿素和血乳酸的量。

（三）抗氧化作用

苦荞叶提取物灌胃小鼠能明显提高其血液、心脏中的超氧化物歧化酶和谷胱甘肽过氧化物酶的活性，降低脂质过氧化物丙二醛（MDA）的含量，对过氧化氢的活性变化没有明显规律，表明苦荞叶提取物具有一定量的抗氧化物质，能有效清除自由基，具有抗氧化性。

（四）抗炎作用

苦荞种子、苦荞叶、苦荞芽等醇提物对二甲苯导致的小鼠耳肿胀具有明显的抑制作用。

（五）对心血管的作用

苦荞中的黄酮类化合物主要为芦丁，其具有软化血管、改善微循环、维持毛细血管的抵抗力、降低血管通透性及脆性、促进细胞增殖、防止血细胞凝集的作用。苦荞麦中富含镁元素，可使心脏节律及兴奋传导减慢，增加心肌供血量。

（六）抗乙肝病毒表面抗原

郑民实用酶联免疫吸附测定技术测定抗乙肝表面抗原（HBsAg）表明，苦荞水煎剂对 HBsAg 有明显的灭活作用。

（七）雌激素样作用

苦荞中的黄酮类化合物能明显增加去卵巢大鼠阴道涂片中上皮细胞数量，对子宫和肾上腺重量有增加趋势，对子宫、阴道等组织有一定改善作用。

（八）抗肿瘤

经硫酸铵分级沉淀、离子交换和凝胶过滤等技术纯化苦荞水溶性蛋白后得到的组分，对乳腺癌细胞株 Bcap37 的生长具有显著的抑制作用。

六、临床应用

（一）传统应用

1. 治疗妇女产后腹痛

用苦荞 50 g，小红草 35 g，红糖适量，水煎服，甜白酒为引（《洼垤彝医书》）。

2. 治骨折

将活小鸡舂茸，均匀铺于刚烙好的苦荞粑上，趁热包扎骨伤处，再用夹板固定。

3. 治头痛

用葱、姜捣烂取汁，调苦荞面为饼，蒸热敷贴，冷则换。

4. 治腹泻

用苦荞面加花椒、辣椒各适量，兑水调成糊状，煮沸即服食。

5. 治食积、便秘

用苦荞面加青当归根皮、鸡矢藤叶，共为末，水调烙熟，服食。

6. 治肾病水肿

用苦荞 50 g，草果 2 枚，胡椒 5 g，共捣细，加醋适量拌匀，针刺百会穴后用上药揉擦（《洼垤彝医书》）。

7. 腹痛、痢疾、便血

苦荞根 30 g，地榆 30 g，共研面，每服 9 g，1 日 2 次或 3 次，开水冲服。

（二）现代研究

1. 调节血糖血脂

苦荞富含亚油酸、芦丁、槲皮素、植物甾醇、硒、铬、锰，能减轻对急性胰腺炎的病理性损害，保护胰腺组织，加强胰岛素外周作用，抗脂质过氧化，抑制高密度脂蛋白氧化修饰，促进胆固醇降解为胆酸排泄，降低毛细血管的通透性，扩张血管，加强维生素 C 的作用并促进维生素在体内的蓄积。

2. 治疗溃疡、胃炎

苦荞面粉对慢性胃炎和溃疡病有食疗作用，研究发现，苦荞对它们的治愈率分别为70.58%、81.8%。以医用凡士林为基质，配以苦荞生物黄酮、冰片、千里光精制而成的生物类黄酮软膏，对脉管炎下肢慢性溃疡有较好的疗效。

3. 消炎作用

以医用凡士林为基质，配以苦荞生物黄酮、冰片、千里光精制而成的生物类黄酮软膏，对血栓闭塞性脉管炎、血管炎、大动脉炎，以及烫伤和各种原因引起的伤口感染均有显著疗效，具有清热解毒、活血化瘀、消炎止痛、抗菌生肌、扩张血管、促进伤口愈合等功效。

4. 抗缺血作用

李玉田等通过犬肾动脉夹闭试验，造成急性肾缺血模型，犬肾脏肿胀，血肌酐明显升高，苦荞中的黄酮类化合物对肾衰犬的肌酐增加有显著的对抗作用，指示其有一定的抗缺血的作用。闫泉香通过部分结扎颈动脉建立脑缺氧小鼠模型，发现苦荞中的黄酮类化合物可明显抑制脑缺血所致脑内 MDA 含量的升高，说明苦荞中的黄酮类化合物对脑缺血有一定的保护作用。陶胜宇等发现苦荞中的黄酮类化合物可显著对抗糖尿病大鼠脑组织谷胱甘肽（GSH）水平下降，恢复 Na^+、K^+ 浓度和 ATP 酶活力，提高神经传导速度，增加坐骨神经内血流量，说明苦荞中的黄酮类化合物对糖尿病动物的神经功能有保护作用，此作用可能是通过增加神经内血流量来实现的。

七、综合开发利用

（一）苦荞降血糖胶囊

以苦荞黄酮提取物、三价铬、复方膳食纤维粉、维生素等研制的降血糖胶囊，具有辅助调节血糖的功能。苦荞黄酮提取物水解物、D-手性肌醇提取物按照适当比例复配，灌制胶囊，有效成分分别为芦丁31.4%、异槲皮苷9.6%、槲皮素22.3%、D-手性肌醇12.6%，具有显著的降低空腹血糖作用，可用于辅助治疗Ⅱ型糖尿病。

（二）颗粒冲剂

苦荞配以山药、葛根、茯苓、甜菊总苷制成的颗粒冲剂具有促进胰岛素分泌，调节血脂、血糖等作用。

（邹　亮）

参考文献

[1] 苏斐然, 刘祖鑫. 苦荞在彝族饮食文化中的历史沉淀与意义再造[J]. 民族论坛, 2016（2）: 64–67, 98.

[2] 唐宇, 孙俊秀, 刘建林, 等. 四川省野生荞麦资源现状及保护对策[J]. 现代农业科技, 2011（15）: 90, 91–94.

[3] 林竹. 荞麦的性状与显微鉴别[J]. 北方药学, 2012, 9（11）: 2.

[4] 彭镰心, 赵钢. 苦荞麦的薄层色谱鉴别[J]. 成都大学学报（自然科学版）, 2010, 29（4）: 285–286.

[5] 高铁祥, 游秋云. 复方苦荞茶对Ⅱ型糖尿病大鼠治疗作用的实验研究[J]. 中国中医药科技, 2002, 12（2）: 86–88.

[6] 张超, 卢艳, 郭贯新, 等. 苦荞麦蛋白质抗疲劳功能机理的研究[J]. 食品与生物技术学报, 2005, 24（6）: 78–82.

[7] 王转花, 张政, 林汝法. 苦荞麦叶提取物对小鼠体内抗氧化酶系的调节[J]. 药物生物技术, 1999, 6（4）: 208–211.

[8] 胡一冰, 赵钢, 彭镰心, 等. 苦荞芽提取物的镇痛抗炎作用[J]. 成都大学学报（自然科学版）, 2009, 28（2）: 101–103.

[9] 储小曼, 陈刚, 王晓明. 血药浓度监测中抗生素质控血清代用品的研究[J]. 中国医院药学杂志, 1991, 11（2）: 51–52.

[10] 曹红平, 方肇勤, 王晓波, 等. 苦荞麦类黄酮等对去卵巢大鼠的雌激素样作用[J]. 上海中医药杂志, 2006, 40（3）: 59–61.

[11] 郭晓娜, 姚惠源. 苦荞麦抗肿瘤蛋白的分离纯化及结构分析[J]. 食品科学, 2007, 28（7）: 462–465.

[12] 李玉田, 徐峰, 闫泉香. 苦荞麦黄酮对家犬肾缺血的影响[J]. 中药材, 2006, 29（2）: 169–172.

[13] 闫泉香. 苦荞麦黄酮的抗缺血作用研究[D]. 沈阳: 沈阳药科大学, 2005.

[14] 陶胜宇, 徐峰, 闫泉香. 苦荞麦黄酮对糖尿病大鼠神经功能的影响[J]. 实用药物与临床, 2006, 9（4）: 219–221.

◎ 凉山杜鹃 ◎

一、本草学研究

基原考证

根据《西昌中草药》《彝医植物药》《彝医植物药（续集）》《杜鹃制剂防治慢性气管炎资料汇编》的记载，通过核对拉丁名与植物形态，确定凉山地区的药用杜鹃品种共计 10 种，具体品种见表 4-8。凉山杜鹃 *Rhododendron Liangshanium* L.S. Chen et W. P. Fang mss. 为杜鹃花科杜鹃花属亮鳞杜鹃亚组植物红棕杜鹃（原变种）*Rhododendron rubiginosum* Franch. var. *rubiginosum*。凉山杜鹃 *R. Liangshanium* L.S. Chen et W. P. Fang mss. 的中文名与《中国植物志》记载的凉山杜鹃 *R. huianum* Fang.（属云锦杜鹃亚组）重名，进而严重地阻碍了本种的深度研究与开发。2013 年，杨勇勋等采集带花标本，由中国科学院昆明植物研究所的张长芹研究员鉴定，才最终解决了本种基原不清的问题，即将中文名重名及未发表的本种鉴定为红棕杜鹃（原变种）*R. rubiginosum* Franch.var.*rubiginosum*。其药用部位为叶。

表4-8　凉山地区10种药用杜鹃品种表

序号	品名	彝药名	来源
1	岩须	史补	杜鹃花科岩须属岩须（*Cassiope selaginoides* Hook.f. et Thoms.）的全草
2	滇白珠	楚切	杜鹃花科白珠树属滇白珠[*Gaultheria leucocarpa* Bl. var. *crenulata* (Kurz) T. Z. Hsu]的全草、根或果实
3	地檀香	—	杜鹃花科白珠树属地檀香（*Gaultheria forrestii* Diels）的全草
4	珍珠花	—	杜鹃花科珍珠花属珍珠花[*Lyonia ovalifolia*（Wall.）Drube.]的叶、果实
5	爆杖花	—	杜鹃花科杜鹃花属爆杖花（*Rhododendron spinulifrum* Fr.）的花、根、叶、果实

序号	品名	彝药名	来源
6	腋花杜鹃	索马德普（金阳县）	杜鹃花科杜鹃花属腋花杜鹃（*Rhododendron Racemosum* Fr.）的叶
7	映山红	—	杜鹃花科杜鹃花属映山红（*Rhododendron simsii* Planch.）的叶
8	红棕杜鹃（原变种）（原名：凉山杜鹃）	索玛芝日（金阳县）	杜鹃花科杜鹃花属红棕杜鹃（原变种）（*Rhododendron rubiginosum* Franch. var. *rubiginosum*）的叶
9	乌鸦果	俄马斯尼	杜鹃花科越橘属乌鸦果（*Vaccinium fragile* Franch.）的根、叶与果
10	云南越橘	—	杜鹃花科越橘属云南越橘[*Vaccinium duclouxii*（levl.）Hand.-Mass.]的根、叶、果

二、资源学研究

（一）原植物形态

凉山杜鹃是灌木或小乔木，高 1.6~4.5 m；树皮红褐色；幼枝粗壮，直立，淡绿色，无毛；老枝灰绿色，有明显的叶痕。冬芽顶生，椭圆形，长 9~10 mm，无毛。叶革质，长圆状披针形，长 7~14 mm，宽 1.8~3.5 cm，先端突然渐尖，基部楔形或宽楔形，上面绿色，下面灰绿色，无毛，中脉在上面凹下，下面凸出，侧脉 16~20 对；叶柄近于圆柱形，长 1.3~2.3 cm，近于无毛。

总状花序顶生，有花 10~13 朵；总轴长 3~3.5 cm，淡绿色，近于无毛；花梗长 3~4.2 cm，淡绿色，无毛；花萼大，紫色，长 3.5~5 mm（果时增长可达 10 mm），裂片 7 片，三角形或阔卵形，边缘有或无短柄腺体；花冠钟形，长 3.5 cm，直径 4.3 cm，淡紫色或暗红色，无毛，裂片 6~7 片，长 1.6 cm，宽 1.8 cm，顶端无缺刻；雄蕊 12~14 枚，不等长，长 1.3~2 cm，花丝白色，无毛，花药椭圆形，褐色，长约 3 mm；子房圆锥形，7 室，长 7 mm，密被白色短柄腺体，花柱长约 2.1 cm，通体被白色短柄腺体，柱头头状，宽约 2.5 mm。见图 4-50。

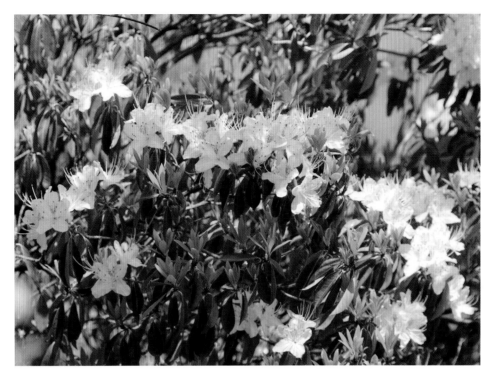

图4-50　凉山杜鹃花（王光志供图）

蒴果长圆柱形，微弯曲，暗绿色，长1.5~3 cm，有肋纹及残存的腺体，花萼宿存，反折。花期5~6月，果期9~10月。

（二）生境分布

生长于海拔2 200~3 500 m的山坡灌木林中。产于我国四川西部和东南部、贵州东北部及云南东北部。

三、药材性状

叶片长卵形至卵状披针形，少数长圆形，先端急尖，基部楔形，全缘，中脉在上面凹陷，在下面凸出。叶柄褐色，上面凹陷呈一纵沟。有少数嫩枝，棕色或暗棕色，表面有细纵皱纹，顶端有卵形芽。革质，质脆，易碎。气微，味淡、微涩。

四、化学研究

（一）化学成分

杜鹃花科杜鹃属植物的叶中普遍含有黄酮类化合物和挥发油，凉山杜鹃浸膏用薄层法检验，含黄酮苷类化合物（金丝桃苷、黄芪苷、槲皮苷、鼠李酮苷）和黄酮苷元类化合物（槲皮素、杨梅酮和莨菪亭），其中以槲皮素、山柰酚（图4-51）的研究最为常见。

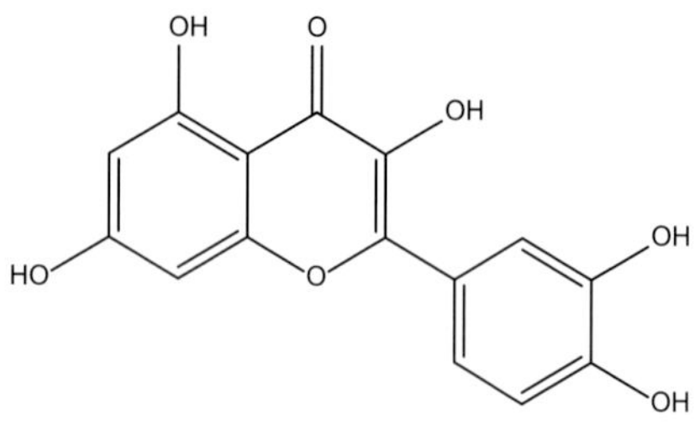

图4-51　槲皮素、山柰酚的结构式

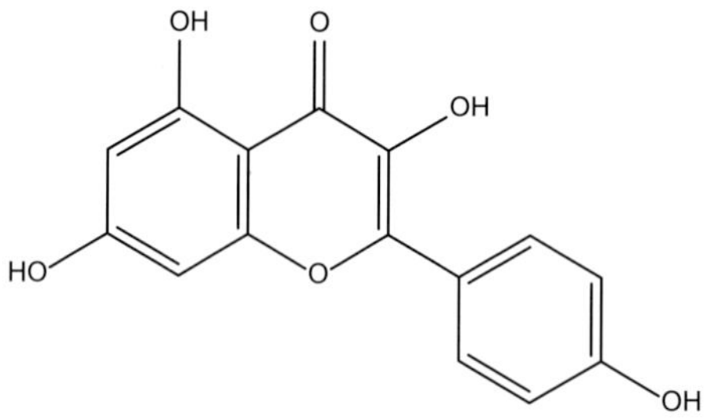

杨勇勋从本种叶中分离鉴定了 12 种化合物，分别鉴定为 1 种剪叶苔烷型倍半萜，（-）-α-Herbertenol；1 种黄酮，草质素 -8- 甲醚；5 种苯丙素，对羟基苯丙酸甲酯、反式阿魏酸、二氢阿魏酸甲基酯、1-（4- 羟基 -3，5- 二甲氧基苯基）丙烷 -1- 酮、顺式肉桂酸；5 种芳香族化合物，苯乙酸、香草酸、对羟基苯甲醛、对羟基苯甲酸乙酯、对羟基苯乙酸乙酯。

通过薄层色谱（TLC）研究发现，凉山杜鹃叶中不含杜鹃毒性二萜成分——梫木毒素及止咳成分杜鹃素，此与现临床上应用最广泛的杜鹃品种满山红的化学成分刚好相反。

（二）含量测定

1.高效液相色谱（HPLC）法测定凉山杜鹃花中芦丁、槲皮素的含量

色谱条件与系统实用性试验： 色谱柱为 Shim-pack CLC-ODS 柱（6.0 mm×250 mm，5 μm）；流动相：$MeOH-0.4\%H_3PO_4$（4：6）；流速：1.0 ml/min；检测波长：254 nm；柱温：28 ℃；进样量为 10 μl；理论板数按芦丁峰计算大于 4 500。

对照品溶液的制备： 精密称取经 P_2O_5 干燥的芦丁、槲皮素对照品，分别为

15.26 和 8.62 mg，置于 100 ml 量瓶，加甲醇 90 ml，超声溶解，冷却至室温后甲醇定溶至刻度，摇匀。精密量取混合液 2.5 ml，置于 10 ml 量瓶中，甲醇稀释至刻度，摇匀，即得。芦丁和槲皮素浓度分别为 38.15 μg/ml、21.55 μg/ml。

供试品溶液的制备：精密称取凉山杜鹃花粉末 0.50 g，加入石油醚（60~90 ℃）50 ml，超声 20 分钟，滤过，弃去石油醚，药渣挥干。药渣精密加甲醇 50 ml 称定质量，水浴回流 2 小时，补足减失的甲醇质量，摇匀，用 0.4 μm 的微孔滤膜过滤，取续滤液作为供试品溶液。

测定法：分别精密吸取对照品溶液与供试品溶液各 10 μl，注入液相色谱仪，测定，即得。

2. 四川凉山杜鹃挥发油成分气相色谱－质谱联用（GC-MS）分析

色谱条件：HP-5 中性石英毛细管柱（0.25 mm×30 m×0.25 μm），柱温 150 ℃，分流进样，分流比 75∶1，进样温度 25 ℃，MS 检测器。载气为高纯氦气。

供试品制备：称量干燥凉山杜鹃叶 32 g，用剪刀剪碎装入烧瓶，加入去离子水约 150 ml 至水面恰好淹没杜鹃叶。水浴调至 100 ℃，同时通入水蒸气进行蒸馏。连续蒸馏 5 小时，停止加热，倒出乙酸乙酯（约 10 ml），置于棕色磨口玻璃瓶中，存放于冰箱中待用。

GC-MS 分析：将含乙酸乙酯的挥发油溶液微热，使悬浮的物质溶解后做 GC-MS 分析。色谱条件：汽化温度 250 ℃，柱箱程序升温 30~240 ℃，升温速度 15 ℃/min，进样量 0.8 μl，分流比 75∶1。质谱条件：EI-MS，离子源温度 190 ℃，电子能量 70 eV，发射电流 0.4 μA，倍增器电压 2 059 V，扫描周期 1 秒。

五、药理学研究

（一）药效学

1. 镇咳作用

50% 杜鹃浸膏 100 g/kg 口服，对电击大白鼠和猫喉上神经有显著的镇咳作用（$P < 0.025$）。

2. 祛痰作用

50% 杜鹃浸膏 10 g/kg 口服，对家兔纤毛黏液运送速度有显著促进作用（$P<0.05$），提示本药有一定祛痰作用。

3. 松弛支气管平滑肌作用

凉山杜鹃注射液（1∶1）对豚鼠肺脏灌流试验显示，其有非常显著的松弛支气管平滑肌的作用（$P<0.01$）。通过豚鼠平喘、肺灌流及肺溢流试验说明，本品有显著的松弛气道平滑肌的作用，且此作用与免疫反应关系不大。

（二）毒理学

凉山杜鹃对小鼠、家兔、犬的毒性及亚急性毒性，较国内已进入临床使用的满山红、照山白、青海杜鹃等小。凉山杜鹃总黄酮对小白鼠口服的 LD_{50} 为（17.83±2.35）g/kg。30% 凉山杜鹃浸膏 10 mg/kg 给犬灌胃，结果对犬的血压、呼吸及心电图（Ⅱ、V_3）无影响。凉山杜鹃浸膏 3 g/kg 灌胃，连续 45 天，结果其肝、肾功能，血象、体重及主要脏器（心、肝、脾、肺、肾、脑、肾上腺、气管）的病理切片与空白对照组比较，均未见异常改变。

六、临床应用

（一）功效主治

具有止咳、祛痰功能，用于慢性支气管炎。

（二）临床验证

以凉山杜鹃水醇浸膏片为临床验证药物，经解放军总医院、海军总医院、凉山州人民医院等 12 个临床医疗单位在凉山州和北京地区同时南北交叉验证 3 年，临床病例共 542 例，其中凉山州内验证 457 例。结果表明，以每日 3 次，每次 4~6 片（每片含总黄酮 22.5 mg），10 日为 1 个疗程，连服 2~3 个疗程的总有效率为 80.96%，显效以上为 52.08%；周期在北京地区验证 85 例，其中总有效率为 85.88%，显效以上为 55.29%。南北两组疗效经统计学处理无差异，两组总有效率平均为 83.42%，显效以上平均为 53.63%。临床资料表明，凉山杜鹃水醇浸膏片止咳、祛痰作用显著，平喘作用次之，不具消炎作用。本药无毒性，副作用小，仅少数病例出现头晕、纳差、恶心、口干等消化道症状，但维持时间短，不需要特殊处理就自行消失，饭后服用副作用明显减轻。

七、综合开发利用

（一）金鹃咳喘停口服液

金鹃咳喘停口服液，是以凉山杜鹃制成的单味药液体制剂，具有止咳、祛痰功能，用于慢性支气管炎；口服，一次 10 ml，一日 3 次。

（二）凉山杜鹃水醇浸膏片

凉山杜鹃水醇浸膏片的生产工艺是采用水煮法提取其有效成分，再制成水醇浸膏片；经扩大生产，其工艺简单，质量稳定，并经有关部门反复检验，符合质量标准。

（三）具有产业发展优势的花卉旅游资源开发

凉山杜鹃，彝语"索玛芝日"，分布于凉山州金阳、昭觉、布拖、雷波、美姑等县，生长在海拔 2 200~3 500 m 的山坡灌木林中。凉山彝寨和杜鹃花海与其他旅游资源配套良好，利于综合开发。目前凉山杜鹃的资源开发很大程度上依旧停留在森林公园模式，开发模式单一，杜鹃花资源的产品形式单一，并且没有形成产业链，开发空间还很大。

（四）化妆品开发

红棕杜鹃（原变种）叶的化学成分研究分析发现，本种叶中特有的苯基丁醇类化合物不仅具有有效的止咳、平喘作用，而且是立体特异性的酪氨酸酶抑制剂，具有美白祛斑作用，可用于化妆品。

（张 艺）

参考文献

[1] 李耕冬, 贺廷超. 彝医植物药[M]. 成都: 四川民族出版社, 1990.

[2] 李耕冬, 贺廷超. 彝医植物药(续集)[M]. 成都: 四川民族出版社, 1992.

[3] 杨勇勋, 晏永明, 陶明, 等. 红棕杜鹃(原变种)叶的化学成分研究[J]. 中国中药杂志, 2013, 38(6): 839-843.

[4] 杨春璇. 凉山杜鹃资源及其开发利用[J]. 资源开发与保护, 1988, 4(3): 50-52.

[5] 唐声武, 赵会礼. 凉山杜鹃叶的形态组织学鉴定[J]. 华西药学杂志, 2001, 16(2): 106-108.

[6] 杨勇勋. 红棕杜鹃(原变种)叶的酚酸类化学成分研究[J]. 时珍国医国药, 2016, 27(9): 2148-2150.

[7] 边清泉. HPLC法测定凉山杜鹃花中芦丁槲皮素的含量[J]. 西南科技大学学报, 2004, 19(4): 83-85.

[8] 楚延, 刘振彦, 卿平, 等. 凉山杜鹃的毒性与药理研究[J]. 成都医药, 1980(6): 116.

[9] 杨勇勋. 凉山州药用杜鹃研究概述[J]. 中国民族民间医药, 2016, 25(12): 24-26.

[10] 李小芳, 马金华. 四川省凉山州杜鹃资源分布情况及其开发利用[J]. 安徽农业科学, 2009, 37(27): 13060-13063.

◎ 小儿腹痛草 ◎

一、本草学研究

（一）本草记载

小儿腹痛草，古今中医本草未收载，彝族名"落孺疴"，其意为极苦，彝族人民用其全草治疗消化不良、腹痛、牙痛，沿用历史已久。现已收载于《云南省药品标准》（1974年版）。《中国彝族药学》记载，小儿腹痛草归胰、胃、肝路，具有杀寒止痛，健胃消积的功效。《云南彝医药 下卷·云南彝药》记载：彝医用其治疗胃痛、胁痛、小儿腹痛和牙痛等。《楚雄彝州本草》记载："全草，味苦，性寒，有解痉止痛的功效。主治小儿消化不良，上呼吸道感染引起的痉挛性疼痛，肝炎。"《中国民族药辞典》记载："全草治消化不良，上呼吸道感染引起的痉挛性疼痛，腹痛，牙痛，上感引起的小儿腹痛，小儿因消化不良或上呼吸道感染而引起的痉挛性腹痛，小儿肠痉挛性腹痛，风火牙痛，胃痛，胁痛，咽喉肿痛。"《新华本草纲要（第二册）》记载其"全草，味苦，有解痉、止痛、安眠功能。用于小儿功能性腹痛"。

（二）基原考证

小儿腹痛草，《中国民族药辞典》《中国彝族药学》和《云南彝医药 下卷·云南彝药》记载其为龙胆科獐牙菜属植物斜茎獐牙菜 *Swertia patens* Burk. 的全草，为云南彝族常用药，《楚雄彝州本草》记载其名为金沙獐牙菜（*Swertia patens* Burk.），又名伸展獐牙菜（《新华本草纲要》）、金沙青叶胆、小儿寒药、小苦药、小苦参、青叶胆。

二、资源学研究

（一）原植物形态

多年生草本，高 5~25 cm。根直立或斜生，黄褐色，直径 2~6 mm；茎多数，丛生，铺散，紫绿色或棕褐色，四棱形，具疏细微点突，棱上被白色短柔毛。基生叶常对折，狭匙形或狭倒披针形，长 2~7 cm，宽 0.3~1 cm，上面深绿色，下面绿色，先端急尖，基部渐狭成柄，仅中脉明显突起。花单生枝顶，4 数，直径达 3 cm；花梗粗，直立，长 1~2.2 cm；花萼绿色，4 深裂，裂片苞叶状，包被花冠，不等大，外面 2 个大，卵状披针形，长 1~2 cm，宽 0.2~0.6 cm，内面 2 个小，披针形，长 1~2 cm，宽至 0.5 cm，全部裂片先端渐尖，基部心形或近圆形，背面具不明显的 3~7 脉；花冠淡黄色，4 深裂，有紫色脉纹，裂片卵状矩圆形，长 0.8~1.5 cm，宽达 0.6 cm，先端钝，有短尖头，下部有 2 个腺窝，腺窝杯状，仅顶端边缘有短流苏；花丝窄锥形，长约 5 mm，白色，花药蓝色，矩圆形，长约 2.5 mm；子房无柄，卵形，长 8~10 mm，花柱短，明显，柱头头状。花期 7~8 月。

（二）生境分布

生于海拔 1 100~2 500 m 的石灰岩松林下、石灰岩腐殖质土壤中及石灰岩山坡草地。分布于云南中部、东北部及四川南部。

三、生药学研究

（一）药材性状

全草长 5~25 cm。根长圆锥形，主根弯曲，长 5~8 cm，直径 2~6 mm，下部有分枝；表面棕褐色，去掉栓皮则为鲜黄色，断面黄白色。茎四棱形，细长，有分枝，具窄翅，断面中空；叶多皱缩，基生叶密集丛生。花生于茎节节处或枝顶端，花梗微弯曲，基部具 1 对苞片；萼与冠 4 裂，花冠裂片长约 1.5 cm，卵状披针形，绿色或黄绿色，先端渐尖；花冠黄白色或淡紫色，具蓝紫色网脉，先端钝，有短尖头，下部具有两个杯状腺窝；雄蕊 4 枚。蒴果先端二瓣开裂，种子细小，棕褐色或黑色。质轻，易折断。气微，味苦。以枝叶多、色绿、根粗、味苦者为佳。

（二）理化鉴定

采用薄层色谱法鉴别：鉴别主要成分獐牙菜苦苷和齐墩果酸。

取本品粉末 1 g，置于具塞锥形瓶中，加甲醇 15 ml，超声提取 30 分钟，滤过，滤液蒸干，残渣加甲醇 5 ml 使其溶解，作为供试品溶液。

①另取獐牙菜苦苷对照品适量，加甲醇制成 2 mg/ml 獐牙菜苦苷溶液，作为对照品溶液。按照《中国药典》2005 年版一部附录Ⅵ B 薄层色谱法试验，吸取供试品和对照品两种溶液各 2 μl，分别点于同一硅胶 GF254 薄层板上，以氯仿—甲醇（3∶1）为展开剂，取出，晾干，置紫外光灯（254 nm）下检视，可见在与对照品相同的位置上，有相同颜色的荧光斑点。

②另取齐墩果酸对照品适量，加甲醇制成 2 mg/ml 齐墩果酸溶液，作为对照品溶液。吸取上述两种溶液各 5 μl，分别点于同一硅胶 G 薄层板上，以石油醚—乙酸

乙酯—甲酸（4.5∶1∶0.25）为展开剂，取出，晾干，喷以10%硫酸—乙醇溶液，在105℃加热至斑点显色清晰。

四、化学研究

（一）化学成分

现从小儿腹痛草中分离鉴定了环烯醚萜类、五环三萜类、呫吨酮类、氨基酸等类型化合物，主要包括獐牙菜苦苷、齐墩果酸、1，8-二羟基-3，5-二甲氧基呫吨酮、1-羟基-3，5-二甲氧基呫吨酮、1，8-二羟基-3，7-二甲氧基呫吨酮、1-羟基-3，7，8-三甲氧基呫吨酮。其中獐牙菜苦苷、齐墩果酸为其有效成分。

（1）萜类：獐牙菜苦苷、齐墩果酸、龙胆苦苷等成分（图4-52）。

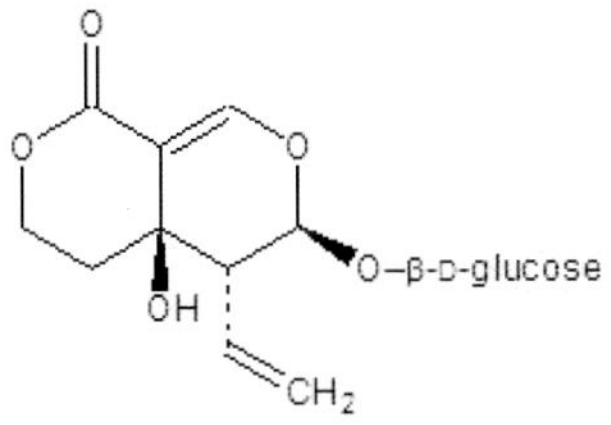

獐牙菜苦苷 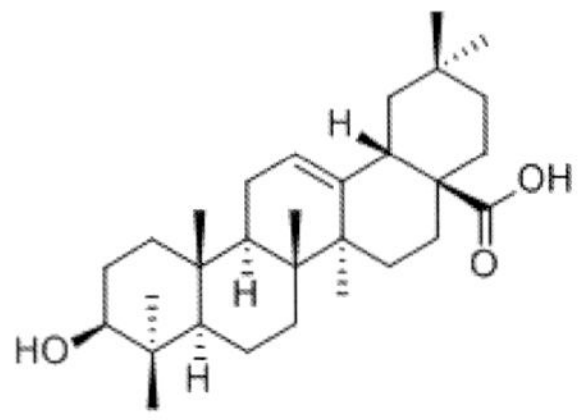　　　　　　　　　齐墩果酸 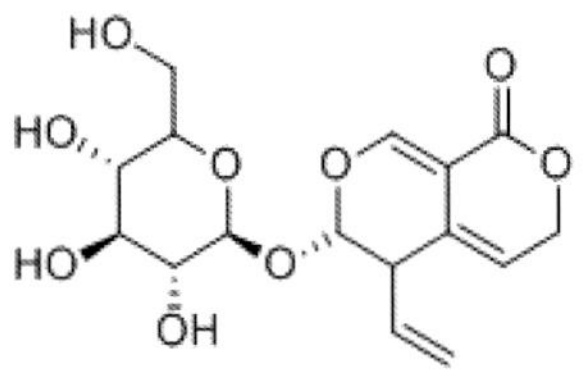　　　　　　　　　龙胆苦苷

图4-52　獐牙菜苦苷、齐墩果酸、龙胆苦苷的结构式

（2）呫吨酮类：1，8-二羟基-3，5-二甲氧基呫吨酮、1-羟基-3，5-二甲氧基呫吨酮等成分。

（3）氨基酸类：含15种氨基酸，其中天门冬氨酸（ASP）和谷氨酸（GLU）含量最高。

（4）其他成分：钾、钙、镁等15种常量元素。

（二）含量测定与指纹图谱

小儿腹痛草中獐牙菜苦苷与龙胆苦苷含量的测定如下。

色谱条件与系统实用性试验：色谱柱为 Phenomenex luna C18（4.6 mm×250 mm，5 μm）；流动相为甲醇—水溶液（22∶78）；流速为1.0 ml /min；检测波长为239 nm；柱

温为 30 ℃；进样量为 10 μl；理论塔板数按獐牙菜苦苷峰计算应不低于 3 000、按龙胆苦苷峰计算应不低于 5 000。

对照品溶液的制备：精密称取獐牙菜苦苷 7.8 mg、龙胆苦苷 2.15 mg 分别置于 10 ml 容量瓶中，加甲醇制成 0.78 mg/L，0.215 mg/L 的溶液，摇匀，经 0.45 μm 的微孔滤膜过滤后作为对照品储备液。

供试品溶液的制备：取小儿腹痛草药材细粉 0.2 g，精密称定，每次加甲醇 10 ml，超声 2 次，每次 30 分钟，过滤，合并滤液后定容至 25 ml，摇匀，即得供试品溶液，经 0.45 μm 微孔滤膜滤过，取续滤液用于测定样品中龙胆苦苷的含量。精密移取供试品溶液 1 ml 于 10 ml 容量瓶中，以甲醇稀释至刻度，摇匀，用 0.45 μm 的微孔滤膜滤过，取续滤液用于测定样品中獐牙菜苦苷的含量。

测定法：分别精密吸取对照品溶液与供试品溶液各 10 μl，注入液相色谱仪，测定，即得。

五、药理学研究

（一）药效学

1. 解痉作用

实验证明，獐牙菜苦苷对试验动物离体回肠，以及子宫、胆囊平滑肌等的自主节律性活动均有抑制作用，并能对抗乙酰胆碱、组胺等对上述组织器官的兴奋作用。实验还表明獐牙菜苦苷主要直接作用于肠平滑肌，呈现解痉作用。

2. 镇痛作用

"热板法试验"证明，600 mg/kg 獐牙菜苦苷腹腔注射的镇痛作用相当于 10 mg/kg 吗啡或 20 mg/kg 左旋四氢巴马汀。

3. 镇静作用

实验证明，腹腔注射 200~400 mg/kg 獐牙菜苦苷可明显减少小鼠的自主活动。

4. 保肝作用

獐牙菜苦苷对四氯化碳（CCl_4）或半乳糖胺所致大鼠肝细胞损伤有明显抑制作

用。但另有体外试验表明，50 μg/ml 或 100 μg/ml 对 CCl_4 所致大鼠肝细胞损伤无明显保护作用。

5.皮肤保护作用

獐牙菜苦苷易于从皮肤吸收，经酶水解并经分子重排生成苷元红白金花内酯，可扩张毛细血管，持久地激活皮肤的酶系统，提高其生化功能。獐牙菜苦苷静脉注射于兔也可使其皮肤血流旺盛，皮温升高，从而提高皮肤功能，并可促进毛发生长。

（二）毒理学

1.急性毒性试验

小鼠灌胃獐牙菜苦苷 10 000 mg/kg，腹腔注射 8 000 mg/kg（以上为獐牙菜苦苷混悬液），静脉注射 5 000 mg/kg，5 天内均未见中毒死亡。

2.亚急性毒性试验

将獐牙菜苦苷混入饲料内，大鼠单笼饲养，自由进食，每周做食物利用率统计，进食量相当于人用量的 40~120 倍。试验动物的体重、血象（红细胞、白细胞）、血细胞分类、血小板计数及血液化学（谷丙转氨酶、尿素氮）的测定均无明显的变化，对脑、心、肝、肾上腺、肺组织切片，做镜检，并与对照组比较，未见明显差别。

六、临床应用

《中国彝族药学》记载，彝医使用小儿腹痛草治疗小儿肠痉挛性腹痛、风火牙痛、胃痛、胁痛及咽喉肿痛。内服：煎汤，3~10 g，或研末服。《楚雄彝州本草》记载，小儿腹痛草主治小儿消化不良，上呼吸道感染引起的痉挛性疼痛，肝炎。小儿腹痛：小儿腹痛草 1.5~3 g，水煎加糖服。急性黄疸型肝炎：小儿腹痛草 6~12 g，水煎服。

七、综合开发利用

（一）小儿腹痛草糖浆

由小儿腹痛草、苯甲酸钠、尼泊金乙酯、单糖浆四味药制成，对消化不良、肺炎等疗效甚佳，但对痢疾等器质性腹痛只能减轻症状。要从根本上消除腹痛还需对因治疗，且本品味苦，易引起患儿呕吐，以致影响疗效，故有待于进一步改进剂型。

（二）基诺惰秋齐胶囊

由白芍、龙胆、鸡矢藤、小儿腹痛草、木香等制成，具有消炎利胆，清热解毒，理气止痛的功效，用于胆囊炎、胆石症属肝胆湿热证者。

（三）嗨诺惰秋齐胶囊

由土木香、甘草、小儿腹痛草、羊耳菊制成，用于寒凝气滞所致的胃脘冷痛、慢性胃炎及十二指肠溃疡等。

（四）利胆解毒胶囊

由龙胆、鸡矢藤、小儿腹痛草、土木香、白芍制成，用于胆囊炎属肝胆湿热证者。

（五）香藤胶囊

由五气朝阳草、万丈深、天仙藤、黄芪、透骨草、虎杖、大追风、云威灵、小儿腹痛草制成，用于风湿痹阻，瘀血阻络所致的痹证，症见腰腿痛、四肢关节痛等。

（杜蕾蕾）

参考文献

[1] 梁钜忠, 雷伟亚. 云南民族药斜茎獐牙菜的实验研究[J]. 云南医药, 1984, 5(2): 107–108.
[2] 罗开均. 彝族药"落蠕疴"原植物的研究[J]. 中国中药杂志, 1984, 9(5): 203–204.
[3] 杨本雷, 余惠祥. 中国彝族药学[M]. 昆明: 云南民族出版社, 2004.
[4] 云南省彝医院, 云南中医学院. 云南彝医药 下卷·云南彝药[M]. 昆明: 云南科技出版社, 2007.
[5] 朱琚元. 楚雄彝州本草[M]. 昆明: 云南民族出版社, 1998.
[6] 贾敏如, 张艺. 中国民族药辞典[M].北京: 中国医药科技出版社, 2016.
[7] 吴征镒. 新华本草纲要(第二册)[M]. 上海: 上海科学技术出版社, 1991.
[8] 梁钜忠. 云南彝族药落蠕疴[J]. 云南医药, 1983(3): 310.
[9] 陈芬, 高丽, 王丽, 等. 小儿腹痛草的鉴别研究[J]. 中药材, 2011, 34(4): 535–537.
[10] 何广新, 王建云, 范亚刚. 小儿腹痛草显微结构的研究[J]. 时珍国药研究, 1997, 8(5): 432–433.
[11] 周林宗, 蒋金和, 张慧萍, 等. 彝药小儿腹痛草中氨基酸和无机元素分析[J]. 云南化工, 2009, 36(2): 52–53.
[12] 周林宗, 袁慧君, 韦薇, 等. 彝药小儿腹痛草中微量元素测定及红外光谱的研究分析[J]. 微量元素与健康研究, 2015, 32(3): 37–38.
[13] 王丽, 陈芬, 符德欢, 等. 小儿腹痛草中獐牙菜苦苷与龙胆苦苷的含量测定[J]. 中国民族民间医药, 2017, 26(2): 35–37.
[14] 雷伟亚, 史栓桃, 余恩畅. 小儿腹痛草的药理研究——Ⅲ. 青叶胆总甙的毒性研究[J]. 云南医药, 1982, 5(3): 302–305.
[15] 袁小波. 彝族药小儿腹痛草糖浆84例临床观察[J]. 中国民族民间医药, 1997, 6(4): 40–44.
[16] 杜利云, 莫亚雄. 基诺惰秋齐胶囊的薄层色谱鉴别法[J]. 云南中医中药杂志, 2004, 25(5): 28–29.
[17] 宋民宪. 民族药成方制剂[M]. 北京: 人民卫生出版社, 2014.

◎ 余甘子 ◎

一、本草学研究

(一)本草记载

余甘子是彝医常用的药物之一。余甘子植物最早记载于唐代《新修本草》，原译名称庵摩勒，云："庵摩勒，味苦、甘、寒，无毒。主风虚热气。一名余甘。"又名瓦斯呷，意为"岩生纹果树"，言其果有六条纹路，且生于山岩；又称阿扯、阿搓、阿泽、阿列，皆有"回甜"之意。《本草纲目》记载，余甘子味甘，性寒，无毒，主治风虚热气，丹石伤肺，久服轻身，延年长生，有解金石毒、解硫黄毒之效。《晶珠本草》描述其"树生于热带，干长柔软，叶大，花淡黄色，光泽不鲜，叶如猪鬃疏松。果实肉核分离"，并认为"果实采自树干者，味不浓，为次品"。《滇南本草》所载橄榄为余甘子："橄榄，味甘、酸，性平，治一切喉火上炎、大头瘟症。能解湿热春温，生津止渴，利痰，解鱼毒、酒积滞，神效。"《海药本草》记载："味苦、酸、甘，微寒。主丹石伤肺，上气咳嗽，久服轻身，延年长生。"《中国彝医》记载："苦、甘、寒。生津，止咳，化痰，解毒，解暑清热，利咽喉，敛疮，解酒。治烦渴，中暑，冻疮，杨梅疮，尿闭，蜈蚣咬伤，小儿口疮等。"

（二）基原考证

《中国药典》（2020版）将余甘子收录为大戟科植物余甘子 *Phyllanthus emblica* L. 的干燥成熟果实，为藏族、彝族等我国少数民族习用药材。《云南彝医药 下卷·云南彝药》中收录为大戟科植物余甘子的果实或者嫩枝。《中国民族药辞典》记载彝族名为瓦斯呷、橄榄；彝医药对余甘子的使用部位远较中医药多，除干燥果实外，还用新鲜果实、嫩枝、树皮、根及茎皮。

二、资源学研究

（一）原植物形态

余甘子 *Phyllanthus emblica* L. 为小乔木和灌木，高达3 m。树皮薄，灰褐色，小枝纤细，被锈色短柔毛，常如复叶一样，落叶时，小枝一起脱落。叶互生，羽状复叶，小叶线性或线状长圆形。长1~2 cm，排成2列，无毛，托叶小，红色。花小，单性，雌雄同株，3~6朵簇生于叶腋；雌花少数，无柄；雄花多数，具短而细弱的柄；花黄绿色，萼片6片，长圆形，先端钝；雄花花盘腺体6个，分离，三角形，与萼片对生，雄蕊3枚，花丝合生，无退化子房；雌花花盘杯状，边缘呈撕裂状，包围子房。果实为蒴果，球形，外果皮肉质，直径约7 mm，3室，每室含种子2粒，成熟前为淡黄色。成熟后近红色。花期3~4月，果期8~10月。见图4-53、图4-54。

（二）生境分布

余甘子生于海拔200~2 300 m的山地疏林、灌丛、荒地或山沟向阳处，在我国南方及西南地区，如江西、福建、台湾、广东、海南、广西、四川、贵州和云南等地的少数民族聚居区分布较为广泛。

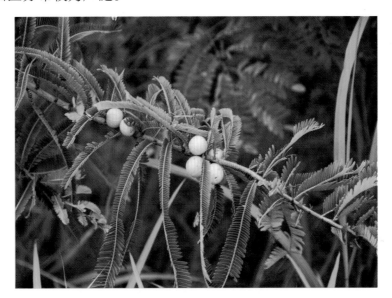

图4-53　余甘子原植物（王光志供图）

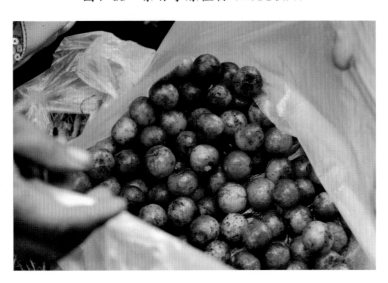

图4-54　余甘子（王光志供图）

三、生药学研究

（一）药材性状

本品呈球形或扁球形，直径 1.2~2 cm。表面棕褐色至墨绿色，有浅黄色颗粒状突起，具皱纹及不明显的 6 棱，果梗约 1 mm。中果皮厚 1~4 mm，质硬而脆。内果皮黄白色，硬核样，表面略具 6 棱，背缝线的偏上部有数条筋脉纹（维管束），干后可裂成 6 瓣。种子 6 粒，棕色，近三棱形，背面弧形，腹面有一条淡棕色种脐。气微，味酸涩，回味甜。见图 4-55。

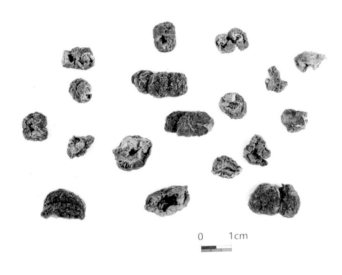

0   1cm

图4-55　余甘子药材（姚喆供图）

（二）理化鉴定

按《中国药典》2020 版一部余甘子项下，采用薄层色谱法鉴别。取本品粉末 0.5 g，加乙醇 20 ml，超声处理 20 分钟，滤过，滤液蒸干，残渣加水 20 ml 使其溶解，加乙酸乙酯 30 ml 振摇提取，取乙酸乙酯液，蒸干，残渣加甲醇 1 ml 使溶解，作为供试品溶液。另取余甘子对照药材 0.5 g，同法制成对照药材溶液。按照薄层色谱法（《中国药典》2020版四部通则 0502 薄层色谱法）试验，吸取上述两种溶液各 2~4 μl，分别点于同一硅胶 G 薄层板上，以三氯甲烷—乙酸乙酯—甲醇—甲酸（9∶9∶3∶0.2）为展开剂，展开，取出，晾干,喷以 10% 硫酸乙醇溶液,热风吹至斑点显色清晰,置紫外光灯(365 nm)下检视。供试品色谱中,在与对照药材色谱相应的位置上,显相同颜色的荧光斑点。

四、化学研究

(一)化学成分

果实含鞣质 45%,未成熟果实含鞣质 30%~35%,主要成分为诃黎勒酸、原诃子酸、鞣云实精、余甘子酸、诃子次酸、没食子酸(图 4-56 左)、油柑酸、(-)-表儿茶素、油柑酸甲酯、叶下珠素、儿茶素、槲皮素、(+)-没食子儿茶素、木犀草素、鞣花酸(图 4-56 右)、山柰酚等。果实还含有 0.6%~0.92(1.561)% 的维生素 C、余甘子酚、胡萝卜素、生物碱、蛋白质、果胶、核黄酸、硫胺及酚性物质等。

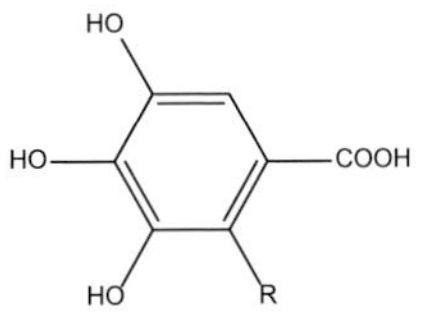

没食子酸 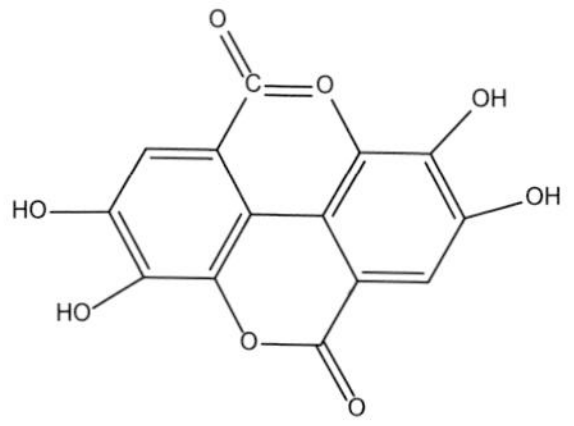   鞣花酸

图 4-56 没食子酸、鞣花酸的结构式

此外,在余甘子的种子内还含有各种脂肪酸类成分,如亚麻酸、亚油酸、油酸、十四烷酸等。

(二)含量测定

按《中国药典》2020 版一部余甘子项下实验。

色谱条件与系统适用性试验:以十八烷基硅烷键合硅胶为填充剂;以甲醇—0.2% 磷酸溶液(5∶95)为流动相;检测波长为 273 nm。理论板数按没食子酸峰计算应不低于 2 000。

供试品溶液的制备:取本品粉末(过三号筛)约 0.1 g,精密称定,置具塞锥形瓶中,精密加入 50% 甲醇 50 ml,称定重量,加热回流 1 小时,放冷,再称定重量,用 50% 甲醇补足减失的重量,摇匀,滤过,取滤液,即得。

测定法： 分别精密吸取对照品溶液 10μl 与供试品溶液 5~10μl，注入液相色谱仪，测定，即得。

本品按干燥品计算，含没食子酸（$C_7H_6O_5$）不得少于 1.2%。

五、药理学研究

（一）药效学研究

1. 抗菌作用

余甘子干燥果实，先以 80% 甲醇提取，再用醚萃取，经酸化后可得到良好的抗菌活性成分，对葡萄球菌、伤寒杆菌、副伤寒杆菌、大肠杆菌及志贺菌属均有抑制作用。此外，余甘子果实浸出液对金黄色葡萄球菌、枯草杆菌、鼠伤寒沙门氏菌、霍乱弧菌、大肠杆菌、酵母菌、须发癣菌和红色毛癣菌等有抑（杀）菌效果。

2. 抗氧化与清除自由基作用

抗氧化作用是余甘子的重要药理活性之一，这一作用机制不仅与多种疾病直接或间接相关，也与其他多种药理作用相关，如防癌、抗突变、调血脂与抗动脉粥样硬化、保肝、免疫调节等。

3. 抗诱变、抗致畸、防肿瘤作用

亚硝基化合物是一种强致癌物质，它对各种动物及人的器官和组织均会诱发肿瘤。因此，减少体内亚硝胺的合成，对预防某些肿瘤具有重要意义。在体外试验中，余甘子果汁能有效阻断 N-亚硝基化合物的合成，阻断率高达 93%，明显高于同浓度的维生素 C 溶液（阻断率 49.2%）；在体内实验中，余甘子果汁和维生素 C 能使大鼠及人体内亚硝基化合物的合成显著减少，其较维生素 C 的阻断作用更为明显。此外，余甘子水提取物能够抑制对 CsCl 所造成的小鼠细胞突变。

4. 调节血脂及抗动脉粥样硬化作用

余甘子果汁粉对食饵性高脂血症家兔实验性颈动脉粥样硬化斑块形成的面积、动脉粥样硬化的级别及斑块内泡沫细胞层数和弹力纤维含量的影响的研究发现，余甘子能抑制动脉粥样硬化的形成。

余甘子制剂的药效学动物实验表明，余甘子能降低大鼠血中总胆固醇（TC）水平，提高高密度脂蛋白胆固醇（HDL-C）水平，降低动物体重增加指数；与对照组比较，它可使高血脂模型大鼠的TC水平非常显著地下降，HDL-C和HDL-C与TC的比值亦分别显著增高。

5. 降血糖及改善糖尿病并发症

余甘子的降血糖作用可能与其含有的黄酮类和甾醇类化合物、多种有机酸及铬、锗、锌、硒等微量元素有关。采用余甘子乙醇提取物进行动物试验发现，其能增加心肌糖原水平。在应用余甘子制剂治疗糖尿病高血脂的临床观察发现，糖尿病并发视网膜病变的患者视网膜微血管瘤及出血斑消退，糖尿病性神经病变患者体征明显改善。

6. 保肝作用

余甘子50%乙醇提取物能有效调节酒精致肝损伤大鼠的AST、ALT水平，抑制肝脏纤维化过程，具有一定的保肝作用。此外，余甘子水提取物在治疗退行性关节炎的过程中具有保护软骨的作用。

7. 改善记忆、抗阿尔茨海默病作用

分别给予幼龄和老龄小鼠以余甘子一段时间，用迷宫装置检测记忆，同时测定总胆固醇的量和胆碱酯酶活性。结果表明，余甘子对两组小鼠均具有剂量依赖性提高记忆分数的效应，脑胆碱酯酶活性和总胆固醇水平均有所下降，提示余甘子可以用于改善阿尔茨海默病患者的记忆、降低总胆固醇水平和抗胆碱酯酶活性。

8. 抗HIV作用

对没食子鞣质部分同系物及逆没食子鞣质进行抗HIV-RT和抑制HIV生长活性的筛选发现，在所研究的9个化合物中，诃子酸、诃黎勒酸和punicacortein C在20 μmol/L时对HIV-RT有80%以上的抑制率。

（二）毒理学研究

通过小鼠急性毒性试验发现，余甘子水提取物的LD_{50}为（35.16±2.5）g/kg，相当于成人（60 kg体重）每日口服生药剂量（8~12 g）的163~188倍，说明余甘子口服毒性极小。

长期毒性试验中，余甘子连续给药后，取大鼠尾部血测定血常规、肝肾功能及体重，取血后将大鼠处死，取心、肝、脾、肺、肾、肠进行病理检验，与空白对照组比较。结果表明，余甘子对大鼠无任何明显的毒性反应。

六、临床应用

余甘子味酸、甜、微涩，性寒，无毒，归心、肺、胃经。余甘子是彝医常用的药物，在彝医古籍《双柏彝医书》中常用余甘子幼枝、根与其他药配伍治杨梅疮；用余甘子嫩枝与根泡酒服，治体弱，有风不散；用余甘子幼枝加盐共捣绒，包敷肚脐上，治小便不通；用余甘子树皮加马甘蔗、何首乌，共舂烂，捣细为末，敷撒于患处，治疗裙边疮。在四川凉山彝族地区，还流传着余甘子的以下做法。

心烦、头昏、夏日中暑：余甘子新鲜果实加竹子芯、葵瓜子仁、蒲日、烧红的泥土，共熬水吃。

酒醉病：余甘子鲜果煎水服。

预防伤风：余甘子鲜果煎水服。

老年人喘咳：用余甘子果实熬水，兑蜂蜜吃。

风湿：用余甘子根加酸木瓜泡酒服。

冻伤：余甘子干果烤焦，舂烂为末，兑猪油调敷伤处。

小儿口疮：用余甘子鲜果熬水服，并含漱。

癫痫：余甘子鲜果煮食。

在云南地区流传以下做法：

咽喉肿痛：余甘子树皮，水煎服。

蜈蚣咬伤：余甘子树皮，熬水洗伤处。

彝医常用余甘子果实、根、嫩枝及茎皮治疗体虚着风、烦渴、中暑、风湿、咽喉肿痛、裙边疮、冻伤、杨梅疮、尿闭、蜈蚣咬伤、醉酒、老人咳喘、小儿口疮、癫痫诸症（《彝医植物药》）；茎皮主治扁桃体炎、喉炎、蜈蚣咬伤 [《中国民族药志〔第一卷〕]。

七、综合开发利用

（一）药品

以余甘子为组分的药品较多，有余甘子喉片、复方余甘子利咽片、余甘子粉（合剂、胶囊）、二十五味余甘子丸等，主要用于治疗呼吸系统疾病、肝胆系统疾病、心脑血管疾病、糖尿病、泌尿系统疾病、眼科疾病等。三果汤含片，用于治疗慢性咽炎，因其独特的藏药配方和显著疗效，优于市场流行的金嗓子、西瓜霜等含片，具有较大的优势。

（二）保健食品

余甘子具有多种保健功能，为药食两用。余甘子加工制成的食品有腌制品、干果、蜜饯、糖果、果酱、果汁、罐头、保健饮料、余甘糕、余甘可乐、低度酒、冲剂等系列产品。目前，也开发有余甘子复合片和三勒浆抗疲劳液、余甘子软胶囊、余甘保健茶等一系列保健品，余甘子在保健品中主要有抗衰老、增强免疫力、降压、降血糖等作用。三勒浆抗疲劳液是余甘子在保健食品开发方面的一个成功应用。从临床研究和实验室研究均证实其显著的抗疲劳作用主要是通过抗氧化功能实现的。

余甘子酒对深度开发金沙江干热河谷的滇橄榄（余甘子）植物资源，促进少数民族地区农民增收，调整农村经济结构，发展天然保健型食品饮料商品生产具有重要意义。还有文献对其果酒发酵特性及矿物元素的含量变化进行了相关研究。

余甘子还有以下应用：余甘子提取物可用于卷烟过滤嘴的减毒添加剂；余甘子的活性成分可用于化妆品；种子油可制肥皂等；树皮、叶、幼果可提制栲胶。

（张 艺）

参考文献

[1] 李耕冬, 贺廷超. 彝医植物药[M]. 成都: 四川民族出版社, 1990.

[2] 周涛, 邱德文. 民族药余甘子的本草学概况[J]. 贵阳中医学院学报, 2002, 24（3）: 3-5.

[3] 国家药典委员会. 中华人民共和国药典[M]. 北京: 中国医药科技出版社, 2015.

[4] 云南省彝医院, 云南中医学院. 云南彝医药 下卷·云南彝药[M]. 昆明: 云南科技出版社, 2007.

[5] 贾敏如, 张艺. 中国民族药辞典[M]. 北京: 中国医药科技出版社, 2016.

[6] 周宁, 彭富全. 中藏药中诃子、毛诃子和余甘子的本草考证[J]. 中草药. 2001, 32（4）: 355-357.

[7] 李巧明, 赵建立. 云南干热河谷地区余甘子居群的遗传多样性研究[J]. 生物多样性, 2007, 15（1）: 84-91.

[8] 吴雪辉, 谢治芳, 黄永芳. 余甘子的化学成分和保健功能作用[J]. 中国野生植物资源, 2003, 22（6）: 69-71.

[9] 张兰珍, 赵文华, 郭亚健. 藏药余甘子化学成分研究[J]. 中国中药杂志, 2003, 28（10）: 940-941.

[10] Xiaoli Liu, Chun Cui, Mouming Zhao, et al. Identification of phenolics in the fruit of emblica (*Phyllanthus emblica* L.) and their antioxidant activities[J]. Food Chemistry, 2008（109）: 909-915.

[11] 杨顺楷, 杨亚力, 杨维力. 余甘子资源植物的研究与开发进展[J]. 应用与环境生物学报, 2008, 14（6）: 846-854.

[12] 夏泉, 肖培根, 王立为. 传统药物余甘子的民族药学研究[J]. 中国中药杂志, 1997, 22（9）: 515-518.

[13] 陈顺天, 黄静波. 从安摩乐科研成果看《本草纲目》的学术价值[J]. 海峡药学, 1996, 8（3）: 114-116.

[14] Charoenteeraboon J, Ngamkitidechakul C, Soonthorn-chareonnon N, et al. Antioxidant activities of the standardized water extract from fruit of *Phyllanthus emblica* Linn.[J]. Songklanakarin J Sci Technol, 2010, 32（6）: 599-604.

[15] 胡继繁, 宋圃菊, 梁学军, 等. 余甘果汁阻断N-亚硝基化合物在体内外的合成[J]. 中华预防医学杂志, 1990, 24（3）: 132-135.

[16] A.ghosh, A.sharma, G. talukder. Relative protection given by extract of *Phyllanthus emblica* fruit an equivalent amount of vitamin C against a known clastogen-caesium chloride[J].Food Chem, 1992（30）: 865-869.

[17] 刘丽梅, 王绿娅, 李宝文. 余甘子对兔实验性主动脉粥样硬化斑块形成的影响[J]. 实用新医学, 2002, 4（11）: 963.

［18］刘丽梅,高政,李宝文,等.余甘子对实验性颈动脉粥样硬化家兔的影响[J].中国临床康复,2003,7（5）:766.

［19］洪善祥,薛玲,曾志刚,等.安摩乐口服液药效学研究[J].海峡药学,1995,7（1）:80-82.

［20］中国医学科学院药物研究所.中药志（第三册）[M].第2版.北京:人民卫生出版社,1984.

［21］蔡敦保,陈一农,黄松春,等.余甘果治疗糖尿病高血脂临床观察[J].福建医药杂志,1994,16（4）:42.

［22］Pornpen Pramyothin, Patcharavadee Samosorn, Somlak Poungshompoo, et al. The protective effects of *Phyllanthus emblica* Linn. extract on ethanol induced rat hepatic injury[J]. Journal of Ethnopharmacology, 2006（107）: 361-364.

［23］Sheikh Abdullah Tasduq, Dilip Manikrao Mondhe, Devinder Kumar Gupta, et al. Reversal of Fiberogenic Event in Liver by *Emblica officinalis*（Fruit）, and Indian Natural Drug[J]. Bio. Pharm. Bull, 2005, 28（7）: 1304-1306.

［24］Venil N. Sumantran, Asavari Kunlkarni, Rucha Chandwaskar, et al. Chondroprotective Potential of Fruit Extracts of *Phyllanthus emblica* in Osteoarthritis [J]. eCAM., 2008, 5（3）: 329-335.

［25］Vasudevan M, Parle M. Memory enhancing activity of Anwala churna（*Emblica officinalis* Gaertn.）: An ayurvedic preparation[J]. Physiol Behavior, 2007, 91（1）: 46-54.

［26］Nonaka G, Nishioka I, Nishizawa M, et al. Anti-AIDS agents, 2: Inhibitory effects of tannins on HIV reverse transcriptase and HIV replication in H9 lymphocyte cells[J]. J Nat Prod, 1990, 53（3）: 587-595.

［27］李萍,林启云,谢金鲜,等.民族药余甘子的急性毒理与药效学研究[J].中医药学刊,2002,20（6）:852-853.

［28］高鹰,李存仁.余甘子的抗炎作用与毒性的实验研究[J].云南中医中药杂志,1996,17（2）:47-50.

［29］杨本雷.中国彝族药学[M].昆明:云南民族出版社,2004.

［30］卫生部药品生物制品检定所,云南省药品检验所,等.中国民族药志[M].第1卷.北京:人民卫生出版社,1984.

［31］中国药品生物制品检定所,云南省药品检验所,等.中国民族药志[M].第2卷.北京:人民卫生出版社,1990.

［32］李敏杰,熊亚.攀枝花干热河谷余甘子果酒发酵特性及矿物元素的含量变[J].基因组学与应用生物学,2010,29（2）:339-343.

［33］师冰,徐榕雪,牛云壮,等.余甘子的现代研究和开发利用[J].云南中医中药杂志,2006,27（3）:76-77.

◎ 三　七 ◎

一、本草学研究

（一）本草记载

《哀牢本草》中记载，三七祛风除湿，逐瘀止痛，软坚化结，滋补强壮，用于吐血、咳血、衄血、便血、血痢、心血瘀阻、癥瘕痞疽、产后血晕、恶露不止、崩漏带下、跌扑刀伤。《中国民族药辞典》中记载，三七（赊马波）根治刀伤、枪伤、摔伤、稻田性皮炎、吐血、咯血、便血、产后血瘀腹痛、冠心病、肝硬化、跌打损伤。《大理中药资源志》中有载，三七块根治疗吐血，花治疗高血压头昏、目眩、耳鸣、急性咽喉炎，叶治吐血衄血、外伤出血、痈肿疮毒。《云南彝医药　下卷·云南彝药》中记载，三七为彝族与中医共用药，用途相近，中医《本草纲目》中始有记载，而彝医在比《本草纲目》早12年的《齐苏书》中已经记载了该药的多种用法和用途，由上可知，三七最初为彝族用药，后被中医吸收而得以推广。

（二）基原考证

《中国药典》2020版记载，本品为五加科植物三七 *Panax notoginseng*（Burk.）F. H. Chen. 的干燥根和根茎。秋季花开前采挖，洗净，分开主根、支根及根茎，干燥。支根习称"筋条"，根茎习称"剪口"。其变种较多，还有人参三七 *Panax pseudo-ginseng* Wall. var. *pseudo-ginseng*、狭叶假人参 *Panax pseudo-ginseng* Wall. var. *angustifolius*（Burkill）、秀丽假人参 / 竹节三七 *Panax pseudo-ginseng* Wall. var. *elegantior*（Burkill）Hoo&Tseng.、假人参、大叶三七 *Panax pseudo-ginseng* Wall. var. *japonicas*（C.A.Mey.）Hoo&Tseng.、羽叶三七、花叶三七、疙瘩七（云南土名）*Panax pseudo-ginseng* Wall. var. *bipinnatifidus*（Seem.）. 等也供药用。在众多彝族传统医药书籍中都有三七的记录：《哀牢本草》中记载，三七为五加科植物 *P. notoginseng*（Burk.）F. H. Chen 的干燥根；《聂苏诺期》中记载，三七，音译为沙此，基原为五

加科植物三七；《云南彝医药 下卷·云南彝药》载，赊马波，汉药名为三七，来源为五加科植物 *P. notoginseng*（Burk.）F. H. Chen. 的干燥根。

二、资源学研究

（一）原植物形态

多年生草本；根状茎短，竹鞭状，横生，有 2 至多条肉质根；肉质根圆柱形，长 2~4 cm，直径约 1 cm，干时有纵皱纹。地上茎单生，高约 40 cm，有纵纹，无毛，基部有宿存鳞片。叶为掌状复叶，4 枚轮生于茎顶；叶柄长 4~5 cm，有纵纹，无毛；托叶小，披针形，长 5~6 mm；小叶片长圆形至倒卵状长圆形，两面脉上均有刚毛，托叶卵形或披针形，小叶柄长 2~10 mm，与叶柄顶端连接处簇生刚毛。伞形花序有 80~100 朵或更多的花，花梗被微柔毛，花梗纤细，无毛，长约 1 cm；苞片不明显；花黄绿色；萼杯状（雄花的萼为陀螺形），边缘有 5 个三角形的齿；花瓣 5 片；雄蕊 5 枚；子房 2 室；花柱 2 条（雄花中的退化雌蕊为 1 条），离生，反曲。果实未见。见图 4-57。

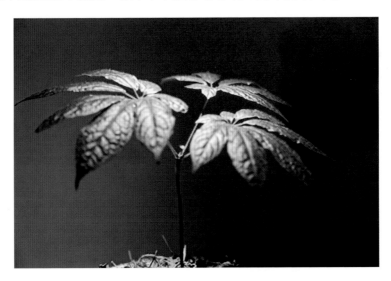

图 4-57 三七原植物形态（张艺供图）

（二）生境分布

三七是我国特有种，因其对气候、土壤、植被等环境有特殊要求，分布范围仅集中于中国西南部海拔 1 200~2 200 m，北回归线附近的地区，主要栽培于云南和广西，近年来广东（乐昌、南雄、信宜）、福建（长泰、南靖、连城）、江西（庐山）及浙江等地也有试种，种植于海拔400~1 800 m的森林下或山坡上人工荫棚下。传统上以云南文山、广西靖西等地为主要种植地区。现主产于云南省文山州的文山县、丘北县、马关县、砚山县，其面积和产量均占全国的90％以上，文山州三七资源量的掌握对于全国三七总量的控制具有举足轻重的作用。

三、药材性状

主根呈类圆锥形或圆柱形，表面灰褐色或灰黄色，有断续的纵皱纹和支根痕。顶端有茎痕，周围有瘤状突起。体重，质坚实，断面灰绿色、黄绿色或灰白色，木部微呈放射状排列。气微，味苦回甜。筋条呈圆柱形或圆锥形，长2~6 cm，上端直径约0.8 cm，下端直径约0.3 cm。剪口呈不规则的皱缩块状或条状，表面有数个明显的茎痕及环纹，断面中心灰绿色或白色，边缘深绿色或灰色。

四、化学研究

（一）化学成分

1. 皂苷类成分

皂苷类化合物是三七的主要化学成分，也是三七中公认的主要有效成分之一。迄今为止，已从三七中发现了80多种皂苷类化合物，而且不断有新的化合物被发现。三七中的皂苷类成分均为达玛烷型的四环三萜，未发现含有齐墩果酸型皂苷。从苷元角度分类，三七中的皂苷可分为20（S）- 原人参二醇型皂苷（PDS）和20（S）- 原人参三醇皂苷（PTS）；从皂苷角度分类，三七中皂苷大致可分为人参皂苷、三七皂苷和七叶胆皂苷等。三七中皂苷量以人参皂苷 Rg1 和 Rb1 最高，质量标准中也是根据人参皂苷 Rg1、Rb1 和三七皂苷 R1 的量总和不少于 5.0% 作为衡量三七质量的标准。

2. 非皂苷类成分

除皂苷类成分外，三七中另一种重要的有效成分是三七的特征性成分——三七素，它是一种非蛋白的氨基酸成分。三七素又名田七氨酸，是三七的主要止血活性成分。三七中除了其特有的氨基酸成分三七素以外，还含有其他的氨基酸成分。关于三七中氨基酸成分的报道，最早的是我国学者鲁歧等利用氨基酸自动分析仪，对不同规格三七中的氨基酸进行了分析测试，共检测到 17 种氨基酸，其中 7 种为人体必需氨基酸，总氨基酸的平均量为 7.73%，而且证明三七素的量与总氨基酸量的累积呈正相关。三七中除了氨基酸成分，也含有一些蛋白质类成分。

3. 多糖

三七中除上述两种化学成分外，还含有糖类，主要为鼠李糖、木糖、葡萄糖、低聚糖和多糖，其总多糖量平均为 9.45%。三七中多糖的量也是有差异的，其中产地、采收期和规格是影响三七多糖量的重要因素。

4. 黄酮类

黄酮类成分是广泛存在于自然界的一大类化合物。三七中的黄酮类化合物能明显增加心肌冠状动脉血流量，而且三七黄酮与皂苷合用生理活性加强，但是目前从三七中得到的黄酮类化合物较少，大多以黄酮醇类化合物的形式存在。也有报道称从三七的花蕾中分离得到了一些黄酮类化合物。

5. 炔、醇类

炔、醇类化合物在三七中的分布较少，主要存在于三七的脂溶性成分中。从三七绒根的乙醇提取物的石油醚部分得到 β-谷甾醇，从乙醇提取物的乙醚部分得到 β-谷甾醇-D 葡萄糖苷，即胡萝卜苷。虽然炔醇类化合物在三七中的量不高，但是对于三七在抗肿瘤、抗氧化和治疗脑缺血方面的疗效有重要意义。

6. 挥发油

目前已从三七的根和花中分离出了多种挥发油成分。从三七的根中分离鉴定出 34 种化合物，包括有倍半萜类、脂肪酸、苯取代物、萘取代物、烷烃、环烷烃、烯烃、酮等。

7.矿物质元素

三七也和其他植物一样，含有一定量的矿物质元素。黄淑萍等利用电感耦合等离子原子发射光谱法（ACP-AES）分析了三七中的矿质元素，结果表明三七中含有锌、铜、铬、钴、镍、钼、锶、镉、钡 9 种微量元素。对三七生长初期不同部位中的元素进行测定分析，发现三七的根、茎、叶中含有丰富的人体必需的矿物质元素，如镁、磷、钙、锰、钠、铁、钴、铜、锌、钼、锗、硒等，且磷、钙、镁、铁量较高。

8.其他成分

李琦等在三七水溶液中分离得到 1 个多羟基吡嗪衍生物，经过光谱学分析鉴定为 2-（1′,2′,3′,4′-四羟基丁基）-6-（2″,3″,4″-三羟基丁基）-吡嗪，并进行体外抗癌活性的研究。结果表明，该化合物对肝癌细胞最敏感，其次为胃癌细胞，对肺癌细胞作用较差。张冰等从三七的花蕾中分离出了鸟嘌呤核苷和腺嘌呤核苷，这也是首次从三七中得到这 2 种化合物。

（二）含量测定

按《中国药典》（2020 版）一部三七相关项下进行试验。

色谱条件与系统适用性试验： 以十八烷基硅烷键合硅胶为填充剂；以乙腈为流动相 A，以水为流动相 B，进行梯度洗脱；检测波长为 203 nm。理论板数按三七皂苷峰计算应不低于 4 000。

对照品溶液的制备： 精密称取人参皂苷 Rg1 对照品、人参皂苷 Rb1 对照品及三七皂苷 R1 对照品适量，加甲醇制成每 1 ml 含人参皂苷 Rg1 0.4 mg、人参皂苷 Rb1 0.4 mg、三七皂苷 R1 0.1 mg 的混合溶液，即得。

供试品溶液的制备： 取本品粉末（过四号筛）0.6 g，精密称定，精密加入甲醇 50 ml，称定重量，放置过夜，置 80 ℃水浴上保持微沸 2 小时，放冷，再称定重量，用甲醇补足减失的重量，摇匀，滤过，取续滤液，即得。

测定法： 分别精密吸取对照品溶液与供试品溶液各 10 μl，注入液相色谱仪，测定，即得。

五、药理学研究

（一）药效学

1. 止血作用

止血有效成分是三七素（田七氨酸），是从三七中分离的一种特殊氨基酸，能缩短凝血时间、凝血酶原时间和凝血酶时间，同时增加血小板数，提高血小板的黏附性。电子显微镜观察发现，三七注射液能使体外实验豚鼠的血小板伸展伪足、变形、聚集，并使血小板膜破坏和部分溶解，产生血小板脱颗粒等分泌反应，从而诱导血小板释放 ADP、血小板凝血因子Ⅲ和 Ca^{2+} 等止血活性物质，发挥止血作用。

2. 保护心肌细胞作用

三七总皂苷（PNS）对心肌缺血—再灌注损伤有很强的保护作用，心肌缺血—再灌注损伤可引起心肌细胞凋亡。PNS 对 Ang Ⅱ诱导的细胞凋亡具有明显的抑制作用，主要抑制心肌细胞内钙超载，从而保护心肌细胞。心肌缺血—再灌注能刺激中性粒细胞内 NF-κB 的活化，活化的 NF-κB 启动中性粒细胞 ICAM-1 的表达，而参与心肌缺血—再灌注损伤的发生过程。PNS 能抑制中性粒细胞 NF-κB 的活化，减少细胞间黏附分子表达及中性粒细胞浸润，起到保护心肌细胞的作用。

3. 抗心律失常作用

PNS 对多种实验性心律失常模型均有明显的对抗作用，其中三七三醇皂苷能明显缩短乌头碱诱发的大鼠心律失常的维持时间，减少室性期前收缩，降低心房颤动的发生；减少氯仿诱发小鼠心室颤动的发生率；可直接抑制心肌，有效治疗各种药物诱发的心律失常；明显对抗大鼠结扎冠状动脉诱发的缺血性心律失常及再灌注性心律失常；并可使缺血再灌注引起的心肌梗死范围明显缩小。

4. 降低血黏度、抗血栓形成

PNS 能有效改善内皮功能，显著降低血小板表面活性，抑制血小板黏附和聚集，降低血黏度，改善微循环，抗血栓形成。药理研究表明，PNS 能明显升高前列腺素 I_2 水平，降低血小板血栓素 A_2 水平，稳定红细胞，减轻毛细血管通透性，既减轻了肿胀又预防了血栓形成。PNS 能预防高血压性脑卒中的发生，并减轻卒中严重程度。

5. 降血压

PNS 能扩张血管产生降血压作用，目前普遍认为作用机制为 PNS 是一种钙通道阻滞剂，具有阻断去甲肾上腺素所致的 Ca^{2+} 内流的作用。

6. 保护脑组织

PNS 可延缓缺血期间细胞内高能磷酸化合物的分解，改善脑缺血引起的脑能量耗竭，从而增加组织血液供应，改善能量代谢，有明显的脑保护作用。PNS 具有钙通道阻滞作用，能阻滞颅脑损伤后神经细胞内钙超载，阻断钙调蛋白（CAM）复合物的形成，减轻脑水肿，降低血—脑脊液屏障通透性，降低脑损伤后血与脑组织中丙二醛（MDA）的含量，对颅脑损伤有一定的保护作用。

7. 改善脑血循环

三七能扩张脑血管，降低脑血管阻力，增加脑血流量。PNS 使麻醉家兔股动脉平均血压（BMP）和脑血管阻力（CVR）下降；也可使麻醉大鼠的 BMP 和 CVP 下降，且呈剂量依赖性，但不增加脑血流量，对颈动脉亦有扩张影响。

8. 镇静作用

三七地上部分对中枢神经有抑制作用，表现为镇静、安定和改善睡眠作用。人参皂苷 Rb1 有显著的镇静作用，并能协同中枢抑制药的抑制作用，此中枢抑制作用部分是通过减少突触体谷氨酸的含量实现。

9. 镇痛作用

三七的化学成分之一 ——挥发油，对中枢神经有镇静、抑制的作用，不仅用于止痛，也有安神之效；PNS 对化学性刺激和热刺激引起的疼痛均有明显对抗作用，且 PNS 是一种阿片肽样受体激动剂，不具成瘾的副作用。

10. 增智作用

大鼠口服三七活性成分后，记忆功能及脑 M 受体密度均有显著提高，学习、记忆指数显著提高，并可改善动物的拟痴呆症。PNS 能够提高痴呆模型大鼠脑皮质内去甲肾上腺素（NE）、多巴胺（DA）和 5-羟色胺（5-HT）的含量，能改善痴呆模型大鼠的学习记忆能力，提高海马内乙酰胆碱（ACh）的含量。

11. 抗炎作用

PNS 能明显抑制角叉菜胶（Car）、巴豆油、蛋清等多种致炎剂所致大鼠的足肿胀和小鼠耳郭炎症，对摘除肾上腺鼠也有一定抗炎作用。PDS 对角叉菜胶、磷酸组胺引起的大鼠踝关节肿有抑制作用，对二甲苯引起的小鼠毛细血管通透性增加有显著抑制作用。PNS 对急性炎症引起的毛细血管通透性升高、炎性渗出和组织水肿及炎症后期肉芽组织增生也有抑制作用。

12. 保肝作用

PNS 有降低谷丙转氨酶（SGPT）的作用，实验证明三七本身对肝细胞无直接保护作用，但因三七改善了肝脏的微循环而促进了肝细胞膜的功能恢复；对线粒体、内质网等重要细胞器功能及形态的恢复有促进作用；PNS 能促进肝细胞的糖代谢，使肝细胞糖原贮备增加，有利于肝损伤的恢复，从而起到保肝作用。三七叶普胶囊能显著降低乙醇复制大鼠肝损伤模型肝组织丙二醛（MDA）水平，且能显著升高还原型谷胱甘肽（GSH）含量，亦能减轻大鼠的肝组织脂肪变性。

13. 抗纤维化作用

PNS 可显著降低血清 ALT、γ-GT、TBil、DBil 的含量，同时也抗肝细胞纤维化，提示三七对肝脏有一定的保护作用，对肝纤维化有较好的干预作用。

14. 抗肿瘤作用

PNS 可通过直接杀死肿瘤细胞，抑制肿瘤细胞生长或转移，诱导肿瘤细胞凋亡，或诱导肿瘤细胞分化使其逆转，逆转肿瘤细胞多药耐药，增强和刺激机体免疫力等多种方式起到抗肿瘤的作用。

15. 抗衰老、抗氧化作用

机体衰老是一个复杂的过程，如能提高机体自身对自由基的清除能力，就能达到抗氧化、延缓衰老的作用。PNS 可提高血清超氧化物歧化酶（SOD）、GSH、过氧化氢酶（CAT）水平，具有较强的抗衰老、抗氧化作用。

16. 抗病毒作用

三七总黄酮具有抗病毒作用，三七总黄酮能明显抑制柯萨奇病毒 B3 型感染原代培养乳鼠心肌细胞体外模型实验中体外培养心肌细胞的病变。对 BALB/c 小鼠腹腔注射柯萨奇病毒 B3 型建立病毒性心肌炎体内实验模型，结果发现，三七总黄酮能使治疗组小鼠生存率明显增加，心肌酶释放活性明显降低，小鼠干扰素水平上升，病毒滴度降低。

（二）毒理学研究

1. 细胞毒性试验

在成纤维细胞的培养液中加入 1.6 mg/ml 的 PNS，可观察到细胞收缩，漂浮死亡（当剂量增加到 3.2 mg/ml 时细胞大量崩解死亡）；在原代培养大鼠肾小球系膜细胞（MC）培养液中加入不同浓度的 PNS，用 3-（4, 5-二甲基噻唑 -2）-2, 5-二苯基四氮唑溴盐（MTT）比色法观察到 PNS 浓度大于 0.8 mg/ml 时对大鼠 MC 有细胞毒性作用。

2. 肝脏、肾脏毒性试验

PNS 以 50 mg/kg、150 mg/kg 和 450 mg/kg 每日为大鼠肌内注射，连续给药 28 天。高剂量组在注射的第 3 天，出现动物的死亡。实验结束时，病理切片高剂量组可以观察到肝窦扩张，肝细胞灶状坏死和炎性细胞浸润；肾小管上皮细胞弥漫性水样变性和坏死，胞浆疏松，坏死上皮细胞脱落。中、低剂量组肝脏可见散在空泡变性，偶有肝细胞坏死；肾脏上皮细胞坏死脱落，肾小管上皮细胞灶性水样变形，炎性细胞碎片堆积。

3. 急性毒性试验

三七水提取物小鼠腹腔注射的 LD_{50} 为 3.77 g/kg。熟 PNS 小鼠皮下注射的 LD_{50} 为（345±1650）mg/kg，静脉注射的 LD_{50} 为（33±32）mg/kg。三七醇提物小鼠静脉注射的 LD_{50} 为（836±17）mg/kg。PNS 小鼠静脉注射的 LD_{50} 为 447 mg/kg。

4. 亚急性毒性试验

三七粉 1 g/kg、PNS 0.4 g/kg 分别给兔灌胃，1 次 / 天，7 天为 1 个疗程，每个疗程间歇 1 天，连续 4 个疗程。三七粉组除血糖有降低外，红细胞、白细胞及分类、血红蛋白、凝血时间、血清胆固醇、血清总脂及 β - 脂蛋白均无明显变化。兔每日饲喂三七绒根 700~800 mg/kg，连续 2 个月，血象、肝肾功能及脏器组织检查均无异常。产品三七胶囊按成人推荐摄入量（9 粒）的 3、100 和 300 倍，连续喂食大鼠 30

天，高剂量组动物体重增加低于对照组，白细胞减少，血清胆固醇高于对照组，其他血清生化指标、肝肾脏器系数、肝肾组织病理学检查各剂量组与对照组相比差异无统计学意义。保健产品三七睡舒胶囊，按成人推荐剂量的 25、50 和 100 倍，掺入饲料中连续饲喂大鼠 30 天，结果观察到大鼠进食、活动及生长发育均正常，血常规和脏器系数及病理组织学检查与对照组相比均无明显差异。

5. 遗传毒性试验

在三七睡舒胶囊遗传毒性评价的试验中，鼠伤寒沙门氏菌 / 哺乳动物微粒体酶试验（Ames 试验）312.5 μg/ 皿、625 μg/ 皿、1 250 μg/皿、2 500 μg/皿和 5 000 μg/皿的 5 个剂量组均未呈现致突变作用；小鼠骨髓嗜多染红细胞微核试验 625 mg/kg、1 250 mg/kg、2 500 mg/kg 和 5 000 mg/kg 的 4 个剂量组微核率与阴性对照组之间差异无统计学意义；鲜三七液遗传毒性试验中，小鼠骨髓细胞染色体畸变试验 1 g/kg、2 mg/kg 和 5 g/kg 3 个剂量结果均为阴性；小鼠睾丸生殖细胞染色体畸变试验，与上述相同的 3 个剂量结果也均为阴性；小鼠致畸试验，以 1.5 mg/kg、3 mg/kg 和 7.5 g/kg 3 个剂量组灌胃 10 天，结果观察到 3 个剂量组胎鼠畸形、胎鼠的平均体重和身长与对照组相比无显著性差异，骨骼透明标本和内脏标本观察与对照组相比也无异常表现。

六、临床应用

（一）功效主治

三七祛风除湿，逐瘀止痛，软坚化结，滋补强壮，用于吐血、咳血、衄血、便血、血痢、心血瘀阻、癥瘕痈疽、产后血晕、恶露不止、崩漏带下、跌扑刀伤。《大理中药资源志》中记载，三七块根治疗吐血、咯血、便血、产后血瘀腹痛、冠心病、肝硬化、跌打损伤；花治疗高血压头昏、目眩、耳鸣、急性咽喉炎；叶治吐血衄血、外伤出血、痈肿疮毒。

（二）用法用量

根茎部位研磨成粉，0.5~2 g，开水或白酒送服（炮制后，为熟三七，适量炖煮，可以增强机体免疫力）。

（三）传统应用

1.《彝族验方》载，治疗老年人呆迷，处方：灯盏细辛，铁线草，三七。配制：将灯盏细辛、铁线草断碎，三七破碎，水煎。用法：内服。用量：1日1剂，2次分服。连服数剂。治疗颈椎病，处方：藤透骨香，铁线草，白花细辛，四叶细辛，三七，巴巴花根。配制：水煎。用法用量：内服，1日1剂，2次分服。

2.《启谷署》载，治疗损伤气绝：用三七（三七粉）、当归、杭白芍、苏土元、嫩桂枝、白及、茴香、甘草、广陈皮、甘枸杞、灸乳香、灸没药、制虎骨（现用其他药物代替），研末先服。然后用高粱酒半斤加水煎服，三七服前先打粉开水冲服下。治疗皮下组织损伤：三七、乳香、没药、土鳖、蜈蚣、牛膝、全归、红花共为细末，好酒送下。治疗产后昏晕，乏力：用三七冲开水服。

3.《聂苏诺期》载，治疗伤口出血不止：用三七研末服，并用末撒于伤口上。

4.《医病好药书》载，治疗不孕症：用三七、白乌骨鸡炖服。

5.《老五斗彝族医药书》载，治疗稻田性皮炎：用三七10 g，草豆蔻50 g捣敷。

6.《洼垤彝医书》载，治疗肝炎：用三七30 g，水煎服。

（四）现代研究

1. 治疗胸痹

通过临床观察三七治疗胸痹85例，连续服药2个月以上，有效率达80.2%，硝酸甘油的停减率为91%；心电图的改善率为62%；劳动恢复力占半数以上。另对22例阵发性心肌损害病人用相同方法治疗，达到相同的治疗效果。

2. 治疗消化系统疾病

现代研究发现，三七能对抗毛细血管的通透性，抑制炎症渗出，促进组织创面修复，有益于消化道溃疡的愈合，减少其溃疡的炎症。在黄芪与三七协同治疗胃溃疡的临床观察中，发现黄芪与三七联用可以有效治疗胃溃疡，临床效果良好，治愈率、有效率、幽门螺杆菌清除率均高于单药应用组和西药组，并且没有西药的不良反应。

曾有人用三七配合茵陈蒿汤治疗急性黄疸性肝炎 100 例，对比观察，结果三七配茵陈蒿汤组在黄疸的消退和降低转氨酶方面明显优于对照组。

3. 治疗脑血管病

三七应用于脑血管病，不论是脑出血，还是脑血栓，都能用之，因为三七既能止血，又能化瘀，有止血而不留瘀，行血而不伤新血的特点。对高血压引起的诸多症状，有明显改善作用。

七、综合开发利用

1. 百贝益肺胶囊

处方：白及，浙贝母，桔梗，百部，百合，海浮石，紫菀，三七，功劳木和甘草。功能主治：肺阴不足之久咳以及支气管炎，肺结核久咳。用法用量：口服，一次 3~4 粒，一日 3 次。

2. 丹莪妇康煎膏

处方：紫丹参，莪术，竹叶柴胡，三七，赤芍，当归，三棱，香附，延胡索，甘草。功能主治：妇女瘀血阻滞所致月经不调，痛经，经期不适，盆腔子宫内膜异位症见上述症状者。

3. 丹参益心胶囊

处方：三七，回心草，灯盏细辛，紫丹参，制何首乌，延胡索。功能主治：瘀血阻滞所致冠心病心绞痛。

4. 灯银脑胶囊

处方：灯盏细辛，满山香，银杏叶，三七。功能主治：中风中经络，瘀血阻络证。

5. 复方青蒿喷雾剂

处方：青蒿，黄芩，大黄藤，青叶胆，三七。功能主治：大肠湿热所致炎性外痔，血栓性外痔及内痔脱出者。

6. 茯蚁参酒

处方：茯苓，卷柏，当归，千年健，天麻，党参，黑蚂蚁，黄芪。功能主治：失眠，纳差。

7. 降脂通脉胶囊

处方：决明子，姜黄，泽泻，三七，铁线草。功能主治：痰瘀阻滞所致的高脂血症。

8. 平眩胶囊

处方：楤木，万丈深，天麻，三七，黄精，仙鹤草，猪殃殃。功能主治：肝肾不足，肝阳上扰所致眩晕、头昏、心悸、耳鸣、失眠多梦、腰膝酸软。

9. 芪桑益肝丸

处方：黄芪，虎杖，苦参，桑寄生，青叶胆，冬虫夏草，龟甲，三七。功能主治：湿热瘀阻，脾肾两虚所致的慢性乙型肝炎。

10. 溶栓脑通胶囊

处方：雪胆提取物，冬虫夏草，山药，地龙，三七，甘草。功能主治：中风中经络所致的瘀血阻络证。

11. 伤益气雾剂

处方：七叶莲，玉葡萄根，三七，重楼，白及，栀子，甘草，薄荷脑，冰片，蜚蠊，聚山。功能主治：跌打损伤及轻度水火烫伤。

12. 参七心疏胶囊

处方：丹参，灵芝，葛根，杜仲，三七，白薇，降香，红花，川芎，仙人掌，甘草。功能主治：气滞血瘀引起的胸痹，症见胸闷，胸痛，心悸等；冠心病心绞痛属上述证候者。

13. 调经养颜胶囊

处方：地板藤，黄芪，女贞子，小红参，玉带草，三七。功能主治：妇女月经不调及其所引起的痛经、面色淡暗或有暗斑。

14. 痛舒胶囊

处方：七叶莲，灯盏细辛，玉葡萄根，三七，珠子参，栀子，重楼，甘草。功能主治：跌打损伤，风湿关节痛。

15. 消乳癖胶囊

处方：三七，香附，八角莲，鼠妇虫，黑蚂蚁，五香血藤，鸡矢藤，金荞麦，大红袍，柴胡。功能主治：气滞血瘀所致乳腺小叶增生。

16. 肿痛搽剂

处方：七叶莲，三七，雪上一枝蒿，滇草乌，金铁锁，玉葡萄根，灯盏细辛，金叶子，重楼，火把花根，八角莲，披麻草，白及。功能主治：跌打损伤，风湿关节痛，肩周炎，痛风关节炎，乳腺小叶增生。

17. 紫丹活血片

处方：三七总皂苷，紫丹参。功能主治：气滞血瘀所致胸痹（冠心病心绞痛）、眩晕（脑动脉硬化症）。

18. 紫灯胶囊

处方：紫丹参，灯盏细辛，三七，葛根，甘草。功能主治：颈椎病所致的颈肩疼痛。

19. 云南白药

云南白药由数种药材合成，含有重楼、三七等药材。云南白药也有整肠健胃、通便解毒功效，一般均以麻油、姜丝或蒜头炒食；珠芽有滋补营养、强壮腰膝和消肿散瘀之功，可炖瘦肉食用。主治糖尿病、尿道炎、尿毒症、肝病、肝硬化、胃病、便秘、虚弱、腰膝酸痛诸症，外敷跌打损伤和无名肿毒。

20. 化妆品开发

部分面膜的成分包括三七、当归等多种草本精华，功效主要是舒缓肌肤暗沉、干燥、粗糙等不适，让毛孔细腻，由内而外焕发亮彩嫩滑。有的面膜主要含有三七提取物，可改善暗沉肌肤。

（陈 蓉）

参考文献

[1] 国家药典委员会. 中华人民共和国药典[S]. 一部. 北京: 北京化学工业出版社, 2020.

[2] 王正坤, 周明康. 哀牢本草[M]. 太原: 山西科学技术出版社, 1991.

[3] 贾敏如, 李星炜, 等. 中国民族药志要[M]. 北京: 中国医药科技出版社, 2005.

[4] 夏鹏国, 张顺仓, 梁宗锁, 等. 三七化学成分的研究历程和概况[J]. 中草药, 2014, 45（17）: 2564-2570.

[5] 中国科学院中国植物志编辑委员会. 中国植物志[M]. 北京: 科学出版社, 2004.

[6] 何科. 三七的药理作用研究进展[J]. 中国民族民间医药, 2011, 20（6）: 21-23.

[7] 新平彝族傣族自治县科委. 聂苏诺期[M]. 昆明: 云南民族出版社, 1988.

[8] 孟祥霄, 黄林芳, 董林林, 等. 三七全球产地生态适宜性及品质生态学研究[J]. 药学学报, 2016（9）: 1483-1493.

[9] 郑冬梅, 欧小宏, 米艳华, 等. 不同钾肥品种及配施对三七产量和品质的影响[J]. 中国中药杂志, 2014（4）: 588-593.

[10] 宋民宪. 民族药成方制剂[M. 北京: 人民卫生出版社, 2014.

[11] 关祥祖. 彝族医药学[M]. 昆明: 云南民族出版社, 1993.

[12] 贾敏如, 张艺. 中国民族药辞典[M]. 北京: 中国医药科技出版社, 2016.

[13] 李汉荣, 王志成, 杨琪, 等. 黄芪与三七协同治疗胃溃疡的临床观察[J]. 中国医药指南, 2013（4）: 603-605.

[14] 孙桂凤, 高素强. 三七临床应用[J]. 北京中医, 1996（6）: 37-38.

[15] 崔秀明, 黄璐琦, 郭兰萍, 等. 中国三七产业现状及发展对策[J]. 中国中药杂志, 2014, 39（4）: 553-557.

[16] 周应群, 陈士林, 张本刚, 等. 基于遥感技术的三七资源调查方法研究. 中国中药杂志, 2005, 30（24）: 1902-1905.

[17] 云南省彝医院, 云南中医学院. 云南彝医药 下卷·云南彝药[M]. 昆明: 云南科技出版社, 2007.

[18] 王正坤. 彝族验方[M]. 昆明: 云南科技出版社, 2007.

[19] 李琳, 王承潇, 崔秀明. 活性三七药材质量特征研究[J]. 安徽农业科学, 2014（35）: 12457-12460, 12471.

◎ 黄藁本 ◎

一、本草学研究

（一）本草记载

黄藁本别名滇藁本、岩林、岩前胡，始载于《滇南本草》，原文记载：藁本，味苦、辛，性温。升也。寒气客于巨阳之经，风寒邪流于颠顶之上；治头风疼痛，止诸头痛，明目。《植物名实图考》记载：滇藁本，叶极细碎，比野胡萝卜叶更细而密，余同《救荒本草》《滇南本草》治症无异。

（二）基原考证

黄藁本，为伞形科滇芹属植物滇芹 *Sinodielsia yunnanensis* Wolff. 的根。云南滇西北部地区以"黄藁本"为名的药材基原植物有两种，即伞形科植物藁本属植物丽江藁本 *Ligusticum delavayi* Franch. 和滇芹属植物滇芹 *Sinodielsia yunnanensis* Wolff. 的根。

二、资源学研究

（一）原植物形态

黄藁本，多年生草本，高 40~70 cm。根纺锤形，长 5~12 cm，表面有环状细纹，黄灰色。茎近基部及茎 1/3 处即有分枝，有纵条纹，光滑无毛。基生叶，叶柄长 5~13 cm，基部有膜质叶鞘，叶片二至三回羽状分裂，羽片 4~6 对，末回裂片阔卵形，长 5~15 mm，宽 4~12 mm，无柄，边缘深裂或有不规则的缺刻状锯齿，齿缘稍增厚，两面无毛，叶脉于背面隆起。复伞形花序顶生或侧生；花序梗长达 15 cm；总苞片无或少数；伞辐 6~8 条，开展，长 2~6 cm；小总苞片 7~9 片，狭线形，长约 5 mm；小伞形花序有多数小花；萼齿钻形，急尖；花瓣白色，近圆形，先端有内折小舌片，中脉 1 条；花柱基圆锥形，花柱向外反曲。双悬果狭卵形，向上渐狭，光滑，果棱丝状；分生果半圆柱形，背部隆起，合生面近平直，每棱槽内有油管 2~3 条，合生面油管 4 条。

（二）生境分布

主要分布于云南各地。生长于海拔 2 000~2 500 m 的山坡草地、疏林或岩缝中。

三、生药学研究

（一）药品性状

本品呈不规则结节状，略呈圆锥状，多弯曲，长 3~11 cm，直径 0.4~1 cm，表面黄棕色或棕色，具横纹及横向突起的皮孔，断面白色或淡黄色，气辛，味苦。

（二）理化鉴定

取本品粉末 2 g，加乙醇 20 ml，超声处理 30 分钟，滤过，滤液蒸干，残渣加乙醇 1 ml 使溶解，作为供试品溶液。另取黄藁本对照药材 1 g，同法制成对照药材溶液。按照薄层色谱法（《中国药典》2020 年版四部通则 0502 薄层色谱法）试验，吸取上述两种溶液各 2 μl，分别点于同一硅胶 G 薄层板上，以石油醚（30~60 ℃）—乙酸乙酯（3∶1）为展开剂，预饱和 30 分钟，展开，取出，晾干，喷以 1% 香草醛硫酸溶液，在 105 ℃加热至斑点显色清晰。供试品色谱中，在与对照药材色谱相应的位置上，显现相同颜色的斑点。

四、化学研究

现已从黄藁本药材中分离出挥发油、氨基酸、多肽、糖类、多糖、苷类、还原糖、黄酮类、蒽醌类化合物、酚性成分、内酯、甾醇等多种成分。其中挥发油检测出 54 种成分，主要成分是龙脑乙酸乙酯、丁香烯氧化物、辛酸、匙叶桉油烯醇。

五、药理学研究

（一）降压镇痛作用

动物试验表明，黄藁本水提取物有显著的降压镇痛作用。

（二）抗炎作用

动物试验表明，黄藁本提取物对炎症具有抑制作用。

（三）平喘作用

黄藁本所含的丁基丙酞内酯和丁基酞内酯具有抗胆碱、解痉、抑制子宫收缩等作用。后者能显著松弛气管平滑肌，故有平喘作用。

（四）抗真菌作用

对多种常见皮肤真菌有抑制作用。

六、临床应用

1. 治头风痛、风湿肩背痛，用黄藁本 20 g，水煎服。

2. 治疗感冒、慢性肾炎，前者可单用黄藁本 10~15 g，水煎服；慢性肾炎用黄藁本 10 g，配心不干、木香、樟木、独蕨、山胡椒等，水煎服。

（俞　佳）

参考文献

[1] 杨本雷, 余惠祥. 中国彝族药学[M]. 昆明: 云南民族出版社, 2004.

[2] 张晓南.《滇南本草》的整理研究野烟和黄藁本的生药学研究[D]. 成都: 成都中医药大学, 2007.

[3] 叶晓雯, 李云森, 赵庆, 等. 黄藁本挥发油化学成分分析[J]. 云南中医学院学报, 2000, 32（2）: 16-18.

◎ 七叶莲 ◎

一、本草学研究

（一）本草记载

七叶莲为《云南省药品标准》（1974）收载品种，药用部位为干燥全株。本品药用部位主要为茎、叶。《云南省药品标准》记载：七叶莲止痛消肿，舒筋活络。用于风湿骨痛，头痛。《中国彝族药学》记载：顺气和胃，止痛，祛风除湿。《彝药志》记载：理气止痛，温中健脾。用于急、慢性胃炎，胃寒疼痛。

（二）基原考证

七叶莲来源于五加科鹅掌柴属常绿灌木广西鹅掌柴 *Schefflera kwangsiensis* Merr. ex Li 的新鲜或干燥根或茎叶。五加科鹅掌柴属尚有多种植物在不同地区作为七叶莲使用，主要有云南部分少数民族使用的密脉鹅掌柴 *Schefflera venulosa*（Wight et Arn.）Harms；广东、广西和云南部分地区使用的鹅掌柴 *Schefflera venulosa* Harms。

二、资源学研究

（一）原植物形态

常绿藤状灌木，高 2~3 m。茎圆筒形，有细纵条纹；小枝有不规则纵皱纹，无毛。掌状复叶互生，有小叶 7~9 片；叶柄纤细，圆柱形，长 7~9 cm；小叶柄有狭沟，长 1~3 cm，中间的最长；托叶在叶柄基部与叶柄合生成鞘状，宿存或与叶柄一起脱落；小叶片革质，倒卵状长椭圆形，长 9~16 cm，宽 2.5~4 cm；先端渐尖或急尖，基部渐狭或钝形，全缘，上面绿色，光泽，下面淡绿色，网脉明显。伞形花序集合成圆锥花序，顶生；总花梗短，长不及 5 mm，花梗长 1.5~2.5 mm，均疏生星状绒毛，花萼 5 齿裂，无毛；花瓣 5~6 片，分离，卵形，长约 2 mm，白色；雄蕊 5 枚；子房下位，5~6 室，柱头 5~6 枚，无花柱。浆果球形，长约 5 mm，有明显的 5 棱，橙黄色。花期 7~10 月，果期 11~12 月。

（二）生境分布

分布于我国台湾、广东、海南、广西等地。生于山谷或阴湿的疏林中。

三、生药学研究

（一）药材性状

本品茎为圆柱形，直径 0.5~5 cm；表面灰白色，可见黄色点状皮孔，断面白色至淡黄白色，髓部常中空。掌状复叶互生，小叶 5~9 片；叶柄长 10~18 cm，叶片椭圆形至长椭圆形，长 7~20 cm，宽 3~10 cm，先端钝，急尖或短渐尖，基部圆形至楔形，全缘，黄绿色。气微香，味微甜。

（二）理化鉴定

取本品粉末 2 g，加甲醇 20 ml，加热回流 2 小时，滤过，滤液蒸干，残渣加甲醇 5 ml 溶解，作为供试品溶液。另取七叶莲茎叶对照药材 2 g，同法制成对照药材溶液。照薄层色谱法（《中国药典》2020 年版通则 0502 薄层色谱法）试验，吸取上述两种溶液各 5 μl，分别点于同一硅胶 G 薄层板上，以乙酸乙酯—甲酸—水（4 : 3 : 3）的上层液为展开剂，展开，取出，晾干，喷以 10% 硫酸乙醇溶液，105℃加热至斑点显色清晰。供试品色谱中，在与对照药材色谱相应的位置上，显相同颜色的斑点。

四、化学成分

1. 萜烯类化合物

近年来，共分离出 42 种成分并确认了其中的 16 种成分，占总挥发油含量的 82.80%，主要成分为萜烯类化合物，包括 β－榄香烯（24.20%）、β－桉叶烯（24.00%）、α－蛇床烯（12.46%）等。采用水蒸气蒸馏法提取挥发油，对七叶莲和广西鹅掌柴两种鹅掌柴属植物中挥发油的化学成分进行比较研究，并利用 GC–MS 技术对其进行了分离分析。结果从七叶莲挥发油中共鉴定出 16 种化合物，从广西鹅掌柴挥发油中共鉴定出 20 种化合物，其中共有成分 8 种。两者所含的主要化学成分有很大差异，七叶莲挥发油中大部分是萜烯类化合物，以 β–elemene 和 β–eudesmene 和 α–selinene 为主，而广西鹅掌柴以 α–curcumene，eudesm–en–4–ol，1，–dimethyl–8–isoproplderetricyclodecan、Spathuleno 为主。两者挥发油 GC–MS 分析图谱和成分存在明显差异。应用气相—质谱联用技术从七叶莲挥发油中分离和鉴定了 23 种化学成分，其中萜类化合物 21 种，是七叶莲挥发油中的主要化学成分类型。Germacrene D 等倍半萜类化合物有抗菌、抗肿瘤活性，并可能是七叶莲的有效成分。

2. 有机酸类化合物

用水煎醇沉再以 1% 盐酸洗脱的方法从 *S.arboricold* 中得到有机酸类化合物，分别为黏液酸和延胡索酸（反丁烯二酸），并鉴定出了琥珀酸、苹果酸和酒石酸。七叶莲中的有机酸具有抗休克作用。

3. 皂苷类化合物

从七叶莲中已共分离出 9 种齐墩果烷型三萜皂苷类化合物。从密脉鹅掌柴 *S.venulosa* 中已分离出 β - 香树脂醇、齐墩果酸、齐墩果酮和白桦脂酸及其苷等化合物。

4. 其他成分

七叶莲的根、茎和叶中分离出了人参炔醇（这种物质为过敏性接触性皮炎的致敏原），以及（E）- β - 金合欢烯、植物醇和多孔甾醇，此外还有生物碱、强心苷、蛋白质、氨基酸、树脂酚类物质等。

五、药理学研究

1. 抑制平滑肌收缩及镇痛作用

豚鼠离体器官实验表明，七叶莲注射液能对抗由组胺和乙酰胆碱引起的气管收缩；对回肠运动有明显抑制作用，并能阻断乙酰胆碱、组胺和氯化钡对回肠的收缩作用；高浓度时对小鼠离体妊娠子宫产生兴奋作用，对大鼠离体非妊娠子宫呈现抑制作用。

2. 中枢神经系统作用

小鼠腹腔注射七叶莲注射液 0.5 ml/ 只（相当于生药 2.5 g），5~10 分钟即可观察到小鼠自发活动减少，有深度睡眠，翻身运动消失，一般可维持 1~4 小时；能延长硫喷妥钠使小鼠睡眠的时间，实验证明，给药组（先静脉注射硫喷妥钠再腹腔注射七叶莲注射液）比对照组（静脉注射硫喷妥钠）延长睡眠时间 1 倍以上；给小鼠注射七叶莲注射液，结果表明七叶莲对小鼠有明显镇静作用，并与巴比妥类药有协同作用；热板法实验证明，选用小鼠进行试验，结果七叶莲具有一定的镇痛作用，能使小鼠痛阈显著提高，该注射液按每只小鼠腹腔注射 0.5 ml 的止痛作用比盐酸吗啡 0.2 mg 略强，且作用时间较持久；小鼠抗惊厥试验表明，小鼠腹腔注射七叶莲注射液 0.75 ml/只（相当于生药 7.5 g）具有明显的抗惊厥作用。临床试用对三叉神经痛，坐骨神经痛，胆、胃、肠绞痛及带状疱疹疼痛有良好缓解作用。

3. 心血管系统作用

兔静脉给予七叶莲注射液 40 g/kg 可使血压下降 0.266 kPa，切断迷走神经其降压作用不受影响。离体蛙心实验表明，七叶莲注射液能加强心肌收缩力，剂量加大时可出现传导阻滞，最后心脏搏动停止于收缩期。

4. 急性毒性

对小鼠腹腔注射七叶莲注射液，其 LD_{50} 为 150 g 生药 /kg。对家兔静脉注射七叶莲注射液（相当 15 g 生药 /kg），观察 3 天未见中毒症状出现。

六、临床应用

（一）传统应用

《中国彝族药学》记载，彝医使用七叶莲顺气和胃，止痛，祛风除湿。

（二）现代研究

1. 治疗胃肠道等疼痛

七叶莲制剂在各种疼痛治疗中取得了较好的效果。七叶莲注射液于不同原因（如溃疡病、胃肠炎、细菌性痢疾、胆结石、胆道蛔虫等）所致胃、肠及胆道痛，有显著止痛效果，平均用药后 10 分钟即产生解痉止痛作用，且无阿托品类的副作用（如口干、心率增加等）。

2. 治疗支气管哮喘

七叶莲注射液对各型轻重不同的哮喘病例都有较好的止喘效果，尤以吸入性过敏引起的支气管哮喘效果最好。

3. 其他应用

七叶莲注射液对颞下颌关节紊乱综合征有明显作用。用七叶莲酒治疗类风湿性关节炎，患者服用后疼痛均有不同程度的缓解，七叶莲还有较好的消肿和改善关节活动功能的作用，尤以轻、中度的类风湿性关节炎见效较快。七叶莲还用于治疗骨折肿痛及外伤出血等。

（刘　圆）

参考文献

[1] 云南省食品药品监督管理局. 云南省中药材标准　第二册·彝族药[S]. 昆明: 云南科技出版社, 2005.

[2] 林辉, 刘青, 刘源岗. 中药七叶莲的研究概况[C]//中国药学会, 河北省人民政府. 2008年中国药学会学术年会暨第八届中国药师周论文集. [出版者不详], 2008.

◎ 少花龙葵 ◎

一、本草学研究

（一）本草记载

《滇南本草》中载："全草入药。主治小儿风邪，热症惊风，化痰解疾，痘风疮，遍身风痒。"《云南省中药材标准　第二册·彝族药》记载：少花龙葵清热利湿，散瘀止痛，用于妇女带下，月经不调，瘀血腹痛；热淋，石淋。

（二）基原考证

经中国科学院昆明植物所鉴定，少花龙葵为茄科植物少花龙葵 *Solanum americanum* Mill. 的干燥全草。

二、资源学研究

（一）原植物形态

少花龙葵为纤弱草本，茎无毛或近于无毛，高约 1 m。叶薄，卵形至卵状长圆形，长 4~8 cm，宽 2~4 cm，先端渐尖，基部楔形下延至叶柄而成翅，叶缘近全缘，波状或有不规则的粗齿，两面均具疏柔毛，有时下面近于无毛；叶柄纤细，长1~2 cm，具疏柔毛花序近伞形，腋外生，纤细，具微柔毛，着生1~6朵花，总花梗长1~2 cm，花梗长5~8 mm，花小，直径约7 mm；萼绿色，直径约2 mm，5裂达中部，裂片卵形，先端钝，长约1 mm，具缘毛；花冠白色，筒部隐于萼内，长不及1 mm，冠檐长约3.5 mm，5裂，裂片卵状披针形，长约2.5 mm；花丝极短，花药黄色，长圆形，长1.5 mm，为花丝长度的3~4倍，顶孔向内；子房近圆形，直径不及1 mm，花柱纤细，长约2 mm，中部以下具白色绒毛，柱头小，头状。浆果球状，直径约5 mm，幼时绿色，成熟后黑色；种子近卵形，两侧压扁，直径1~1.5 mm。全年均开花结果。见图4-58。

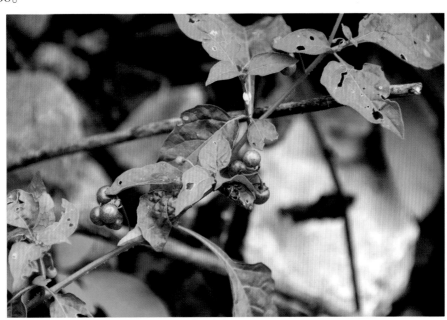

图4-58 少花龙葵原植物（王光志供图）

（二）生境分布

少花龙葵生于海拔60~3 670 m的田边、荒地及村庄附近。

三、生药学研究

（一）药材性状

少花龙葵根呈圆锥形或圆柱形，弯曲，长10~15 cm，直径0.3~1.0 cm，表面棕黄色，有分支，多须根，具纵皱纹；质韧，不易折断，断面不整齐，黄白色。茎呈圆柱形，直径 0.2~1.0 cm，表面绿色或黄绿色，具细皱纹；质韧，不易折断，断面不整齐，黄绿色至黄色，具髓或中空。叶皱缩，展开后呈长卵圆形，叶片纸质，长 2~6 cm，宽 1~4 cm，绿色或黄绿色，先端渐尖，基部楔形，全缘或略呈波状，上面具疏柔毛，下面近无毛。花小，花冠白色。浆果球状。气微、叶气微香，味淡。

（二）理化鉴定

按《云南省中药标准》彝族药相关项下鉴别：取本品粉末 0.4 g 加甲醇 10 ml，超声处理 30 分钟，滤过，滤液作为供试品溶液。另取少花龙葵对照品药材 0.4 g，同法制成对照药材溶液。照薄层色谱法（《中国药典》2020 年版通则 0502 薄层色谱法）试验，吸取上述两种溶液各 5 μl，分别点于同一硅胶 G 薄层板上，以环己烷－乙酸乙酯（1∶3）为展开剂，展开，取出，喷以 5% 三氯化铝乙醇溶液，105 ℃加热至斑点显色清晰，置紫外光灯（365 nm）下检视。供试品中，在与对照药材色谱相应的位置上，显相同颜色的荧光斑点。

四、药理学研究

抗氧化作用：少花龙葵中含有多酚和黄酮类物质，其提取液对羟基自由基具有较强的清除能力。

（刘　圆）

参考文献

[1] 贤景春，郑鑫源，陈明真. 少花龙葵多酚超声提取及其抗氧化性研究[J]. 江苏农业科学，2012（8）：275-277.

[2] 贤景春，吴伟军. 少花龙葵总黄酮提取工艺及其抗氧化性研究[J]. 广西植物，2012（4）：567-570.

◎ 大黑药 ◎

一、本草学研究

（一）本草记载

大黑药一词出自《昆明民间常用草药》，别名：大黑根。《云南省中药材标准 第二册·彝族药》记载：大黑药益气健脾，补肝养肾，用于病后体虚，心悸怔忡，头昏眩晕，咳嗽气短，失眠耳鸣，纳谷不馨；产后虚弱，带下。

（二）基原考证

大黑药为菊科旋覆花属植物翼茎羊耳菊（*Inula pterocaula* Franch.）的干燥根。

二、资源学研究

（一）原植物形态

翼茎羊耳菊为多年生草本或亚灌木，高 60~100 cm。根木质，粗壮。茎下部木质，被红褐色密柔毛和腺点，中部以上有分枝。叶互生；下部叶大，披针形至椭圆状披针形，长 18~20 cm，宽 4~5 cm；上部叶渐小，长圆状披针形至线状披针形，长 1~4 cm，先端尖或渐尖，基部渐狭，沿茎下延成宽 1~10 mm 的翅，边缘有细而具小尖头的重锯齿，上面被细密的粗伏毛，下面被红褐色柔毛，两面有腺点。头状花序小，在枝端密集成聚伞圆锥状或复伞房花序，花序梗短或纤细，有细线形的苞叶；总苞钟状，总苞片约 5 层，线状披针形，极尖，外层渐短小；花全部管状，外面有黄色腺点；冠毛 1 层，渐红褐色，瘦果近圆柱形，被密短毛。花期 7~9 月，果期 9~10 月。

（二）生境分布

产于云南双柏、武定、禄丰、宾川、德钦、贡山、楚雄、鹤庆、会泽、昆明、蒙自、元谋、中甸等。四川南部和西部（木里、西昌等）也有分布。生于海拔

2 000~2 800 m 的亚高山灌丛和草地。

三、生药学研究

（一）药材性状

根上端具有残留茎和茎痕，凹凸不平。下端有数条圆柱形根，长 6~30 cm，直径 0.3~0.6 cm，表面黄棕色至深棕色，具纵皱纹和横皱纹。质脆，易折断，断面皮部易与木部分离，皮部绿棕色，木部淡黄色。气香，味辛，微苦。

（二）理化鉴定

取本品粉末 1 g，加乙醇 10 ml，超声处理 30 分钟，滤过，滤液蒸干，残渣加乙醇 4 ml 使溶解，作为供试品溶液。另取大黑药对照药材 1 g，同法制成对照药材溶液。照薄层色谱法（《中国药典》2020 年版通则 0502 薄层色谱法）试验，吸取上述两种溶液各 4 μl，分别点于同一硅胶 G 薄层板上，以环己烷－乙酸乙酯（70：1）为展开剂，喷以 5% 硫酸乙醇溶液，105 ℃加热至斑点显色清晰。供试品色谱中，在与对照药材色谱相应的位置，显相同颜色的斑点。

四、化学成分

1. 黄酮类化合物

大黑药含有的黄酮类化合物有：芸香苷、金丝桃苷、山柰酚 -3-O- 芸香糖苷、胡萝卜苷、异槲皮苷，还含有水杨酸、6 －十三烷基二羟基苯甲酸、银 3-O-β -D- 吡喃葡萄糖桦酚、槲皮素。

2. 三萜类化合物

大黑药含有的三萜类化合物有：β － 香树脂醇、赤藓糖醇、乌苏酸、齐墩果酸、2β，3β，23α － 三羟基 -28- 齐墩果酸、齐墩果酸 -28-O-β -D- 吡喃葡萄糖苷、齐墩果酸 -3-O-β -D- 吡喃葡萄糖苷、齐墩果酸 -3-O-（β -D- 吡喃葡萄糖）-28-O-β -D- 吡喃葡萄糖苷、2β － 羟基 -3-O-β -D- 吡喃葡萄糖 -23，28- 二齐墩果酸、

3-O-β-吡喃葡萄糖-（1，4）β-D-吡喃葡萄糖醛基-23-羟基-齐墩果酸-28-O-
β-D-吡喃葡萄糖苷、3-O-β-D-吡喃葡萄糖-19α-羟基-乌苏酸-28-O-β-D-
吡喃葡萄糖苷、3-O-α-L-吡喃阿拉伯糖-20，19，24-三羟基乌苏酸。

（刘　圆）

参考文献

[1] 太志刚,胡旭佳,刘谋盛,等.翼茎羊耳菊的化学成分研究[J].昆明理工大学学报（自然科学版）,2013,38（3）:85-88.

[2] 太志刚,陈安逸,秦本逸,等.翼茎羊耳菊的三萜类化学成分研究[J].昆明理工大学学报（自然科学版）,2014,38（5）:70-75.

◎ 红　稗 ◎

一、本草学研究

（一）本草记载

《滇南本草》记载品种，又称为"山稗子"。彝医称其为"拉乃威"，意为"山红稗"；也称"野诺多"，意为"催痧疹药"。红稗是一种药食同源的植物，据《滇南本草》记载，1610年在遵义已有种食。

（二）基原考证

红稗为莎草科植物浆果苔草 *Carex baccans* Nees. 的干燥地上部分。

二、资源学研究

（一）原植物形态

根状茎木质。秆密丛生，直立而粗壮，高80~150 cm，粗5~6 mm，三棱形，无毛，中部以下生叶。叶基生和秆生，长于秆，平张，宽8~12 mm，下面光滑，上面粗糙，基部具红褐色、分裂成网状的宿存叶鞘。苞片叶状，长于花序，基部具长鞘。圆锥花序复出，长10~35 cm；支圆锥花序3~8个，单生，轮廓为长圆形，长5~6 cm，宽3~4 cm，下部的1~3个疏远，其余的甚接近。小苞片鳞片状，披针形，长3.5~4 mm，革质，仅基部1个具短鞘，其余无鞘，顶端具芒；支花序柄坚挺，基部的长12~14 cm，上部的渐短，通常不伸出苞鞘之外；花序轴钝三棱柱形，几无毛；小穗多数，全部从内无花的囊状枝先出叶中生出，圆柱形，长3~6 cm，两性，雄雌顺序；雄花部分纤细，具少数花，长为雌花部分的1/2或1/3；雌花部分具多数密生的花。雄花鳞片宽卵形，长2~2.5 mm，顶端具芒，膜质，栗褐色；雌花鳞片宽卵形，长2~2.5 mm，顶端具长芒，纸质，紫褐色或栗褐色，仅具1条绿色的中脉，边缘白色膜质。果囊倒卵状球形或近球形，肿胀，长3.5~4.5 mm，近革质，成熟时鲜红色或紫红色，有光泽，具多数纵脉，上部边缘与喙的两侧被粗短毛，基部具短柄，顶端骤缩呈短喙，喙口具2小齿。小坚果椭圆形，三棱形，长3~3.5 mm，成熟时褐色，基部具短柄，顶端具短尖；花柱基部不增粗，柱头3个。花果期8~12月。如图4-59。

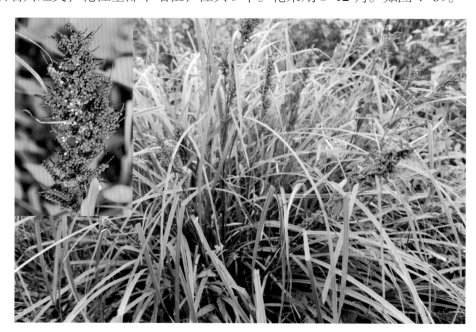

图4-59 红稗原植物（张之道供图）

（二）生境分布

生于海拔600~2 700 m的山谷林下或灌丛中、河边及村旁。

三、生药学研究

（一）药材性状

本品茎呈三棱形，黄白色。叶细长，长 30~80 cm，宽 0.8~1.2 cm，基部抱茎，表面灰绿色，近根茎处为红棕色，叶面粗糙，背面光滑，平行叶脉中脉向背面凸起。穗状果序顶生，果实红色。气微香，味微甜。

（二）理化鉴定

按《云南省中药标准》彝族药相关项下鉴别：取本品粉末 1.5 g，加甲醇 20 ml，超声处理 30 分钟，滤过，滤液蒸干，残渣加水 5 ml 使溶解，用石油醚（60~90 ℃）提取三次（分别提取 15 ml、15 ml、10 ml），水层再用水饱和正丁醇提取两次（分别提取 15 ml、10 ml），合并正丁醇液，蒸干，残渣加甲醇 1 ml 使溶解，作为供试品溶液。另取红稗对照药材 1.5 g，同法制成对照药材溶液。照薄层色谱法（《中国药典》一部附录）试验，吸取上述两种溶液各 10 μl，分别点于同一硅胶 G 薄层板上，以环己烷—乙酸乙酯—甲酸（10 : 7 : 3）为展开剂，展开，取出，晾干。喷以 1% 三氯化铝乙醇溶液，105 ℃加热至斑点显色清晰，置紫外光灯（365 nm）下检视。供试品中，在与对照药材色谱相应的位置上，显相同颜色的荧光斑点。

四、药理学研究

抗氧化作用：红稗含有多糖和花青素，可以清除自由基，作为抗氧化剂。红稗可以通过直接清除多余的自由基或增强体内的抗氧化能力这两种途径来抑制体内自由基的产生，从而发挥抗氧化作用。

五、临床应用

1. 米饭

将脱壳后的红稗，稍加筛选粉碎，与适量大米混合，加适量水，如蒸煮米饭一样入锅煮熟即可。

2. 杂粮粥（羹）

将红稗脱壳后与糯米、黑芝麻、大枣一起磨成粉末，入干锅小火炒熟，根据口味加糖、加盐或蜂蜜，用水搅拌呈粥状，即可食用。

六、综合开发利用

红稗羹、红稗面：贵州老锄头红稗食品科技有限公司与中国农业大学、贵州大学建立了产学研合作关系。除了日常使用外，红稗还被开发制作成红稗组合米、红稗面条、红稗羹、红稗饮品、红稗制剂等多种功能性食品和药品，最适合孕产妇、老年人、婴幼儿食用，具有巨大的产业挖掘价值和市场潜力。

（刘 圆）

参考文献

[1] 梁卓然, 苏伟, 母应春. 挤压红稗营养面条的加工工艺研究[J]. 食品科技, 2014（2）: 162–166.

[2] 李泽秀. 红稗多糖的分离及其生物活性的探究[D]. 贵阳: 贵州大学, 2016.

[3] 解春芝. 红稗花青素提纯、鉴别及生物活性研究[D]. 贵阳: 贵州大学, 2015.

◎ 两头毛 ◎

一、本草学研究

（一）本草记载

两头毛别名金鸡豇豆，又名瓦布友、利拉维，属于彝医特色草药。《中国民族药辞典》记载其在彝药中的功效为：全草治肝炎，细菌性痢疾，痈肿（如乳痈，疔疮），骨折血肿，风湿劳伤，肝病（肝肿大，肝痛），腹泻（如肠炎），牙痛，无名肿痛，肠风下血，泻痢，刀伤出血，烂头疮，梅毒。《彝族植物药》记载：本品主治肝病（肝炎、肝肿大、肝痛等），腹泻（细菌性痢疾、肠炎等），牙痛（包括淋巴结结核、腮腺炎、风火牙痛、牙周炎等），痈肿（包括乳痈、疔疮、无名肿毒），骨折血肿，风湿劳伤。《云南彝医药 下卷·云南彝药》将其纳入"止血药"，记载其功效为："彝医多用鲜品入药，有清火解毒、凉血止血的作用。"《中国彝族药学》介绍了其别名有唢呐花、炮胀筒、燕山红和大花药，"味苦，微麻，性寒。归肾、胰、肝、胃路""止血，止痢，活血散瘀，解毒"，生动描述了其功效主治。《医病书》中也记载了其治疗梅毒的单方。《云南中草药》中记载其药效"苦，凉""止泻止痢，消食健胃。治腹泻，痢疾，消化不良"。

（二）基原考证

《彝族植物药》《云南中草药》《中国彝族药学》《中国民族药辞典》等书籍记载，彝族药两头毛来源于紫葳科角蒿属植物两头毛 *Incarvillea arguta*（Royle） Royle. 的根和全草，产于我国甘肃、四川、贵州、云南及西藏等地。

二、资源学研究

（一）原植物形态

多年生草本，高达 1.5 m。根茎木质，粗壮。茎扁圆柱形，红褐色。单数羽状复叶，长约 15 cm，互生；小叶 5~11 枚，卵状披针形，长 3~5 cm，宽 15~20 mm，先端长渐尖，基部阔楔形，两侧不等大，边缘具锯齿，上面深绿色，疏被微硬毛，下面淡绿色，无毛。顶生总状花序，有花 6~20 朵；苞片钻形，长约 3 mm，花梗长 0.8~2.5 cm；萼钟状，长 5~8 mm，萼齿 5 个，钻形，长 1~4 mm；花冠淡红色，紫红色或粉红色，钟状长漏斗形，长约 4 cm，直径约 2 cm，花冠筒基部紧缩成细筒，裂片半圆形，长约 1 cm，宽约 1.4 cm；雄蕊 4 枚，二强，不外伸；花柱细长，柱头舌状，极薄，两片裂，子房细圆柱形。蒴果线状圆柱形，革质，长约 20 cm。种子细小，多数，长椭圆形，两端尖，被披丝状种毛。花期 3~7 月，果期 9~12 月。见图 4-60。

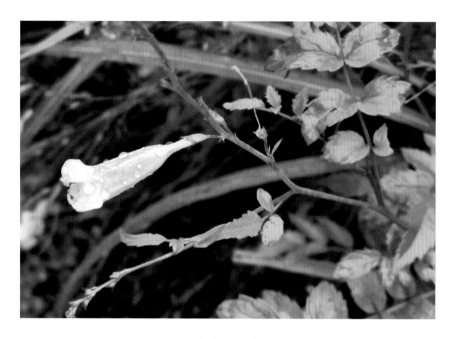

图4-60　两头毛原植物（张艺供图）

（二）生境分布

彝药两头毛 *Incarvillea arguta*（Royle）Royle. 为紫葳科角蒿属植物，该属植物全球共有15种，我国有11种，多数产于西南地区（云南、贵州、甘肃、四川、西藏），东北、华北、西北地区也有分布。生长于海拔600~1 800 m的干热河谷、山坡灌丛中。见图4-61。

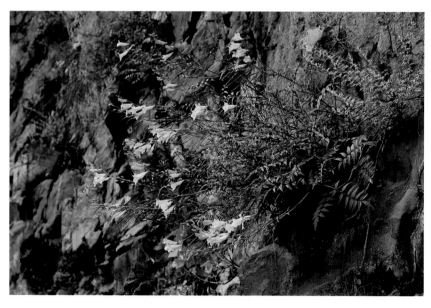

图4-61　两头毛生境（古锐供图）

三、生药学研究

（一）药材性状

本品根呈圆柱形，直径 0.3~1 cm；表面灰棕色或棕褐色。质坚硬，断面不平坦，淡黄色或棕黄色。茎圆柱形，表面灰绿色至灰黑色；质脆易折断，断面黄绿色，中央可见白色的髓。叶纸质，长卵形，先端渐尖，基部楔形，边缘具锯齿。蒴果线状圆柱形，革质，长约 20 cm。气香，根、茎味淡，叶微苦。

（二）理化鉴定

取本品粉末 1 g，加水 10 ml，超声处理 10 分钟，滤过，滤液用乙酸乙酯 10 ml 提取，乙酸乙酯液蒸干，残渣加甲醇 1 ml 使溶解，作为供试品溶液。另取两头毛对照药材 1 g，同法制成对照药材溶液。照薄层色谱法（《中国药典》一部附录）试验，吸取上述两种溶液各 6 μl，分别点于同一硅胶 G 薄层板上，以乙酸乙酯—丁酮—甲酸—水（16∶2∶1∶1）为展开剂，展开，取出，晾干，喷以 10% 三氯化铝乙醇溶液，置紫外光灯（365 nm）下检视。供试品色谱中，在与对照药材色谱相应的位置上，显相同颜色的荧光斑点。

四、化学成分

两头毛含有多种化学成分，目前从其根茎或地上部分分离得到单萜、环烯醚萜、倍半萜、三萜、甾体、生物碱、黄酮、酰胺、苯丙素等化合物。

1. 单萜、环烯醚萜类化合物

两头毛中单萜和环烯醚萜类化合物有：8-epideoxyloganicacid 和车前醚苷；stansioside；单萜（＋）-argutoid A；7 个环烯醚萜类化（－）-incarvoid A；（＋）-incarvoid B；incarvoid C；[2-（1S，2R，3S）-2-（hydroxymethyl）-3-methylcyclopentl]prop-2-en-1-ol；methylation of 8-epideoxyloganic acid；6β-hydroxyboschnaloside；

2′－O－coumaroylplantarenaloside。

2. 倍半萜化合物

两头毛中倍半萜类化合物有：1，10-didehydrolubimin、argutosines A~D；oxysolave-tivone；1，10-didehydrolubimin；argutalactone；suberosenol A；suberosenol B；suberosenone；2diincarvilones A~D；incarvilone A；argutosine B；其中化合物 diincarvilones A、B 在 10 μmol/L 下能够促进 A549 细胞质钙水平持续增加。

3. 三萜类化合物

两头毛中三萜类化合物有：齐墩果酸、山楂酸；乌苏酸、齐墩果酸；ursolicacid lactone（26）、坡模酮酸（27）、乌苏醛（28）、乌苏酸、乙酰乌苏酸（29）、3-epipomolic acid（30）、蔷薇酸（31）、myrianthic acid（32）、熊果酮酸（33）。

4. 甾体化合物

两头毛中甾体化合物有：β-谷甾醇、β-胡萝卜苷、β-sitosterol 6′-O-acyl-D-glucopyranoside。

5. 生物碱

两头毛中的生物碱有：两头毛碱甲、两头毛碱乙、两头毛碱丙、两头毛碱丁、草苁蓉酸丙酯、草苁蓉酸；incargutosine C、incargutosine D；lysicamine、草苁蓉碱。该结构类型的生物碱具有抗感受伤害活性。

6. 黄酮类化合物

迄今，从两头毛中仅分离鉴定了5种黄酮类化合物：5-羟基-4，6，7-三甲氧基黄酮、4，5-二羟基-6，7-二甲氧基黄酮、4，5-二羟基-7-甲氧基黄酮、5-羟基-4，7-二甲氧基黄酮、山柰酚-7-O-α-L-鼠李糖苷。

7. 酰胺

两头毛中的酰胺类化合物有：rel-（3S，4S，5S）-3-[（2R）-2-hydroxy-cosanoy、l~hexacosanoylamino]-4-hydroxy-5-[（4Z）-tetradecane-4-ene]-2，3，4，5-tetrahydrofuran1-O--D-glucopyranosyl-（2S，3S，4R，8E）-2-[（2R）-2-hydroxytetracosanoylamino]-1，3，4-octodecanetriol-8- ene 以及胡椒碱；N- 反式阿魏

酸酪酰胺。

8. 苯丙素类

两头毛中的苯丙素类化合物有：毛蕊花糖苷、苯丙素类化合物 evofolin B、6-羟基 -2-（4′- 羟基 -3′，5′- 二甲氧基苯基）-3，7- 二氧杂双环 -[3.3.0]- 辛烷等。

9. 其他成分

两头毛中的其他成分有：马桶花酮、三十一烷、KCl、阿魏酸、十六烷酸、二十六烷酸、9，12- 十八二烯酸、rengyolone、cleroindicin、邻苯二甲酸二丁酯、1-羟基 -6- 丁基酪醇。

五、药理学研究

（一）促细胞分化作用

两头毛 75% 乙醇提取物、石油醚、正丁醇和水提取物的化学成分对大鼠嗜铬细胞瘤 PC-12 细胞分化具有促进作用。从正丁醇部位分离得到的车前醚苷对大鼠嗜铬细胞瘤 PC-12 细胞株有一定的神经营养活性。

（二）抗炎作用

两头毛氯仿提取物具有抗炎作用，这种作用可能是两头毛用于治疗风湿骨痛、痈肿疔疮和多种感染性疾病的原因，所以氯仿提取物可能是两头毛抗炎和解热作用的有效部分。两头毛具有显著的降低血清转氨酶作用，对四氯化碳所致肝损伤有保护作用，因此有医院用马桶花片（含熊果酸 75%）治疗急性病毒性肝炎疗效显著，治愈率高。

（三）抗菌作用

两头毛对多种致病菌有抑菌作用，特别对金黄色葡萄球菌抑菌作用较强，在临床上用于治疗上呼吸道、泌尿系统、胃肠道等感染性疾病，疗效显著。其抗菌的有效成分为生物碱类化合物。

（四）抗氧化作用

中草药的疗效与其抗氧化作用密切相关。两头毛提取物 AB-2 可使红细胞膜脂质的氧化物减少，并且可保护膜蛋白的巯基不致乳化聚合。AB-2 可防止血红蛋白的自氧化及溶血，可直接与自由基反应。AB-2 可能是自由基的清除剂。

（五）防治胆结石

卢素琳等采用致石饲料制造豚鼠胆囊结石模型证实了两头毛体内防石作用。治疗组饲喂两头毛 0.7 g/kg、2.1 g/kg，连续 60 天，成石率下降至 50%、37.5%。其防石机制是提高胆汁中的胆汁酸，降低总胆红素、游离胆红素及钙含量；增加胆汁流量，抑制和杀灭胆道感染常见致病菌，如大肠杆菌、伤寒杆菌、金黄色葡萄球菌和粪链球菌等。

六、临床应用

（一）传统应用

《中国彝族药学》和《云南彝医药》记载，两头毛具有止血、止痢、活血、散瘀的功效，可治疗肠风下血、泻痢、刀伤出血、跌打损伤、烂头疮和梅毒。内服、外用均可。内服：水煎服，10~30 g，鲜品加倍。外用：鲜品适量，捣烂敷患处。

《云南彝医药 下卷·云南彝药》记载如下：①治疗肠风下血、月经不调，金鸡岊豆鲜根 50 g，隔山消根 10 g，水煎服（治法多见于云南楚雄彝族地区）；②治疗刀伤出血、跌打损伤，用金鸡岊豆全草（鲜品）捣敷（治法多见于贵州彝汉地区）。

《医病好药书》记载：治烂头疮，用金鸡豇豆全草 15 g，九里光 30 g，无娘草 30 g，水煎服。

《医病书》记载：炮胀筒 30 g 治梅毒，水煎服。

《云南中草药选》选方记载：①风湿骨痛、月经不调，金鸡豇豆全草 9~12 g，水煎服。②治疮疔、痈肿、骨折，金鸡豇豆鲜品适量，捣烂外敷。

《彝医植物药》记载：本品干品 10~30 g 煎煮用于治疗肝炎、肝肿大、肝痛、细菌性痢疾、肠炎；鲜用治疗淋巴结结核、腮腺炎、风火牙痛、牙周炎等。

（二）现代研究

现代研究表明，两头毛提取物或所含化学成分具有促细胞分化、抗炎、抗菌、抗氧化、防治胆石症等作用，临床用于治疗肝炎、结石病等，疗效显著。

目前，彝药两头毛还处于药品待开发阶段，市场上并没有成品销售，其具有区域性特点，常通过医生开方抓药使用。

（古 锐）

参考文献

[1] 贾敏如, 张艺. 中国民族药辞典[M]. 北京: 中国医药科技出版社, 2016.

[2] 云南省彝医院, 云南中医学院. 云南彝医药 下卷·云南彝药[M]. 昆明: 云南科技出版社, 2007.

[3] 杨本雷, 于惠祥, 等. 中国彝族药学[M]. 昆明: 云南民族出版社, 2004.

[4] 李耕东, 贺廷超. 彝医植物药[M]. 成都: 四川民族出版社, 1990.

[5] 吉腾飞, 冯孝章. 毛子草化学成分的研究[J]. 中草药, 2002, 33（11）: 10-12.

[6] 张志勇, 徐洪, 陈琳. 黔产毛子草的资源分布及民族用药经验调查整理[J]. 中国民族民间医药, 2015, 24（17）: 155-156.

[7] 左爱学, 杨艳, 朱萍, 等. 两头毛的化学成分和药理作用研究进展[J]. 现代药物与临床, 2014, 29（1）: 105-109.

◎ 接骨木 ◎

一、本草学研究

（一）本草记载

《彝族植物药》记载接骨木治骨折，夏秋采摘新鲜叶子，熬水吃。无叶时，刮茎皮或采根，熬水内服，同时用叶、树皮舂茸外敷。《中国彝族药学》和《云南彝医药》记载接骨木归肝、肺路，活血、止痛，祛风除湿，润肺止咳。

（二）基原考证

接骨木，为忍冬科接骨木属植物接骨木 *Sambucus williamsii* Hance 的茎枝，又名续骨木、接骨丹、公道老、扦扦活、马尿骚等。

二、资源学研究

（一）原植物形态

接骨木，薄叶灌木或小乔木，高达 6 m。老枝有皮孔，淡黄棕色。奇数羽状复叶对生，小叶 2~3 对，有时仅 1 对或多达 5 对，托叶狭带形或退化成带蓝色的突起；侧生小叶片卵圆形、狭椭圆形至倒长圆状披针形，长 5~15 cm，宽 1.2~7 cm，先端尖，渐尖至尾尖，基部楔形或圆形，边缘具不整齐锯齿，基部或中部以下具 1 至数枚腺齿，最下一对小叶有时具长 0.5 cm 的柄，顶生小叶卵形或倒卵形，先端渐尖或尾尖，基部楔形，具长约 2 cm 的柄，揉碎后有臭气。花与叶同出，圆锥聚伞花序顶生，长 5~11 cm，宽 4~14 cm；具总花梗，花序分枝多成直角开展；花小而密；萼筒杯状，长约 1 mm，萼齿三角状披针形，稍短于萼筒；花蕾时带粉红色，开后白色或淡黄色，花冠辐状，裂片 5 片，长约 2 mm；雄蕊与花冠裂片等长，花药黄色；子房 3 室，花柱短，柱头 3 裂。浆果状核果近球形，直径 3~5 mm，黑紫色或红

ZHONGGUO YIZU YIYAO YANJIU

中国彝族医药研究

色；分核 2~3 颗，卵形至椭圆形，长 2.5~3.5 mm，略有皱纹。花期 4~5 月，果期 9~10 月。见图 4-62。

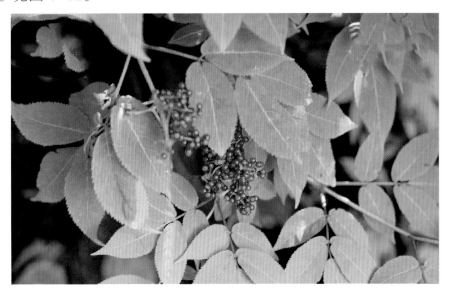

图4-62　接骨木原植物（俞佳供图）

（二）生境分布

接骨木分布于我国云南、贵州、四川、河北、山西、陕西、广东、广西等地，常生长于林下、灌丛或平原路旁，海拔1 000~1 400 m的松林和桦木林中山坡岩缝、林缘等处。见图4-63。

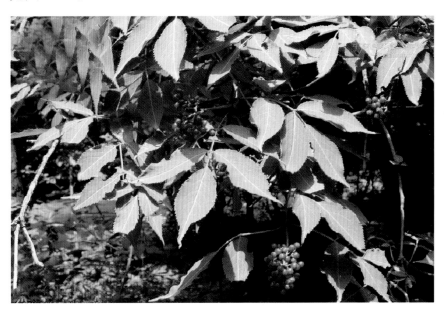

图4-63　接骨木生境（俞佳供图）

三、生药学研究

（一）药材性状

接骨木茎枝呈长椭圆状，长 2~6 cm，厚约 3 mm，皮部完整或剥落，外表绿褐色，有纵行条纹及棕黑点状突起的皮孔；木部黄白色，年轮呈环状，极明显，且有细密的白色髓线，向外射出，质地细致；髓部通常褐色，完整或枯心成空洞，海绵状，容易开裂。质轻，气味均弱。以片完整、黄白色、无杂质者为佳。

（二）显微特征

茎横切面：木栓层为 10 余列细胞。皮层有呈螺状或网状加厚的细胞群，内侧有纤维束断续排列成环，有时可见石细胞。韧皮部薄壁细胞含红棕色物质，形成层明显，木质部宽广。髓细胞有明显的单纹孔。皮层、韧皮部及髓部的薄壁细胞含细小的草酸钙砂晶。

（三）理化鉴定

取本品粉末 1 g，加无水乙醇 15 ml，加热回流 30 分钟，滤过，滤液蒸干，残渣加甲醇 1 ml 使溶解，作为供试品溶液。按照薄层色谱法试验，吸取供试品溶液 5 μl，点于硅胶 G 薄层板上，以环己烷—乙酸乙酯—甲醇（3∶1∶0.5）为展开剂，展开，取出，晾干，喷以 10% 硫酸乙醇溶液，105 ℃加热至斑点显色清晰。分别置日光及紫外光灯（365 nm）下检视，供试品色谱中，应显示 4 个以上主斑点。

四、化学研究

现已从接骨木的各个部位如根、根皮、果实、茎枝、叶等中分离出多种化学成分。其药用部位茎枝中的化学成分主要为熊果酸、齐墩果酸、A- 香树脂醇、白桦醇、白桦酸、印楝素等三萜苷元类化合物；β-谷甾醇、豆甾醇、胡萝卜苷、蒲公英赛醇等甾醇类化合物；以及香草醛、香草乙酮、松柏醛、丁香醛、对羟基苯甲酸、对羟基桂皮酸、原儿茶酸等酚酸类化合物。

五、药理学研究

（一）镇静作用

经动物试验表明，接骨木提取物具有明显的镇痛作用，作用强度弱于吗啡，强于安乃近，动物服后呈安静状态。

（二）利尿、抗病毒作用

经动物试验，接骨木提取物有显著的利尿作用，对乙型脑炎病毒及脑髓心肌炎病毒也有抑制作用。

六、临床应用

（一）传统应用

1. 治外伤骨折：用接骨木、小雏鸡、蜈蚣草、被单草、甜荞，共舂成泥状外包（《医病好药书》）；夏秋采新鲜叶子熬水吃，无叶时，刮茎皮或采根，熬水内服，同时将叶、树皮舂茸外敷（《彝医植物药》）。

2. 彝医除将接骨木叶和树皮用于跌打损伤、骨折外，还将其配鹿含草治疗咳嗽，并用鲜叶捣敷疮肿等（《彝医植物药》）。

（二）现代研究

1. 作食用油：接骨木果实含油量高，油中重金属含量及理化常数测定结果符合国家食品卫生标准。毒性试验与致突变试验结果证明，接骨木油无毒、无害、无致突变的可能性。脂肪酸含量测定及与食用作物油比较结果证实，具有显著抗血脂作用的A-亚麻酸在接骨木果油中含量最高（>20%）。长期食用接骨油，将有降低血脂、防治动脉硬化、抗血栓形成、抗癌、提高记忆等功效。

2. 作医药、保健品：将接骨木油作为医药、保健药品的生产原料加入，采用混合配制性工艺（无化学工艺、无污染）制取其产品。实验表明，长期服用这些产品具有抗血栓形成、抗衰老作用。

3. 作化妆品：可用接骨木油作为添加剂，采用混合配制性工艺生产化妆品。

4. 其他工业用途：如环氧化接骨木油增塑剂、表面活性剂和助剂，接骨木油中脂肪酸单体的分离、提取磷脂、制取皂粉、提取色素等。

（俞　佳）

参考文献

[1] 杨本雷, 余惠祥. 中国彝族药学[M]. 昆明: 云南民族出版社, 2004.
[2] 韩华, 闫雪莹, 匡海学, 等. 接骨木的研究进展[J]. 中医药信息, 2008, 25（6）: 14-17.

◎ 岩　陀 ◎

一、本草学研究

（一）本草记载

岩陀是傈僳族、苗族、白族、彝族习用药材，为民间多用。《贵州草药》记载其功效为行气，活血调经，治劳伤咳嗽、疼痛、跌打疼痛、月经不调。《云南中草药选》记载其"性味为苦、微涩、微温。具有通经活血、消食止泻功效。用于治骨折、风湿痛、消化不良等疾病"。一九七七年版《中国药典》，1974年版、1996年版《云南省药品标准》及1989年版《贵州省药品标准》均以"岩陀"为药材名收录本品。

（二）基原考证

《全国中草药汇编》《中药大辞典》记载岩陀为虎耳草科植物西南鬼灯檠 *Rodgersia sambucifolia* Hemsl. 的根茎；《中华本草》记载其来源为西南鬼灯檠和羽叶鬼灯檠（*R. pinnata* Franch.）。

二、资源学研究

（一）原植物形态描述及照片

1. 西南鬼灯檠

多年生草本，高 80~120 cm。根茎粗大呈块状，折断面白色。茎直立，略带紫红色，无毛。奇数羽状复叶，互生；叶柄长 10~28 cm，仅基部与叶着生处具褐色长柔毛；基生叶较大，1~4 片；小叶 5~9 片，侧生小叶对生或 3~4 小叶呈轮生状，小叶倒卵形、长圆形至披针形，长 5.6~20 cm，宽 1.7~9 cm；先端短渐尖，基部楔形，边缘有重锯齿，上面被糙伏毛，背面沿脉被柔毛。聚伞花序圆锥状，顶生，长 13~38 cm；花序分枝长 5.3~12 cm；花序轴与花梗密被膜片状毛；萼片 5，卵状三角形，白色，腹面无毛，背面疏生黄褐色膜片状毛；无花瓣；雄蕊 10 枚，心皮 2 枚，下部合生，子房半下位。花柱 2 枚。花期 6~8 月，果期 9~10 月。见图 4-64。

2. 羽叶鬼灯檠

多年生草本，高（25）40~150 cm。茎无毛。近羽状复叶，小叶片椭圆形、长圆形至狭倒卵形；多歧聚伞花序圆锥状，具多花；花序轴与花梗被膜片状毛，有时还杂有短腺毛；萼片革质，近卵形，花瓣不存在；蒴果紫色，花果期 6~8 月。见图 4-64。

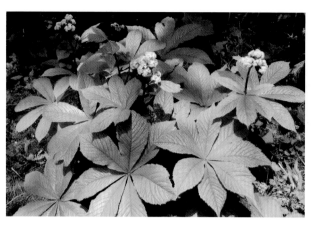
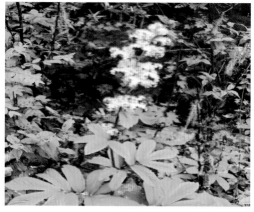

西南鬼灯檠　　　　　　　　　　　　羽叶鬼灯檠

图4-64　鬼灯檠植物（杜蕾蕾供图）

（二）生境分布

分布于我国云南、贵州、四川等地。生于海拔 1 800~3 600 m 的山坡林下、灌丛、草甸或石隙。

三、生药学研究

（一）药材性状

根茎圆柱形或扁圆柱形，长 8~25 cm，直径 1.5~6 cm。表面褐色，有纵皱纹，上侧有数个黄褐色茎痕，一端有残留叶基和黑褐色苞片及棕色长绒毛，下侧有残存细根及根痕。质坚硬，不易折断，断面黄白色或粉红色，有纤维状突起及多数白色亮晶小点。气微，味苦、涩，微甘。

（二）显微特征

根茎横切面：木栓层细胞 15~25 列。皮层中偶有根迹维管束。维管束外韧型，大小不一，断续环列，有的韧皮部外侧有纤维束，木质部内侧的导管中常含黄棕色物质，束内形成层明显。射线宽窄不一。髓部宽大，髓周有维管束散在，其韧皮部位于内侧，木质部位于外侧。薄壁细胞中含淀粉粒及草酸钙针晶束。

粉末：粉末淡红棕色，淀粉粒较多，多为单粒，呈不规则棒状、分支状三角形、椭圆形或不规则形。常一端钝圆或膨大，有的中部略弯曲，脐点和层纹均不明显，长 13~68 μm，直径 9~44 μm。草酸钙针晶及针晶束极多，散状或束生，或存在于大型薄壁细胞中，不甚整齐，长 102~209 μm。导管细小，主要为梯纹导管，亦有网纹导管，长 61~240 μm，宽 25~40 μm。纤维少见。薄壁细胞大小不等，类圆形，直径 47~210 μm，内有淀粉粒及草酸钙晶体。

（三）理化鉴定

1. 显色反应

取本品粉末 1 g，加 50% 甲醇溶液 10 ml，置水浴上加热浸渍 10 分钟，放冷，滤过，滤液照下述方法试验：

（1）取滤液 1 ml，加每毫升中含三氯化铁试液 1 滴的铁氰化钾试液 2 滴，显翠绿色，后变为蓝色。

（2）取滤液 1 ml，加 5% 碳酸钠溶液 0.5 ml，置水浴上加热 2~3 分钟，放冷，加新制备的重氮对硝基苯胺试液数滴，显血红色。

2. 薄层鉴别

取岩陀粉末（过三号筛）0.2 g，置具塞锥形瓶中，加入甲醇 20 ml，超声处理 15 分钟，取出，放冷，滤过，滤液作为供试品溶液。另取岩白菜素对照品，加甲醇制成 2 mg/ml 的溶液，作为对照品溶液。按照薄层色谱法（《中国药典》2020 年版四部通则 0502 薄层色谱法）试验，吸取对照品和供试品溶液各 3 μl，分别点于同一以羧甲基纤维素钠为黏合剂的硅胶 G 薄层板上，以氯仿—醋酸乙酯—甲酸（4：5：2）为展开剂，展开，取出，晾干，喷以 1% 三氯化铁和 1% 铁氰化钾混合溶液（1：1），放置至斑点显色清晰。供试品色谱中，在与对照品色谱相应的位置上，显相同颜色的斑点。

四、化学研究

（一）化学成分

岩陀根茎中主要含有糖类、鞣质、黄酮等成分。迄今为止，从中分离鉴定的化学成分包括：岩白菜素、3，4-二羟基苯甲酸、3-O-甲基没食子酸、4-O-甲基没食子酸、3β-hydroxyl-olean-12-en-27-oic acid、胡萝卜苷、儿茶素、儿茶素 - 3-O- 没食子酸酯、岩白菜素和齐墩果酸等。

（二）含量测定

色谱条件及系统适用性试验： 以十八烷基硅烷键合硅胶为填充剂，流动相为甲醇－水（22∶78），流速为 1.0 ml/min，柱温为 25 ℃，检测波长为 275 nm。理论板数按岩白菜素峰计算应不低于 5 000。

对照品溶液的制备： 称取岩白菜素对照品约 5.0 mg，精密称定，置于 50 ml 量瓶中，用 50% 甲醇溶解并稀释至刻度，摇匀，制成质量浓度为 0.1 mg/ml 的对照品溶液。

供试品溶液的制备： 取岩陀药材粉末（过 40 目筛），约 0.5 g，精密称定，置于 50 ml 烧杯中，精密加入 50% 甲醇 20 ml，超声波提取 20 分钟，离心分离（3 000 r/min）5 分钟，倾出上清液，残渣分别用 50% 甲醇 10 ml 同样操作 2 次，合并上清液，用 50% 甲醇定容至 50 ml，摇匀，精密量 5 ml 于 25 ml 量瓶中，用流动相定容至刻度，摇匀，用 0.45 μm 微孔滤膜滤过，取续滤液即得供试品溶液。

测定法： 分别精密吸取对照品溶液与供试品溶液各 5 μl，注入液相色谱仪，测定，即得。

本品按干燥品计算，岩白菜素（$C_{14}H_{16}O_9$）含量不得少于 3.0%。

五、药理学研究

（一）止咳祛痰

岩白菜素为岩陀的主要成分，有止咳作用，用于慢性支气管炎。其特点是对咳嗽中枢有选择性抑制作用，不良反应小，且连续使用不产生耐药性，但其溶解性差，口服吸收差，而且体内代谢快，生物利用度低，药效差。

（二）对气管—肺组织呼吸的影响

岩白菜素有降低大鼠气管—肺组织耗氧量的作用，岩白菜素作用于含硫氢基必需基团的酶系统，因而降低了组织呼吸，但作用不强。

（三）抗炎作用

岩陀提取物对蛋清所致的小鼠皮肤毛细血管通透性增高有显著的拮抗作用。对小鼠耳郭由巴豆油混合致炎液诱发的炎症有抑制作用，并可以抑制肉芽肿增生，与9.0 g/L 氯化钠溶液组有显著性差异。

（四）抗病毒作用

岩白菜素和异岩白菜素有较好的抗病毒作用，其中异岩白菜素的效果更为显著。

六、临床应用

（一）传统应用

岩陀主要为民间应用，治疗范围较宽，如泻痢、白浊、带下、吐血、咯血、崩漏、便血、外伤出血、咽喉肿痛、疮毒、火烫伤、脱肛、子宫脱垂等。

（二）现代应用

现代临床研究表明，岩陀对痢疾、腹泻、子宫脱垂、阴道壁脱垂有较好疗效，对各种湿疹及脱肛、痔疮也有一定效果。在运动性损伤疾病防治中常用于跌打损伤及一些感染性疾病的治疗。

（杜蕾蕾）

参考文献

[1] 贵州省中医研究所. 贵州草药[M]. 贵阳: 贵州人民出版社, 1970.

[2] 王国强. 全国中草药汇编[M]. 北京: 人民卫生出版社, 2012.

[3] 南京中医药大学. 中药大辞典 [M]. 上海：上海科学技术出版社, 2006.

[4] 国家中医药管理局（中华本草）编委会. 中华本草[M]. 上海：上海科学技术出版社, 1999.

[5] 罗万玲. 美洲大蠊和岩陀的化学成分研究[D]. 昆明：昆明理工大学, 2007.

[6] 张诗昆. 海枣和岩陀的化学成分研究[D]. 昆明：云南中医学院, 2015.

[7] 潘玉杰, 蒋坤, 夏文, 等. 岩陀中岩白菜素含量测定[J]. 医药导报, 2016, 35（10）：1130-1133.

[8] 吴常月, 舒相华, 宋春莲, 等. 岩陀黄酮对大鼠的免疫调节活性[J]. 沈阳药科大学学报, 2020, 37（11）：1037-1042.

◎ 青刺尖 ◎

一、本草学研究

（一）本草记载

青刺尖，别名有：枪刺果（曲靖）、打油果（《贵阳民间草药》）、鸡蛋果（云南）、打枪果（《贵州草药》）、炮筒果、牛奶锤、狗奶子（《全国中草药汇编》）。

青刺尖首载于《滇南本草》，"青刺尖，味苦性寒。主攻一切痈疽毒疮，有脓者出头，无脓者立消。散结核，嚼细，用酒服"。《植物名实图考》谓之："按此草长茎如蔓，茎刺俱绿，春结实如莲子，生青熟紫。"

现代中草药书籍，如《全国中草药汇编》《云南中草药》《中药大辞典》《新华本草纲要》《中药辞海》《云南彝医药》《哀牢本草》《贵州中草药名录》《云南天然药物图鉴》《医病好药书》等，均有青刺尖的相关记载。其中《云南中草药》谓之"淡微辛，平。活血祛瘀，接骨消肿，补虚"。根据《滇南本草》记载的"青刺尖"功效和服用方法，与《新华本草纲要》中记载的各药用部位的功效进行对比，"青刺尖"应是扁核木的叶和嫩茎。

（二）基原考证

本品经中国科学院植物研究所鉴定为蔷薇科扁核木属植物扁核木 *Prinsepia utilis* Royle。

二、资源学研究

（一）原植物形态描述及照片

灌木，高 1~5 m；老枝粗壮，灰绿色，小枝圆柱形，绿色或带灰绿色，有棱条，被褐色短柔毛或近于无毛；枝刺长可达 3.5 cm，刺上生叶，近无毛；冬芽小，卵圆形或长圆形，近无毛。叶片长圆形或卵状披针形，长 3.5~9 cm，宽 1.5~3 cm，先端急尖或渐尖，基部宽楔形或近圆形，全缘或有浅锯齿，两面均无毛，上面中脉下陷，下面中脉和侧脉突起；叶柄长约 5 mm，无毛。花多数成总状花序，长 3~6 cm，生于叶腋或生于枝刺顶端；花梗长 4~8 mm，总花梗和花梗有褐色短柔毛，逐渐脱落；小苞片披针形，被褐色柔毛，脱落；花直径约 1 cm；萼筒杯状，外面被褐色短柔毛，萼片半圆形或宽卵形，边缘有齿，比萼筒稍长，幼时内外两面有褐色柔毛，边缘较密，以后脱落；花瓣白色，宽倒卵形，先端啮蚀状，基部有短爪；雄蕊多数，以 2~3 轮着生在花盘上，花盘圆盘状，紫红色；心皮 1 片，无毛，花柱短，侧生，柱头头状。核果长圆形或倒卵长圆形，长 1~1.5 cm，宽约 8 mm，紫褐色或黑紫色，平滑无毛，被白粉；果梗长 8~10 mm，无毛；萼片宿存；核平滑，紫红色。花期 4~5 月，果熟期 8~9月。见图 4-65。

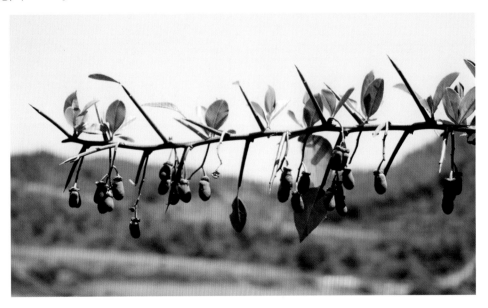

图4-65　青刺尖原植物（杜娟供图）

（二）生境分布

产自我国云南、贵州、四川、西藏，生于海拔 1 000~2 560 m 的山坡、荒地、山谷或路旁等处。巴基斯坦、尼泊尔、不丹和印度北部也有分布。见图 4-66。

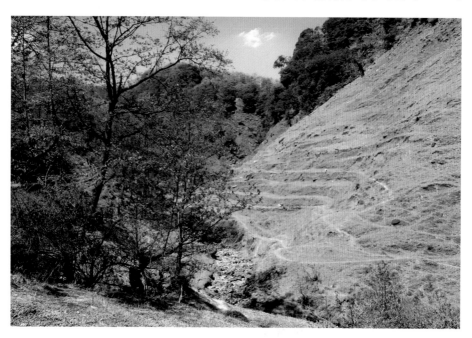

图4-66 青刺尖生境（杜娟供图）

（三）资源保护与种植基地建设

云南省丽江市已经人工种植青刺尖 30 万亩，建立年处理 1 500 吨青刺果油脂的加工厂。此外，云南省昭通市、怒江傈僳族自治州和四川省盐源县具有近千亩的青刺人工种植基地。

三、药材性状

茎圆柱形，表面绿色或黄绿色，断面中心黄白色；直径 2~6 cm；叶腋有枝刺，刺长 1~3 cm。叶多皱缩、破裂，完整叶片呈狭卵形至披针形，长 3~6 cm，宽 1~2.5 cm，先端渐尖。边缘具细锯齿或全缘，基部钝圆或楔尖。外表暗绿色，两面无毛。叶柄长5~10 mm，上有宿存细小托叶。质脆易碎。气微，味微苦。

青刺尖种子富含油脂，一般出油率30%左右，油呈暗棕黄色，澄清透明，凝固后白色如猪油。油可供食用、制皂、点灯用。嫩尖可当蔬菜食用，俗名青刺尖。在云南，茎、叶、果、根还用于治疗痈疽毒疮、风火牙痛、蛇咬伤、骨折、枪伤等。

四、化学研究

1. 黄酮类成分

Kilidhar等从青刺尖中分离、鉴定出左旋—表儿茶精（L-epicatechin）；杜娟从青刺尖中分离和鉴定出芦丁、异鼠李素-3-O-芸香糖苷；张济麟从青刺尖中分离和鉴定出圣草酚、山柰酚、槲皮素。

2. 三萜类成分

张伟东等从青刺尖中分离鉴定出2-O-trans-对羟基桂皮酰基乌苏酸，2α-O-trans-p-coumaroyl-3β，19α-dihydroxy-urs-12-en-28-oic acid和2-O-cis-对羟基桂皮酰基乌苏酸（2α-O-cis-p-coumaroyl-3β，9α-dihydroxy-urs-12-en-28-oic acid）。胡君一等从青刺尖中分离鉴定出乌苏酸、齐墩果酸、2α-羟基乌苏酸、2α-羟基齐墩果酸、坡模酸、委陵菜酸、3-O-trans-对羟基桂皮酰基委陵菜酸、3-O-cis-对羟基桂皮酰基委陵菜酸和开环三萜化合物2，3-断-19α-羟基-12-烯-乌苏-2，3，28-三羧酸。

3. 半萜类成分

胡君一等从青刺尖的乙醇提取物中分离、鉴定了2个半萜类化合物，分别是：(+)-(2R，3S)-2-chloro-3-hydroxy-3-methyl-r-butyrolactone和(+)-(2S，3S)-2-chloro-3-hydroxy-3-methyl-r-butyrolactone。

4. 单萜类成分

Rai等利用GC-MS，确定了13种单萜类化合物：Limonene、1-8-cineole、o-cymene、bergamal、cislinalooloxide、cis-sabinene hydrate、linalool、trans-terpineol、2-undecanone、isomenthol、α-terpineol、2-dodecanol、tridecanone。

5. 木质素类成分

Kilidhar 从青刺尖中分离、鉴定出一种双环氧木质素化合物：青刺尖酯醇（Prinsepiol）。

6. 甾体类成分

胡君一、段宏泉等从青刺尖的乙酸乙酯提取物中分离、鉴定出 β-谷甾醇和 3-β-D-葡萄糖谷甾醇苷。

7. 其他成分

Plouvier 从青刺尖中分离得到氰化物；Fikenscher 等的研究表明，氰化物主要存在于幼枝部分。Luthra 等从青刺尖中分离得到多肽和氨基酸类化合物。王毓杰等从青刺尖的 95% 乙醇提取物中分离得到正三十四烷醇。张济麟从青刺尖中分离、鉴定十七烷酸、油酸、对羟基苯甲酸乙酯和香草酸。

五、药理学研究

（一）抗肿瘤

将所分离、鉴定的化合物进行了人类癌细胞株 A549、HCT116、MDA-MB-23 和 CCRF-CEM 的筛选，研究表明，青刺尖中的三萜类化合物多具有抗肿瘤的作用。

（二）抗炎

采用二甲苯所致小鼠耳肿胀炎症模型和蛋清所致的大鼠足肿胀模型，研究了乙醇提取物的石油醚部位、醋酸乙酯部位、水部位及青刺尖水提取物的体外抗炎作用，结果表明，不同的提取溶剂部位具有不同程度的抗炎作用，其中青刺尖水提取物大剂量组（0.136 g/kg）、乙醇提取物的乙酸乙酯部位大剂量组（0.034 g/kg）为抗炎的最佳有效部位。

（三）免疫抑制作用

在对青刺尖中三萜类化合物进行淋巴细胞转化的免疫抑制活性试验时，发现乌苏酸、齐墩果酸、2α-羟基乌苏酸、2α-羟基齐墩果酸、坡模酸均具有较强的免疫抑制作用，其强度与地塞米松的免疫抑制作用相当。

（四）降血糖作用

青刺果多糖能显著降低四氧嘧啶诱导糖尿病小鼠的血糖值，且随着疗程的进行，血糖值逐渐降低接近正常，表明青刺果多糖具有降低糖尿病小鼠血糖的作用，且其降血糖作用与疗程有关。此外，还具有保护肝、肾、心肌的作用。青刺果黄酮同样对四氧嘧啶诱导的糖尿病小鼠具有降血糖和降血脂的作用，能抑制糖尿病小鼠肝脏肿大，减轻肝脏组织病理变化，有效延缓糖尿病引起的肝脏损伤，并对肾脏有一定的保护作用。

（五）调节血脂作用

张春笋等在高脂造模实验中系统研究发现，青刺果油具有调节血脂的作用，能显著降低大鼠 TC、TG、肝脏脂肪含量和粪便中脂质含量，同时显著升高 HDL-C、肝脂酶（HL）活性。

六、临床应用

本品在彝族地区处处皆有，彝医多采鲜品入药。

贵州彝族地区用青刺尖根 30~50 g，炖肉服或水煎服，治疗虚火咳嗽。

云南西部彝族地区用青刺尖配青阳参水煎服，治疗小儿惊风；用本品配鱼眼草水煎服，治疗小儿绿便；用鲜叶捣敷，治疗骨折；用叶研末外用，治疗水火烫伤。

云南哀牢山彝医用青刺根水煎服，治疗痔疮、风湿性关节炎、跌打损伤。

治骨折：青刺尖叶适量，捣烂敷患处或配伍内服（《云南中草药》）。

治贫血：青刺尖叶 5 钱，炖猪肺吃（《云南中草药》）。

七、综合开发利用

青刺尖的开发产品为青刺尖保健茶，另外用于治疗寻常型痤疮的彝肤软膏已经完成临床前的研究。此外，青刺尖的开发主要集中在种子油的开发，青刺果油的两个生产企业成都瑞翔生物技术有限公司和丽江青刺果公司主要进行了初步的良种筛选、药材的规范化种植研究，主要开发的产品为食用油、保健品和化妆品。

（杜　娟）

参考文献

[1] 王国强. 全国中草药汇编[M]. 第3版. 北京：人民卫生出版社，2012.

[2] 云南中草药整理组. 云南中草药[M]. 昆明：云南人民出版社，1971.

[3] 韦群辉，阮志国，何晓山，等. 民族药青刺尖的生药学研究[J]. 中国民族民间医药，2002，11（1）：51-54.

[4] 廖汝丹. 民族药青刺尖的化学成分和药理作用研究进展[J]. 云南中医中药杂志，2014，35（5）：87-88.

[5] 周海燕，杨峻山. 扁核木属植物化学成分及药理作用研究进展[J]. 中国现代中药，2011，13（5）：44-47.

[6] 杜娟. 泸沽湖摩梭人民族药物学研究[D]. 成都：成都中医药大学，2006.

[7] 张静，杜娟，张艺，等. 民族药青刺尖质量标准研究[J]. 成都中医药大学学报，2006，29（2）：61-64.

[8] 王毓杰，张艺，杜娟，等. 民族药青刺尖抗炎活性成分的初步研究[J]. 华西药学杂志，2006，21（2）：152-154.

[9] 管晖. 青刺尖叶抗前列腺增生的药效学研究[D]. 上海：上海交通大学，2017.

◎ 飞龙掌血 ◎

一、本草学研究

（一）本草记载

飞龙掌血在彝医古籍《双柏彝医书》中已收载，是彝医最常用的药物之一。《双柏彝医书》记载，用飞龙掌血、黄连、黄杨木树皮适量，舂成泥状外包，治疗疮癣、发痒、皮肤粗糙。

飞龙掌血植物最早载于清朝吴其濬的《植物名实图考》："飞龙掌血，生滇南，粗蔓巨齿，森如鳞甲，新蔓密刺，叶如橘叶，结圆实如枸橘，微小。"别名较多，如：血莲肠、见血飞（《分类草药性》），血见愁（《贵阳民间药草》），大救驾（《贵州民间药物》），三百棒、见血散（《湖南药物志》），散血丹（《广西药植名录》），飞龙斩血（《云南中草药选》）。《彝医植物药（续集）》中记载原植物为芸香科植物飞龙掌血的根。《哀牢本草》记载："治跌扑打伤，胃脘寒痛，瘀血肿痛，寒湿痹痛。"

（二）基原考证

《中国民族药辞典》记载飞龙掌血来源于芸香科飞龙掌血属植物飞龙掌血 *Toddalia asiatica* Lam. 的根、根皮、茎及叶。夏、秋采叶；根全年可采，为彝医常用药物。《云南彝医药　下卷·云南彝药》中收录为芸香科植物飞龙掌血的根或者根皮。

二、资源学研究

（一）原植物形态

木质藤本。枝干均密被倒钩刺，老枝褐色，幼枝淡绿色或黄绿色，具白色皮孔。叶互生，具柄，3 出复叶；小叶片椭圆形、倒卵形，长圆形至倒披针形，长 3~6 cm，宽 1.5~2.5 cm，先端急尖或微尖，基部楔形，边缘具细圆锯齿或皱纹，革质，两面无毛，有隐约的腺点。花单性，白色、青色或黄色；苞片极细小；萼片 4~5 片，边缘被短茸毛；花瓣 4~5 瓣，初时外面被短的微柔毛；雄花常成腋生的伞房状圆锥花序，雄蕊 4~5 枚，较花瓣长；雌花常成聚伞状圆锥花序，花较少，不育雄蕊 4~5 枚，子房被毛。果橙黄色至朱红色，有深色腺点，果皮肉质，表面有 3~5 条微凸起的肋纹。种子肾形，黑色。花期 10~12 月。果期 12 月至翌年 2 月。见图 4-67。

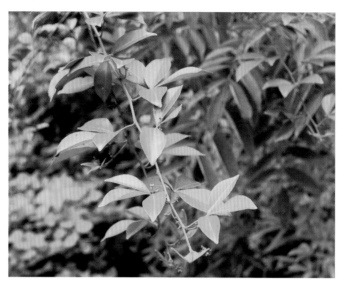

图4-67 飞龙掌血原植物（王光志供图）

（二）生境分布

飞龙掌血在我国主要分布于秦岭南坡及其以南的贵州、广西、云南、四川、浙江、广东、湖南、湖北等地，生于海拔200~2 600 m的向阳坡或灌丛中。

本种在我国不少于3个类型，最常见的一类是：嫩枝上部及花序轴均有红褐色短细毛，小叶较大，中脉无毛且微凸起，叶面干后常有光泽，果直径约1 cm。另一类型是：嫩枝上部及花序轴均密被灰白色短毛，小叶柄、小叶中脉也有同样的毛，叶面干后暗淡无光泽，果一般较小，直径约0.8 cm，这一类型在广西中部以北、贵州南部、湖南西南部最常见。第三个类型的小叶特大，长10~12 cm，宽4~5 cm，嫩枝上部及花序轴均有红褐色短毛，这一类型仅见于云南西部及西北部一带。

（三）资源保护与种植基地建设

飞龙掌血多为野生，栽培品种较少见，主要是作为观赏植物进行栽培。在贵州安顺地区，大面积分布着飞龙掌血的自然群落，其资源蕴藏量约为10万亩。

三、生药学研究

（一）药材性状

本品呈不规则长块状、槽状，厚0.2~1 cm。外表面灰棕色至灰黄色，粗糙，有细纵纹及多数类白色皮孔呈疣状突起，中间有线状凹陷，皮孔多纵向延长形成断续的棱脊状和断续的横裂纹。栓皮易脱落露出棕色或红色皮部。内表面灰褐色，有细纵纹理。质硬，不易折断。横断面及纵断面均呈颗粒状，黄棕色。气微，味微苦。见图4-68。

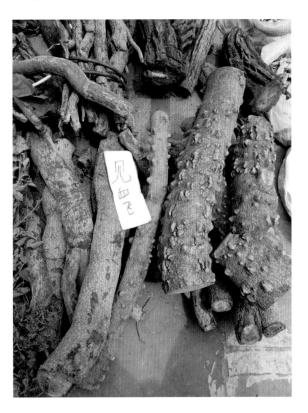

图4-68　飞龙掌血药材（王光志供图）

（二）理化鉴定

1. 取本品粗粉 1 g，加乙醇 20 ml，回流 20 分钟，滤过，滤液供以下试验：①取滤液 2 ml，加 7% 盐酸羟胺溶液 3 滴和 10% 氢氧化钠乙醇溶液 8 滴，置水浴上加热至微沸，放冷，加稀盐酸调至 pH 值 3~4，加三氯化铁乙醇溶液 2 滴，溶液显红色（检查内酯类）。②取滤液 5 ml，置瓷蒸发皿中，蒸干，加醋酐 1 ml，摇匀，加硫酸 2 滴，溶液显红色并转为绿色（检查内酯类）。

2. 取本品粗粉 1 g，用浓氨溶液湿润后，加氯仿 20 ml，回流 20 分钟，放冷，滤过，滤液蒸干，残渣用稀盐酸 3 ml 温热溶解，滤过，各取滤液 1 ml，置于试管中，分别加入碘化铋钾试液和硅钨酸试液 1~2 滴，前者产生橙红色沉淀，后者产生黄白色沉淀（检查生物碱）。

3. 薄层色谱法：取本品粗粉 0.5 g，加乙醇适量，回流 30 分钟，冷却，滤过，浓缩滤液作供试液。取白屈菜红碱制成对照品溶液。吸取两溶液点于同一加有磷酸二氢钾—CMCNa 硅胶薄层板上，以四氯化碳—甲醇（40∶2）展开 16 cm，置于紫外光（365 nm）灯下观察，供试品色谱在与对照品色谱相应的位置上显相同的亮黄色斑点。

四、化学研究

（一）化学成分

迄今为止，已报道的飞龙掌血化学成分主要有香豆素类、生物碱、三萜类成分、丁香脂素、二十六烷酸、β-谷甾醇等。其主要化学成分见表4-9。

表4-9　飞龙掌血主要化学成分

成分	基本母核	代表化合物	来源部位
香豆素类		飞龙掌血素	根
		异茴芹香豆素	根
		Toddanin	心材

续表

成分	基本母核	代表化合物	来源部位
生物碱		茵芋碱	根
		勒党碱	根
		氧化光花椒碱	根
三萜类成分		2α, 3α, 19α trihydroxy-11-oxo-urs-12-en-28-oic acid	根
		阿江榄仁酸	根

（二）含量测定

1.异茴芹香豆素含量的测定

采用 Hypersil C18 柱为分析柱，以甲醇—水（70∶30）为流动相，检测波长 306 nm。结果表明：线性范围 0.004 20~0.420 μg，平均回收率 99.7%，相对标准偏差（RSD =2.8%）。

2. 白屈菜红碱的含量测定

采用高效液相色谱法，色谱柱为 Thermo ODS-2HYPERSIL 柱（250 mm×4.6 mm，5 μm），以甲醇—水为流动相，梯度洗脱，检测波长 283 nm，流速为 1.0 ml/min。结果：白屈菜红碱对照品的线性范围为 0.444~1.554 μg（r=0.999 8），平均回收率为 97.89%，RSD 为 0.96%（n=6）。

（三）指纹图谱

精密称取飞龙掌血药粉 1.00 g，用 50 ml 甲醇浸泡 4 小时，用超声波震荡 30 分钟，滤过，重复提取 3 次，合并提取液，减压浓缩至一定体积，用甲醇定容到 50 ml 容量瓶中，摇匀，滤过，精密量取 5 ml 置 10 ml 容量瓶中，用甲醇稀释至刻度，摇匀。以微孔滤膜（0.45 μm）滤过，滤液作为供试品溶液。Hyperside C18 色谱柱（4.6 mm×250 mm，5 μm）；流动相甲醇—水（70∶30）；柱温 25℃；流速 1.0 ml/min；紫外检测波长 306 nm；进样量 5 μl。

五、药理学研究

（一）药效学研究

1. 抗炎镇痛作用

研究发现，飞龙掌血根皮总生物碱能明显抑制二甲苯所致小鼠耳肿胀和琼脂所致小鼠足肿胀，能明显抑制羧甲纤维素钠导致的腹腔白细胞游走，对于醋酸所致的小鼠扭体反应有抑制作用，且较长时间给药对肝无损伤作用。

2. 抗氧化作用

采用 3 种不同实验方法研究发现，飞龙掌血总提取物及石油醚、乙酸乙酯、正丁醇和水相萃取物在低浓度和高浓度时均有一定的清除羟基自由基和 DPPH 自由基的能力。除水相外，其他溶剂萃取物还具有较强的抗脂质过氧化作用。

3. 抗菌作用

以石油醚、乙酸乙酯、乙醇和水为溶剂采用冷浸和热回流方法提取飞龙掌血，测试提取物对枯草杆菌、痢疾杆菌和啤酒酵母菌的抑菌活性。结果显示，两种提取方法的抑菌效果无显著性差异，石油醚和水提取物均有显著的抑菌活性，无水乙醇和乙酸乙酯提取物抑菌效果相近且优于前者。乙醇提取物适宜抑菌的生药浓度为 500 g/L，且 pH 值对 3 种菌株的抑菌效果影响较大。

4. 心血管保护作用

对飞龙掌血的心血管保护作用进行系统研究发现，飞龙掌血水提取物 F01 可降低麻醉大鼠的血压，离体实验中对因 KCl 等引起收缩的平滑肌有舒张作用，其作用机制可能与抑制钙内流有关。

5. 抗肿瘤作用

采用 10 种肿瘤细胞筛选具有细胞毒作用的药用植物，发现飞龙掌血根茎乙醇提取物具有选择性细胞毒活性。从中分离得到的二氢光叶花椒碱可选择性诱导人肺腺癌 A549 细胞凋亡，而对正常肺胚细胞 WI-38 则毒性很低。荧光显微观察到，二氢光叶花椒碱选择性地在 A549 细胞的细胞器内特异性富集，而喜树碱在所有肿瘤细胞系均无此现象，这可能是其产生选择性细胞毒作用的原因。

（二）毒理学研究

采用小鼠醋酸扭体法、小鼠二甲苯耳郭肿胀、小鼠剪尾法及玻片法止血试验，以及急性毒性试验测定飞龙掌血的毒理学特性。结果表明，飞龙掌血乙醇提取物能减少醋酸所致的小鼠扭体反应次数，降低二甲苯所致小鼠耳郭肿胀度，促进小鼠凝血时间，但不能促进小鼠剪尾止血时间。飞龙掌血乙醇提取物最小致死量为 10.56 g/kg（相当于生药 245.58 g/kg），死亡率为 10%。最大耐受量为 9.50 g/kg（相当于生药 220.93 g/kg），死亡率为 0。结论提示飞龙掌血乙醇提取物具有明显的镇痛、抗炎、止血作用，且具有一定毒性。

六、临床应用

飞龙掌血在彝医古籍《双柏彝医书》中已收载，是彝医最常用的药物之一。彝医与中医均用本品治疗跌打损伤、外伤出血、风湿疼痛、肾炎腰痛、妇科疾病、胃痛等，但治疗疮癣、肤痒为彝医的独特用法。本品有小毒，孕妇禁用，但云南彝医用于肾炎腰痛剂量可达 20 g，仅供参考。

《贵阳民间药草》记载："辛苦，温，无毒……散瘀，解表。治伤风咳嗽，腹绞痛。"

《大理中药资源志》记载："飞龙掌血，见血飞，根皮治跌打损伤，风湿性关节炎，肋间神经痛；叶外用治痈疖肿痛。"

在云南哀牢山中，彝医用飞龙掌血根皮、绿葡萄根皮，捣烂外敷，治疗跌打损伤、骨折；用飞龙掌血、南木香、黄花地丁，水煎服，治疗胃痛。

在云南思茅地区中，彝医用飞龙掌血、大响铃根、小响铃草各 20 g，水煎服，治疗肾炎腰痛。

在贵州，彝医用飞龙掌血配威灵仙、鸡血藤、草薢各适量，泡酒服，治疗风湿性关节炎。

在四川凉山地区，流传以下用法：用根熬水服，治疗斯乌都、斯海都（胃肠出血）；用根泡酒服，外搽，治疗止果那（风湿关节痛）；用根舂烂，捣敷，或晒干为末，擦拭伤口，治疗斯都（外伤出血）；用根熬水服，治疗兹（咳嗽）；用根泡酒，内服、外搽，治疗都索（跌打伤）；用根熬水服，或炖鸡服，治疗阿莫乌斯都（经血过多）；用根泡酒服，或煮甜酒服，治疗勒扯（闭经）。

七、综合开发利用

（一）复方伸筋胶囊

药品成分：飞龙掌血、虎杖、伸筋草、三角枫、香樟根、大血藤等。功能主治：清热除湿，活血通络，用于湿热瘀阻所致痛风引起的关节红肿、热痛、屈伸不利等症，有效降低血尿酸。

（二）龙掌口含液

药品成分：飞龙掌血根皮、飞龙掌血叶、地骨皮、升麻，薄荷脑等。功能主治：散瘀止血，除湿解毒，消肿止痛，用于口臭、复发性口疮（口腔溃疡）、牙龈炎、牙周炎。

（三）龙掌泡腾颗粒

药品成分：飞龙掌血根皮、飞龙掌血叶、地骨皮、升麻。辅料为蔗糖、糊精、甘露醇、柠檬酸、甜菊素、碳酸氢钠、薄荷脑、玫瑰香精、椰子香精。功能主治：散瘀止血、除湿解毒，消肿止痛，用于口臭、复发性口疮、口腔溃疡、牙龈炎、牙周炎。

（俞　佳）

参考文献

[1] 南京中医药大学. 中药大辞典[M]. 第2版. 上海：上海科学技术出版社，2006.

[2] 云南省彝医院, 云南中医学院. 云南彝医药　下卷·云南彝药[M]. 昆明：云南科技出版社，2007.

[3] 贾敏如, 张艺. 中国民族药辞典[M].北京：中国医药科技出版社，2016.

[4] 李耕冬, 贺廷超. 彝医植物药（续集）[M]. 成都：四川民族出版社，1991.

[5] 贵州省药品监督管理局. 贵州省中药材、民族药材质量标准[S]. 贵阳：贵州科技出版社，2003.

[6] 国家中医药管理局(中华本草)编委会. 中华本草[M]. 上海：上海科学技术出版社，1999.

[7] 黄平, Gloria K, 韦善新, 等. 飞龙掌血中三萜酸成分研究[J]. 天然产物研究与开发，2005，17（4）：404.

[8] 郭书好, 李素梅, 彭寨玉, 等. 飞龙掌血中心血管活性成分的分离与鉴定[J]. 中药材，1998，21（10）：515.

[9] Tsai I L, Wun M F, Teng C M, et al. Anti-platelet aggrega-tion constituents from formosan Toddalia asiatica[J]. Phy-tochemistry, 1998, 48（8）：1377.

[10] Tsai I L, Fang S C, Ishikawa T, et al. N-cyclohexyl amidesand a dimeric coumarin from formosan Toddalia asiatica[J]. Phytochemistry, 1997, 44（7）：1383.

[12] 郝小燕, 曹晓红, 梁妍, 等.高效液相色谱法测定飞龙掌血中异茴芹香豆素含量[J]. 中国中药杂志，2004，29（8）：55-56.

[13] 张振巍, 白丹丹, 张娜娜, 等.苗药飞龙掌血中白屈菜红碱的含量测定方法[J]. 中国药师，2013（7）：998-999.

[14] 郝小燕, 彭琳, 叶兰, 等. 飞龙掌血生物总碱抗炎镇痛作用的研究[J]. 中西医结合学报，2004，2（6）：450-452.

[15]陈小雪,龙盛京.飞龙掌血提取物体外抗氧化活性研究[J].西北药学杂志,2013,28(1):27-29.

[16]丁文,文赤夫,陈建华,等.飞龙掌血提取物抑菌作用初步研究[J].生物质化学工程,2007,41(5):33-35.

[17]任先达.飞龙掌血水提物的扩血管作用及原理初探[J].暨南大学学报(自然科学与医学版),1990,11(2):29-35.

[18]Iwasaki H, Oku H, Takara R, et al. The tumor specific cytotoxicity of dihydronitidine from *Toddalia asiatica* Lam.[J]. Cancer Chemother Pharmacol, 2006, 58(4): 451-459.

[19]赵春梅,刘发梅,杨和金,等.飞龙掌血醇提物药理作用研究及急性毒性试验[J].云南中医中药杂志,2017,38(2):80-82.

◎ 黑骨藤 ◎

一、本草学研究

(一)本草记载

黑骨藤(*Periploca forrestil* Schltr.)又名黑龙骨、滇杠柳。《哀劳本草》中记载黑骨藤是萝摩科 *Periploca forrestil* Schltr. 的茎枝,有消肿止痛、舒筋活络之效,用于治疗跌打损伤、骨折瘀肿、风湿麻木。《滇南本草》记载:"味甘,无毒。延年益寿,其功不小。采花,治百病,即刻神效。"《云南中草药》记载:"苦、微涩、微温,有毒。祛风活络,接骨止痛。主治风湿痛,跌打损伤。"《彝医植物药》记载:"彝医以滇杠柳全株入药,主风湿着痹、骨折跌打伤、身肿肢麻、解蛇毒之功。"《昆明常用民间草药》记载"黑骨藤"为苦、凉、小毒之品,可治跌打伤、风湿关节痛、月经不调、口腔炎、乳腺炎等。据文献考证,黑骨藤唯治骨折、身肿为中医草本所不载,是彝医独特的用药经验。

(二)基原考证

《中国植物志》记载黑骨藤为萝摩科植物黑龙骨 *P. forrestii* Schltr. 的全株。《云南彝医药》记载彝药恩纳牛为 *P. forrestii* Schltr. 西南杠柳的根和藤茎。

二、资源学研究

（一）原植物形态

黑龙骨，为藤状灌木，长达 10 m，具乳汁，多分枝，全株无毛。叶革质，披针形，长 3.5~7.5 cm，宽 5~10 mm，顶端渐尖，基部楔形；中脉两面略凸起，侧脉纤细，密生，几平行，两面扁平，在叶缘前连接成 1 条边脉；叶柄长 1~2 mm。聚伞花序腋生，比叶短，着花 1~3 朵；花序梗和花梗柔细；花小，直径约 5 mm，黄绿色；花萼裂片卵圆形或近圆形，长 1.5 mm，无毛；花冠近辐状，花冠筒短，裂片长圆形，长 2.5 mm，两面无毛，中间不加厚，不反折；副花冠丝状，被微毛；花粉器匙形，四合花粉藏在载粉器内；雄蕊着生于花冠基部，花丝背部与副花冠裂片合生，花药彼此黏生，包围并黏在柱头上；子房无毛，心皮离生，胚珠多个，柱头圆锥状，基部具 5 棱。蓇葖双生，长圆柱形，长达 11 cm，直径 5 mm；种子长圆形，扁平，顶端具白色绢质种毛；种毛长 3 cm。花期 3~4 月，果期 6~7 月。

（二）生境分布

主产于我国四川、云南、贵州和广西等地。生于海拔 2 000 m 以下的山地疏林向阳处或阴湿的杂木林下或灌木丛中。

（三）资源保护与种植基地建设

近年来黑骨藤药材野生资源日趋减少，已不能满足日益增长的市场需求，少数地区已经开展黑骨藤药材的人工栽培。

三、生药学研究

（一）药材性状

本品根呈长圆柱形，直径 0.3~2 cm，常呈不规则弯曲或旋钮状，具分支，有的顶端粗大；表面黑褐色或浅棕色，有皮孔及支根痕；栓皮呈鳞片状剥离；内皮白色，粉质；木部发达，淡黄色，具旋钮状纹；质坚硬，易折断，断面黄白色，不整齐。茎枝呈长圆柱形，长短不一；表面黑褐色，粗糙，有横裂纹及棕色皮孔；质坚韧，折断面不平坦，皮部较薄，露出白色纤维，木部淡黄色，中央有髓。气微香，味苦。见图4-69。

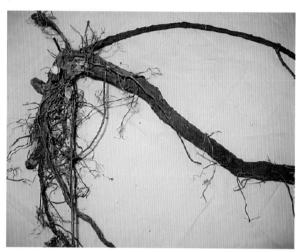

图4-69　黑骨藤药材（张艺供图）

（二）理化鉴定

取本品粉末5 g加甲醇60 ml，在60 ℃水浴浸渍1小时，滤过，滤液微黄色。滤液做以下试验：

1.取滤液1 ml，加3，5-二硝基苯甲酸试液4~5滴，显橙色，放置数分钟后变为橘红色。

2.取滤液1 ml，加1%胶盐溶液（取白明胶1 g，氯化钠10 g，加水100 ml，在不超过60 ℃的水浴上溶解即得，临用新制）1~2滴，产生少量沉淀。

四、化学研究

（一）化学成分

现已从黑骨藤药材中分离鉴定了30余种化合物，主要有甾类、强心苷类、三萜类及其他黄酮类、苯丙素类、氨基酸等。其中，强心苷类、甾类为其主要有效成分。

1.三萜类

α-香树脂醇乙酸酯、β-香树脂醇、27-羟基-α-香树脂醇、3β-乙酰基-乌

苏 -12- 烯 -11- 酮、熊果酸（图 4-70 左）、β- 香树脂醇乙酸酯、3β- 羟基 - 齐墩果 -11,13(18)- 二烯 -28- 羧酸、3-O- 乙酰基齐墩果酸、α- 香树脂醇、齐墩果酸、乌苏 -14- 烯 -3- 醇 -1- 酮、蒲公英甾醇、jacoumaric acid、2α，3β- 二羟基熊果酸等。

2. 黄酮类

山柰酚、槲皮素、槲皮素 -3-O-β-D- 吡喃葡萄糖苷、proanthocyanidin A2、山柰酚 -3-O-α-L- 吡喃阿拉伯糖苷、山柰酚 -3-O-β-D- 半乳糖苷、槲皮素 -3-O-α-L- 吡喃阿拉伯糖苷等。

3. 甾类

β- 谷甾醇、β- 胡萝卜苷、滇杠柳苷元 A、杠柳苷元等。

4. 蒽醌类

大黄素、大黄素甲醚 -8-O-β-D- 葡萄糖苷、大黄素 -8-O-β-D- 葡萄糖苷等。

5. 苯丙素类

东莨菪素（图 4-70 右）、反式对羟基肉桂酸、咖啡酸等。

6. 神经酰胺类

1-O-β-D- 葡萄糖 -（2S，3S，4R，10E）-2-[（2R）-2- 羟基二十四烷酰氨基]-10- 十八烷 -3，4- 二醇、（2S，3S，4R，10E）-2-[（2R）-2- 羟基二十四烷酰氨基]-10- 十八烷 -1，3，4- 三醇等。

7. 脂肪类

正十六烷酸、正十七烷等。

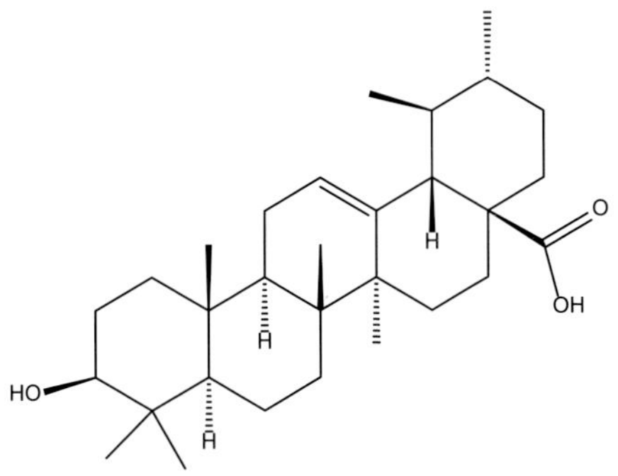

熊果酸 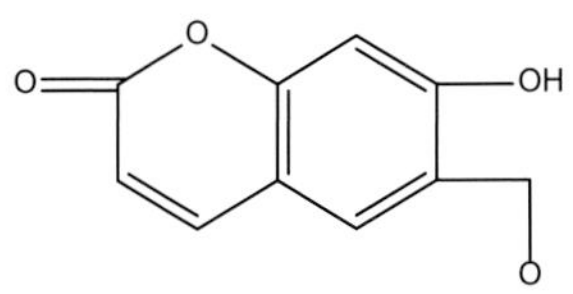   东莨菪素

图 4-70　熊果酸、东莨菪素的结构式

（二）含量测定与指纹图谱

为了使黑骨藤质量稳定、可控，黄欢采用指纹图谱方法建立了以黑骨藤中有效成分为指标的质量控制方法，制定出有效的监控标准，使黑骨藤质量有一个定性、定量标准。

色谱条件与系统适用性试验：色谱柱为 Alltech Apollo C18（250 mm×4.6 mm，5 μm）；流动相 A 为甲醇，流动相 B 为水；按表 4-10 中的规定进行梯度洗脱；检测波长为 220 mm。

表 4-10　梯度洗脱程序

时间/分钟	流动相/%	
	甲醇	水
0	50	50
30	100	0
90	100	0

供试品溶液的制备：（1）精密称取样品 2.00 g 置于 20 ml 容量瓶中，加入 20 ml 色谱纯氯仿浸渍过夜，30 ℃超声提取 20 分钟，用砂心漏斗抽滤。滤液于 45 ℃条件下旋转挥发，挥干的提取物用二氯乙烷溶解并定容于 5 ml 的容量瓶中。即得氯仿层供试品溶液。（2）同样精密称取样品 2.00 g 置 20 ml 容量瓶中，加入 20 ml 色谱纯氯仿，30 ℃超声提取 20 分钟，用砂心漏斗抽滤。抽滤后的样品加入色谱纯乙酸乙酯 20 ml 超声提取 30 分钟，用砂心漏斗抽滤。滤液于 45 ℃旋转挥发，挥干的提取物用二氯乙烷溶解并定容于 5 ml 的容量瓶中。即得乙酸乙酯层供试品溶液。

测定法：利用指纹图谱方法，采集了四川西昌、平武、青城山，重庆长寿及贵州贵阳五个产地的黑骨藤，并以西昌不同批次的样品通过指纹图谱分析，最后确定了一个指纹图谱，比对其他产地的色谱图，发现氯仿层中有 7 个较大的共有峰；乙酸乙酯层中有 11 个较大共有峰，这些共有峰可以作为黑骨藤的特征峰。

本品以黑骨藤水提取物的氯仿层中有 7 个较大的共有峰和乙酸乙酯层中有 11 个

较大共有峰的指纹图谱作为参考。

五、药理学研究

（一）强心作用

由黑骨藤新鲜茎皮中提出总苷，经过在体蛙心及兔心、兔心电图及离体豚鼠心试验，证明有强心作用，其强心作用特点类似毒毛旋花子苷 G，鸽平均致死量为（5.9±1.0）mg/kg，据心电图资料分析，样品小剂量能出现正性肌力作用，负性频率作用，T 波变为扁平。大剂量除出现上述现象外，尚有负性传导作用及心苷中毒的心电图特征，即室性期前收缩，阵发性心动过速，室性传导阻滞及自发节律（异位节律）终至心搏停止。

（二）镇痛作用

用 70% 乙醇回流提取黑骨藤，得到黑骨藤各提取部位（水、正丁醇、氯仿、醋酸乙酯、石油醚）。采用扭体法及热板法，实验证明，黑骨藤各提取部位均能减少醋酸引起的小鼠扭体反应次数，延长扭体潜伏期，与空白组比较，差异有统计学意义（$P < 0.05$、0.01）。表明黑骨藤各提取部位均有镇痛作用，其中以黑骨藤正丁醇高剂量组的镇痛作用最好，与阳性对照药阿司匹林的效果相当。

（三）抗炎作用

用 70% 乙醇回流提取黑骨藤，得到黑骨藤各提取部位（水、正丁醇、氯仿、醋酸乙酯、石油醚）。①采用棉球肉芽肿法，实验证明，黑骨藤各提取部位均能显著减轻小鼠肉芽的湿质量和干质量，与空白组比较，差异有统计学意义（$P < 0.01$），与阳性对照药阿司匹林的效果相当。②采用耳郭肿胀法，实验证明，黑骨藤水部位、醋酸乙酯部位、石油醚部位能显著减轻小鼠耳郭肿胀度，表明其具有抗急性炎症的作用，而黑骨藤正丁醇部位、氯仿部位有一定的抗急性炎症作用，但

差异不显著。

六、临床应用

1. 治疗跌打损伤、骨折：用黑骨藤鲜品配叶下花春成泥状外敷（《医病好药书》）。

2. 治风湿关节痛：用黑骨藤泡酒，内服兼外搽；或黑骨藤配独定子，泡酒，内服兼外搽（《彝医植物药》）。

3. 治疗身体浮肿：用黑骨藤熬水内服，同时洗浴（《彝医植物药》）。

4. 治蛇咬伤：用黑骨藤鲜品春烂，包敷伤肿处（《彝医植物药》）。

5. 治疗乳腺炎、疮肿：用黑骨藤 10 g，水煎服（云南楚雄地区）。

6. 治胃脘痛：黑骨藤配南木香、鸡内金、山乌龟等，泡酒服（《聂苏诺期》）。

七、综合开发利用

（一）黑骨藤追风活络胶囊

配方为青风藤、黑骨藤和追风伞三味药，是治疗痹病的良药。

（二）黑骨藤伸筋透骨喷雾剂

配方为黑骨藤、透骨草和伸筋草等十三味药，具有改善类风湿关节炎疼痛和关节功能等方面的作用。

（张 艺）

参考文献

[1]王正坤, 周明康. 哀牢本草[M]. 太原: 山西科学技术出版社, 1991.

[2]云南中草药整理组. 云南中草药[M]. 昆明: 云南人民出版社, 1971.

[3]李耕冬, 贺廷超. 彝医植物药[M]. 成都: 四川民族出版社, 1990.

[4]中国科学院中国植物志编辑委员会. 中国植物志[M]. 北京: 科学出版社, 1977.

[5]云南省彝医药,云南中医学院.云南彝医药 下卷·云南彝药[M].昆明:云南科技出版社,2007.

[6]黄欢.苗药黑骨藤的生药学以及化学成分研究[D].成都:四川师范大学,2007.

[7]邓士贤,王德成,何功倍,等.滇杠柳贰的强心作用[J].药学学报,1964,11(2):75-79.

[8]刘明,刘刚,刘育辰,等.黑骨藤镇痛抗炎作用活性部位筛选[J].药物评价研究,2014,37(4):323-326.

[9]王和鸣,葛继荣,陈治英.黑骨藤追风活络胶囊治疗痹病的临床研究[J].中国中医伤科杂志,1999,7(2):12-14.

[10]曹晴晴,沈霖,杨艳萍,等.黑骨藤伸筋透骨喷雾剂治疗急性软组织损伤(气滞血瘀证)的Ⅲ期临床研究[J].中西医结合研究,2009,1(5):244-246.

◎ 丽江山慈菇 ◎

一、本草学研究

（一）本草记载

丽江山慈菇曾以山慈菇为药材名收入《云南省药品标准》，药用其鳞茎，性温，味苦，有毒，能拔毒消肿，软坚散结，用于痈肿疔毒、瘰疬、毒蛇咬伤等。《滇南本草》记载："味甘、微辛，性微寒。入脾、肺二经。收敛肺气。消阴分之痰，止咳嗽，治喉痹，止咽喉痛，止血涩血，大肠下血，痔漏疮痈之症。"《云南省中药材标准》记载："微苦、辛、麻，寒，有毒。归脾、肺经。清热解毒，消肿散结。用于痛风，手足关节红肿疼痛，疮疡肿痛，瘰疬结核；虫蛇咬伤。"

（二）基原考证

《中国植物志》中丽江山慈菇为百合科山慈菇属植物丽江山慈菇 *Iphigenia indica* Kunth. 的干燥鳞茎。曾以山慈菇之名收载于1974年版、1996年版《云南省药品标准》。别称有光慈菇、土贝母、草贝母、假贝母、闹狗药、益辟坚等。据考证，明朝兰茂的《滇南本草》所载山慈菇即为本品。《云南省中药材标准》中经中国科学院昆明植物研究所鉴定本品为百合科植物山慈菇 *I. Indica* Kunth.。

二、资源学研究

（一）原植物形态

丽江山慈菇，植株高 10~25 cm；球茎直径 5~15 mm。茎常多少具小乳突，有几枚叶。叶条状长披针形，长 7~15 cm，宽 3~9 mm，基部鞘状，抱茎，有中脉，自下向上渐小，逐渐过渡为狭长的叶状苞片。花 2~10 朵，暗紫色，排成近伞房花序；花被片狭条状倒披针形，长 7~10 mm，宽 0.7~1 mm；雄蕊长约为花被片的 1/3；花丝具乳突，花药长约 1 mm；子房较大，与花丝近等长。蒴果长约 7 mm。花果期 6~7 月。

（二）生境分布

产于我国云南西北部至中部（鹤庆、丽江、昆明、楚雄和保山等地）。生于海拔 1 950~2 100 m 的松林下、草地或田野。也分布于缅甸、印度、斯里兰卡、印度尼西亚、菲律宾和澳大利亚。

（三）资源保护与种植基地建设

据文献整理分析，山慈菇属在我国仅有丽江山慈菇一个种分布，分布于我国西南部，云南地区是主产区。丽江山慈菇含秋水仙碱，有较高的经济价值。长期以来，丽江山慈菇都是靠野生资源来提取、分离和制备秋水仙碱及其类似物，但随着需求的不断扩大，以及毫无限制地采挖，其野生资源已遭到严重破坏，成为濒临灭绝的物种之一。为了丽江山慈菇的可持续利用，相关部门于 2000 年在主产区云南丽江地区进行了栽培试验研究，在云南宁蒗和云南丽江高山植物研究所已建立丽江山慈菇人工驯化基地。

经研究，袁理春等发现人工栽培虽提高了丽江山慈菇的产量，但丽江山慈菇的遗传多样性已经处于极度贫乏的状态，其品质并未得到良好保证。应加大力度进行丽江山慈菇种植基地的建设，开展生殖生物学、传粉生态学、基因工程学等基础研究，从而保证丽江山慈菇的可持续利用，保证其优良品种。

三、生药学研究

（一）药材性状

球茎呈不规则短圆锥形，直径 0.7~2 cm，高 1~1.5 cm；顶端渐尖，基部常呈脐状凹入或平截。表面黄白色或灰黄棕色，光滑，一侧有自基部伸至顶端的纵沟。质坚硬，碎断面角质样或略带粉质，类白色或黄白色。味苦而微麻。见图 4-71。

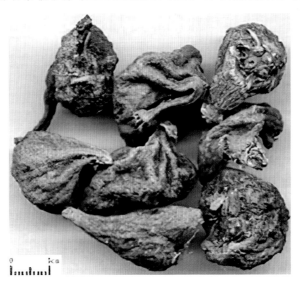

图4-71　丽江山慈菇药材（邝婷婷供图）

（二）理化鉴别

1. 取本品粉末 1 g，加 85% 乙醇 10 ml，在水浴上回流 10 分钟，趁热滤过。取滤液 1 ml，置水浴上蒸干，加 6 mol/L 盐酸溶解，煮沸 2~3 分钟，加三氯化铁试液 1~2 滴，即显榄绿色，加氯仿数滴，振摇，氯仿层显黄褐色。

2. 各取永盛、华坪及丽江的丽江山慈菇药材粉末 2 g，分别加浓氨水 1 ml 及三氯甲烷 25 ml，放置过夜，滤过，滤液蒸干，各自残渣分别加三氯甲烷 1 ml 使其溶解，作为供试品溶液 A、供试品溶液 B 和供试品溶液 C。同上述方法制备丽江山慈菇对照药材溶液 D。吸取上述四种溶液各 5 μl，分别点于同一硅胶 G 薄层板上，以甲苯—丙酮—甲醇（6∶3∶1）为展开剂，另取氨水置展开缸中，预饱和 15 分钟，展开，取出，晾干，喷以改良碘化铋钾试液，所得薄层色谱斑点清晰明显，分离好。

四、化学研究

（一）化学成分

丽江山慈菇中含有多种生物碱，其种子、球茎、叶、茎含秋水仙碱（图4-72左）、角秋水仙碱（图4-72右）、β-光秋水仙碱及N-甲酸-N-去乙酰秋水仙碱等多种生物碱。

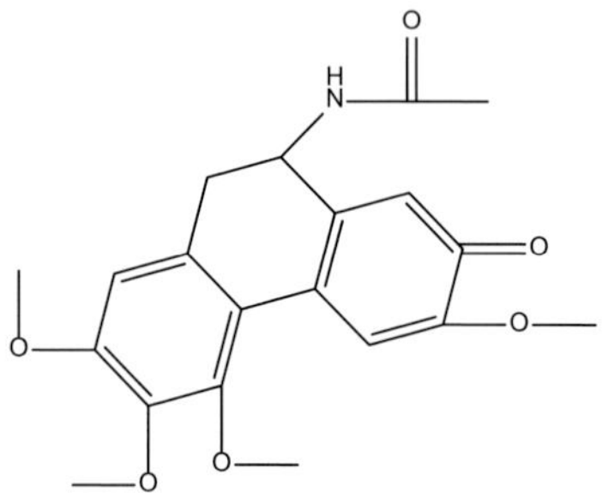

秋水仙碱 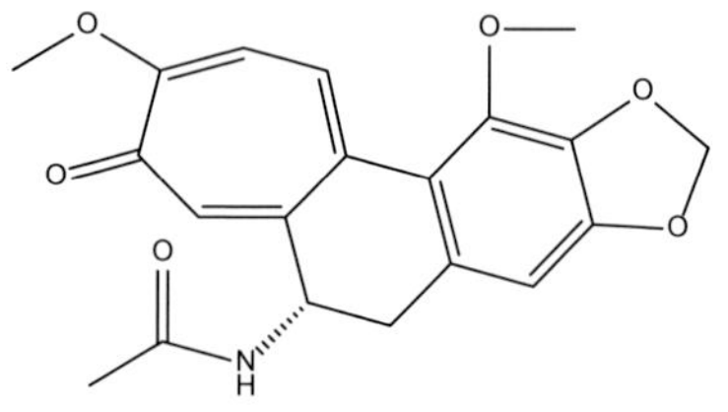　　　　　　　　　　　角秋水仙碱

图4-72　秋水仙碱、角秋水仙碱的结构式

（二）含量测定与指纹图谱

色谱条件及系统适用性试验：流动相为甲醇—异丙醇—冰乙酸—二乙胺—水（20∶5∶0.25∶0.5∶75），检测波长为254 nm，流速为1.0 ml/min，色谱柱为Angilent extengd Bonus RPC18（4.6 mm×4.6 mm×250 mm），柱温为40℃。

对照品溶液制备：取秋水仙碱对照品适量，60℃减压干燥至恒量，精密称定，加80%甲醇制成1 ml含0.1 mg的溶液。

供试品溶液制备：称取本品5 g，粉碎（若为鲜品，应切成薄片，在50℃条件下烘干），放入100 ml圆底烧瓶，加甲醇回流提取3次，每次回流2小时。第一次加甲醇40 ml，第二次、第三次分别加30 ml。合并三次提取液于100 ml量瓶中，加甲醇稀释至刻度，摇匀，取上清液用 0.45 mm 微孔滤膜滤过，取滤液。

测定方法： 分别精密量取对照品溶液和供试品溶液 5 μl，注入高效液相色谱仪，按外标法以峰面积计算。

本品按秋水仙碱色谱峰理论踏板数计算，其平均值为 3 015，因此确定其理论踏板数不得低于 3 000。

五、药理学研究

（一）药效学

1. 抗痛风作用

秋水仙碱是唯一对痛风性关节炎有效的抗炎剂，对痛风急性发作有特别显著的治疗效果，也是有效的预防药。秋水仙碱对急性痛风性关节炎有选择性抑制作用，对其他关节炎只偶尔有效。秋水仙碱不是镇痛药，对其他类型疼痛无效。但秋水仙碱对急、慢性椎间盘综合征恰有较快的止痛作用，静脉注射秋水仙碱 1 mg 疼痛缓解，症状、体征也迅速改善，止痛机制尚不完全清楚。秋水仙碱不影响肾对尿酸的排泄，也不影响尿酸的血浓度。秋水仙碱能和微管蛋白结合，妨碍了有丝分裂中纺锤体的功能并引起粒细胞和其他可移动细胞中原纤维微管解聚和消失。这一作用显然是秋水仙碱有效作用的基础，即抑制粒细胞移向发炎区，减少粒细胞代谢和吞噬活动。与尿酸盐接触的中性白细胞将尿酸盐摄取并产生一种糖蛋白，这种糖蛋白可能是急性痛风性关节炎的致病因子，将其注入关节可引起明显的关节炎，与注入尿酸盐结晶引起者在组织学上没有区别。秋水仙碱能防止白细胞产生这种糖蛋白。

2. 抗炎作用

秋水仙碱可明显抑制角叉菜胶所致的炎性水肿，抑制肥大细胞中组胺的分泌，提高白细胞内 cAMP 的水平，抑制炎症时多核白细胞释放溶酶，抑制多核白细胞和单核细胞的趋化反应及抑制前列腺素和白三烯的合成，并能降低血管通透性，从而有利于减轻组织的炎症反应，减轻组织水肿及减少炎症介质对组织的损伤刺激。

3. 抗肿瘤作用

秋水仙碱及其衍生物秋水仙酰胺（由秋水仙碱经氢氧化铵水解而得）对多种动物移植性肿瘤都有抑制作用。秋水仙酰胺的抗肿瘤效果较明显，如对小鼠肉瘤 S180、S37 及肝癌的抑制率约为 70%，对大鼠瓦克癌肉瘤 256（W256）的抑制率约为 60%。抑瘤率以秋水仙酰胺为高，其抗瘤谱比秋水仙碱广，且毒性较低，安全范围较大，治疗指数为秋水仙碱的 1.75 倍。其抗瘤作用机制是由于它们是特异性细胞有丝分裂中期（M 期）阻滞剂之故。秋水仙碱与微管蛋白具有高度亲和力，两者形成二聚体，使微管不能发挥装配功能，阻止纺锤体形成，使染色体不能向两极移动，最终凝集成团，使细胞分裂停止于中期，随后使细胞核结构改变，细胞发生畸形和死亡。分裂越旺盛和代谢速度越高的细胞最易受秋水仙碱攻击，高浓度秋水仙碱可完全阻止细胞进入有丝分裂，但当纺锤体已经形成，它就不再影响其分裂过程。秋水仙碱对正常细胞的有丝分裂也同样有选择性阻断作用。

4. 抑制瘢痕增殖

复方秋水仙碱离子导入法对人体皮肤瘢痕增殖有明显的防治作用。通过透射电镜观察，秋水仙碱的作用机制主要是破坏细胞的微管系统，干扰成纤维细胞分泌前胶原蛋白，使胶原纤维的形成受阻。电镜下可见一些成纤维细胞的线粒体肿胀，核周间隙和粗面内质网扩大，以及胞浆膜性成分髓样变等，这是秋水仙碱对成纤维细胞的毒性损伤表现。细胞内自身性溶酶体数量增多，提示细胞内堆积的前胶原蛋白，通过自噬作用进入溶酶体系统，被溶酶体内的酶所消化降解。

5. 抑制粘连形成

用手术方法造成家兔坐骨神经损伤性炎症的病理模型及肠粘连模型，观察秋水仙碱的作用，结果表明秋水仙碱每日肌内注射 125μg/kg，连续给药 4 周，对神经周围组织的粘连、纤维化的形成，有明显的抑制作用。家兔腹腔内注入 30 mg/L。秋水仙碱溶液，用量 1 mg/kg，术后 10~15 天剖腹探查，记录粘连处数、致密程度、粘连面积，并将粘连组织进行电子显微镜观察，结果发现秋水仙碱组所形成的粘连组织质脆，疏松易分离。毛细血管增生减少，并以纤维母细胞为主。电镜发现纤维母细胞细胞浆内有成团的中等电子密度颗粒，线粒体变性。腹腔内粘连面积显著减少，但粘连处数未见明显减少，说明秋水仙碱对家兔腹腔粘连具有预防作用，且在 1 mg/kg 水平并不引起家兔功能状态的明显改变，但也提示以上剂量并非抗粘连组织的最大效应，其抗粘连的给药方式宜在术后 2~7 天。

6. 护肝作用

用两种浓度（12.5%、25%）四氯化碳（CCl_4）的橄榄油溶液给小鼠腹腔注射，造成中毒性肝坏死模型，部分小鼠分别给予丙酸睾酮或戊酸雌二醇皮下注射。结果表明，丙酸见睾酮对雌雄鼠存活率无影响，但可提高秋水仙碱对雌鼠的治疗效果，可见秋水仙碱（0.5 μg/ 只，灌服，每日 1 次，共 14 次）对雄鼠的治疗效果优于雌鼠。戊酸雌二醇可使模型雄鼠全部死亡，加用秋水仙碱后能使半数雄鼠存活，有显著差异，且存活鼠肝脏病理改变也较轻，说明有护肝作用。单用戊酸雌二醇能使雌鼠对抗较大剂量 CCl_4 的毒性作用，与单用秋水仙碱治疗组有显著差异。

7. 其他作用

秋水仙碱给家兔皮下注射（3 mg/kg），可使白细胞总数下降，持续 1 小时，2~6 小时白细胞又显著增加，10~24 小时达高峰，增加值可为正常值的 2~5 倍；静脉注射后，可使外周血嗜酸性白细胞下降 70%，切除垂体后下降 50%，在白细胞下降阶段，血凝加速，但随着白细胞数的增加血凝亦延迟。给正常大鼠注射秋水仙碱 24 小时后，其可选择性抑制淋巴组织（脾、胸腺）的呼吸，切除肾上腺后，此作用减弱，提示此作用可能与药物影响肾上腺皮质功能有关。秋水仙碱在接近毒性剂量时，可引起移植性肿瘤出血；并伴抗肿瘤组织的抗坏血酸含量降低；同时还能使大鼠、小鼠肝和小肠中抗坏血酸含量降低，但不影响肝脏代谢。此外，秋水仙碱还能增强或延长催眠药的作用，增加中枢抑制药的敏感性，抑制呼吸中枢；增加拟交感神经药的反应，兴奋血管运动中枢，使血压升高。对胃肠道黏膜有刺激作用，可导致充血，甚至发生出血性胃肠炎。

（二）药代动力学

体内过程：用 $^{14}C-$ 秋水仙碱或秋水仙酰胺给正常小鼠皮下注射，4 小时后观察其体内分布，结果主要分布在脾脏，为给药量的 40%，其次是肾和小肠，肝中最少，而血液、脑、肌肉和心脏均无放射性。秋水仙酰胺在肿瘤内含量较高，而秋水仙碱则较少。秋水仙碱在体内排泄慢，小鼠静脉注射后16小时，体内仍保存有50%左右。秋水仙碱在大鼠、犬、猫体内主要经胆汁和小肠排泄，尿中排泄较少。而秋水仙酰胺经尿排泄较快，且无明显的蓄积性。秋水仙碱可从呼吸道排出，24小时内排出的 $^{14}CO_2$ 为原药总量的5%~23%。而秋水仙酰胺未能从呼气中检出放射性，且从尿中排出的放射性物质中有其原形及分解产物。

（三）毒理学

1. 急性毒性试验

秋水仙碱给小鼠腹腔注射1次，其 LD_{50} 为2.6~2.8 mg/kg；静脉注射的 LD_{50} 为2.7~3.03 mg/kg。秋水仙酰胺给小鼠腹腔注射的 LD_{50} 为61.77 mg/kg，静脉注射的 LD_{50} 为30.59 mg/kg。两者中毒现象相似，一般在给药后3~6小时出现胃肠功能紊乱，以呼吸衰竭而死亡。

云南中医学院对丽江山慈菇水煎液（1.0 g/ml）进行小鼠急性毒性试验。取18~22 g清洁级昆明种小鼠，雌雄各半，每组10只，共5组，分别按30 ml/kg剂量灌胃给药（1∶0.70等比稀释液）1次，观察14天。记录各组小鼠的毒性反应和死亡数，用Bliss法计算小鼠的 LD_{50}，结果表明丽江山慈菇水煎液小鼠灌胃给药的 LD_{50} 为4.22 g/kg，95%的可信限为3.541 5~5.022 1 g/kg。

毒性表现：小鼠灌胃给予丽江山慈菇水煎液后24~30小时出现动物死亡，死亡动物死前出现稀便、腹胀、蜷缩、耸毛、颤抖、眯眼、无力、体重下降、进食量减少，直至死亡。死亡动物大体解剖，肉眼观察，可见胃肠部明显涨大，推测丽江山慈菇水提取物主要影响试验小鼠消化系统。丽江山慈菇急性毒性较大，故临床应用应严格控制用药剂量，孕妇及肝肾功能不全、腹泻者禁用。

2. 亚急性毒性试验

秋水仙碱及秋水仙酰胺给小鼠腹腔注射，每日1次，连续7天，其 LD_{50} 分别为4.95 mg/kg、61.61 mg/kg。小鼠腹腔注射秋水仙碱1~2 mg/kg，连续3天，可见胃肠蠕动减少，胃肠道充血、溃烂等；家兔静脉注射总量为3.9 mg/kg时，可见胃、肠胀气及肾脏的损害。在到达抗肿瘤剂量时，可使脾脏重量减轻50%~60%。此外，一定量的秋水仙碱可抑制正常细胞分裂，骨髓抑制而引起粒细胞缺乏症和再生障碍性贫血等。秋水仙酰胺给犬静脉注射 0.2~0.4 mg/kg，第 4 日犬亦可出现呕吐、腹泻、食欲不振等，并见丙氨酸转氨酶升高和骨髓抑制，但对肾脏无明显损害，以上症状在停药后均可恢复正常。丽江山慈菇含大量秋水仙碱，内服后在体内可氧化成有剧毒的氧化二秋水仙碱，对消化系统、泌尿系统产生严重刺激，并对神经系统有抑制作用，其致死量为 20~30 mg/kg。

秋水仙碱最常见的副反应是发生于快速增殖的胃肠上皮细胞，特别是空肠，主要是恶心、呕吐和腹痛。副反应一旦发生应立即停药，潜伏期约几小时或更长。静脉注射秋水仙碱同样有效，且发生效果更快，几可完全避免胃肠副反应。秋水仙碱急性中毒时可致出血性胃肠炎、广泛性血管损害、肾毒性、肌抑制和中枢神经系统下行性麻痹。秋水仙碱可产生暂时性白细胞减少，随后白细胞增加，有时系由嗜碱性粒细胞显著增加之故。长期应用秋水仙碱者还有发生粒细胞缺乏症、再生障碍性贫血、肌病和脱发的危险。也曾有精子缺乏的报道。

六、临床应用

彝医用药经验：肺结核咳嗽、湿热流注、手足关节红肿疼痛、痛风、虫蛇咬伤。

单方：治痔疮、漏下、脓血痈疽、毒疮红肿不出头者，水煨，点水酒服，有脓出头，无脓即散。

七、综合开发利用

1. 风灵凝胶

组方：丽江山慈菇、三七。

功效主治：清热通络、活血止痛功效，用于急性痛风性关节炎之关节红肿疼痛。

2. 乳癖清胶囊

组方：柴胡、青皮、瓜蒌皮、山慈菇、鹿角霜、青木香、土贝母、夏枯草、冬虫夏草、重楼、五气朝阳草、当归。

功效主治：理气活血、软坚散结，用于乳腺增生、乳腺纤维瘤、经期乳腺胀痛等疾病。

（邝婷婷）

参考文献

[1]《滇南本草》整理组. 滇南本草（整理本）[M]. 昆明：云南人民出版社，1959.

[2] 云南省食品药品监督管理局. 云南省中药材标准[S]. 昆明：云南科技出版社，2005.

[3] 中国科学院中国植物志编辑委员会. 中国植物志[M]. 北京：科学出版社，2004.

[4] 国家药典委员会. 中华人民共和国药典[S]. 一部. 北京：中国医药科技出版社，2015.

[5] 甄莉，陈勇. 丽江山慈菇种子繁殖技术初报[J]. 中国农学通报，2006（2）：267-270.

[6] 袁理春，陈保生，吕丽芬，等. 丽江山慈菇栽培技术研究初报[J]. 中国中药杂志，2003（6）：98-99.

[7] 袁理春. 丽江山慈菇遗传多样性研究[J]. 中国农学通报，2004：81-105.

[8] 袁理春，徐中志，赵琪，等. 丽江山慈菇最佳采收期研究[J]. 中药材，2007（3）：266-268.

◎ 大红袍 ◎

一、本草学研究

（一）本草记载

大红袍为西南地区的草药，《滇南本草》和彝医古籍《老五斗彝医书》均有记载，云南彝医主要用其治疗妇女崩漏、胃痛、疮疡及稻田性皮炎。《滇南本草》载其："味苦，微涩，性温。调经活血，止血除瘀。治妇人血崩不止，耳底发炎疼痛，又治胃气疼。"《哀牢本草》中有大红袍"行气破瘀，活血止痛。用于胃肠痛疡，月经不调，经行腹痛，崩漏带浊，瘀血肿痛，皮肤瘙痒"。《彝药本草》有记载，大袍主治肠胃溃疡，妇科炎症。《中国彝族药学》记载，大红袍别名锈钉子、铁锈根、山皮条、土山豆根、野黄豆，味微苦、涩，性寒，归肝、肾、膀胱、胃路，收涩止血，顺气止痛，清火利湿，消痈疮。《贵州草药》载："性平，味涩。清热，利湿。治痢疾，烫伤。"《云南中草药》载："涩、微苦，温。调经活血，理气止痛。主治闭经，痛经，红崩，白带，胃痛，消化道溃疡，黄水疮，水火烫伤。"《中国民族药辞典》载："尾能能薄若，阿努古莫：根治月经不调，胃肠痈疡，经行腹痛，崩漏带浊，瘀血肿痛，皮肤瘙痒，疮痈肿毒，痛经，子宫虚寒性不孕，以及胃和十二指肠溃疡。"

（二）基原考证

通过文献整理，彝药大红袍，原植物为豆科植物毛杭子梢属毛杭子梢 *Campylotropis hirtella*（Franch.）Schindl. 的根。现代研究中，《中国植物志》记载大红袍的正名有羽叶鬼灯檠 *Rodgersia pinnata*、糯米团 *Gonostegia hirta*、毛杭子梢 *C. hirtella*、丹参 *Salvia miltiorrhiza* 4 种，彝药典籍《滇南本草》《彝药本草》《中国彝族药学》《中国民族药辞典》等都对大红袍基原有记载，彝药使用品种为毛杭子梢 *C. hirtella*，因此应注意区别彝药大红袍与其他 3 种大红袍。

二、资源学研究

（一）原植物形态

灌木，高 0.7~1 m，全株被黄褐色长硬毛与小硬毛，枝有细纵棱。羽状复叶具 3 片小叶；托叶线装披针形，长 3~6 mm；叶柄极短（长 6 mm 以内）或近无柄；小叶近革质或纸质，三角状卵形或宽卵形，有时卵形或近宽椭圆形，长 2.5~8.5 cm，宽 1.8~4（6）cm，先端钝、圆形或有时微凹，基部微心形至近圆形，两面稍密生小硬毛与长硬毛，沿脉上毛更密，上面绿色，下面带苍白色，叶脉网状，下面特别隆起。总状花序每 1~2 腋生并顶生，长达 10 余 cm，总花梗长 1.5~6 cm，通常于顶部形成无叶的大圆锥花序；苞片披针形，长 1.3~2.2 mm，宿存；花梗长 2.5~5（6）mm，密生开展的小硬毛；小苞片早落；花萼长 4.5~6（7）mm，密生小硬毛与长硬毛，萼筒长 2~2.7 mm，裂片长 2.5~3.5（4）mm，上方裂片近 1/2 或 1/2 以上合生，先端分离部分长 0.8~2.5 mm；花冠红紫色或紫红色，长 12~14（15）mm，龙骨瓣略呈直角内弯，瓣片上部比瓣片下部（连瓣柄）短 3~5 mm；子房有毛。荚果宽椭圆形，长 4.5~6 mm，宽 3~4 mm，果颈长近 1 mm，顶端的喙尖长 0.5~0.9 mm，表面具明显的暗色网脉并密被长硬毛与小硬毛。花期（6）7~10 月，果期（9）10~11 月。

（二）生境分布

产于我国四川、贵州、云南、西藏，生于海拔 900~4 100 m 的灌丛、林缘、疏林内、林下、山溪边及山坡、向阳草地等处。印度（阿萨姆）也有分布。

（三）资源保护与种植基地建设

杭子梢属是豆科植物中中等大小的一个属，全世界约 45 种。我国目前确认的有种、变种、变型，主要分布于我国云南、四川等地。毛杭子梢主产于贵州、云南、四川和西藏，生于灌丛、林缘等地。其根可药用，有祛痰、生新、活血调经、消炎解毒之功效。目前，暂未有对彝药大红袍的资源保护及种植基地建设的相关措施。

三、生药学研究

（一）药材性状

本品略呈圆柱形，稍弯曲，少分支，长 30~70 cm，直径 0.5~3 cm。表面棕褐色或红褐色，粗糙，有细根或细根痕，常有黑褐色油脂状物。质硬而韧，不易折断，断面淡棕色，纤维性。气微，味微苦、涩。

（二）理化鉴定

取本品粉末 1 g，加 70% 乙醇 30 ml，超声处理 30 分钟，滤过，滤液蒸干，残渣加甲醇 1 ml 使溶解，作为供试品溶液。另取大红袍对照药材 1 g，同法制成对照药材溶液。按照薄层色谱法（《中国药典》2020 年版四部通则 0502 薄层色谱法）试验，吸取供试品溶液和对照药草溶液各 4 μl，分别点于同一硅胶 G 薄层板上，以甲苯（水饱和）—甲酸乙酯—甲酸（10：5：0.5）为展开剂，展开，取出，晾干，喷以 10% 硫酸乙醇溶液， 105 ℃加热至斑点显色清晰。供试品色谱中，在与对照药材色谱相应的位置上，显相同颜色的斑点。

四、化学研究

（一）化学成分

查阅文献可知，现已从大红袍药材中分离鉴定了 40 余种化合物，主要有黄酮类、木脂素类、香豆素类及其他成分酚苷类、鞣质、单宁等。

1. 黄酮类化合物

主要含香豌豆酚、槲皮素、二氢山柰酚、山柰酚、荭草苷（图 4-73 左）、异荭草苷、牡荆素（图 4-73 右）、异牡荆素、牡荆素 -2- 木糖苷、芦丁、3′ -geranyl-5, 7, 4′ -tri-hydroxyisoflavone、8, 9-dihydroxy-1-methoxy-[6′, 6-dimethylpyrano（2′, 3′ : 2, 3）] pterocarpene 等。

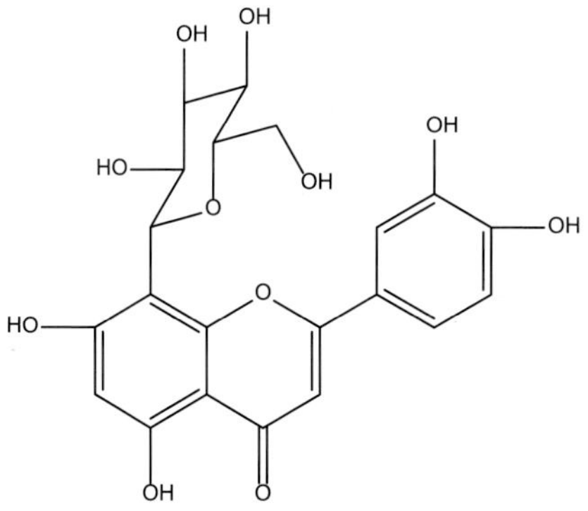

荭草苷 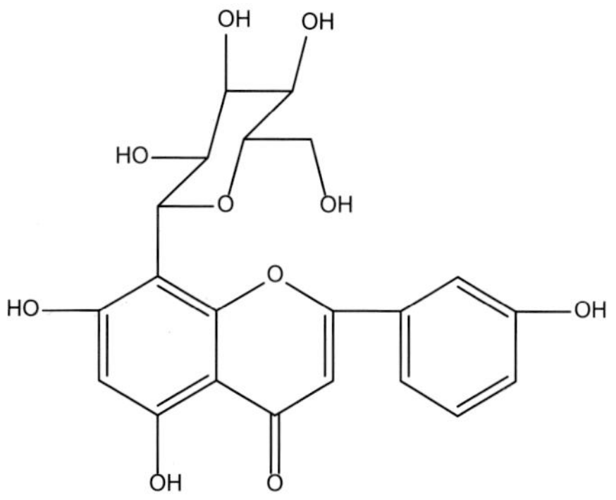　　　　　　　　　　　牡荆素

图 4-73　荭草苷、牡荆素的结构式

2. 木脂素类化合物

主要为 hedyotisol A、hedyotisol B、hedyotisol C、buddlenol B、sesquipinsapols B、sesquima-rocanol B、4-[（6-hydroxy-2, 3-dmethyl]-5-methoxybenzene-1, 3-diol、eryhro-guaia-cylglycero-1-β-O-4′ -（5′ ）-methoxylariciresinol 等。

3. 香豆素类化合物

主要为红花岩黄芪香豆雌酚 I 、异槲皮酚、红花岩黄芪香豆雌酚 B、伞形花内酯等。

4. 酚苷类化合物

主要为 3, 5-二甲氧基 -4- 羟基苯酚 -1-O-β-D- 芹糖基 -（1→6）-O-β-D- 葡萄

糖苷、苄基 −O−β−D− 吡喃葡萄糖苷、3，4，5− 三甲氧基苯 −1−O−β−D− 葡萄糖苷等。

5. 其他成分

主要为丁香醛、开环异落叶松脂素 −9′−O−β−D− 吡喃葡萄糖苷、鞣质、（E）− 白藜芦醇 3，5−O−β−D− 二吡喃葡萄糖苷、胡萝卜苷等。

（二）含量测定与指纹图谱色谱条件

谭青等采用反相高效液相色谱法对彝药大红袍中的两个生物活性成分进行分析，能准确有效地测定大红袍中主要黄酮类成分的含量。

色谱条件： 色谱柱为 Agilent Zorbax SB−C18 柱（250 mm×4.6 mm，5 μm）。流动相为乙腈（A）和 0.1% 甲酸水溶液（B）。流速为 1.0 ml/min。柱温为 30 ℃。检测波长为 261 nm、280 nm。进样量为 10 μl。记录时间为 40 分钟。滞留时间为 2.1 分钟（表 4−11 为梯度洗脱表）。

表4−11　梯度洗脱表

时间/分钟	流动相A/%	流动相B/%
5	40	60
15	65	35
30	85	15
35	100	0
40	100	0

溶液制备：（1）对照品溶液的制备：精密称取异黄酮类化合物 3′−geranyl−5，7，4′−trihydroxyisoflavone，黄酮类紫檀烯类化合物 8，9−Dihydroxy−1−methoxy−[6′，6′−dimethylpyrano（2′，3′：2，3）]pterocarpene，用乙腈—水（70：30）溶解并定容，制成质量浓度分别为 1.100 mg/L 和 0.107 mg/L 的对照品溶液，备用。（2）样品溶液的制备：取干燥大红袍药材粉末 1 g，精密称定，置于具塞锥形瓶中，精密加入 95% 乙醇 20 ml，称定质量，超声 30 分钟，放冷后再称定质量，用 95% 乙醇溶液补足减失的质量，摇匀，过滤。取续滤液 2 ml，用 0.45 μm 微孔滤膜过滤，滤液作为供试品

溶液。

采用以上方法对大红袍药材进行分析测定，3'-geranyl-5, 7, 4'-trihydroxyisofla-vone 的含量为（1.289±0.029）%（*n*=3），8, 9-Dihydroxy-1-methoxy-[6', 6'-dimeth-ylpyrano（2', 3'：2, 3）]pterocarpene 的含量为（0.152±0.006）%（*n*=3）。

五、药理学研究

（一）免疫抑制作用

文屏等将分离得到的黄酮类化合物加入到培养有前列腺癌细胞（LNCaP 细胞）的培养皿中。结果表明，所加入化合物显示了不同程度地抑制 LNCaP 细胞分泌前列腺特异性抗原活性的作用。而韩慧英分离出的木脂素类化合物在前列腺特异性抗原（PSA）抑制研究中，也表明大红袍中的香豆素有此种药理活性。

（二）抗癌作用

曾瑜亮在对木脂素类化合物的研究中发现，该化合物可能与癌细胞的凋亡有关，检测到活化形式的细胞凋亡蛋白酶 3 与核酸聚合酶的特异性水解酶，甚至可以产生使细胞凋亡蛋白 Bcl-2 降低的效果。实验表明，木脂素类极有可能对前列腺癌细胞有一定的抑制作用。

（三）利尿作用

大红袍中的咖啡碱和芳香物质有利于排出体内的乳酸、与痛风有关的尿酸、高血压有关的剩余盐分。福建中医药研究所发现服用大红袍的患者，与未服用大红袍的患者相比，血中胆固醇含量有不同程度的下降。

（四）调节肠道菌群失衡作用

有人采用灌胃等手段，对实验小鼠的肠道菌群情况进行检测。大红袍能有效调节小鼠肠道内肠杆菌、肠球菌、乳酸杆菌和双歧杆菌因抗生素诱导的失衡，脾指数、血清球蛋白含量、免疫球蛋白 IgG 含量与肠道菌群失衡模型组相比均明显升高。而小鼠结肠病理切片观察表明，大红袍高剂量预防组与正常对照组无明显差异，而与模型对照组相比差异显著。由此可见大红袍能够调节肠道菌群失调。

六、临床应用

1. 治崩漏：大红袍、红萆薢各 20 g，水煎服；治胃痛：大红袍 20 g，鸡蛋 2 个，共煮，去渣吃蛋（云南楚雄彝医用法）。

2. 治头、脖、腋、胸、腰、腿、关节上生疮：大红袍根 20 g，黄药 30 g，水煎服（《彝族医药珍本集》）。

3. 治稻田性皮炎：大红袍 1 两 5 钱（45 g），花椒叶 1 两 5 钱（45 g），马鞭梢 1 两 5 钱（45 g），螺蛳数枚，捣敷（《老五斗彝医书》）。

4. 治妇人血崩不止：大红袍 5 钱，钻地风 5 钱，煨红糖服即止（《滇南本草》）。

5. 治妇女体虚不孕：锈钉子和鸡肉或猪肉煨吃，或配太子参煨水兑红糖吃。治胃溃疡：用锈钉子根煎水卤鸡蛋，用药汤送鸡蛋服。治梅毒：锈钉子 15 g，土石斛 9 g，野荞麦 9 g，共水煮，以糯米酒为引口服（《昆明民间常用草药》）。

6. 治烫伤（未破皮者）：土山豆根，倒钩刺等量，煨水洗伤处（《贵州草药》）。

七、综合开发利用

1. 胶囊制剂

提取大红袍根部制成的胶囊制剂，具有良好的抗前列腺增生作用。功能主治：湿热蕴结所致淋证，症见小便不利，淋漓涩痛，以及慢性前列腺炎属上述证候者。

2. 复方大红袍止血胶囊

组方：大红袍、柿蒂。功能主治：功能性子宫出血、人工流产术后出血、放（取）环术后出血、鼻衄、胃出血、内痔出血、出血性疾病、消化道出血。

（陈　蓉）

参考文献

[1] 王正坤, 周明康. 哀牢本草[M]. 太原: 山西科学技术出版社, 1991.

[2] 张之道. 彝药本草[M]. 昆明: 云南科技出版社, 2006.

[3] 杨本雷. 中国彝族药学[M]. 昆明: 云南民族出版社, 2004.

[4] 贵州省中医研究所. 贵州草药[M]. 贵阳: 贵州人民出版社, 1970.

[5] 云南中草药整理组. 云南中草药[M]. 昆明: 云南人民出版社, 1971.

[6] 贾敏如, 张艺. 中国民族药辞典[M]. 北京: 中国医药科技出版社, 2016.

[7] 中国科学院中国植物志编辑委员会. 中国植物志[M]. 北京: 科学出版社, 2004.

[8] 谭青, 寿清耀, 张盛, 等. 反相高效液相色谱法测定药用植物大红袍中的两个生物活性成分[J]. 色谱, 2010, 28 (12): 1150-1153.

[9] 文屏, 韩慧英, 王乃利, 等. 毛杭子梢中黄酮类成分的分离鉴定及活性测定[J]. 沈阳药科大学学报, 2008, 25 (6): 448-453.

[10] 文屏. 舒列安原料药材毛杭子梢活性成分的研究[D]. 沈阳: 沈阳药科大学, 2008.

[11] 曾瑜亮. 毛杭子梢抗H5N1病毒活性成分研究[D]. 北京: 中国人民解放军军事医学科学院, 2015.

[12] Han H Y, Wen P, Liu H W, et al. Coumarins from *Campylotropis Hirtella* (Franch.) schindl. and their inhibitory activity on prostate specific antigen secreted from LNCap cells[J]. Chem. PHArm Bull., 2008, 56 (9): 1338-1341.

◎ 灯盏细辛 ◎

一、本草学研究

（一）本草记载

灯盏细辛始载于《滇南本草》，记载为："灯盏花，一名灯盏菊，细辛草。味苦、辛，性温。小儿脓耳，捣汁滴入耳内。左瘫右痪，风湿疼痛，水煎，点水酒服。灯盏花，治手生疔、手足生管，扯灯盏花一百朵。摘背角地不容，用瓦钟，用石杵捣烂，加砂糖少许，入花捣烂。敷口，二三次即愈。"《彝药本草》记载，灯盏细辛主治"感冒咳嗽，小儿肺炎，中风偏瘫，脑萎缩，汗斑，白癜风"。《云南中草药》

记载："甘，温。发表散寒，健脾消积，消炎止痛。"《全国中草药汇编》记载："辛，微苦，温。散寒解表，祛风除湿，活络止痛。主治感冒头痛，牙痛，胃痛，风湿疼痛，脑血管意外引起的瘫痪，骨髓炎。"《云南中草药选》记载："辛，微温。散寒解表，止痛，舒筋活血。治牙痛，急性胃炎，高热，跌打损伤，风湿痛，胸痛，疟疾，小儿麻痹后遗症，脑炎后遗症之瘫痪，血吸虫病。"

（二）基原考证

《中国彝族药学》中彝药灯盏细辛原植物为短葶飞蓬 *Erigeron breviscapus* (Vant.) Hand.- Mazz.。《全国中草药汇编》和《中国药典》2020 年版一部收载的灯盏细辛的基原植物仍为菊科飞蓬属植物短葶飞蓬 *E. breviscapus* (Vaniot) Hand.-Mazz.。

二、资源学研究

（一）原植物形态

短葶飞蓬，多年生草本，根状茎木质，粗厚或扭成块状，斜升或横走，分枝或不分枝，具纤维状根，颈部常被残叶的基部。茎数个或单生，高 5~50 cm，基部径 1~1.5 mm，直立，或基部略弯，绿色或稀紫色，具明显的条纹，不分枝，或有时有少数（2~4 个）分枝，被疏或较密的短硬毛，杂有短贴毛和头状具柄腺毛，上部毛较密。叶主要集中于基部，基部叶密集，莲座状，花期生存，倒卵状披针形或宽匙形，长 1.5~11 cm，宽 0.5~2.5 cm，全缘，顶端钝或圆形，具小尖头，基部渐狭或急狭成具翅的柄，具 3 脉，两面被密或疏，边缘被较密的短硬毛，杂有不明显的腺毛，极少近无毛；茎叶少数，无柄，狭长圆状披针形或狭披针形，长 1~4 cm，宽 0.5~1 cm，顶端钝或稍尖，基部半抱茎，上部叶渐小，线形。头状花序径 2~2.8 cm，单生于茎或分枝的顶端，总苞半球形，长 0.5~0.8 cm，宽 1~1.5 cm，总苞片 3 层，线状披针形，长 8 mm，宽约 1 mm，顶端尖，长于花盘或与花盘等长，绿色，或上顶紫红色，外层较短，背面被密或疏的短硬毛，杂有较密的短贴毛和头状具柄腺毛，内层具狭膜质的边缘，近无毛。外围的雌花舌状，3 层，长 10~12 mm，宽 0.8~1 mm，舌片开展，蓝色或粉紫色，平，管部长 2~2.5 mm，上部被疏短毛，顶端全缘；中央的两性花管状，黄色，长 3.5~4 mm，管部长约 1.5 mm，檐部窄漏斗形，中部被疏微毛，裂片无毛；花药伸出花冠；瘦果狭长圆形，长 1.5 mm，扁压，背面常具 1 肋，被密短毛；冠毛淡褐色，2 层，刚毛状，外层极短，内层长约 4 mm。花期 3~10 月。见图 4-74。

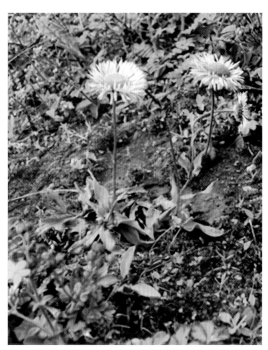

图4-74　灯盏细辛原植物形态（古锐供图）

（二）生境分布

云南省（除热带地区外）均有分布，其中主要产于丽江、楚雄、弥勒、大理、迪庆、罗平、蒙自、丘北等地。生长的土壤多为红土。其伴生的植物大多为云南松 *Pinus yunnanensis* Franch、三颗针 *Berbersi prattii* Scheid 等。湖南、广西、贵州、四川及西藏等省区也有分布。常见于海拔 1 200~3 500 m 的中山和亚高山开旷山坡、草地或林缘。外形及植株的高低多变异，叶形及毛茸也常有变化。滇俗称灯盏细辛或灯盏花，亦称地顶草、地朝阳等。贵州俗称细药、牙陷药、踏地莲花菜、野波菜等。

（三）资源保护与种植基地建设

国家质量监督检验检疫总局发布公告，对红河灯盏细辛实施地理标志产品保护，该产品保护范围为云南省红河州泸西县、弥勒县、个旧市、蒙自县、石屏县、建水县、开远市 7 个县（市）现辖行政区域。灯盏细辛原系野生植物用药，云南红河州因常年太阳投射角度较大，变化幅度较小，光照充足，所生产的灯盏细辛品质较优良，是中国灯盏细辛的最适宜种植区。根据测定，红河灯盏细辛的有效成分比其他地区高出 37%~50%。但是，由于长期挖掘，野生资源日益减少，面临枯竭，已影响到灯盏细辛生物药品的大规模产业化生产。对红河灯盏细辛实施地理标志保护，有利于红河灯盏细辛及其系列产品的生产发展，创立"红河灯盏细辛"品牌。

中国科学院昆明植物所研究灯盏细辛的人工家化栽培，提出了利用种子育苗的栽培措施，并在云南弥勒、玉溪、个旧、楚雄等地进行灯盏细辛 GAP 研究。如由金坤农业产业有限公司投资建立的弥勒县灯盏细辛人工种植基地，2001 年成功完成 400 亩灯盏细辛陆地人工栽培，解决了灯盏细辛（无性繁殖和有性繁殖）育苗的技术难关，在西一镇建立了 200 亩优质苗圃规范性示范基地。

三、生药学研究

（一）药材性状

本品长 15~25 cm，根茎长 1~3 cm，直径 0.2~0.5 cm；表面凹凸不平，着生多数圆柱形细根，直径约 0.1 cm，淡褐色至黄褐色。茎圆柱形，长 14~22 cm，直径 0.1~0.2 cm；黄绿色至淡棕色，具细纵棱线，被白色短柔毛；质脆，断面黄白色，有髓或中空。基生叶皱缩、破碎，完整者展平后呈倒卵状披针形、匙形、阔披针形或阔倒卵形，长 1.5~9 cm，宽 0.5~1.3 cm；黄绿色，先端钝圆，有短尖，基部渐狭，全缘；茎生叶互生，披针形，基部抱茎。头状花序顶生。瘦果扁倒卵形。气微香，味微苦。

（二）理化鉴定

取本品粗粉约 2 g，加甲醇 16 ml，温水浴上浸渍 1 小时，滤过，滤液供下述试验：

①取滤液 1 ml，加镁粉少量与盐酸 5~6 滴，溶液变为棕红色，置水浴上加热后，红棕色更为明显。

②取滤液 1 ml，加 1% 盐酸羟胺甲醇溶液与 10% 氢氧化钾甲醇溶液各 6 滴，置水浴上微热，冷却后用稀盐酸调节 pH 值为 3~4，加 1% 三氯化铁乙醇溶液 1 滴，显橙红色至紫红色。

四、化学研究

（一）化学成分

1. 黄酮类：主要包括野黄芩苷（图 4-75 左）、灯盏花甲素、5, 6, 4′-三羟基黄酮 -7-O-β-D- 半乳糖醛酸苷、黄芩素 -7-O-β-D- 吡喃葡萄糖苷、3, 5, 6, 4′-四羟基 -7- 甲氧基黄酮、5, 7, 4′-三羟基黄酮、黄芩素、芹菜素（图 4-75 右）、山柰酚等。

2. 咖啡酰类：主要包括 1, 5-二咖啡酰奎宁酸、4, 5-二咖啡酰奎宁酸、咖啡酸乙酯、3, 4-二咖啡酰奎宁酸、咖啡酰氧基环己甲酸甲酯、1, 3-二咖啡酰奎宁酸、3, 5-二咖啡酰氧基奎宁酸等。

3. 芳香酸类：3, 4-二羟基肉桂酸、α-甲氧基 -γ-吡喃酮、3, 5-二甲氧基 -4- 羟基苯甲酸、3, 5-二甲氧基 -4- 羟基苯甲酸 -7-O-β-D- 葡萄糖酸酯、焦袂康酸、肉桂酸、3, 4′-二羟基苯甲酸、对甲氧基肉桂酸、对羟基苯甲酸、3, 4-二羟基肉桂酸等。

4. 其他成分：3- 甲基丁酸、2- 庚醛、柠檬烯、柠檬酸烯酯、咖啡酸烯酯、木栓醇、七叶树苷、木栓烷、豆甾醇、表木栓烷、豆甾醇、3-O-β-D- 吡喃葡萄糖苷、正四十五酸、β-谷甾醇、麦角甾 -7, 22-二烯 -3- 酮、豆甾醇、β-豆甾醇、胡萝卜苷等。

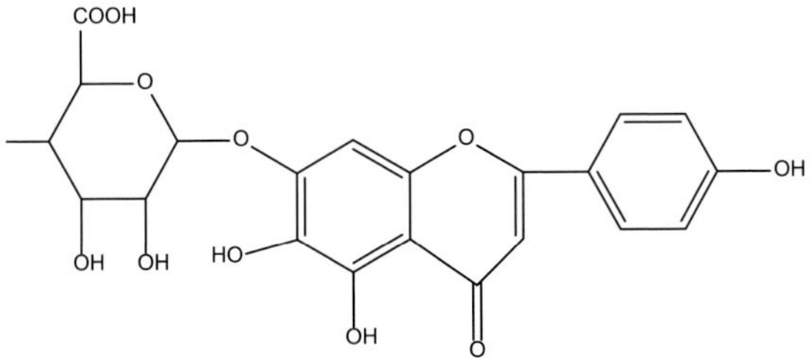

野黄芩苷 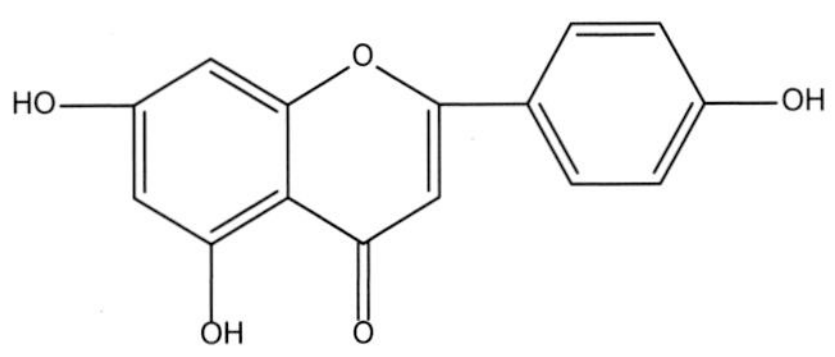   芹菜素

图 4-75　野黄芩苷、芹菜素的结构式

（二）含量测定与指纹图谱

按《中国药典》2020版一部灯盏细辛相关项下实验。

色谱条件与系统适用性试验： 以十八烷基硅烷键合硅胶为填充剂；以甲醇—0.1%磷酸溶液（40∶60）为流动相；检测波长为335 nm。理论板数按野黄芩苷峰计算应不低于5 000。

对照品溶液的制备： 取野黄芩苷对照品适量，精密称定，加甲醇制成每1 ml含0.1 mg的溶液，即得。

供试品溶液的制备： 取本品粗粉约0.5 g，精密称定，置索氏提取器中，加三氯甲烷适量，加热回流至提取液无绿色，弃去三氯甲烷液，药渣挥去溶剂，连同滤纸筒移入具塞锥形瓶中，精密加入甲醇50 ml，密塞，称定重量，放置1小时，水浴中加热回流1小时，放冷，再称定重量，用甲醇补足减失的重量，摇匀，滤过。精密量取续滤液25 ml，回收溶剂至干，残渣用甲醇溶解并转移至10 ml量瓶中，加甲醇至刻度，摇匀，滤过，取续滤液，即得。

测定法： 分别精密吸取对照品溶液与供试品溶液各5~10 µl，注入液相色谱仪，测定，即得。

本品按干燥品计算，含野黄芩苷（$C_{21}H_{18}O_{12}$）不得少于0.30%。

五、药理学研究

（一）药理学研究

1. 对心血管系统的作用

灯盏细辛提取液0.25、5 mg/ml均可显著增强离体豚鼠心脏冠状动脉血流量。灯盏细辛可使犬心肌梗死模型的心梗范围显著降低。电镜观察，给药组动物在梗死中央区、边缘区病变程度均减轻。冠状血管树铸型观察表明，灯盏细辛注射液可能促进冠状动脉侧支循环开放。麻醉犬注灯盏细辛注射液10 mg/kg，有减慢心率、降低心肌收缩力、减少心肌耗氧和做功等作用。大鼠全心缺氧及再给氧模型中，灯盏细辛总黄酮 100 mg/L 灌注组心脏肌酸磷酸激酶释放显著降低；再给氧后，释放幅度亦显著低于对照组，提示灯盏细辛对心脏细胞膜有保护作用。单纯缺氧灌注 50 分钟后，给药组心肌显示出较高的超氧化物歧化酶和谷胱甘肽过氧化物酶活性。经 5 分钟再给氧后，给药组心肌丙二醛样物质水平显著低于对照组。灯盏细辛黄酮使家兔主动脉血流量和心率有下降的趋势，对血压无明显影响。临床应用灯盏细辛胶囊口服治疗冠心病、心绞痛，总有效率高于丹参，患者每分搏出量、心脏指数等心脏功能指标均有改善。灯盏细辛对心肌缺血、缺氧性心电变化也有对抗作用。

2. 抗凝血、抗血栓形成及促进纤溶活性作用

灯盏细辛 23 mg/ml 浓度，体外对家兔血小板聚集抑制率为 56.5%。灯盏细辛注射液（含灯盏细辛黄酮 5 mg/L）以 8 ml/kg 给家兔静脉注射，给药后 1 小时、2 小时外周血小板计数减少，血小板聚集功能降低，药物作用在给药后 2 小时达高峰。注射后 1 小时、2 小时、4 小时，部分凝血活酶时间延长，而凝血酶原时间无明显变化。注射后 1 小时，血浆纤维蛋白原减少，球蛋白溶解时间降低，血清纤维蛋白（原）降解产物增加，提示灯盏细辛有促进纤溶活性的作用。家兔静脉给药后 2 小时，体外血栓形成时间延长，长度缩短，血栓湿重及干重均减轻，提示灯盏细辛可抑制体外血栓形成，且给药后 2 小时作用最强。静脉注射灯盏细辛素 140 mg/kg、350 mg/kg，可使主动脉血栓模型家兔血栓重量明显减轻，血栓形成受抑制，这种作用与剂量呈正相关性。灯盏细辛素还可减轻血小板的破坏程度，抑制 5- 羟色胺释放反应的增强。血小板和血管内皮细胞的花生四烯酸代谢产物血栓烷 B_2、6- 酮 - 前列腺素 $F_{1\alpha}$，给药组无明显变化，而对照组显著升高。灯盏细辛胶囊对冠心病、心绞痛患者血小板聚集率和体外血栓形成有抑制作用。

3. 对微循环及血液流变学的影响

高分子右旋糖酐所致家兔大脑微循环障碍、豚鼠软脑微循环障碍模型中，静脉注射灯盏细辛提取物能使家兔脑电图明显恢复，改善豚鼠软脑膜微血管流态，对豚鼠红细胞有明显解聚作用，并对抗去甲肾上腺素的缩血管作用。对右旋糖酐造成的大鼠肠系膜微循环障碍，预先静脉注射灯盏细辛提取物，或者在造模后用同样剂量、方法给药，均显著促进微血管开放，改善微循环，它们还可对抗肾上腺素缩血管作用。灯盏

细辛注射液 10 ml/kg 静脉注射可使高分子葡聚精所致微循环障碍家兔的微循环状态得到改善，表现为毛细血管或细静脉恢复流动，流速加快。此外，全血（比）黏度、血浆（比）黏度、红细电泳及血小板电泳均有所恢复。家兔静脉注射 20 mg/kg 灯盏细辛注射液，全血黏度明显下降；每日肌内注射 10 mg/kg，连续 14 天，注射后第 3 天及第 7 天取血测得全血黏度也明显下降。但血浆黏度均无明显变化。

4. 扩张脑血管作用

家兔静脉注射 5%灯盏细辛浸膏水溶液 1 g/kg，兔脑血管张力、外周血管阻力、外周血压均显著下降。灯盏细辛黄酮对犬离体大脑中动脉有明显的扩张作用，显著对抗 5-羟色胺收缩基底动脉和 15-甲基前列腺素 $F_{2\alpha}$ 收缩大脑中动脉的作用。灯盏细辛对麻醉犬椎动脉流量无明显影响。

5. 清除自由基、抗氧化作用

曾有报道研究野黄芩苷对过氧化氢致血管内皮细胞损伤的作用及其机制，结果表明，不同浓度野黄芩苷均能够抑制过氧化氢损伤血管内皮细胞，其作用机制可能与抗氧化、增强抗氧化酶的活力有关。研究野黄芩苷对过氧化氢致 PC12 细胞损伤的抗氧化作用，结果表明，野黄芩苷对过氧化氢诱导 PC12 细胞损伤具有一定的保护作用。

6. 改善心、脑缺血作用

研究灯盏细辛注射液对大鼠脑缺血再灌注损伤后的影响，探讨灯盏细辛注射液在脑缺血再灌注损伤中的作用，结果表明，灯盏细辛注射液能对脑物质代谢产生影响，减轻脑梗死，对脑缺血再灌注损伤具有一定改善作用。

7. 对视神经的作用

研究灯盏细辛注射液对大鼠青光眼模型是否具有保护作用，结果显示灯盏细辛对实验性的青光眼有很好的保护作用。

8. 其他作用

小鼠腹腔注射灯盏细辛素 20 mg/kg，5 分钟后血浆环磷酸腺苷含量逐渐升高，20 分钟时达高峰。20%灯盏细辛浸膏水溶液 60 g（生药）/kg 给小鼠灌胃，显著延长小鼠常压缺氧的存活时间。高山黄芩素对蛋白激酶 C 有抑制作用，这种作用也不因二脂酰甘油酯或底物组蛋白的浓度增加而逆转，提示高山黄芩素抑制作用属于非竞争性抑制。灯盏细辛制剂还能提高血脑屏障通透性，对抗由二磷酸腺苷引起的血小板聚集以及提高机体巨噬细胞的吞噬免疫功能。

（二）毒理学研究

1. 安全性试验

灯盏细辛注射液安全性试验表明，家兔耳缘静脉注射灯盏细辛注射液每天1次，连续3天，注射部位未见明显刺激作用；兔溶血性试验结果表明灯盏细辛注射液无溶血现象；隔日给豚鼠腹腔注射灯盏细辛注射液，连续3次，给药后14天、21天静脉注射该药未见过敏阳性反应。

2. 急性毒性试验

急性毒性试验表明，小鼠单次静脉或腹腔注射灯盏细辛注射液后出现活动减少，卧伏不动，呼吸急促，唇、尾发绀，继而出现行动失调，惊厥，惊跳，而后死亡。采用 Bliss 法测得雌、雄小鼠静脉推注灯盏细辛注射液的 LD_{50} 分别为 1 676.75 mg/kg、1 740.76 mg/kg，雌、雄小鼠的 LD_{50} 无明显差异。腹腔注射灯盏细辛注射液的 LD_{50} 为 1 770.92 mg/kg。

3. 长期毒性试验

灯盏细辛注射液对大鼠长期毒性试验结果表明，大鼠腹腔注射灯盏细辛注射液 30 mg/kg、120 mg/kg、480 mg/kg，每天1次，连续给药2个月。观察一般药物反应，检测血液学、血液生化以及病理组织学等指标，480 mg/kg 剂量组雄性大鼠出现体重增长缓慢，病理检查发现肾组织内皮质部部分肾小管上皮有轻度混浊、肿胀；120mg/kg、30 mg/kg 剂量组未发现与药物有关的明显改变和损伤，停药恢复2周未见延迟毒性产生，说明灯盏细辛注射液 120 mg/kg 剂量对大鼠为安全无毒性反应剂量。灯盏细辛注射液对比格狗的长期毒性试验结果表明，连续静脉给予灯盏细辛注射液 60天，160 mg/kg 剂量组动物给药过程中出现明显的流涎、伸舌、恶心、呕吐等反应；药后不能立即进食，伏卧，活动减少，并伴有呼吸、心率减慢；血液生化检查发现给药30天肌酐升高。40 mg/kg 剂量组部分动物给药过程中出现流涎、伸舌、恶心、呕吐等反应，仅有 1 只动物的反应程度与 160 mg/kg 剂量组相当；给药后动物出现伏卧，活动减少；血液生化检查发现，给药后总蛋白升高。10 mg/kg 剂量组对动物精神、行为、饮食、粪便、体重、尿液生化等均未见明显影响血液学检查、血液生化检查、眼科检查、心电图检查、骨髓检查与对照组相比未见明显的变化，该剂量未观测到毒性反应。

六、临床应用

1. 云南中、西部彝医用灯盏细辛单用或配伍，治疗风湿疼痛、中风后遗症、慢性支气管炎、小儿麻痹症等。

2. 云南哀牢山彝族地区用灯盏细辛治疗风湿病、跌打损伤、头痛等病症。

3. 贵州彝族地区除用灯盏细辛治疗风湿病、中风瘫痪外，还用其煎水服，并含漱治疗牙痛、口腔溃疡。

4. 彝医应用经验，主治：感冒咳嗽、小儿肺炎、中风偏瘫、脑萎缩、汗斑、白癜风。用法：全草入药，生粉 2~3 g，每天 1 次；泡酒 30~50 g（感冒咳嗽、小儿肺炎煨水服，小儿酌减；中风偏瘫、脑萎缩研末兑水服；汗斑、白癜风泡酒外搽）。

七、综合开发利用

1. 灯盏花素：淡黄色至黄色粉末，制剂分为口服制剂和注射剂（《中国药典》2020 年版一部）。

2. 灯盏细辛注射液：主要成分为灯盏细辛。功效为活血祛瘀，通络止痛，用于瘀血阻滞、中风偏瘫、肢体麻木、口眼歪斜、言语謇涩及胸痹心痛；缺血性中风、冠心病心绞痛见上述证候者。肌内注射，一次 4 ml，一日 2~3 次。穴位注射，每穴 0.5~1.0 ml，多穴总量 6~10 ml。静脉注射，一次 20~40 ml，一日 1~2 次，用 0.9% 氯化钠注射液 250~500 ml 稀释后缓慢滴注。本品在酸性条件下，其酚酸类成分可能游离析出，故静脉滴注时不宜和其他酸性较强的药物配伍。如药液出现浑浊或沉淀，请勿继续使用（《中国药典》2020年版一部）。

3. 灯盏生脉胶囊：主要成分为灯盏细辛3 000 g，人参600 g，五味子600 g，麦冬1 100 g。功效为益气养阴，活血健脑，用于气阴两虚、瘀阻脑络引起的胸痹心痛、中风后遗症（症见痴呆、健忘、手足麻木症）；冠心病心绞痛、缺血性心脑血管疾病、高脂血症见上述证候者。口服，一次2粒，一日3次，饭后30分钟服用。2个月为1个疗程，共9个疗程，可连续。巩固疗效或预防复发，一次1粒，一日3次（《中国药典》2015年版一部）。

4. 灯盏细辛素片：主要成分为灯盏花素。功效为活血化瘀，通经活络，用于脑络瘀阻、中风偏瘫、心脉痹阻、胸痹心痛；中风后遗症及冠心病心绞痛见上述证候者。口服，一次2片，一日3次；或遵医嘱（《中国药典》2015年版一部）。

5. 灯盏细辛颗粒（灯盏花颗粒）：主要成分为灯盏细辛。功效为活血化瘀，通经活络，用于脑络瘀阻、中风偏瘫、心脉痹阻、胸痹心痛；缺血性中风、冠心病心绞痛见上述证候者。口服，一次1~2袋，一日3次（《中国药典》2015年版一部）。

6. 银丹心脑通软胶囊：主要成分为银杏叶，灯盏细辛，山楂，三七，丹参，绞股蓝，大蒜，艾片。功效为活血化瘀，行气止痛，消食化滞，用于气滞血瘀引起的胸痹、胸闷、气短、心悸等；冠心病心绞痛、高脂血症、脑动脉硬化、中风、中风后遗症见上述证候者。口服，一次2~4粒，一日3次（《中国药典》2015年版一部）。

7. 丹灯通脑胶囊（彝药）：组方为丹参，灯盏细辛，川芎，葛根。功效为活血化瘀，祛风通络。用于瘀血阻络所致的中风中经络证。

8. 丹参益心胶囊（彝药）：组方为三七，回心草，灯盏细辛，紫丹参，炙首乌，延胡索。功效为活血化瘀，通络止痛，用于瘀血阻滞所致冠心病、心绞痛。

9. 灯银脑通胶囊（彝药）：组方为灯盏细辛，银杏叶，三七，满山香。功效为行气活血，散瘀通络，用于中风中经络、瘀血阻络证。

10. 痛舒胶囊（彝药）：组方为七叶莲，灯盏细辛，玉葡萄根，三七，珠子参，栀子，重楼，甘草。功效为活血化瘀，舒筋活络，消肿止痛，用于跌打损伤、风湿关节痛。

11. 彝心康胶囊（彝药）：组方为鸡血藤，五气朝阳草，灯盏细辛，虎杖，姜黄，透骨草，木香。功效为理气活血，通经止痛，用于气滞血瘀引起的胸痹心痛、心悸怔忡，以及冠心病、缺血性脑血管病见以上症状者。

12. 肿痛搽剂（彝药）：组方为七叶莲，三七，雪上一枝蒿，滇草乌，金铁锁，玉葡萄根，灯盏细辛，金叶子，重楼，火把花根，八角莲，披麻草，白及等 19 味。功效为消肿镇痛，活血化瘀，舒筋活络，化痞散结，用于跌打损伤、风湿性关节痛、肩周炎、痛风性关节炎，乳腺小叶增生。

13. 紫灯胶囊（彝药）：组方为灯盏细辛，紫丹参，三七，葛根，甘草。温经散寒，益气活血，解痉止痛，用于颈椎病所致的颈肩疼痛。

14. 苦参疱疹酊（彝药）：组方为苦参，牡丹皮，蜂胶，灯盏细辛。功效为清热解毒，凉血止痛，用于肝经湿热所致带状疱疹。

15. 治疗阿尔茨海默病：处方为灯盏细辛，铁线草，三七。用法：内服。用量：1 日 1 剂，2 次分服，连服数剂。说明：女性 49 岁，男性 63 岁以后每月初一、十五各服用 1 剂。

16. 治半身不遂：处方为灯盏细辛，清酒。用法：内服。用量：1 日 3 次，每次 20 ml。

17. 以灯盏细辛为主，结合其他中西医疗法，治疗高血压、脑出血、脑血栓形成、脑栓塞、多发性神经炎、慢性蛛网膜炎等后遗瘫痪症，有一定疗效。初步观察 31 例，临床治愈 36％，显著好转 42％，好转 12％，无效 10％。其中以脑溢血后遗瘫痪疗效较好。用法：①灯盏细辛 14 棵（约 10 g），蒸鸡蛋 1 个，或炖猪脚服，每日 1 次。②灯盏细辛 500 棵（430 g 左右），浸白酒（浓度不限）500 ml。每次 10 ml，日服 3 次。以灯盏细辛注射液 4~6 ml，每日或隔日穴位注射 1 次，每穴 1 ml（相当于生药 0.5 g）。所用穴位为一般治瘫穴，如头面部取颊车、地仓等，上肢取肩髃、曲池、养老、合谷等，下肢取环跳、足三里、新伏兔、阳陵泉等。治疗过程中，同时辅以维生素 B_1 或 B_{12}、加兰他敏、当归注射液等进行穴位注射，以及按摩、推拿、针灸等。

（张 艺）

参考文献

[1] 国家药典委员会. 中华人民共和国药典[S]. 一部. 北京: 中国医药科技出版社, 2020.

[2] 夏靓. 灯盏细辛的化学成分及其制剂的研究进展[J]. 中国药房, 2016（1）: 111–113.

[3] 任琦, 王义明, 罗国安. 灯盏细辛研究进展[J]. 江西中医学院报, 2012（4）: 97–100.

[4] 杨本雷. 中国彝族药学[M]. 昆明: 云南民族出版社, 2004.

[5] 中国科学院中国植物志编辑委员会. 中国植物志[M]. 北京: 科学出版社, 2004.

[6] 何凡. 灯盏细辛有效成分药代动力学及肠道菌群代谢的研究[D]. 成都: 成都中医药大学, 2005.

[7] 任琦, 谢媛媛, 祖双, 等. 灯盏细辛中多酚类成分定性、定量的分析[J]. 药物分析杂志, 2013, 33（7）: 1176–1184.

[8] 郭婷, 黎元元. 灯盏细辛注射液药理和毒理作用研究进展[J]. 中国中药杂志, 2012, 37（17）: 2820–2823.

[9] 郑林, 乔希, 黄勇, 等. 贵州产灯盏细辛药材超高效液相指纹图谱研究[J]. 时珍国医国药, 2011, 22（5）: 1117–1119.

[10] 张静, 王毓杰, 庞媛, 等. 灯盏细辛注射液抗氧化活性CE-CL有效组分指纹图谱研究[J]. 中国民族民间医药, 2011, 20（1）: 69–71.

[11] 董媛, 陈彬, 李海山, 等. 灯盏细辛药材HPLC指纹特征研究[J]. 药物分析杂志, 2010, 30（7）: 1228–1232.

[12] 张静, 张艺, 杨文宇, 等. 指纹图谱研究灯盏细辛中具有视神经保护作用的有效成分[J]. 华西药学杂志, 2007（2）: 121–123.

[13] 韩锋. 灯盏细辛指纹图谱研究[D]. 天津: 天津大学, 2007.

[14] 高展, 黄罗生. 灯盏细辛HPLC指纹图谱的研究[J]. 海峡药学, 2005, 17（3）: 86–88.

[15] 宋民宪. 民族药成方制剂[M]. 北京: 人民卫生出版社, 2014.

[16] 党翠芝, 黄小燕, 杨庆雄, 等. 灯盏细辛的抗氧化活性研究[J]. 中国实验方剂学杂志, 2012, 18（17）: 100–103.

◎ 万寿竹 ◎

一、本草学研究

（一）本草记载

万寿竹收载于《楚雄彝州本草》，谓："万寿竹具有清热解毒，舒筋活血，除湿消肿，接骨止血的功效，用于治疗高热不退，虚劳骨蒸潮热，肺结核，风湿麻痹，痛经，月经过多，骨折等。内服：15~25 g，水煎服，或浸酒、炖鸡、研末为散。外用：捣敷患处。"《云南彝医药》记载"摸帕色"补虚劳，祛痰止咳，祛风湿，舒筋活血。《云南中草药》载：接骨止血，消炎止痛，祛风除湿，主治跌打损伤、骨折、枪伤、疮疖、蜂窝织炎、痛经、月经过多、肺结核等。《中国民族药辞典》记载根茎治小儿高热不退、手脚麻痹、弹头或弹片入肉、跌打损伤、风湿关节痛、痛经、月经过多、肺结核、咳嗽、咯血。另名有竹叶参、百龙须、石竹根、白根药、竹林消、山竹花根（《云南彝医药》《中国彝族药学》）。

（二）基原考证

根据上述记载，万寿竹（竹叶根）为百合科万寿竹属植物万寿竹 *Disporum cantoniense*（Lour.）Merr. 的根及根茎。《楚雄彝州本草》《云南彝医药》《中国彝族药学》中均记载为百合科万寿竹的根及根茎入药。值得注意的是，苗药百尾参作为贵州苗族习用药材，为百合科植物万寿竹 *D. cantoniense*（Lour.）Merr. 或宝铎草 *D. sessile*（Thunb.）D. Don. 的根及根茎，别名又叫白味参、百尾笋、白龙须，具有润肺止咳，健脾消积的功效，主治虚损咳喘、痰中带血、肠风下血、食积腹胀，但仍以万寿竹 *D. cantoniense*（Lour.）Merr. 作为其主要药用品种。

二、资源学研究

（一）原植物形态

多年生草本，高可达 1 m。根茎短，簇生多数须根。茎细，有分枝。单叶互生，有短柄；叶片质薄，卵状披针形或披针形，5~10 cm，宽 1.5~4.5 cm，先端渐尖至长渐尖，基部近圆形，有明显平行脉。伞形花序，顶生或与叶对生，花序柄短，顶端有 1 片与叶相似的苞片；花下垂，白色或淡紫色，钟状，长 1.5~2 cm，花被片 5 片，基本有距；雄蕊 6 片，内藏；子房 3 室，长球形；花柱细长，柱头 3 裂。浆果球形，黑色，种子 2~3 颗。花期 5~7 月，果期 8~10 月。

（二）生境分布

彝药万寿竹 *Disporum cantoniense*（Lour.）Merr. 为百合科万寿竹属植物。该属植物全球共有 20 种，我国有 8 种，多数产于东北至西南部（贵州、云南、四川、安徽、广西、陕西、西藏等地），生长于海拔 600~1 400 m 的丘陵、山地半山坡、灌丛及草地中，喜半阴、温暖、湿润的环境。

（三）资源保护

万寿竹主要分布在贵州、云南、四川等地。该植物为彝族、苗族等少数民族常用草药，由于部分地区盲目、大量地滥挖乱采野生万寿竹，致使药源减少。由于本品种开花量大，花期较长，可用于墙边、山石边或园路边丛植观赏，故可见大量栽培品种，但与野生万寿竹植株有一定区别，如挥发油的主要成分基本相同，但含量差异较大。且已有对野生万寿竹进行生长土壤分析，以及种子育成植株开花结实习性、种子发芽及水培技术等的研究。

三、生药学研究

（一）药材性状

本品根茎短粗，呈结节状，上有残茎痕，下簇生多数细根，表面棕黄色，弯曲，长 15~30 cm，直径 0.3 cm。质硬脆，易断，断面平整，中间有黄色柔韧的木心，周围浅黄白色。气微，味淡，具黏性。

（二）显微鉴别

本品横切面：木栓层为 1~2 列细胞，排列整齐。皮层窄，细胞长圆形；韧皮部宽，有分泌腔，可见分泌物。形成层明显，由 2~3 列细胞组成。木质部导管单个散在或数个相聚，呈放射状排列。薄壁组织中有多数黏液细胞，类圆形；薄壁细胞含淀粉粒。

（三）理化鉴定

1. 取本品粉末 4 g，加 0.5% 盐酸乙醇溶液 50 ml，加热回流 15 分钟，滤过，滤液用氨试液调节 pH 值至 7，蒸干，残渣加稀盐酸 5 ml 溶解，滤过，取滤液 1 ml 加硅钨酸试液数滴，产生乳白色沉淀；另取滤液 1 ml 加碘化铋钾试液数滴，显红棕色。

2. 取本品粉末 1 g，加乙醇 10 ml，水浴上加热 10 分钟，滤过，取滤液 1 ml 加盐酸 4 滴，镁粉少许，水浴中加热 3 分钟，显樱红色。

四、化学研究

（一）化学成分

万寿竹主要含有酚类、黄酮类、甾体类、挥发油类、生物碱类等成分。

1. 酚类化合物

刘佳从万寿竹 70% 乙醇提取物中分离得到（E）−4−（4− 羟基 −3− 甲氧基苯基）−3− 丁烯 −2− 酮、丁香醛、香草醛、覆盆子酮、Disporumone A、4−（对羟基苯基）−3− 丁烯 −2− 酮、香草酸、4− 羟基苯乙酮、紫丁香酸、fareanol、没食子酸乙酯、4-hydroxy-2-methoxyphenyl-6-deoxy-α-L-talopyranoside、（β，s）−Benzenepenta-noic acid，β，4-dihydroxy-3-methoxy-methyl ester、（−）− 表儿茶素等化合物。

2. 黄酮类化合物

万寿竹含有槲皮素、大黄素、芦丁、木犀草素等黄酮类成分。同时，刘佳分离得到了4′，5−二羟基 −3，6，7− 三甲氧基黄酮。甘秀海等从乙醇提取物中首次分离得到槲皮

素 -3-O-β-D- 吡喃葡萄糖苷、猫眼草酚。

3. 甾体类化合物

甘秀海等从乙醇提取物中首次分离得到豆甾 -4- 烯 -3- 酮、麦角甾 -5, 7, 22- 三烯 -3β- 醇、neotigogenin、β- 谷甾醇等化合物。

4. 挥发油类化合物

甘秀梅等采用有机溶剂—水蒸气蒸馏法及 GC-MS 技术提取并鉴定了2- 烯丙基 -1, 4- 二甲氧基 -3- 乙烯基氧甲基苯、[s-（E，E）]-1- 甲基 -5- 亚甲基 -8- 异丙基 -1- 羟基 -1, 6- 环癸二烯、5, 6, 7, 8- 四氢 -2, 5- 二甲基 -8- 异丙基 -1- 萘酚、正十七烷、正二十五烷、n- 十六烷酸、硬脂酸等成分。

5. 生物碱类化合物

甘秀海等从乙醇提取物中分离得到 obtucarbamate A、obtucarbamate B、偶氮 -2, 2′- 双 [Z（2, 3- 二羟基 -4- 甲基 -5- 甲氧基）苯基乙烯] 等生物碱类化合物。赵慧玲等分离得到马来酸酰亚胺 -5- 肟、4-methylene-5-oxopyrrolidine-2-carboxylic acid 、胸腺嘧啶、腺嘌呤核苷、5′-deoxy-5′-methylamino-adenosine 等成分。

6. 其他化合物

还包括乙基 -α-L- 鼠李糖、岩白菜素、4- 羟基 -2- 甲氧基苯基 -6- 脱氧 -α-L- 吡喃木糖苷、(6R, 9R)-roseoside、3-（4- 羟基 -3, 5-二甲氧基苯基）- 丙烷 -1, 2- 二醇、3- 羟基 -5-（p- 羟基苯基）- 戊酸、1- 核糖醇基 -2, 3- 二酮 -1, 2, 3, 4- 四氢 -6, 7- 二甲基 - 喹喔啉、(6S, 9R)-vomifoliol、3, 4- 二羟基苯酰甲醇和1, 2- 二羟基 -1-（4- 羟基 -3, 5- 二甲基苯基）- 乙烷等。

（二）含量测定与指纹图谱

1. 含量测定

甘秀海等采用 HPLC 同时测定万寿竹中 obtucarbamate A、obtucarbamate B 两种酰胺类化合物的含量，结果表明 obtucarbamate A 和 obtucarbamate B 分别在 3~96 和 1~32 μg/ml 范围浓度与峰面积呈良好线性关系，其平均回收率分别为 99.23% 和 98.94 %，RSD 分别为 1.11% 和 1.57 %。

梁春辉等采用 HPLC 测定万寿竹不同部位芦丁、木犀草素的含量，结果表明万寿竹不同部位芦丁的含量分别为：叶 0.6 mg/g，茎 0.53 mg/g，根 0.1 mg/g；木犀草素的含量分别为：叶 0.52×10^{-2} mg/g，茎 0.18×10^{-2} mg/g，根未检出。

2. 指纹图谱

甘秀海等对万寿竹药材的高效液相色谱指纹图谱进行分析，建立了 15 批不同产地的万寿竹药材指纹图谱，共标定 13 个分离度较好的共有峰，利用对照品指认 4 个共有峰。

五、药理学研究

据文献报道，万寿竹具有抗炎、镇痛、止咳、抗菌等药理作用。

（一）祛痰止咳作用

任朝辉等采用小鼠氨水引咳法、小鼠酚红排泄法观察万寿竹不同提取物的止咳祛痰作用，结果表明万寿竹乙酸乙酯提取物、丙酮提取物和水提取物有明显的镇咳平喘药效作用，且随着剂量的增加，药效作用越明显；中高剂量组能显著延长咳嗽潜伏期，减少咳嗽次数；增加小鼠气管内酚红分泌量，与对照组相比有显著性差异。乙酸乙酯提取物的镇咳平喘效果比水提取物和丙酮提取物更显著。甘秀海等采用氨水气雾引咳法对万寿竹提取物及单体化合物进行研究，结果表明其水提取物及乙醇提取物均有止咳活性，而单体化合物 obtucarbamate A、obtucarbamate B、偶氮 -2，2′- 双 [Z（2，3- 二羟基 -4- 甲基 -5- 甲氧基）苯基乙烯] 具有止咳作用，其中最后一种化合物止咳作用与阳性对照相当。

（二）抗炎作用

任朝辉等采用小鼠醋酸扭体法观察万寿竹不同提取物的镇痛作用，用二甲苯致耳郭肿胀法和棉球致肉芽肿法观察其抗炎作用。结果表明万寿竹乙酸乙酯提取物、水提取物和丙酮提取物中高剂量显著降低醋酸扭体法的小鼠扭体次数，抑制二甲苯所致的小鼠耳郭肿胀度；抑制棉球所引起的肉芽肿，显示了良好的镇痛消炎作用。

董永喜等建立体外细胞炎症模型，考察万寿竹乙醇提取物中水、70% 乙醇、90% 乙醇组分的抗炎作用，结果表明 70% 乙醇组分为万寿竹抗炎的有效组分，其抗炎作用可能与减少 NO 和 TNF-α 的过量生成有关。

（三）抑菌活性

甘秀梅等采用平板打孔法，通过测定抑菌圈研究万寿竹不同提取部位的抑菌作用，结果表明万寿竹乙酸乙酯萃取物对枯芽孢杆菌和金黄色葡萄球菌有抑制作用。

（四）抗氧化损伤活性研究

通过 70% 乙醇提取、D101 大孔树脂柱层析，获得万寿竹水组分、70% 乙醇组分和 90% 乙醇组分，以过氧化氢（H_2O_2）诱导 PC12 细胞氧化损伤模型作为体外抗氧化损伤评价模型。研究表明，70% 乙醇组分和 90% 乙醇组分是万寿竹抗氧化损伤的主要有效组分，它们能通过保护细胞免受氧化损伤并直接清除氧化自由基离子而对炎症细胞产生保护作用。

六、临床应用

1. 治风湿关节痛、痛经、月经过多、肺结核：万寿竹根 25~50 g，水煎服或炖鸡吃。

2. 治跌打损伤、骨折、枪伤、疮疖、蜂窝织炎：万寿竹鲜根，捣烂敷患处。内服 15~25 g，水煎服，日服 3 次。

3. 治小儿高热不退：万寿竹适量，研末。每次 2.5~5 g，日服 3 次，冷开水送服。

七、综合利用开发

咳速停糖浆及胶囊，处方包括吉祥草、百尾参（万寿竹）、虎耳草等 9 味药材，具有补气养阴、润肺止咳、益胃生津的功效，用于感冒及慢性支气管炎引起的咳嗽、咽干、咯痰、气喘。

（邝婷婷）

参考文献

[1] 刘尧汉. 楚雄彝州本草[M]. 昆明: 云南人民出版社, 1994.

[2] 云南省彝医院, 云南中医学院. 云南彝医药 下卷·云南彝药[M]. 昆明: 云南科技出版社, 2007.

[3] 贾敏如, 张艺. 中国民族药辞典[M]. 北京: 中国医药科技出版社, 2016.

[4] 贵州省药品监督管理局. 贵州省中药材、民族药材质量标准[S]. 贵阳: 贵州科技出版社, 2003.

[5] 杨本雷. 中国彝族药学[M]. 昆明: 云南民族出版社, 2004.

[6] 张雁萍. 安顺民族药用植物野生百尾参植株的形态特征与分布[J]. 贵州农业科学, 2006, 34（5）: 55-57.

[7] 吴文利, 张雁萍, 王道平, 等. 野生和人工栽培百尾参挥发油GC-MS分析[J]. 贵阳医学院学报, 2011, 36（3）: 255-258.

[8] 黄楠, 王华磊, 赵致, 等. 贵州野生百尾参生长土壤的养分特性[J]. 贵州农业科学, 2013, 41（8）: 95-99.

[9] 张雁萍. 野生药用植物百尾参（万寿竹）种子育成植株开花结实习性研究[J]. 种子, 2009, 28（6）: 76-79.

[10] 朱力, 王华磊, 赵致, 等. 不同配比氮磷钾硼肥对万寿竹种子发芽的影响[J]. 山地农业生物学报, 2016, 35（2）: 58-61.

[11] 薛婧乐, 王真真, 王洋. 万寿竹的特征特性及其水培技术[J]. 现代农村科技, 2010（13）: 32-32.

[12] 刘佳. 百尾参抗氧化损伤药效物质基础及指纹图谱研究[D]. 贵阳: 贵阳医学院, 2014.

[13] 甘秀海, 梁志远, 周欣, 等. 百尾参药材高效液相色谱指纹图谱分析[J]. 医药导报, 2015, 34（12）: 1623-1627.

[14] 梁春辉, 张寒, 任连新. RP-HPLC测定山竹花不同部位芦丁、木犀草素的含量[J]. 应用化工, 2015, 44（12）: 2336-2338.

[15] 甘秀海, 赵超, 梁志远, 等. 百尾参止咳活性成分研究[J]. 中国中药杂志, 2013, 38（23）: 4099-4103.

[16] 甘秀海, 周欣, 梁志远, 等. 不同产地百尾参挥发性成分比较研究[J]. 安徽农业科学, 2012, 40（2）: 765-768.

[17] 赵慧玲, 吴蓓, 王琦, 等. 百尾参化学成分的分离与鉴定[J]. 中草药, 2017, 48（3）: 443-447.

[18] 甘秀海, 梁志远, 周欣, 等. 高效液相色谱法同时测定百尾参中两种酰胺类化合物的含量[J]. 湘潭大学自然科学学报, 2015, 37（2）: 86-90.

[19] 任朝辉, 曹剑锋, 夏丽莎, 等. 百尾参祛痰止咳、抗炎作用研究[J]. 安徽农业科学, 2015, 34 （11）: 116-118.

[20] 甘秀海, 梁志远, 王瑞. 百尾参抑菌活性研究[J]. 贵阳学院学报（自然科学版）, 2012, 7（1）: 43-44.

◎ 羊角天麻 ◎

一、本草学研究

（一）本草记载

羊角天麻首载于《滇南本草》。《昆明民间常用草药》谓"大九股牛"具有消炎，止痛，止咳，撑疮毒功效。《中国彝族药学》记载，"恩赞偶"解毒清火，活血止痛，止咳；是彝医常用药，对各种皮肤炎症、疮疡肿毒都有较好的疗效。彝族民间还用其炖肉吃，对风湿病、头晕有一定疗效。《云南彝医药》载："解毒清火，活血止痛，止咳。治疗药物中毒、中药毒，骨折等。"《中国民族药辞典》：根茎治药物中毒，骨折，风湿病，头晕。《全国中草药汇编》载："清热解毒，止痛，止咳。主治肺热咳嗽，腮腺炎，乳腺炎，疔疮肿毒。"别名大九股牛、绿天麻、大接骨（《昆明民间常用草药》）、九子不离母、九股牛（《中国彝族药学》）。

（二）基原考证

羊角天麻为漆树科九子母属植物羊角天麻 *Dobinea delavayi*（Baill.）Baill. 的根。据文献报道，民间称为羊角天麻的草药主要分布于我国甘肃、陕西、四川、云南、贵州及湖南、湖北等地，共涉及 2 科 3 属 5 种植物。其中菊科蟹甲草属兔儿风蟹甲草 *Parasenecio ainsliiflorus*（Franch.）Y. L. Chen，四川民间称为羊角天麻；菊科蟹甲草

属植物掌裂蟹甲草 *Parasenecio palmatisectus*（J.F. Jeffrey）Y. L. Chen，《中国中药资源志要》等以羊角天麻收录，但入药部位系全草，具有疏风解表，除湿通络，活血散瘀的功效，主治感冒头痛、发热咳嗽、腰腿疼痛、跌打损伤，《彝药志》称该品种为虎草，功效基本同前；菊科华蟹甲属双花华蟹甲 *Sinacalia davidii*（Franch.）Koyama，四川民间称羊角天麻、角天麻等，以块茎入药；华蟹甲 *Sinacalia tangutica*（Maxim.）B. Nord. 为菊科华蟹甲属植物，《全国中草药汇编》称为角麻、羊角天麻，其根状茎肥大而成块茎状；羊角天麻 *Dobinea delavayi*（Baill.）Baill. 为漆树科九子母属植物，分布于云南中部至西北部、四川西南部，生于 1 100~2 300 m 的向阳草坡或灌木丛，云南民间称为大九股牛、九子不离母、绿天麻、大接骨等，以根入药，《中药大辞典》以大九股牛收录，来源为槭树科植物多槟槭 *Dobines delavayi*（Baill.）Engl. 的根。在云南等地还有冲天麻 *Gastodia elata* BL.，近年来有关羊角天麻的研究多集中于将其作为天麻伪品加以区别。

综上所述，彝药羊角天麻应为漆树科植物羊角天麻 *Dobinea delavayi*（Baill.）Baill. 的根，注意与大九股牛即多槟槭 *Dobines delavayi*（Baill.）Engl. 区别。

二、资源学研究

（一）原植物形态

多年生亚灌木状草本，高约 1 m。根状茎粗大，圆柱形，紫褐色，上部疏被微柔毛，下部无毛。叶互生，叶柄常 1.5~6 cm，上部的叶无柄或近无柄；叶片心形或卵状心形，长 6~11 cm，宽 3~9 cm，上部叶较小，卵形或卵状披针形，先端渐失或急尖，基部钝圆，边缘具不规则粗锯齿，叶面疏被微柔毛或近无毛，叶背被微硬毛，侧脉6~7 对，背面突起，细脉在叶背略显。花小，单性异株，雄花序为聚伞圆锥状或聚伞总状花序，顶生或生于叶腋，长 8~15 cm；花萼无毛，裂片钝三角形；花瓣匙形；雄蕊8 枚（稀 10 枚）；花丝线形，长约 2 mm；花药卵圆形；花盘紫红色；退化子房圆锥形，长约 1 mm；雌花序总状，顶生或生于上部叶腋，果时下倾；有叶状大苞片 2 枚，白色，苞片被柔毛，边缘被细睫毛；无花萼、花瓣、雄蕊。果为增大苞片所托，果径

3~4 mm，被微柔毛，具脉纹，着生在苞片中脉的中下部；苞片果时扩展，膜质，阔椭圆形或近圆形，直径 2~2.5 cm，具网状脉。种子 1 颗。花期秋季。见图 4-76。

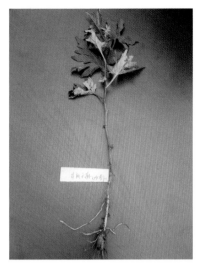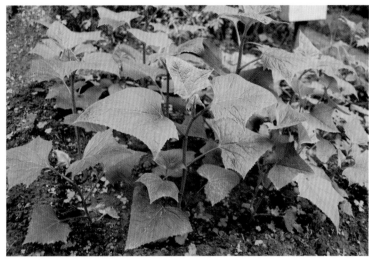

图 4-76　羊角天麻（张艺、王光志供图）

（二）生境分布

彝药羊角天麻为漆树科九子母属植物羊角天麻 *Dobinea delavayi*（Baill.）Baill. 的根。该属有 2 种，我国全产，主要分布于云南、四川、贵州及广西等地，生长在海拔 1 100~2 300 m 的向阳草坡或灌丛中。

三、生药学研究

（一）药材性状

本品略呈纺锤形，长 5~20 cm，直径 1~4 cm，外表面紫褐色，有不规则的纵皱纹及突起的横向皮孔，断面皮部浅黄棕色，木部类白色或浅黄褐色，气微，味微苦、涩。

（二）理化鉴别

1. 取本品粉末 5 g，加 70% 乙醇 50 ml，加热回流 1 小时，滤过，滤液蒸干，残渣加浓氨试液调节 pH 值为 10~11，再加氯仿 5 ml 振摇提取，分取氯仿层，蒸干，残渣加 1% 盐酸溶液 5 ml 使溶解，滤过。取滤液 1 ml 加碘化铋钾试液 2 滴，生成橘红色沉淀；另取滤液 1 ml 加硅钨酸试液 2 滴，生成灰白色沉淀。

2. 取本品粉末 0.5 g，置具塞试管中，加热水 10 ml 振摇 1 分钟，即产生持久性泡沫，10 分钟内不消失。

3. 取本品粉末 1 g，加乙醚 10 ml，密塞，振摇 20 分钟，静置 30 分钟，滤过；取滤液 1 ml，置蒸发皿中，待乙醚挥干后，于残迹上加香草醛粉末少许，滴加硫酸 2~3 滴，显紫红色后变为紫色，放置后颜色变深。

（三）薄层鉴别

取本品粉末 1 g，加水 0.5 ml 拌匀湿润后，加水饱和正丁醇 10 ml，超声处理 30 分钟，离心，取上清液，加以正丁醇饱和的水的 3 倍量，摇匀，离心，分取正丁醇层，置蒸发皿中蒸干，残渣加甲醇 1 ml 使其溶解，照薄层色谱法试验，吸取上述溶液 5 μl 点于硅胶 G 薄层板（板厚 0.4 mm）上，以氯仿—醋酸乙酯—甲醇—水（15：40：2：10）10 ℃以下放置的下层溶液为展开剂，展开，取出，晾干，喷以 10% 硫酸乙醇溶液，105 ℃加热数分钟，分别置日光及紫外光灯（365 nm）下检视，日光下显 8 个斑点，紫外光灯下显 9 个紫外斑点。

四、化学研究

羊角天麻主要含有脂肪族类、萜类化合物等成分。

1. 脂肪族类化合物

程忠泉从乙酸乙酯部位、正丁醇部位分离得到 α-corymbolol、β-corymbolol、1β,6β-二羟基-桉叶烷-4(14)-烯、1-O-（β-D-吡喃葡萄糖）-（2S，3S，4E，8E）-2-（2R-羟基-十六酰胺）-十八烷二烯-1,3-二醇、1,2,3-（2E-十一烯酸）-甘油三酯、二十六烷酸—α-单甘油酯、1-棕榈酸甘油酯、1,1′-软脂酸乙二醇酯、正三十四烷酸、正二十六烷酸、硬脂酸、正三十四烷醇、正二十八烷醇、正二十五烷醇、正二十二烷醇等。

2.萜类化合物

程忠泉等从乙酸乙酯部位、正丁醇部位分离得到 β－谷甾醇、胡萝卜苷、麦角甾醇。刘绍华等从其根皮中提取分离出两个新的倍半萜羊角天麻素 I 和羊角天麻素 II。

五、药理学研究

抗肿瘤活性：从羊角天麻得到的三个新的倍半萜 dobinins A－C，进行体外抗肿瘤活性研究时表现出一定的细胞毒活性，对 HL-60 人肿瘤细胞株的半抑制浓度（IC_{50}）分别为 8.0×10^{-5}mol/L、4.7×10^{-5}mol/L 和 5.1×10^{-5}mol/L。

六、临床应用

羊角天麻为彝医常用药，对各种皮肤炎症，疮疡肿毒都有较好的疗效。彝族民间还用其炖肉吃，对风湿病、头晕有一定的疗效。内服：煎汤或泡酒。外用：适量，蜂蜜或醋调敷。

1.治中药毒：羊角天麻 24 g，香茅草 24 g，红槟榔 18 g，鬼箭草 24 g，草果数枚，红靛 15 g，蚯蚓数条，清酒泡服（《中国彝族药学》）。

2.乳腺炎、腮腺炎、痈疮、疖疮及一切内外疮毒：用根泡酒或水煎服。也可配重楼、白及、小粘药、五香血藤等，用蜂蜜或醋调外敷患处（《昆明民间常用草药》）。

3.肺热咳嗽：用根（去皮）5 钱，响铃 2 钱，瓦草 2 钱，共研末，每服 2 钱，日服 2 次（《昆明民间常用草药》）。

（邝婷婷）

参考文献

［1］杨本雷.中国彝族药学[M].昆明：云南民族出版社，2004.

［2］云南省彝医院，云南中医学院.云南彝医药　下卷·云南彝药[M].昆明：云南科技出版社，2007.

[3] 张明明, 马骥. 羊角天麻原植物辨析[J]. 现代中药研究与实践, 2009, 23（5）: 31-33.

[4] 陈善信, 华青. 民族药羊角天麻的生药学研究[J]. 中国民族民间医药, 1998, 7（2）: 42-44.

[5] 程忠泉, 杨丹, 马青云, 等. 羊角天麻化学成分的研究[J]. 中草药, 2012, 43（10）: 1916-1919.

[6] 程忠泉, 杨丹, 马青云, 等. 羊角天麻的脂肪族成分研究[J]. 安徽农学通报, 2011, 17（19）: 35-36.

[7] 刘绍华, 吴大刚, 程菊英, 等. 羊角天麻素 I 立体结构的研究[J]. 中国药物化学杂志, 2001, 11（4）: 218-220.

[8] 刘绍华, 程菊英, 吴大刚. 羊角天麻中的两个新倍半萜[J]. 广西植物, 1995, 15（3）: 252-253.

[9] Cheng Z Q, Yang D, Ma Q Y, et al. Three new sesquiterpenes with cytotoxic activity from *Dobinea delavayi*[J]. PlantaMedica, 2012, 78（17）: 1878-1880.

◎ 木姜子 ◎

一、本草学研究

（一）本草记载

木姜子，云南彝语称为事羧。彝医以果实或根入药，云南彝医亦用茎、皮、花入药。主胃部疾病、风丹、瘫痪、跌打伤、腹胀痛、吐泻、中暑症状，具消食化积，健胃补脾，祛风行气，止痛消肿，止吐泻，解暑诸功。彝医普遍用之。本品果实又是凉山彝族著名食品"坨坨肉"必不可少的佐料。本品中医未载，是彝医特有的草药之一。

（二）基原考证

本品为樟科植物木姜子 *Litsea pungens* Hemsl. 的果实。本植物的根（木姜子根）、茎枝（木姜子茎）、叶（木姜子叶）亦供药用。

此外，四川地区尚以同属植物山鸡椒 *Litsea cubeba*（Lour）Pers. 及清香木姜子 *L. euosma* W. W. Smith. 的果实作木姜子使用。

二、资源学研究

（一）原植物形态

落叶小乔木，高 2~4 m；树皮灰白色。幼枝黄绿色，被灰色绢状毛，老枝黑褐色，无毛。顶芽圆锥形，鳞片无毛。叶互生，常聚生于枝顶，披针形或倒披针形，长 4~10（15）cm，宽（2）2.5~5（5.5）cm，先端渐尖或短尖，基部楔形，膜质，上面深绿色，无毛，下面粉绿色，幼时被白色绢状毛，后毛被脱落渐变无毛或沿中脉有稀疏毛，羽状脉，侧脉每边 5~7 条，纤细，叶脉在两边均突起；叶柄纤细，长 0.8~1.3 cm，初时有柔毛，后渐变无毛。伞形花序腋生，具梗，总梗长 6~9 cm，无毛；每一伞形花序有雄花 8~12 朵，先叶开放；花梗长 5~6 mm，被丝状柔毛；花被片 6，黄色，倒卵形，长 2.5 mm，外面有稀疏柔毛；雄花中能育雄蕊 9 枚，花丝仅基部有柔毛，第三轮雄蕊基部腺体黄色，圆形，退化雌蕊细小，无毛。果球形，直径 5~7（~10）mm，成熟时蓝黑色；果梗长 1~2.5（~3）cm，先端稍增粗。花期 3~5 月，果期 7~10 月。

果实卵圆形或椭圆形，长约 1.5 cm，直径约 1.2 cm。表面黑色或紫黑色，顶端钝圆，基部可见杯状宿存的花被，直径约 1.5 cm，黄棕或宁绿色。果梗长约 1.3 cm。外皮薄，除去外皮可见硬脆的果核，内含种子 1 粒。

（二）生境分布

《中国植物志》记载木姜子属植物约 200 种，除不见于非洲与欧洲外，主要分布于亚洲热带和亚热带地区，以及北美和亚热带的南美洲。我国约有 72 种 18 个变种和 3 个变型，是我国樟科中种类较多、分布较广的属之一，自广东海南岛北纬 18°，至长江以北的河南省北纬 34° 均有分布，但主产于南方和西南的温暖地区。3 种常见的木姜子属植物见图 4-77、图 4-78、图 4-79。

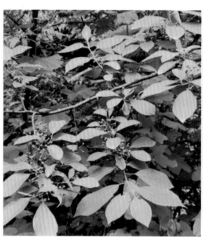
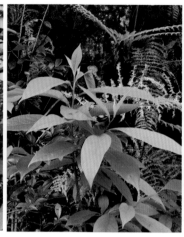
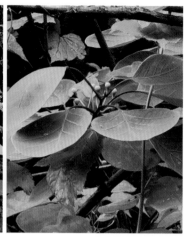

图4-77　毛叶木姜子
（严铸云供图）

图4-78　木香木姜子
（严铸云供图）

图4-79　杨叶木姜子
（严铸云供图）

三、生药学研究

（一）药材性状

木姜子 *Litsea pungens* Hemsl.：果实类圆球形，直径 4~6 mm，表面黄棕色或黑褐色，具网状皱纹，先端尖，基部常有圆形果柄痕；果皮暗棕色；种子类球形，直径 3~5 mm；种皮与果皮不易剥离，内有暗黄色肥厚子叶 2 枚，富含油质。气香，味辛而麻舌。

山鸡椒 *Litsea cubeba*（Lour）Pers.：果实圆球形，直径 4~6 mm，表面棕色至黑色，具网状皱纹，基部常有圆形果柄痕；果皮富有油性，暗棕色；种子类球形，直径 3~5 mm，有一隆起的纵环纹；种皮坚硬而脆，内有暗棕黄色肥厚子叶 2 枚，富含油质。气芳香特异而且浓烈，味辛、凉。

（二）理化鉴定

暂无资料。

四、化学研究

（一）化学成分

木姜子的主要化学成分是挥发油、脂肪油。

木姜子的挥发油是其主要活性成分，如柠檬醛、牻牛儿醇（香叶醇，$C_{10}H_{18}O$）、柠檬烯（图 4-80），以及罗勒烯、月桂烯、芳香醇等。

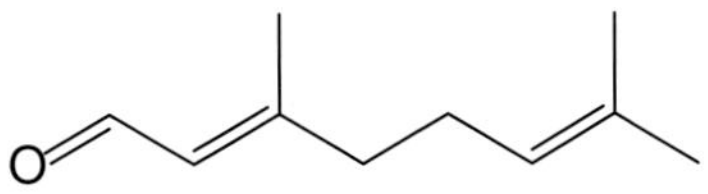

柠檬醛

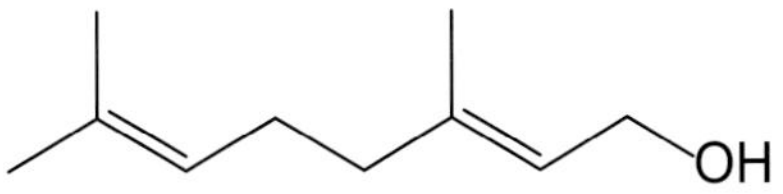

香叶醇

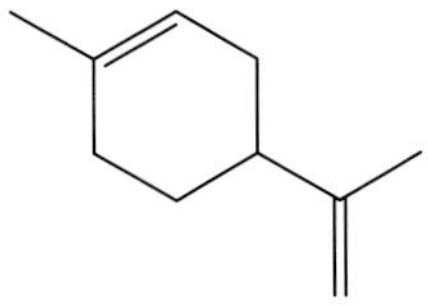

柠檬烯

图4-80　柠檬醛、香叶醇、柠檬烯的结构式

（二）含量测定

暂无资料。

五、药理学研究

（一）药效学研究

木姜子具有抗炎、提高免疫功能的作用。木姜子、忍冬藤配伍醇提物可改善肺、肾功能，降低 IgE 水平而升高 IgA、IgG、IgM 水平，对免疫系统具有良性影响，提示可能是其补肺益肾的起效机理。

（二）安全性研究

暂无资料。

六、临床应用

《哀牢本草》记载，木姜子具有祛风散寒，理气止痛之效，用于风寒头痛、胃脘冷痛、水蛊食积、腹臌气胀。主要用于下列病症。

1. "海拉"病（慢性胃炎）：木姜子为末，兑水服。或与蜘蛛香、小曲草、牛耳大黄、鸡内金（复方）共为末，兑水吃。成人、儿童均可。

2. 跌打伤：木姜子的根晒干，泡酒服。

3. 腹胀痛：木姜子煎水，加糊饭服。

4. 消化不良、消瘦：木姜子水煎服。

5. 吐泻、中暑：木姜子水煎服。

七、综合开发利用

木姜子是我国南方特有的香料植物，其枝叶、花蕾、果实都能散发出芳香的气味，被广泛应用于食品添加剂和烹饪调料中。

（沙学忠）

参考文献

[1] 郑进，张超，钱予刚，等. 云南民族药大辞典[M]. 上海：上海科学技术出版社，2019.

[2] 贾敏如，张艺. 中国民族药辞典[M]. 北京：中国医药科技出版社，2016.

[3] 陈幼竹. 木姜子属主要药用植物的品种品质研究[D]. 成都：成都中医药大学，2004.

[4] 云南省楚雄彝族自治州卫生局药检所. 彝药志[M]. 成都：四川民族出版社，1983.

[5] 蓝凰齐，劳传君，唐汉庆，等. 从肺肾相关探讨木姜子和忍冬藤配伍醇提物影响哮喘免疫功能[J]. 时珍国医国药，2020，31（7）：1565–1568.

[6] 曾朝懿，曾志龙，周金成，等. 不同方法提取木姜子花蕾挥发油成分的比较研究[J]. 中国调味品，2021，46（3）：157–161.

◎ 冬 葵 ◎

一、本草学研究

（一）本草记载

冬葵首见于《诗经》，为古菜之一，《五十二病方》始当药用，《神农本草经》把它列为上品。彝医以其全草或叶、花、根入药，主催产下胎，兼治疮疡肿毒。

中医对此药多有记述：为甘、寒之品，可利水、滑肠、下乳，又可解毒、催产、清热，攻瘿瘤。彝汉用法颇为相似。

（二）基原考证

本品为锦葵科植物冬葵 *Malva verticillata* L. 的全草。

二、资源学研究

（一）原植物形态

一年生草本，不分枝，高 1 m；茎被柔毛。叶圆形，5~7 裂或角裂，直径 5~8 cm，基部心形，裂片三角状圆形，边缘具细锯齿，同时极皱缩扭曲，两面平滑无毛或疏被糙伏毛或星状毛，在脉上尤明显；叶柄细瘦，长 4~7 cm，被疏柔毛。花小，淡红色，不显著，直径约 0.6 cm，常单生或数个簇生于叶腋间，近于无花梗或具极短花梗；小苞片 3 枚，披针形，长 0.4~0.5 cm，宽 0.1 cm，疏被糙伏毛；萼浅杯状，连同萼裂长 0.08~0.1 cm，萼 5 裂，三角形，疏被星状柔毛；花瓣 5，较长于萼片。见图 4-81。

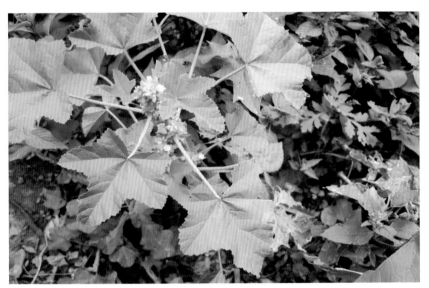

图4-81　冬葵原植物（沙学忠供图）

（二）生境分布

生长于凉山地区海拔 100~150 m 的田野、路旁。

三、生药学研究

（一）药材性状

冬葵果呈扁球状盘形，直径 4~7 mm。外被膜质宿萼，宿萼钟状，黄绿色或黄棕色，有的微带紫色，先端 5 齿裂，裂片内卷，其外有条状披针形的小苞片 3 片。果梗细短。果实由分果瓣 10~12 枚组成，在圆锥形中轴周围排成 1 轮，分果类扁圆形，直径 1.4~2.5 mm。表面黄白色或黄棕色，具隆起的环向细脉纹。种子肾形，棕黄色或黑褐色。气微，味涩。

（二）理化鉴定

按《中国药典》2020 版一部冬葵果相关项下，采用薄层色谱法鉴别。取本品粉末 1 g，加 70% 乙醇加热回流 2 小时，滤过，滤液蒸干，残渣加甲醇 10 ml 使其溶解，取上清液 2 ml，通过 C18 固相萃取小柱，用水 5 ml 洗脱，收集洗脱液，作为供试品溶液。另取咖啡酸对照品，加甲醇制成每 1 ml 含 1 mg 的溶液，作为对照品溶液。按照薄层色谱法（《中国药典》2020 版四部通则 0502 薄层色谱法）试验，吸取供试品溶液 20 μl、对照品溶液 4 μl，分别点于同一聚酰胺薄膜上，以甲醇—水—冰醋酸（3∶2∶0.1）为展开剂，展开，取出，晾干，置紫外光灯（365 nm）下检视。供试品色谱中，在与对照品色谱相应的位置上，显相同颜色的荧光斑点。

四、化学研究

（一）化学成分

迄今为止，在各类相关文献中，仅有对冬葵果种子中数种多糖类成分的记载和对冬葵果中挥发油化学组成的定性定量研究。冬葵果目前已知化学成分有：挥发油鉴定出 24 个组分，其中含量较高的为己醛 26.697%、苯基 -1- 乙醛 10.187%、（E）- 壬烯醛 5.557%、芳樟醇 5.626%、（E，E）-2，4- 癸二烯醛 10.372%、1- 己醇

2.361%；糖类有中性多糖、酸性多糖、肽聚糖及 7 个低聚糖；苯丙素类有咖啡酸；还有 14 种脂肪油、14 种氨基酸、15 种无机元素及蛋白质、多肽、鞣质、酚类、三萜、黄酮类、甾体、黏液质等。

（二）含量测定

按《中国药典》2020 版一部冬葵果含量测定项下，紫外—可见分光光度法（《中国药典》2020 版四部通则 0401 紫外—可见分光光度法）测定。

五、药理学研究

1. 利尿作用

何晓燕用清醒状态下正常 Wistar 大鼠，观察冬葵果各系统溶剂提取物的利尿作用，结果石油醚提取物及乙酸乙酯提取物有显著促进排尿的作用。冬葵果利尿作用的有效成分主要集中于石油醚提取物及乙酸乙酯提取物中，可能是脂肪酸及黄酮类成分。

2. 抗氧化作用

乌兰格日乐等初步研究表明，冬葵果多糖对氧自由基有清除作用及对脂质过氧化有抑制作用。

3. 抑菌作用

Racz 报道采用纸片琼脂扩散法检测各提取物的抑菌效果。结果表明，与空白组相比，乙酸乙酯提取物抑菌效果显著（$P < 0.05$），为冬葵果抑菌有效部位。袁毓湘等还采用牛津杯法，考察冬葵果的不同提取物的抑菌作用，筛选其正己烷、70% 乙醇、水提取物，比较抑制痢疾杆菌的作用强弱，结果表明水提取物对痢疾杆菌的抑制作用稍微高一点。

4. 免疫作用

Racz 报道用冬葵果中的糖胺聚糖做了免疫学实验，认为其多糖具有免疫作用。

5. 其他作用

据报道，冬葵果经正己烷脱脂后，用乙醇提取再用水提，其水提取物对大鼠有利尿的趋势，但不明显。冬葵果中钾和硒元素含量偏高。在治疗尿路感染、尿闭、水肿、口渴等病症的过程中，人体易失钾，形成低血钾症，而冬葵果钾含量高，能及时给予一定补充。据报道，硒元素具有治疗前列腺增生的作用，能促进淋巴细胞产生抗体，提高吞噬细胞功能。

六、临床应用

1. 胎盘不下：全草熬水吃。

2. 胎儿不下：以黄叶熬汤，取汁内服；亦可将根皮舂烂，煮水服。

3. 催胎（牲畜）：以叶或根煎汤灌服。

4. 疮毒溃烂久不收口：全草舂烂外敷。

5. 咽喉肿痛：叶及花采得后阴干，煎水含于口内，一日数次漱洗。

6. 无名肿毒：根捣烂外敷。

（沙学忠）

参考文献

[1] 中国科学院植物所. 中国高等植物图鉴[M]. 第2册. 北京：科学出版社，2011.

[2] 中国科学院中国植物志编辑委员会. 中国植物志[M]. 北京：科学出版社，1996.

[3] 贾敏如，张艺. 中国民族药辞典[M]. 北京：中国医药科技出版社，2016.

[4] 国家药典委员会. 中华人民共和国药典[S]. 一部. 北京：中国医药科技出版社，2020.

[5] 吴寿金，赵泰，秦永琪. 现代中草药成分化学[M]. 北京：中国医药科技出版社，2002.

[6] 刁景丽，张桂琴，王晋. 蒙药冬葵果宏量元素与微量元素测定[J]. 中国民族医药杂志，2005，11（3）：31-32.

[7] 李增春，徐宁，杨利青，等. 蒙药冬葵果挥发油化学成分分析[J]. 中成药志，2008，30（6）：922-924.

[8] 陈燕飞，刘乐乐，王玉华，等. 薄层色谱法鉴定冬葵子中阿魏酸[J]. 内蒙古医学院学报，2008，30（2）：115-117.

[9] 曾富佳，丁丽娜，高玉琼，等. 冬葵挥发性成分研究[J]. 中国民族民间医药，2013，22（14）：19，21.

[10]孟和毕力格,吴香杰.蒙药材冬葵果的研究进展[J].中国民族医药杂志,2012,18(12):37-40.

[11]何晓燕.冬葵果药效物质基础与药材质量标准的研究[D].成都:成都中医药大学,2006.

◎ 接骨草 ◎

一、本草学研究

（一）本草记载

接骨草始载于《神农本草经》，又名陆英、走马箭等，味甘、淡、微苦，性平，为民间常用草药，具有消炎止痛、祛风除湿等作用，同时也入编《中药大辞典》，记载为治疗跌打损伤、骨折损伤的特效中草药。

（二）基原考证

本品为忍冬科植物接骨草 *Sambucus chinensis* Lindl. 的全株。

二、资源学研究

（一）原植物形态

接骨草属高大草本或半灌木，高 1~2 m；茎有棱条，髓部白色。羽状复叶的托叶叶状或有时退化成蓝色的腺体；小叶 2~3 对，互生或对生，狭卵形，长 6~13 cm，宽 2~3 cm，嫩时上面被疏长柔毛，先端长渐尖，基部钝圆，两侧不等，边缘具细锯齿，近基部或中部以下边缘常有一或数枚腺齿；顶生小叶卵形或倒卵形，基部楔形，有时与第一对小叶相连，小叶无托叶，基部一对小叶有时有短柄。复伞形花序顶生，大而疏散，总花梗基部托以叶状总苞片，分枝 3~5 出，纤细，被黄色疏柔毛；杯形不孕性花不脱落，可孕性花小；萼筒杯状，萼齿三角形；花冠白色，仅基部联合，花药黄色或紫色；子房 3 室，花柱极短或几无，柱头 3 裂。果实红色，近圆形，直径 3~4 mm；核 2~3 粒，卵形，长 2.5 mm，表面有小疣状突起。花期 4~5 月，果熟期

8~9 月。见图 4-82。

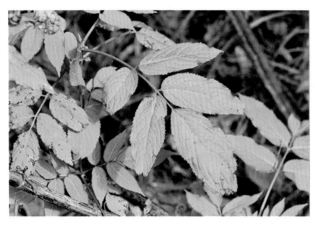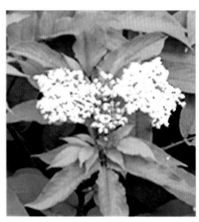

图4-82　接骨草原植物（沙学忠供图）

（二）生境分布

分布于我国陕西、甘肃、江苏、安徽、浙江、江西、福建、台湾、河南、湖北、湖南、广东、广西、四川、贵州、云南、西藏等省区。日本也有分布。生于海拔 300~2 600 m 的山坡、林下、沟边和草丛中，亦有栽种。

三、化学研究

接骨草主要含黄酮类化合物、三萜类化合物、甾体类化合物、酚酸、挥发油和苯丙素类化合物等成分，如绿原酸、木犀草素和齐墩果酸等。

四、药理研究

接骨草的总黄酮提取物具有抑菌作用，在酸性条件下对金黄色葡萄球菌、枯草芽孢杆菌和大肠杆菌的抑制作用较强，并能够增加三种细菌的电导率，对三种细菌的最小抑菌浓度分别为 0.63 mg/ml、1.25 mg/ml、2.50 mg/ml；多酚类物质具有抗氧化活性，接骨草中叶、全草、茎和根清除 1.1- 二苯基 -2- 苦基肼（DPPH）自由基的 IC_{50} 值分别为 1.14 mg/ml、1.70 mg/ml、2.25 mg/ml、2.65 mg/ml，清除 2，2- 联氮 - 二（3- 乙基 - 苯并噻唑 -6- 磺酸）二铵盐（ABTS）自由基的 IC_{50} 值分别为 1.16 mg/ml、1.56 mg/ml、

2.17 mg/ml、3.15 mg/ml，且活性大小与总多酚质量浓度呈现明显量效关系。

五、临床应用

外用：捣敷；内服：煎汤。祛风除湿、通经活血、解毒消炎。根能祛风消肿，舒筋活络，治风湿性关节炎、跌打损伤；茎、叶有发汗、利尿、通经活血之功，可用于治疗肾炎水肿；全草煎水洗可治风疹瘙痒。

（沙学忠）

参考文献

[1] 中国医学科学院药物研究所. 中草药有效成分的研究·第一分册·提取、分离、鉴定和含量测定[M]. 北京：人民卫生出版社，1972.

[2] Liao Q F, Xie S P, Chen X H, et al. Study on the chemical constituents of *Sambucus chinensis* Lindl[J]. Chin Med Mater, 2006(29)：916–918.

[3] Li S H, Li A M, Wu X J. Chemical constituents in *Sambucus chinensis*[J]. Chin Tradit Herb Drug, 2011(42)：1502–1504.

[4] 黄国文，管天球，赵雨云，等. 接骨草总黄酮提取工艺及其抑菌作用的研究[J]. 食品工业科技，2017, 38(13)：36–41.

[5] 黄雅，陈华国，周欣，等. 黔产接骨草中总多酚的含量测定及抗氧化活性研究[J]. 天然产物研究与开发，2017, 29(2)：255–263.

◎ 松　萝 ◎

一、本草学研究

（一）本草记载

《本草纲目》载，"按毛苌所注《诗》云：女萝，菟丝也。《吴普本草》：菟丝一名松萝"。《浙江药用植物志》记载为胡须草，《甘肃中草药手册》记载为飞天蜈蚣、松毛，《四川中药志》记载为天棚草、雪风藤、山挂面、龙须草。

（二）基原考证

本品为松萝科植物长松萝 *Usnea longissimi* Ach.、环裂松萝 *Usnea diffracta* Vain 的丝状体。

二、资源学研究

（一）原植物形态

长松萝（蜈蚣松萝、天蓬草）全体呈地衣体丝状，细长不分枝，最长可达 1 m 及以上，基部着生于树皮上，向下悬垂；主轴单一，极少大分枝，两侧密生细而短的侧枝，长约 1 cm，形似蜈蚣，故名蜈蚣松萝，灰绿色，柔软。子囊果极稀，侧生，盘状，生于枝的先端，孢子椭圆形。

（二）生境分布

长松萝产于我国东北及西南等地；环裂松萝产于我国东北等地。生于树干、枝干上。

三、性状鉴别

长松萝：地衣体丝状，柔软，浅黄绿色。主枝短，具皮层，有环裂；次生分枝极长，无皮层，有稠密的小纤毛，表面有颗粒状小疣。

环裂松萝：地衣体丝状，较粗壮，淡灰绿色或淡黄棕色。枝体表面有多数环状裂沟。横断面可见中央有线状强韧性的中轴，具弹性，由菌丝组成；其外为藻环。常由环状沟纹分离成短筒状。

四、化学成分

松萝属地衣主要含有多取代单苯环类、二苯并呋喃类、缩酚酸类等化学成分，二苯并呋喃类及缩酚酸类是其主要活性成分。

长松萝的地衣丝状体含有机酸（巴尔巴地衣酸、松萝酸、地弗地衣酸、拉马酸），以及多糖（地衣聚糖、长松萝多糖、扁枝衣酸乙酯）。环裂松萝的地衣丝状体含巴尔巴地衣酸、松萝酸、地弗地衣酸。

五、药理学研究

（一）抗菌作用

现代科学研究显示，松萝粗提物和单体化合物在抗菌活性方面具有良好的进展，二苯并呋喃类、缩酚酸类及其衍生物是其抗菌活性主要来源，尤其以松萝酸的抗菌活性最为突出，并具有较为广泛的抗菌谱。Qi 等研究发现松萝的醋酸乙酯提取物对黏性放线菌 *Actinomyces viscosus* ATCC27044、变异链球菌 *Streptococcus mutans* ATCC25175 有良好的抑菌活性。

（二）抗肿瘤活性

松萝属地衣中抗肿瘤活性成分多为二苯并呋喃类、缩酚酸类和黄酮类化合物，在作用机制方面，涉及抵抗血管生成因子、抑制增殖、抑制侵袭和迁移、促进细胞凋亡等。王静等研究发现松萝的乙醇提取物对人泌尿生殖系统肿瘤株系 [包括人肾细胞腺癌（ACHN）、宫颈癌（HeLa）、前列腺癌（PC-3）和膀胱变异癌（T-24）细胞株] 具有显著的体外和体内抗肿瘤作用。

（三）其他作用

在调节脂质代谢方面，松萝（节松萝和长松萝）的水提取物和乙醇提取物能显著抑制高脂血症大鼠模型血清及肝脏中三酰甘油、低密度脂蛋白水平的升高，还能升高血清高密度脂蛋白水平，进而防治高脂蛋白血症、动脉粥样硬化，其水提取物能显著提高肝脂肪酶活性，促进载脂蛋白 A5（Apo A5）表达。

六、临床应用

松萝功效为清肝、化痰、止血、解毒，可用于治疗治头痛、目赤、咳嗽痰多、疟疾、瘰疬、白带、崩漏、外伤出血、痈肿、毒蛇咬伤。

（沙学忠）

参考文献

[1] 刘冰倩, 王晶晶, 贾妍, 等. 松萝属地衣化学成分及生物活性研究进展[J]. 中草药, 2020, 51（13）：3585-3595.

[2] Qi H Y, Jin Y P, Shi Y P. A new depsidone from *Usnea diffracta*[J]. Chinese Chemical Letters, 2009, 20（2）：187-189.

[3] 王静, 贺小琼, 姚乾, 等. 松萝抗癌活性部位对人泌尿生殖系统肿瘤的抑制作用[J].肿瘤防治研究, 2017, 44（6）：403-408.

[4] Zhu J L, Zhang X M, Chen X, et al. Studies on the regulation of lipid metabolism and the mechanism of the aqueous and ethanol extracts of *Usnea*[J]. Biomed Pharmacother, 2017, 94：930-936.

◎ 野荞麦 ◎

一、本草学研究

（一）本草记载

《彝药志》记载："野荞麦全草或根茎用于行经腹痛，闭经，风湿病及关节疼痛。"《彝医植物药》和《大理中药资源志》也记载了野荞麦治疗食积、泻痢、风湿、月经不调、蛇虫咬伤等。

（二）基原考证

本品为蓼科荞麦属植物金荞麦 *Fagopyrum dibotrys*（D. Don）Hara.。

二、资源学研究

（一）原植物形态

一年生草本。茎直立，高达 80 cm，有细条纹，具成列的软毛，有少数细弱分枝。叶有长柄；叶片宽三角形，长 2~8 cm，先端急尖，基部心形；托鞘斜形，膜质。总状花序腋生或顶生；花梗细长；花排列稀疏，花被白色或淡红色。

（二）生境分布

分布于我国陕西、华东、华中、华南及西南地区。野荞麦适应性较强，对土壤肥力、温度、湿度的要求较低，耐旱、耐寒性强。适宜栽培在排水良好的高海拔、肥沃疏松的沙壤土中，而不宜栽培在黏土及排水性差的地块，属于喜温植物，在15~30℃条件下生长良好。

三、生药学研究

（一）药材性状

本品呈不规则团块或圆柱状，长3~15 cm，直径1~4 cm。表面棕褐色，有横向环节和纵皱纹，密布点状皮孔，并有凹陷的圆形根痕和残存须根。质坚硬，不易折断，断面淡黄白色或淡棕红色，有放射状纹理。气微，味微涩。

（二）理化鉴定

按《中国药典》2020年版一部金荞麦相关项下，采用薄层色谱法鉴别。取本品2.5 g，加甲醇20 ml，放置1小时，加热回流1小时，放冷，滤过，滤液浓缩至5 ml，作为供试品溶液。另取金荞麦对照药材1 g，同法制成对照药材溶液。再取表儿茶素对照品，加甲醇制成每1 ml含1 mg的溶液，作为对照品溶液。按照薄层色谱法（《中国药典》2020年版四部通则0502薄层色谱法）试验，吸取供试品溶液5~10 μl、对照药材溶液和对照品溶液各5 μl，分别点于同一硅胶G薄层板上，以甲苯—乙酸乙酯—甲醇—甲酸（1∶2∶0.2∶0.1）为展开剂，展开，取出，晾干，喷以25%磷钼酸乙醇溶液，110℃加热至斑点显色清晰。供试品色谱中，在与对照药材色谱和对照品色谱相应的位置上，显相同颜色的斑点。

四、化学研究

（一）化学成分

1.黄酮类成分

黄酮类成分是野荞麦的主要活性成分，包括金丝桃苷、表儿茶素、原儿茶酸、原花青素 B₂、槲皮素、红车轴草黄酮、木犀草素 7，4′ –二甲醚、鼠李素、3，6，3′，4′ –四羟基 –7– 甲氧基黄酮、异鼠李素、槲皮素 –3–O– 鼠李糖苷、圣草酚、儿茶素、木犀草素、芸香苷、没食子酸等。

2. 三萜类

从野荞麦的乙醇提取物中分离得到赤杨酮和赤杨醇。

3. 挥发性成分

GC–MS 分析发现，挥发性成分主要为烃类、萜类及其含氧衍生物，主要物质为 α– 萜品醇、2– 羟基对茴香醛、萜品烯 –4– 醇、肉桂酸乙酯、2– 甲氧基黄樟醚、己醛、反式茴香醚、十六酸、樟脑、芳香醇、萘、正壬醛等。

4. 其他

野荞麦中还含有大黄素等蒽醌类成分，β– 谷甾醇、β– 胡萝卜苷等甾体类成分，除此之外还含有 3，5– 二甲氧基苯甲酸 –4–O– 葡萄糖苷、丁香酸、对羟基苯甲醛、琥珀酸等。

（二）含量测定

按照高效液相色谱法（《中国药典》2020 年版四部通则 0512 高效液相色谱法）测定。

色谱条件与系统适用性试验：以十八烷基硅烷键合硅胶为填充剂；以乙腈—0.004% 磷酸溶液（10∶90）为流动相；检测波长为 280 nm。理论板数按表儿茶素峰计算应不低于 6 000。

对照品溶液的制备：取表儿茶素对照品适量，精密称定，加流动相制成每 1 ml 含 25 mg 的溶液，即得。

供试品溶液的制备：取本品粗粉约 2 g，精密称定，置具塞锥形瓶中，精密加入稀乙醇 50 ml，密塞，精密称定，放置 1 小时，加热回流 1 小时，放冷，再称定重量，用稀乙醇补足减失的重量，摇匀，滤过，精密量取续滤液 25 ml，减压浓缩（50~70℃）至近干，残渣加乙腈—水（10∶90）混合溶液分次洗涤，洗液转移至 10 ml 量瓶中，加乙腈—水（10∶90）混合溶液至刻度，摇匀，离心（转速为每分钟 3 000 转）5 分钟，精密量取上清液 5 ml，加于聚酰胺柱（30~60 目，内径为 1.0 cm，柱长为 15 cm，湿法装柱）上，以水 50 ml 洗脱，弃去水液，再用乙醇 100 ml 洗脱，收集洗脱液，减压浓缩（50~70 ℃）至近干，残渣用乙腈—水（10∶90）混合溶液溶解，转移至 10 ml 量瓶中，加乙腈—水（10∶90）混合溶液稀释至刻度，摇匀，即得。

测定法： 分别精密吸取对照品溶液与供试品溶液各 20 μl，注入液相色谱仪，测定，即得。

五、药理学研究

（一）降血糖

野荞麦合剂能够明显降低患者的血脂、血糖、糖化血红蛋白的含量，起到治疗早期糖尿病的作用。

（二）抗菌作用

野荞麦提取物对乙型溶血性链球菌、肺炎球菌、金黄色葡萄球菌、大肠杆菌、枯草芽孢杆菌、苏云金芽孢杆菌、卡拉双球菌等都有明显的抑制作用。

（三）其他作用

野荞麦还有抗肿瘤、抗炎、调节免疫等作用。

六、临床应用

野荞麦被用于治疗胃痛、消化不良、痢疾、劳伤、腰腿痛。

（沙学忠）

参考文献

[1] 盛华刚, 朱立俏, 林桂涛. 金荞麦的化学成分与药理作用研究进展[J]. 西北药学杂志, 2011, 26（2）：156-158.

[2] 李蕾, 孙美利, 张舒媛, 等. 近十年金荞麦化学成分及药理活性研究进展[J]. 中医药导报, 2015, 21（4）：46-48.

［3］黄国栋, 黄敏, 陈文华, 等. 金荞麦合剂治疗早期糖尿病肾病的临床研究[J]. 中药材, 2009, 32
（12）：1932-1935.

［4］王立波, 邵萌, 高慧媛, 等. 金荞麦抗菌活性研究[J]. 中国微生态学杂志, 2005, 17（5）：
330-331.

［5］陈晓锋, 顾振纶, 杨海华, 等. 金荞麦Fr4诱导HL-60细胞凋亡及对端粒酶活性的影响[J]. 中
国药理学通报, 2006, 22（7）：836-840.

［6］程友斌, 潘洪林. 金荞麦抗炎活性部位筛选研究[J]. 时珍国医国药, 2009, 20（9）：
2219-2220.

［7］印德贤, 林树楠. 金荞麦对小鼠腹腔巨噬细胞吞噬功能的影响[J]. 首都医药, 1996, 6（12）：
28-29.

◎ 美洲大蠊 ◎

一、本草学研究

（一）本草记载

美洲大蠊别名蜚、蜚蠊、负盘、石姜、滑虫、茶婆虫、香娘子、赃郎、偷油婆、酱虫, 为蟑螂的来源之一, 蟑螂入药始载于《神农本草经》, 原名蜚蠊, 谓"味咸寒, 治血痰症坚, 寒热, 破积聚, 喉咽痹, 内寒无子"。《本草经集注》云："蜚蠊形亦似䗪虫而轻小能飞。"《新修本草》云："此虫味辛辣而臭, 汉中人食之, 言下气。"《名医别录》载："生晋阳川泽, 及人家屋间, 立秋采。形似蚕蛾, 腹下赤。"《本草纲目拾遗》载："状如蝗, 蜀人食之。"《本草纲目》载："今人家壁间、灶下极多, 甚至聚之千百。身似蚕蛾, 腹背俱赤, 两翅能飞, 喜灯火光, 其气甚臭, 其屎尤甚。"对其主治也有具体描述："癖血, 症坚, 寒热, 下气, 利血脉。"常用来治疗小儿疳积、疔疮、急性扁桃体炎、无名肿毒、臌胀、梅毒及毒蛇、蜈蚣咬伤等疾病。

（二）基原考证

美洲大蠊 *Periplaneta Americana*（Linnaeus）为昆虫纲有翅亚纲蜚蠊目蜚蠊科大蠊属昆虫，俗称"蟑螂"。目前我国室内常见的蜚蠊分为 5 种，根据古代记述"腹背俱赤，两翅能飞"这一特点，多指美洲大蠊而言。但古代所用蟑螂亦非一种，现在作为蟑螂入药的多为蜚蠊科昆虫的多种蜚蠊，还主要包括澳洲大蠊 *Periplaneta australasiae*（Fabricius）、东方蜚镰 *Blatta orientalis* Linnaeus。

二、资源学研究

（一）动物形态

1. 美洲大蠊

体长 4~5 cm，椭圆形而扁，红褐色，有光泽。头小，隐于前胸下，触角鞭状，超过翅的末端，前胸背圆形，翅发达，盖过腹部的末端，前翅较小，叶状，革质，有赤褐色的翅脉。后翅大，膜质，扇状。足长而侧扁。腹部各节后缘浓赤褐色。尾端有 2 长 2 短的尾毛，司嗅觉功用。见图 4-83。

2. 东方蜚蠊

体中型，长约 25 mm，全身黑色或暗褐色，前胸背板颜色一律；有短翅，雄虫不到腹部后端；雌虫只有 1 对小片。见图 4-84。

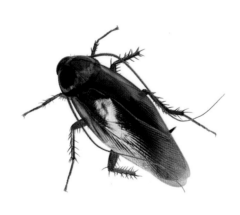

图4-83　美洲大蠊（傅超美供图）

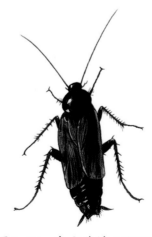

图4-84　东方蜚蠊（傅超美供图）

3. 澳洲大蠊

形态与美洲大蠊相似，体较小，浅褐棕色，全长约 3.5 cm。特点为：前翅基部的外侧边缘有明显的黄色宽纹带，触角短，不超过翅的末端。

（二）生境分布

美洲大蠊喜居于家室内，特别是温暖有食物的地方；白昼居于阴暗隐蔽处，晚间出来活动，杂食性；能分泌一种特有臭味的油状液体；主要分布于我国北方各地。东方蜚蠊全国各地均有分布。澳洲大蠊分布于热带、亚热带地区。

三、药材性状研究

美洲大蠊，本品呈椭圆形，较大，长 4.3~5.5 cm。体红褐色，背腹扁平，头小，向腹面倾斜，触角 1 对，长线状，复眼发达，肾形，单眼 2 个。前胸扩大如盾，具黄色宽带纹。足 3 对，侧扁，基节宽大，腿胫节上具刺，跗 5 节，末端有 2 爪；翅 2 对，膜质，前翅小，后翅大，掩盖腹端；腹部末端有尾须 1 对。质松脆，易碎。气微腥，味微咸。

四、化学研究

美洲大蠊中的化学成分主要分为两大类。第一类为信息素，是美洲大蠊向体外释放的具有挥发性的信息素成分，主要包括性信息素和聚集信息素。第二类为氨基酸和各种昆虫神经肽，是存在于其机体内的化学成分。以下为信息素 periplanone A、B、C、D 的化学结构（图 4-85）。

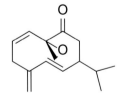 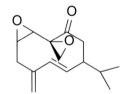 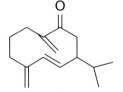 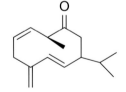

periplanone A　　　　periplanone B　　　　periplanone C　　　　periplanone D

图 4-85　periplanone A、B、C、D 的结构式

五、药理学研究

（一）促进组织修复作用

经美洲大蠊醇提物纯化制成的产品"康复新"，经过多年的临床使用，发现其不仅对体表创伤有效，还能治疗胃及十二指肠溃疡、肺结核空洞、溃疡性结肠炎等多种顽固性疾病。用康复新液保留灌肠配合口服水杨酸偶氮磺胺吡啶治疗溃疡性结肠炎26例，通过与单纯口服柳氮磺吡啶治疗溃疡性结肠炎18例的疗效进行比较，发现治疗组总有效率达92.31%，对照组总有效率为83.33%，表明康复新治疗溃疡性结肠炎疗效较好。

（二）强心升压，改善微循环作用

从美洲大蠊醇提物中纯化精制而成的"心脉隆注射液"，可以强心升压，改善微循环，兴奋呼吸，利尿，增加心、脑、肺、肾的血流量。主治右心衰竭，也可治急慢性心力衰竭、失血性休克、低血压、室性早博、病窦性综合征、心脑缺血性疾病，为2004年通过国家食品药品监督管理局（SFDA）审批的国家二类新药（中药）。

（三）抗菌、抗病毒作用

从美洲大蠊中提取分离得到抗菌肽成分，其对大肠杆菌的抑菌测试表明，大肠杆菌的数量在一定的测试时间内逐渐减少。通过电镜观察表明，美洲大蠊抗菌肽首先使细菌的外层及细胞质膜损伤，形成开口，导致内容物外泄而死亡，最后菌体崩解成碎片。因此认为美洲大蠊抗菌肽对大肠杆菌不是一般的抑菌作用，而是直接杀灭作用。而在抗病毒方面，治疗慢性乙型肝炎的国家二类新药（中药）"肝隆胶囊"的主要成分为美洲大蠊提取物，该产品于2005年3月获得新药证书和生产批文，这是国内第一个获得SFDA批准的治疗慢性乙型肝炎的昆虫类药物，具有抗乙型肝炎病毒的功效。

（四）抗肿瘤、增强免疫作用

用 6 种肿瘤细胞株对蜚蠊科昆虫澳洲大蠊全虫（去翅及足）的油状醇提取物进行了体内筛选，证明蟑螂提取物对小鼠肉瘤 S180 及人食管癌小鼠异种移植均有显著的抑制作用。将澳洲大蠊干燥至不失重，研成粉末后用 95% 乙醇浸泡 3 天，过滤，去醇得油状液。研究该澳洲大蠊油状液对人食管癌小鼠异种移植的抑制作用，按照 2 g/kg 皮下注射给药，每天 1 次，连续给药 5 天。分别用氟尿嘧啶（0.025 g/kg）和生理盐水作对照，结果显示生理盐水对照组的瘤块增大值 7.86±8.0，蟑螂油状液对异种移植人食管癌小鼠有显著的抑制作用，其作用强度与氟尿嘧啶组相近。对蟑螂提取物 AT2 抗肿瘤作用进行了研究，试验表明，AT2 具有抗肿瘤活性，能增强小鼠腹腔巨噬细胞吞噬功能，并能使脾脏指数增加，在体外可增加 T 淋巴细胞对 Con A 的转化反应。临床观察 AT2 治疗 49 例原发性肝癌，结果表明其可以缓解症状，使甲胎蛋白下降，延长患者生存期。"消症益肝片"系由蟑螂活成虫经提取制成的口服片剂，适用于中、晚期原发性肝癌的治疗。经临床试用于 49 例患者，并与其他中西药治疗组 46 例进行对比，发现消症益肝片组治疗后 1 年生存率为 14.89%，而对照组无一例存活 1 年以上。临床用药后患者主观症状有改善，肝区疼痛减轻或消失，食欲增加，体重增加，腹胀减轻。部分患者用药后有轻微口干、便秘、全身瘙痒等不良反应。此外，蟑螂活虫提取物治疗原发性肺癌在临床应用上有良好效果。以康复新治疗恶性纤维组织细胞瘤，取得良好效果。蟑螂提取物在抗肿瘤的同时具有一定的增强免疫功能的作用。

六、临床应用

（一）传统应用

美洲大蠊用于治疗癥瘕积聚、小儿疳积、喉痹、乳蛾、痈疮肿毒、虫蛇咬伤。治疗疮：蟑螂大者七个，去头、足、壳，将砂糖少许同捣烂，敷疗四围，露出头（《本草纲目拾遗》）。治吐血：蟑螂 5 个，去翅洗净，在火盆净瓦上焙干，为末，用湿腐皮包1个，滚汤吞下。每日如此，吞5日，不可间断（《本草纲目拾遗》）。

（二）现代应用

1. 治疗慢性心力衰竭（CHF）

心脉隆注射液的有效成分为从美洲大蠊体内提取的生物活性物质——复合核苷碱基及结合氨基酸，对心血管系统具有广泛的治疗作用。心脉隆注射液可降低CHF患者心脏负荷，抑制神经内分泌激活，显著改善心功能。通过常规治疗联合心脉隆注射液对慢性心功能不全患者进行治疗，可提高心力衰竭患者生活质量，可作为治疗老年慢性心力衰竭的辅助用药。

2. 治疗顽固性溃疡、消化道疾病

康复新液是由美洲大蠊醇提取物精制而成，含有多种有效成分，具有抗炎、消肿、促进细胞增殖和新生肉芽的生长、促进组织修复、增强机体免疫力等多种功效。现已广泛应用，并且取得了较好的临床疗效，康复新口服可治疗糜烂性胃炎，特别对于缓解上腹部疼痛，如隐痛、胀痛、刺痛等效果显著。

3. 治疗妇科疾病

康复新作为辅助药治疗宫颈糜烂具有良好的作用。康复新液可用于治疗子宫颈炎、宫颈上皮内瘤变、妇科恶性肿瘤、外阴阴道炎、阴道溃疡等多种常见及顽固性妇科疾病及手术切口换药。

4. 手术后伤口创面的修复

美洲大蠊提取物具有抗菌、消炎、促进新生肉芽的生长及组织修复等功能，对于手术后伤口创面的修复具有较好的疗效。康复新液敷料外敷于创口处，并保持湿敷状态，结果所有患者在经过3~4天治疗后出现愈合状态，可见新生肉芽组织，渗出减少，感染被有效控制，7~10天创口愈合，无明显感染症状。

5. 治疗皮肤及黏膜损伤

康复新液在治疗口腔溃疡及皮肤损伤方面具有很好的疗效，对反复性、糜烂型皮肤黏膜损伤效果显著，已经应用于临床。采用康复新液含漱，对照生理盐水含漱，结果治疗组的显效率及有效率均比对照组高。

6. 治疗牙周炎

经美洲大蠊精制提取的康复新液在治疗牙周炎方面也有很好的疗效。康复新液辅助牙周基础治疗可抑制牙菌斑形成，减轻牙龈出血和降低牙周袋深度，康复新液可以作为治疗慢性牙周炎的辅助用药。

七、综合开发利用

（一）消症益肝片

蜚蠊提取物，具有破瘀化积，消肿止痛的功效，对原发性肝癌的症状有一定的缓解作用。

（二）康复新液

美洲大蠊提取物，有通利血脉，养阴生肌的功效，可用于金疮、外伤、溃疡、瘘管、烧伤、烫伤、压疮之创面。①促进肉芽组织生长：能显著促进肉芽组织生长，促进血管新生，加速坏死组织脱落，迅速修复各类溃疡及创伤创面。②抗炎、消除炎性水肿：可抑制组胺所致小鼠皮内色素渗出和抑制二甲苯所致小鼠耳郭肿胀。③提高机体免疫功能：能提高巨噬细胞的吞噬能力；提高淋巴细胞及血清溶菌酶的活性，使体内 SOD 值回升，调节机体的生理平衡。④本品对幽门结扎型胃溃疡及无水乙醇型胃溃疡有明显的保护作用，能明显减少胃液分泌量、总酸排出量及胃蛋白酶排出量，对消化性溃疡有疗效，能有效预防慢性结肠炎。

（三）心脉隆注射液

美洲大蠊为主要成分，具有益气活血，通阳利水的功效，为慢性肺源性心脏病引起的慢性充血性心力衰竭的辅助用药。可用于改善气阳两虚，瘀血内阻的慢性充血性心力衰竭引起的心悸、浮肿、气短、面色晦暗、口唇发绀等症状。

（傅超美）

参考文献

[1] 何正春,彭芳,宋丽艳,等.美洲大蠊化学成分及药理作用研究进展[J].中国中药杂志,2007,32(21):2326-2330.

[2] 肖小芹,汪世平,罗臣,等.美洲大蠊抗胃溃疡作用的初步研究[J].热带医学杂志,2006,6(12):1274-1275.

[3] 徐先早.美洲大蠊抗消化性溃疡研究进展[J].辽宁中医药大学学报,2014,16(8):237-239.

[4] 国家中医药管理局《中华本草》编委会.中华本草[M].上海:上海科学技术出版社,1999.

◎ 蜂　蜜 ◎

一、本草学研究

（一）本草记载

蜂蜜，中医始载《神农本草经》，称为石蜜，列为上品。后世本草颇多论述。味甘，性平，无毒。《本草纲目》又谓其性生凉熟温，且归纳其功有五：生可清热，熟可补中，又可解毒、润燥、止痛，又能调百药、治百病，功同甘草。主要治疗肺、胃、脾诸部疾患，又外治鼻、目、口、耳、齿五官之病，且疗汤火伤，解乌头毒。唯忌与生葱、莴苣同食。

《西京杂记》曾载"南粤王献高帝石蜜五斛"。高帝执政于前206—前195年。南粤国为古代南方粤人的一支，其国于前111年为武帝所灭，辖境越今之桂西、黔南等地。又苏恭云：上蜜出氐羌中最胜。彝族亦系氐羌之后，故彝区蜂蜜很早即为中医所用。

本草所载之蜂蜜，多系野生，故有石蜜、岩蜜之称。近世多为家养。但其种类因蜜源不通而异。如古有黄连蜜、梨花蜜、何首乌蜜等。性味、形色、功效、主治俱各不相同。今之菜花蜜、荞花蜜、桉树蜜，亦然。但乌头蜜有毒，不可服。

彝医习惯用蜂蜜入药治病，其记载见于《明代彝医书》，书中出现达7次之多。彝医使用蜂蜜最为普遍，其用多入复方，配合他药，也可单用。蜂蜜功效甚多，主治肺、胃、肝、心诸部疾病，以及眼鼻疮疡等外科伤病，治各种咳嗽、止血、止痛、疏肝养阴、滋补强壮、敛疮生肌、明目、止痒、截疟等。其中对肝病、癫痫、酒醉等的功效，均为中医不载，而治肝炎之功，今之各族民间亦广为流传。此外，在蜂蜜的用法和配伍方面，彝医亦多与中医不同。

（二）基原考证

本品为蜜蜂科昆虫中华蜜蜂 *Apis cerana* Fabricius. 或意大利蜜蜂 *Apis mellifera* Ligustica Spinola 所酿的蜜。

二、资源学研究

（一）原动物形态

中华蜜蜂 *Apis cerana* Fabrieus.，有蜂王、工蜂和雄蜂三种。工蜂形小，体暗褐色，头、胸、面密生灰黄色的细毛。头略呈三角形，有复眼 1 对，单眼 3 个；触角 1 对；膝状弯曲；口器发达，适于咀嚼及吮吸。胸部 3 节，中胸最大；翅 2 对，膜质透明，后翅中脉分叉。足 3 对，股节、胫节及跗节等处，均有采集花粉的构造。腹部圆状，背面黄褐色，1~4 节有黑色环带，末端尖锐，有毒腺螯针；腹下有蜡板 4 对，内有蜡腺，分泌蜡质。蜂王体最大，翅短小，腹特长，生殖器发达。雄蜂比工蜂稍大，头呈球状，复眼很大；尾端圆形，无毒腺和螯针。母蜂和雄蜂的器官均退化，足上无采贮花粉的构造，腹下蜡板和蜡腺均无。

蜜蜂是一种营群体生活的昆虫。每一蜂群，由 1 个蜂王、数百个雄蜂和上万个工蜂所组成。蜂王为群体中的核心，司产卵；工蜂为生殖系统不发育的雌性蜂，专司采蜜、酿蜜、喂饲幼虫、筑巢及防御等职。

以上昆虫的幼虫（蜜蜂子）、分泌的蜡质（蜜蜡）、蜂尾刺螯做出的毒液（蜂毒）、分泌的黄褐色黏性物质（蜂胶）亦供药用。

（二）生境分布

分布很广，目前全国大部分地区养殖的品种主要是意大利蜜蜂，中华蜜蜂主要是自然繁殖。

三、生药学研究

（一）药材性状

为稠厚的液体，白色至淡黄色（国傻白蜂），或橘黄色至琥珀色（黄蜂）。夏季如清油状，半透明，有光泽，冬季则变成不透明，并有葡萄糖的结晶析出，状如鱼子。气芳香，味极甜。以水分小，有油性，稠如凝结脂肪，用木棒挑起时蜜汁下流如丝状不断，且盘曲如折叠状，味甜不酸，气芳香，洁净无杂质者为佳。

（二）理化鉴定

相对密度：本品如有结晶析出，可置于不超过 60 ℃的水浴中，待结晶全部融化后，搅匀，冷至 25 ℃，按照相对密度测定法（《中国药典》2020 年版四部通则 0601相对密度测定法）项下的韦氏比重秤法测定，相对密度应在 1.349 以上。

四、化学研究

蜂蜜中含有比较复杂的化学成分，除了含量较多的糖类、黄酮类、酚酸类物质外，还含有多种维生素、氨基酸、蛋白质、脂肪酸、酶类及多种人类必需的微量元素，同时含有一些挥发性物质。

1. 糖类化合物

糖类化合物是蜂蜜中含量最高的物质，包含单糖、低聚糖和多糖，如果糖、葡萄糖、蔗糖、麦芽糖等，其中以果糖和葡萄糖含量最高，占总糖的 85%~95%，蜂蜜的结晶程度与这两种糖的含量及比例相关，其中葡萄糖的含量直接影响蜂蜜的结晶量。

2. 多酚类化合物

蜂蜜中多酚类化合物的含量仅次于糖，是致使蜂蜜颜色产生差异的主要物质，蜂蜜的颜色、抗氧化性与多酚类物质的含量呈正相关。蜂蜜中的多酚类物质主要包括黄酮类和酚酸类化合物。

3.其他成分

蜂蜜中除上述介绍的糖类化合物和酚类化合物外，还含有矿物质、维生素、氨基酸、酶、蛋白质和一些挥发性物质，这些物质虽然在含量上微少，但却是构成蜂蜜营养价值体系不可缺少的部分。

五、药理作用

1.促进创面愈合作用：蜂蜜对创面有收敛、营养和促进愈合的作用。

2.抗菌作用：蜂蜜对大肠杆菌、痢疾杆菌、伤寒杆菌、副伤寒杆菌、葡萄球菌、链球菌、霉菌等均有抑制作用。体外实验表明，痢疾杆菌及化脓球菌在5%蜜汁中，5分钟后停止活动，20分钟即被杀死。

3.其他作用：蜂蜜在人体内有增加呼吸量及血糖的作用；亦有润滑性祛痰和轻泻作用。

六、临床应用

1.功用主治

补中，润燥，止痛，解毒，用于治疗肺燥咳嗽、肠燥便秘、胃脘疼痛、鼻渊、口疮、汤火烫伤，解乌头毒。

2.用法用量

内服：冲调，1.5~50 g；或入丸剂、膏剂。外用：涂局部。

3.彝医用药经验

生在下身的疮：用蜂蜜、白酒与舂烂的刺头菜根共煨，内服。

扯老母猪疯：蜂蜜煨沙参，内服。

打摆子：隔天1次，蜂蜜煨绿鸡矢藤，内服。

草乌中毒：吃蜂蜜解。

脚手敲断：蜂蜜拌舂烂的石头叶，包敷折断处。

酒醉病：蜂蜜同花椒粉、生姜、猪喉管，煨服。

咳：蜂蜜兑水，多饮。

老人咳嗽、咯血、胸痛：蜂蜜调猪油、鸡蛋、贝母，内服。

咳而头痛：蜂蜜、贝母、鸡蛋煮粥吃。

咳嗽：蜂蜜加猪油、鸡蛋、贝母、厚朴、土当归、树头发等，熬水吃。

咳，有痰：蜂蜜加紫菀根，熬水吃；或将蜂蜜置生清油中浸泡，口服少许。

肺燥久咳：蜂蜜加贝母，蒸服。

腹泻：蜂蜜加茶叶，熬水吃。

腹胀、疼痛，吃肉即泄：蜂蜜，切成颗粒的桃树皮，共炒黄后煨臭草根、土当归、陈皮、腊肉骨头、陈艾，内服。

肝子病：蜂蜜、猪肝、山羊肝、毛羊肝，共煮，取汁饮服。

肝痛：蒸蜂蜜吃，或以蜂蜜、熊油、核桃、鸡蛋，煮吃；或以蜂蜜兑黑狗胆吃。成人服2次，小孩服4次。

胃病：蜂蜜、贝母、牛千层肚，三种炖吃。或兑蜂蜜水，同春茸的贝母吃。或以蜂蜜、虫草、三七、黄草（石斛）纳入猪肚中（猪肚不刮姜绒），缝好，煮熟吃。

饭后腹痛：蜂蜜、鸡蛋、接骨丹，炒吃。

胃痛，有瘀血：吃岩蜂蜜。

消食健胃：蜂蜜、萝卜叶、甜酒，煨水吃。

喉痛：蜂蜜煎水饮。

头晕头痛：蜂蜜蒸天麻吃。

体虚无力：蜂蜜兑鹿茸粉、醪糟，冬天吃。

体弱无力：煮蜂蜜吃。

心子病：蜂蜜兑热水，经常饮服。

鼻炎：蜂蜜加白芷共研磨，搽涂鼻腔。

皮肤起疙瘩、发痒：蜂蜜兑水服。

备注：咳病种类甚多，咳而咯血、胸痛，指肺结核；咳而头痛为风寒犯肺；咳而有痰则为肺热；久咳为百日咳。生在下身的疮，指梅毒。扯老母猪疯，指癫痫惊狂、癔症等，发作时突然昏倒，口吐白沫，手足抽搐。打摆子，隔天1次，为间日疟。脚手敲断，指开放性骨折。酒醉病，为饮酒过度所致酒精中毒。腹泻，包括肠胃道炎症或细菌性感染所致之痢疾、水泻等。肝子疾病，泛指肝炎、肝肿大、肝硬化等。胃痛、腹痛，皆为胃肠道溃疡炎症，以及蛔虫所致的肠胃疾病。喉痛，指喉炎、咽炎、扁桃体肿大等。头晕头痛，为贫血、神经衰弱等。心烦火重，为阴虚火旺之低热，烦躁。体虚多弱，指阳虚，神冷，多畏冷。心子病，指心慌、心累、心口痛等心脏病症，还包括了一些胃部疾病，但主要为各种原因引起的心力衰竭。皮肤起疙瘩，为风疹瘙痒。

（沙学忠　冯兹阁）

参考文献

[1] 贺廷超, 李耕冬. 彝医动物药[M]. 成都: 四川民族出版社, 1986.

[2] 孙长波, 张晶. 蜂蜜化学成分研究概况[J]. 农业与技术, 2014, 34（8）: 243, 248.

[3] 谢文闻, 童越敏, 何微莉, 等. 蜂蜜保健和药理作用研究进展[J]. 中国食物与营养, 2012, 18（10）: 58-63.

◎ 羊　血 ◎

一、本草学研究

（一）本草记载

羊血，中医首载于《新修本草》，云其主治女人中风，血虚闷，产后血运，闷欲厥者，生饮一升。《本草纲目》谓其性平，味咸，无毒，治产后血攻、下胎衣。《岭表录异》言解野葛毒。《随息居饮食谱》亦有解诸毒，止诸血之说。

彝药用羊血的记载，见于《明代彝医书》，谓其主解菌子毒，退风疹奇痒，有解毒、散风、止痒、止泻诸功。治风疹之法为中医所未载，是彝医特有的传统用药经验。

（二）基原考证

本品为牛科动物山羊 *Capra hircus* Linnaeus. 或绵羊 *Ovis aries* Linnaeus 的血液。

二、资源学研究

（一）原动物形态

1. 山羊：体长 1~1.2 m，体重 10~35 kg。头长，颈短，耳大，吻狭长。雌雄额部均有角 1 对，雄性者角大；角基部略呈三角形，尖端略向后弯，角质中空，表面有环纹或前面呈瘤状。雄者颌下有总状长须。四肢细，尾短，不甚不垂。全体被粗直短毛，毛色有白、黑、灰和黑白相杂等多种。

2. 绵羊：绵羊为人们较早驯养的家畜。其体重随种而不同，最小不过 20 kg，最大可达 200 kg。外形特征亦有多样。有的雌、雄均有角；有的二者皆无角；有的仅雄性有角。角形与羊尾也因品种不同而有差异，其被毛接近原始品种者，具有两层：外层为粗毛可蔽雨水，内层为纤细的绒毛，借以保温。但改良品种仅存内层的绒毛。前后肢两趾间具有一腺体，开口于前部。具有泪腺。

（二）生境分布

山羊的地域分布非常广泛，遍及全世界，凡是饲养家畜的地方，均有山羊分布，甚至其他家畜难以生活的地区，山羊仍能照常生存和繁殖，其分布地域仅次于狗，成为各种家畜中地域分布最广的一种。

中国饲养绵羊最多的地方是内蒙古、青海等地。

三、生药学研究

（一）药材性状

干燥羊血成块状，黑褐色或深紫色，稍有光泽，体轻，气腥。

（二）理化鉴定

羊血中富含超氧化物歧化酶（SOD），从羊血中得到SOD干粉后，可通过非变性凝胶电泳NBT活性染色和SDS聚丙烯酰胺电泳，结果证明羊血SOD有两条带，SOD亚基分子量分别为16.71 kDa、15.97 kDa。

四、化学研究

羊血主要化学成分（除含水约4/5外）为多种蛋白质。此外，尚含少量脂类（包括磷脂和胆固醇）、葡萄糖及无机盐等。蛋白质主要是血红蛋白，其次是血清白蛋白、血清球蛋白和少量纤维蛋白。

五、药理研究

从羊血中分离出一种相对分子质量小于700的物质，对植物和人有促进生长和代谢的作用。羊血可以用来制取SOD，SOD的药理作用为SOD对电离辐射产生的超氧自由基（O-2）有清除作用。在小鼠γ射线照射前后静脉注射SOD，能提高被照射小鼠的存活率，保护骨髓造血干细胞。SOD的抗辐射效果与剂量相关，但剂量过大效果反而下降。

六、临床应用

1.功能主治

补血，止血，散瘀解毒，主治妇女血虚中风、月经不调、崩漏、产后血晕、吐血、衄血、便血、痔血、尿血、筋骨疼痛、跌打损伤。

2.用法用量

内服：鲜用，热饮或煮食，30~50 g；干血，烊冲，每次6~9 g，每日15~30 g。
外用：适量，涂敷。

3. 彝医用药经验

吃菌子中毒：吃羊血解。

出风疹块：羊血、乌梢蛇骨头，煨吃。

备注：吃菌子中毒，为服食毒菌后发生呕吐、腹泻、头昏等中毒症状。出风疹块，为皮肤变态反应所致之红肿，皮疹成片，发痒。

（沙学忠　冯兹阁）

参考文献

［1］贺廷超，李耕冬. 彝医动物药[M]. 成都：四川民族出版社，1986：233.

［2］孙金梅. 山羊的起源和进化[J]. 中国养羊，1997（1）：7–9，19

［3］高巍. 羊血超氧化物歧化酶（SOD）的分离纯化及化学修饰研究[D]. 呼和浩特：内蒙古农业大学，2010.

◎ 鸡　　胆 ◎

一、本草学研究

（一）本草记载

鸡胆，中医首载于《名医别录》，言其性寒，疗目不明、肌疮。《食疗本草》用治月蚀疮绕耳根。《本草纲目》谓鸡胆苦寒无毒，用灯心蘸点红肿眼睛，甚效；或以水化搽痔疮，亦效。《千金要方》《摘元方》《医说》等皆有以其治眼疾之说。鸡胆治百日咳，亦见于《陆川本草》。

彝医药用鸡胆的记载，见于《明代彝医书》。彝族民间亦广泛使用，主治老幼久咳、暴发火眼、喉闭失音。功在止咳清肺热，明目清肝火，清急性扁桃体炎。尤以鸡胆治喉症之法，历代本草未载。1971 年，中国人民解放军总后勤部卫生部对鸡胆进行临床研究，发现大部分慢性气管炎患者在服用鸡胆片尤其是复方鸡胆片后，有喉头松快、痰易咯出、痰量明显减少的现象。这证明彝医用鸡胆治喉症的经验，确有其道理，具有彝医的特点。

彝医药用的鸡胆多采自雄鸡。历代本草亦有此种习惯的记载，如韩保升撰《蜀本草》言："鸡胆，以乌雄为良。"

（二）基原考证

本品为雉科动物家鸡 *Gallus gallus domesticus* Brisson. 的胆。

二、资源学研究

（一）原动物形态

嘴短而坚，略呈圆锥状，上嘴稍弯曲。鼻孔裂状，被有鳞片瓣。眼有瞬膜。头上有肉冠，喉部两侧有肉垂，通常呈褐红色；肉冠以雄者为高大，雌者低小；肉垂亦以雄者为大。翼短；羽色雌、雄不同，雄者羽色较美，有长而鲜丽的尾羽；雌者尾羽甚短。足健壮，均被有磷板；4趾，前3，后1，后趾短小，位略高。雄者跗跖部后方有距。

（二）生境分布

我国大部分地区均有养殖。

三、生药学研究

（一）药材性状

家鸡的胆，去羽毛，剖腹，取胆，鲜用或阴干使用。

（二）理化鉴定

高效毛细管电泳法鉴别：

1. 样品溶液的配制：Tris-甘氨酸提取液，Tris 0.6 g，甘氨酸 2.88 g，加蒸馏水溶解至 1 000 ml；碱性蛋白提取液，Tris-HCl 0.1 mol/L，0.1% 抗坏血酸，巯基乙醇

10 mmol/L，pH 值 8.0；酸性蛋白提取液，枸橼酸 80 mmol/L，Na₂HPO₄ 32 mmol/L，抗坏血酸 5 mmol/L，巯基乙醇 10 mmol/L，pH 值 2.8。

2. 用三种蛋白提取液分别配制样品溶液：取生药样品约 0.5 g，加入淡斑提取液 5 ml，在冰浴中研磨成浆状，转移至离心管内，以 5 000 r/min 离心 20 分钟。静置，微量滤器过滤，再置于 Eppendorf 管中以 10 000 r/min 离心 10 分钟以去除少量悬浮物，取上清液进样。

3. 测定：以样品的电泳迁移时间（分钟）对峰面积（AU）作图，并计算各个样品的峰面积比（A%）和峰高比（H%）。

4. 鸡胆特征鉴别：Tris- 甘氨酸提取液中，鸡胆特征峰迁移时间为 4.546 分钟，面积比 6.56%，峰高比 16.75%，为次高峰；在碱性蛋白提取液中，鸡胆最高峰迁移时间为 4.42 分钟，峰面积比 11.73%，峰高比 34.09%；在酸性提取液中，鸡胆特征峰迁移时间为 7.01 分钟，峰面积比 12.46%，峰高比 51.72%。

四、化学研究

鸡胆汁主要含以下几种胆汁酸：鹅去氧胆酸、胆酸、别胆酸，均与牛磺酸结合；另有 3β，7α- 二羟基 -4，5- 胆烯酸，3α- 羟基 -7- 酮基胆烷酸，以及各种金属元素（如钾、钠、钙、镁）等和氨基酸。

五、药理研究

1. 利胆作用

动物胆汁的重要作用是促进胆汁分泌，鸡胆汁的主要成分鹅去氧胆酸（CDCA）也能增加胆汁和胆盐的分泌。

2. 溶胆石作用

鸡胆汁是一种胆固醇型胆结石溶解剂，能改变胆汁中胆汁酸的构成，增加体内胆汁贮存，减少肝的胆固醇合成和分泌，使胆汁中胆固醇浓度显著降低，使胆石形成率降低，同时又使胆汁中胆固醇去饱和，从而使已形成的胆石逐渐溶解，缩小，以至消失。

3. 促进消化系统的消化作用

鸡胆汁可乳化不溶于水的脂肪，利于胰脂肪酶对脂肪的消化，促进脂肪消化产物和脂溶性维生素（A、D、K、E）的吸收，胆酸（CA）、CDCA 等胆汁酸也能增强胰脂肪酶的活性。

4. 鸡胆汁有平喘作用（对呼吸系统的作用）

鸡胆汁在试管内对百日咳杆菌有显著抑制作用，其效强于猪和羊胆汁。

5. 鸡胆汁的其他作用

小鼠试验证明，注射鸡胆汁能降低大鼠的正常血压，磺酸是鸡胆汁的主要成分之一，而牛磺酸则能产生中枢性降压效应。此外，鸡胆汁灌注于离体蛙心，可显著地抑制离体蛙心的收缩力、收缩频率和输出量。可能是鸡胆汁中丰富的 CDCA 呈现心脏抑制作用。复方鸡胆汁合剂对小白鼠有明显的祛痰作用。鸡胆汁能显著抑制小鼠的自发活动次数，也能显著延长戊巴比妥钠导致的小鼠睡眠时间，证明鸡胆汁具有镇静作用。

六、临床应用

1. 功用主治

消炎，止咳，祛痰，解毒，明目，主治百日咳、砂淋、慢性支气管炎、小儿细菌性痢疾、目赤流泪、耳后湿疮、痔疮。

2. 用法与用量

内服，鲜鸡胆 1~3 个取汁加糖服，亦可烘干研末制成片剂。

3. 彝医用药经验

小儿久咳不止：吃鸡胆 1 个。

大人、小孩久咳：鸡胆加糖兑水吃。

暴发火眼，即疼痛，眼边又破：用公鸡胆外搽。

脖子哑：将鸡胆、猪胆含于口内，或服下。

备注：久咳，彝医称"子色"，为百日咳等。暴发火眼，指急性眼结膜炎等，俗称火把眼、渣巴眼、红眼等。脖子哑，相当于"咽喉炎"，或中医的喉症所致的失音。

（沙学忠　冯兹阁）

参考文献

[1] 贺廷超, 李耕冬.彝医动物药[M]. 成都: 四川民族出版社, 1986.

[2] 刘萍, 古今, 冯建涌.熊胆与猴胆、鸡胆汁的高效毛细管电泳法鉴别[J].中国药物应用与监测, 2005（4）: 17–20.

[3] 臧臻臻. 鸡胆汁中鹅去氧胆酸的提取及熊去氧胆酸合成[D].天津: 天津科技大学, 2017.

常用中药、穴位汉语与彝语发音对照

丁香（野楚）

七叶莲（厦文帕）

九香虫（补斯斯）

大黑药（纳莫齐）

三七（沙此，赊马波）

大红袍（依纳扣，色哟）

大草乌（万剁）

万寿竹（摸帕色）

土牛膝（念尼静）

川三七（乌给女）

马兰（则拉）

木姜子（木库、事羧）

木瓜（楚补）

木香（野楚）

小儿腹痛草（落孺疴）

小红参（撕补）

小铜锤（米卓摸）

气海穴（伍义惹福各穴）

飞龙掌血（木鲁帕、腮则、出列）

木防己（尼锡削）

瓦韦（洛玛古呷）

五加（斯尔果）

五气朝阳草（矣色阿、额什阿玛）

五爪金龙（窝达赊鲁）

王不留行（喏支齐）

火草（供果）

水獭肝（硕色）

少花龙葵（姆纠截）

见肿消（依么扪）

丹参（瓦布舍古）

石椒草（迟马宗）

四块瓦（好哩派）

叶下花（帕陶唯）

白花丹（维鲁浪酿）

皮寒药（米布袋、鸡大腿、皮伤寒）

冬葵（阿依）

米油（车呷日）

羊血（痴斯）

百汇穴（俄卡穴）

灯盏细辛（改都诺起、冻把唯、锐改外）

灯心草（蒲日）

羊角天麻（恩赞偶）

羊耳菊（俄巴沙补）

杜仲（居戈补此）

ZHONGGUO YIZU YIYAO YANJIU

中国彝族医药研究

丽江山慈菇（文白博恩）

朱砂根（海达鲁）

鸡胆（瓦基）

鸡血藤（斯里古）

红豆杉或紫杉（点古书阿木）

红稗（拉乃威）

红藤（乃牛）

两头毛（瓦布友、利拉维、比噜耶涩诺七，

毛子草）

苍耳（尼布什）

吴茱萸（念拍贝锡）

何首乌（姆醒罗）

余甘子（瓦斯呻）

防风（尔勒斯此）

法落海（呗黑夺）

洗碗叶（倮此且）

苦荞（果卡、噶诺、作兹麻）

苦麻菜（败酱草）（俄莫伟克）

青刺尖（曲诺）

青蒿（黑克）

青阳参（阿努拖、肉已勃齐、尼迟色）

松萝（斯密）

肾茶（猫须草、猫须公、肾菜）

肾俞穴（举各穴）

昆明山海棠（姑妹班，罗古什，多争唯噜）

岩陀（赤赤贝、乃起）

岩生南星（布什都扎）

细辛（木拉）

金铁锁（赊贤卓，史卓，独定子）

金刚散（万出牛）

虎掌草（哈都罗夫）

虎杖（苗笛哩）

草血竭（多都莫）

茶叶（拉且）

柏杨树皮（海呷布古）

韭菜根、叶（兹阿白）

香椿（司乌）

重楼（扭拍勒、麻补、慢勃勃）

桑皮（补扎）

桑树（布扎）

桑叶（布博其）

凉山虫草（木谷补底）

凉山杜鹃（索玛芝日）

凉山乌头（哈都）

益母草（万则）

秦艽（泽土）

桃树寄生（斯如）

透骨草（借麦凶）

菜籽油（车子依）

菊三七（笨陶绝、拉莫格尔）

菊状千里光（格鲁钵）

夏枯草（补洛色）

臭梧桐（博米）

野马桑（枝锡）

野猫肉（窝尼舍）　　　　　　　　　续断（阿及博莫，阿及巴莫）

蛇莓（奢扣诗）　　　　　　　　　　鼠曲草（过根诗）

黄连（瓦都）　　　　　　　　　　　蜈蚣（赊兴）

黄连根（瓦都吉）　　　　　　　　　樟木（莫捻骚）

黄藁本（乌诺齐）　　　　　　　　　燕窝（日石布尔伍）

菖蒲（木吉）　　　　　　　　　　　滴水珠（放比告）

接骨木（恩赞锡，赤尼）　　　　　　蜂蜜（井依）

接骨草（斯其尼）　　　　　　　　　鲜韭菜（俄莫）

曼陀罗（布呷子，布呷此）　　　　　酸猫草（阿楂婆基）

野荞麦（尔博格洛）　　　　　　　　燕尾草（阿的利诗）

黑豆（诺玛）　　　　　　　　　　　翻白草（各史各玛）

黑骨藤（恩纳牛，乌都罗）　　　　　蟾蜍（俄巴洛格）

紫乌头（都拉）　　　　　　　　　　露蜂房（吉坡）

紫花地丁（申次拉丁）　　　　　　　鳝鱼（黑乌）

紫丹参（呆乃色、夺匹斋）　　　　　麝香（勒舍）

后　记

2012年，我和四川省中医药管理局局长杨殿兴、四川省中医药管理局科技处处长徐涛一起，第一次来到具有传奇色彩的大凉山，考察凉山州彝族医药研究所，第一次接触到了彝族医药。随后我接受了四川省中医药管理局治疗痤疮的外用制剂"彝肤软膏"的研究任务，和同样对少数民族医药倾心的四川省中药研究所副所长赵军宁研究员、成都中医药大学民族医药学院院长张艺研究员一起，从处方筛选、彝医理论论证、临床应用、制剂工艺、质量标准、动物试验、毒性研究等进行了系列研究，为民族医药的特殊性和临床疗效而深深感动。

2016年，我接受国家中医药管理局中医药治疗艾滋病试点项目的任务，至今已经连续15年，每年至少4次深入大凉山腹地的布拖、昭觉县，为当地的艾滋病感染者送去党和政府的关爱。他们真诚、质朴、善良、憨厚，虽然生活的自然环境较恶劣，但他们生存的勇气、奋斗的力量深深地感染着我及我的硕士、博士研究生和专家小组。我们每年给他们带去衣物、学习用具，组织志愿者进行爱心捐赠等。

与彝族人民接触甚至是向他们学习的近20年中，我为彝族先民的智慧、彝族文化的色彩、彝族奋斗的足迹，特别是他们对中华民族解放事业的献身精神所感动，所以决心为凉山州的彝族人民做点什么。

我们策划并指导了凉山州的"国家中医药管理局民族医药适宜技术整理研究"和四川省中医药管理局的"毕摩苏尼医疗技术整理研究"，研究成果已经出版了《彝族毕摩医疗经验》《常用彝药及医疗技术》。近年，这些研究成果连续获得"四川省科技进步二等奖""中国民族医药学会科技进步三等奖"。我为昭觉彝医久里拉的《彝族地区常见疾病民间适宜技术》进行医学技术审稿，并进行了许多修改；审定了成都中医药大学民族医药学院张艺教授、赖先荣教授的《新修双柏彝医书》《彝族医算书》；在平日注意收集了许多彝族方剂。几年前，四川省中医药管理局获准《彝族医药大典》立项并给予了经费支持，凉山州人民政府为此专门组织了编写会议。2018年，《中国彝族医药研究》获国家出版基金资助；凉山州卫生计生局石一鲁实主任出任《中国彝族医药研究》编委会主任，给予编写者大力支持和帮助；四川省彝医医院、凉山州彝族医药研究所、凉山州中西医结合医院提供了大量人力、物力。这些都鞭策我积极、努力地编写好这本书籍。

2018年1月，习近平总书记亲自前往凉山腹地，关注中国最后的贫困地区，做出了对凉山精准扶贫的重要指示。2020年底，我们曾经多次去过的贫困乡村、我们多次走访过的艾滋病家庭、我们多次帮助过的艾滋病患者，在全国人民的支持下，已经整体脱贫，彝族同胞的居住条件、生活条件、生产条件及精神面貌大大改变，确实旧貌换了新颜。作为医药卫生工作者，帮助彝族地区医疗脱贫是我们的责任，促进中国少数民族医药发展是我们的义务，所以我们十分想把这本全面反映彝族医药研究状况的书籍编写好。但是由于我们的水平有限，加之时间仓促，书中有不尽人意之处，我们诚挚地恳请读者提出，以便今后再版予以改正。

四川省中医药科学院原副院长
成都中医药大学博士生导师
四川省中医药学会副会长　　　　　　张　毅
成都中医药学会原副会长
四川省中医药治疗艾滋病专家组原组长
主任中医师

2021 年 5 月